臨床産科学テキスト

THE TEXTBOOK OF CLINICAL OBSTETRICS

編著 長谷川 潤一
聖マリアンナ医科大学産婦人科学 准教授

MC メディカ出版

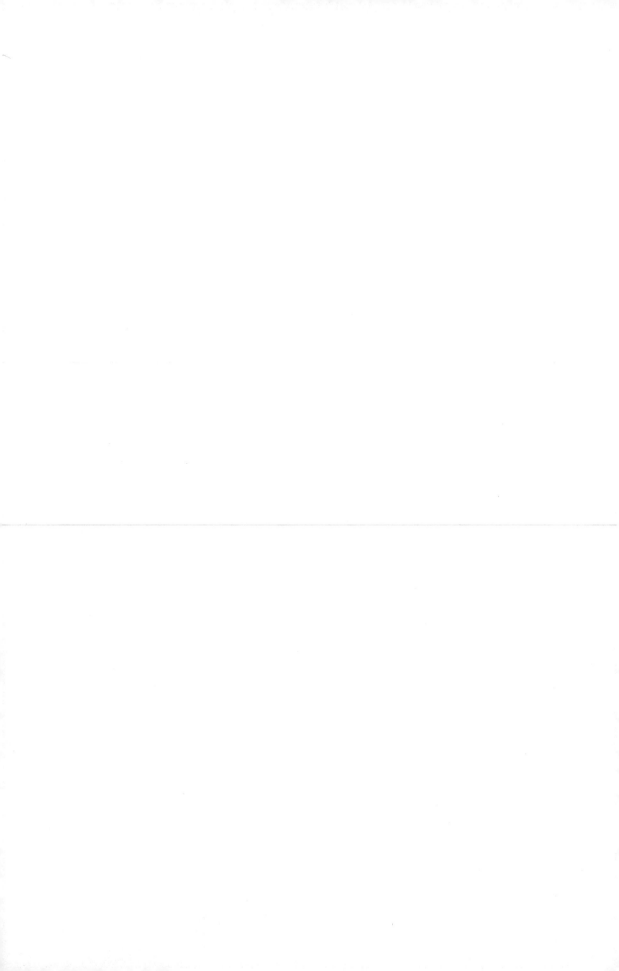

編集にあたって

　産婦人科の分野は、ますます複雑多岐にわたりますが、常に up date された知識で臨まなければなりません。そのため最近は、限られた時間の中で効率よく情報を得ることのできる情報源としてガイドラインやインターネットなどが好まれるようです。

　しかしながら、医学的根拠がサマライズされる過程においては、相反する考え方が必ず存在します。結論だけに頼ってしまうと一方的な物事の見方となってしまい、正しい臨床的思考ができなくなってしまう恐れがあります。ことさら若手の医師には、文献検索までしなくともさまざまな研究結果を交えて記述される、いわゆる「成書」と呼ばれる教科書の購読が望まれるところであります。しかし、その需要も供給も少なくなっている現実があります。

　そこで現在の産科学において、最新のさまざまなエビデンスをきちんとディスカッションした「成書」でありながら、実臨床に直結するようなバイブルを作ることとしました。本書は、「産婦人科業界みんなで作った臨床に使える教科書」です。それぞれご専門の先生方に最新の知見を解説していただき、編纂しました。

　産科学の基礎から妊娠・分娩、新生児管理の実践知識まで、オールカラーの図表を多用して分かりやすく解説していますので、先生方の日常臨床や研究の基礎としてお役立ていただければ、うれしく思います。

聖マリアンナ医科大学産婦人科学 准教授　**長谷川 潤一**

CONTENTS

編集にあたって ———————————————————————— 3
編集・執筆者一覧 ———————————————————————— 8

I 生殖と妊娠初期

- 01 [総論] 性周期とその調節機能 〜妊娠の成立と維持（髙江 正道／鈴木 直）———— 12
- 02 [総論] 不妊治療（太田 邦明）———————————————————— 19
- 03 [総論] 分娩予定日の決定法（長谷川 潤一）———————————————— 25
- 04 [各論] 流　産（佐村 修）————————————————————— 28
- 05 [各論] 異常妊娠（近藤 春裕）———————————————————— 32
- 06 [各論] 婦人科合併症（吉岡 範人）——————————————————— 37
- 07 [各論] 初期に分かる胎児形態異常（徳中 真由美）————————————— 42
- 08 [各論] 胎児染色体異常（廣瀬 達子／関沢 明彦）————————————— 48
- 09 [各論] 重症妊娠悪阻（三浦 彩子）——————————————————— 54

II 妊娠中期・末期

- 01 [総論] 妊娠による母体の生理的変化（森川 守）—————————————— 58
- 02 [総論] 妊婦の診察と検査（小谷 友美）————————————————— 63
- 03 [総論] 妊婦の感染症検査（松田 秀雄）————————————————— 67
- 04 [各論] 妊娠糖尿病（杉山 隆）———————————————————— 72
- 05 [各論] 妊娠高血圧症候群（大野 泰正）————————————————— 76
- 06 [各論] 子　癇（田嶋 敦）————————————————————— 82
- 07 [各論] HELLP症候群（鷹野 真由実／中田 雅彦）————————————— 86
- 08 [各論] 切迫早産・子宮頸管無力症（中井 章人）—————————————— 90
- 09 [各論] 前期破水（青木 宏明）———————————————————— 95
- 10 [各論] 既往帝王切開（川村 裕士）——————————————————— 99

III 胎児

- 01 総論 胎児の発達 (佐藤 昌司) ——— 104
- 02 総論 胎児形態評価の超音波検査 (馬場 一憲) ——— 111
- 03 総論 胎児機能検査 (高橋 雄一郎) ——— 116
- 04 各論 胎児形態異常 (市塚 清健) ——— 121
- 05 各論 双胎妊娠 (村越 毅) ——— 127
- 06 各論 胎児発育不全 (田中 佳世／田中 博明／池田 智明) ——— 133
- 07 各論 血液型不適合妊娠 (橘 大介) ——— 138
- 08 各論 母子感染 (鈴木 俊治) ——— 142
- 09 各論 胎児治療 (山本 亮／石井 桂介) ——— 145
- 10 各論 子宮内胎児死亡・胎盤病理検査 (仲村 将光) ——— 152

IV 胎児付属物

- 01 総論 胎児循環・胎児付属物 (山本 祐華) ——— 160
- 02 各論 前置胎盤 (後藤 未奈子) ——— 164
- 03 各論 癒着胎盤 (松原 茂樹／高橋 宏典) ——— 170
- 04 各論 常位胎盤早期剥離 (川端 伊久乃) ——— 175
- 05 各論 臍帯巻絡・臍帯真結節 (瀧田 寛子／関沢 明彦) ——— 181
- 06 各論 卵膜付着・前置血管 (長谷川 潤一) ——— 184
- 07 各論 臍帯捻転異常 (芹沢 麻里子) ——— 188
- 08 各論 臍帯下垂・臍帯脱出 (本間 千夏) ——— 193
- 09 各論 羊水量の異常 (藤田 恭之) ——— 196

V 合併症妊娠

- 01 [総論] 合併症妊娠の考え方・投薬（早田 英二郎／中田 雅彦） — 202
- 02 [各論] 循環器・呼吸器疾患（桂木 真司） — 205
- 03 [各論] 代謝・内分泌疾患（三浦 清徳／長谷川 ゆり／増﨑 英明） — 211
- 04 [各論] 腎・泌尿器疾患（渡邉 詩香／市川 大介） — 216
- 05 [各論] 血液疾患・膠原病（古谷 菜摘／長谷川 潤一／鈴木 直） — 220
- 06 [各論] 脳神経疾患（原田 賢／倉﨑 昭子／長谷川 潤一） — 223
- 07 [各論] 精神疾患（安田 貴昭） — 227
- 08 [各論] 悪性疾患（岩端 秀之／鈴木 直） — 232

VI 分娩

- 01 [総論] 正常分娩の経過（成瀬 勝彦） — 238
- 02 [総論] 正常胎盤娩出と生理的結紮（堀越 義正／金山 尚裕） — 244
- 03 [各論] 分娩経過の異常（竹田 純） — 248
- 04 [各論] 胎児機能不全（大路 斐子） — 253
- 05 [各論] 産道裂傷（中尾 真大） — 258
- 06 [各論] 弛緩出血（前田 通秀／荻田 和秀） — 262
- 07 [各論] 子宮破裂（二井 理文） — 266
- 08 [各論] 羊水塞栓症（島田 京子／田中 博明） — 270
- 09 [各論] 出血性ショック・DIC（松永 茂剛） — 275
- 10 [各論] 深部静脈血栓症・肺血栓塞栓症（真木 晋太郎／田中 博明／池田 智明） — 281
- 11 [各論] 母体急変への対応（橋井 康二） — 286
- 12 [各論] 無痛分娩（角倉 弘行） — 291

VII 産褥

- 01 [総論] 子宮と全身の復古 (林 昌子) — 296
- 02 [総論] 母乳分泌の生理 (水野 克己) — 300
- 03 [各論] 産褥の異常出血 (関谷 隆夫) — 305
- 04 [各論] 産褥熱 (真川 祥一) — 309
- 05 [各論] 乳腺炎 (山口 恭平) — 314
- 06 [各論] 産褥期精神障害 (倉﨑 昭子) — 318

VIII 新生児

- 01 [総論] 新生児の診察と検査 (北東 功) — 326
- 02 [各論] 新生児仮死 (伊東 祐順) — 331
- 03 [各論] 新生児の異常徴候 (置塩 英美) — 336
- 04 [各論] 脳性麻痺 (郷 勇人／藤森 敬也) — 341
- 05 [各論] 小児外科疾患 (北川 博昭) — 347

索引 — 351

編集・執筆者一覧（五十音順）

編集

長谷川 潤一
聖マリアンナ医科大学産婦人科学 准教授

執筆

青木 宏明
青木産婦人科医院 院長

池田 智明
三重大学医学部産科婦人科学教室 教授

石井 桂介
大阪母子医療センター産科 部長

市川 大介
聖マリアンナ医科大学
腎臓・高血圧内科 講師

市塚 清健
昭和大学横浜市北部病院産婦人科 准教授

伊東 祐順
聖マリアンナ医科大学小児科（新生児科）助教

岩端 秀之
聖マリアンナ医科大学産婦人科学 助教

大路 斐子
東邦大学医療センター大森病院産婦人科 助教

太田 邦明
福島県立医科大学
ふくしま子ども・女性医療支援センター医学部
産科婦人科学講座 講師

大野 泰正
大野レディスクリニック 院長

置塩 英美
聖マリアンナ医科大学横浜市西部病院
新生児科 主任医長

荻田 和秀
りんくう総合医療センター周産期センター
産科医療センター長・部長

桂木 真司
榊原記念病院産婦人科 部長

金山 尚裕
浜松医科大学付属病院 病院長／
浜松医科大学 副学長

川端 伊久乃
東京女子医科大学母子総合医療センター産科 講師

川村 裕士
福井大学医学部附属病院産科婦人科 助教

北川 博昭
聖マリアンナ医科大学小児外科 教授

倉﨑 昭子
聖マリアンナ医科大学産婦人科学 助教

郷 勇人
福島県立医科大学医学部小児科学講座 講師

小谷 友美
名古屋大学医学部附属病院
総合周産期母子医療センター生殖・周産期部門 准教授

後藤 未奈子
昭和大学医学部産婦人科学講座

近藤 春裕
聖マリアンナ医科大学産婦人科学 助教

佐藤 昌司
大分県立病院総合周産期母子医療センター 所長

佐村 修
東京慈恵会医科大学産科婦人科学講座 准教授

島田 京子
三重大学医学部産科婦人科学教室

杉山 隆
愛媛大学医学部産科婦人科学 教授

鈴木 俊治
葛飾赤十字産院 副院長

鈴木 直
聖マリアンナ医科大学産婦人科学 教授

角倉 弘行
順天堂大学医学部
麻酔科学・ペインクリニック講座 教授

関沢 明彦
昭和大学医学部産婦人科学講座 教授

関谷 隆夫
藤田医科大学産婦人科学 臨床教授

芹沢 麻里子
浜松医療センター産婦人科周産期・
メディカルバースセンター 副センター長兼医長

髙江 正道
聖マリアンナ医科大学産婦人科学 講師

鷹野 真由実
東邦大学医学部産科婦人科学講座

高橋 宏典
自治医科大学産婦人科学教室 准教授

高橋 雄一郎
岐阜県総合医療センター胎児診療科 部長

瀧田 寛子
昭和大学医学部産婦人科学講座 助教

竹田 純
順天堂大学医学部産婦人科学講座 准教授

田嶋 敦
亀田総合病院産婦人科 部長、
総合周産期母子医療センター センター長

橘 大介
大阪市立大学医学部医学研究科女性生涯医学 准教授

田中 佳世
三重大学医学部産科婦人科学教室 助教

田中 博明
三重大学医学部産科婦人科学教室 講師

徳中 真由美
昭和大学医学部産婦人科学講座 助教

中井 章人
日本医科大学産婦人科学 教授／
日本医科大学多摩永山病院 院長

中尾 真大
榊原記念病院産婦人科

中田 雅彦
東邦大学医学部産科婦人科学講座 教授

仲村 将光
昭和大学医学部産婦人科学講座 講師

成瀬 勝彦
公益財団法人聖バルナバ病院 院長／
聖バルナバ助産師学院 学院長

二井 理文
三重大学医学部産婦人科学教室 助教

橋井 康二
ハシイ産婦人科 院長

長谷川 潤一
聖マリアンナ医科大学産婦人科学 准教授

長谷川 ゆり
長崎大学医学部産婦人科学教室 講師

馬場 一憲
埼玉医科大学総合医療センター
総合周産期母子医療センター母体胎児部門 教授

林 昌子
日本医科大学多摩永山病院
女性診療科・産科 講師・医局長

早田 英二郎
東邦大学医学部産科婦人科学講座 講師

原田 賢
聖マリアンナ医科大学産婦人科学 助教

廣瀬 達子
昭和大学医学部産科婦人科学講座
認定遺伝カウンセラー

藤田 恭之
宮崎県立宮崎病院産婦人科 部長

藤森 敬也
福島県立医科大学医学部産科婦人科学講座 教授

古谷 菜摘
聖マリアンナ医科大学産婦人科学

北東 功
聖マリアンナ医科大学小児科 病院教授

堀越 義正
浜松医科大学産婦人科

本間 千夏
聖マリアンナ医科大学産婦人科学 助教

前田 通秀
りんくう総合医療センター周産期センター
産科医療センター

真川 祥一
三重大学医学部産科婦人科学教室

真木 晋太郎
三重大学医学部産科婦人科学教室

増﨑 英明
長崎大学病院 病院長

松田 秀雄
松田母子クリニック 院長

松永 茂剛
埼玉医科大学総合医療センター
総合周産期母子医療センター 准教授

松原 茂樹
自治医科大学産婦人科学教室 主任教授

三浦 彩子
聖マリアンナ医科大学産婦人科学 助教

三浦 清徳
長崎大学医学部産科婦人科学教室 教授

水野 克己
昭和大学医学部小児科学講座 主任教授

村越 毅
聖隷浜松病院産婦人科・
総合周産期母子医療センター 産婦人科部長

森川 守
北海道大学大学院医学研究院専門医学系部門
生殖・発達医学分野産婦人科学教室 准教授／
北海道大学病院産科・周産母子センター 准教授・
副センター長

安田 貴昭
埼玉医科大学総合医療センター
メンタルクリニック 講師

山口 恭平
三重大学医学部産科婦人科学教室

山本 祐華
順天堂大学医学部附属浦安病院産婦人科 准教授

山本 亮
大阪母子医療センター産科 医長

吉岡 範人
聖マリアンナ医科大学産婦人科学 助教

渡邉 詩香
聖マリアンナ医科大学腎臓・高血圧内科

I

生殖と妊娠初期

総論 01

性周期とその調節機能
～妊娠の成立と維持

髙江 正道 たかえ せいどう ● 聖マリアンナ医科大学産婦人科学 講師
鈴木 直 すずき なお ● 聖マリアンナ医科大学産婦人科学 教授

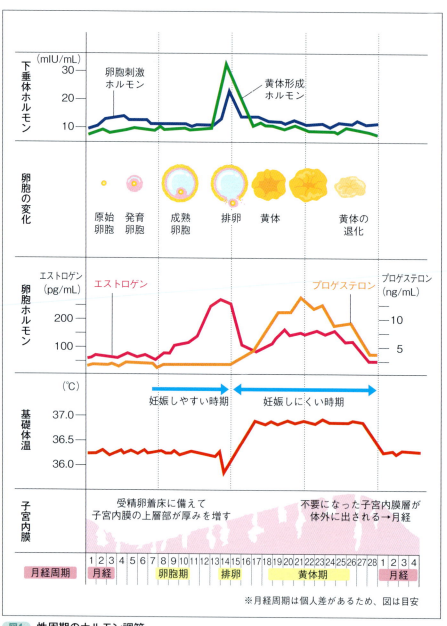

図1 性周期のホルモン調節

（文献1より引用）

Summary

性周期とは、視床下部−下垂体−卵巣−子宮の連動によって起こるサイクルであり、排卵や月経はその過程において発生するイベントである。まず視床下部からゴナドトロピン放出ホルモンが分泌され、下垂体から2種類のゴナドトロピンの分泌が促進される。卵胞刺激ホルモン（FSH）と黄体形成ホルモン（LH）がそれらに当たり、それぞれ卵胞発育や排卵誘発という重要な働きを持つ。また、卵胞からはエストロゲン、排卵後の黄体からプロゲステロンが分泌される。非妊時には黄体が約2週間で退縮し、それらの分泌低下によって消退性出血（月経）を誘起する。一方、妊娠時には絨毛から分泌されるヒト絨毛性ゴナドトロピンの作用で黄体が刺激され、プロゲステロンの分泌が持続する結果、月経が誘起されずに妊娠が継続される。

性周期の理解に必要な卵巣の生理学

性周期とその調節機能、妊娠の成立と維持を理解するに当たり、卵子の形成や排卵を含む個々のイベントに関しての発生学的知識が必要といえる。さらに、性ホルモンの生理学的調節機構への理解も必要であり、それぞれを解説する[2]。

1）卵胞数の経年的変化

ヒト卵巣内の卵子は、原始卵胞という形で卵巣皮質に貯蔵され、胎生4カ月目に最も多く、その大多数は週数を経るにつれてアポトーシスによって減少する。その結果、出生時には約100万個の原始卵胞が残存しているが、出生後はアポトーシスの速度は減少するものの、初経時には30万個程度にまで減少する。一方で、妊娠率の低下はおよそ30歳より始まり、妊孕性が消失した後、月経不順という移行期間を経て平均51歳ごろに原始卵胞が1,000個以下になり閉経に至る[3]。

2）卵の成熟

精子と異なり、卵の成熟は胎児期より開始されており、第一減数分裂前期の状態で性成熟期まで停止している（一次卵母細胞）。その後、LH（luteinizing hormone：黄体形成ホルモン）サージによって第一減数分裂が再開し、第一極体を放出して成熟する（二次卵母細胞）。従って、LHサージは排卵のみならず、卵の成熟の最終段階を調節する重要な因子といえる。なお、二次卵母細胞ではすぐに第二減数分裂が開始されており、第二減数分裂中期（metaphase II）に達した後に再び停止し、その状態で排卵されて受精を待つ（図2）[2]。

フィードバック機構によるホルモン調節

女性は男性と異なり、明確な性周期を持つという特徴がある。前述のごとく、性周期は視床下部−下垂体−卵巣−子宮の連動によって巧妙に調節されており、その調節には性周期の各段階で作用するフィードバック機構が深く関わっている。

1）卵胞期

卵胞期は、未熟卵胞が成熟卵胞へと発育する期間を指す。ヒトにおいては複数の卵胞が同時に卵胞発育を開始するが（リクルートメント）、大多数が萎縮し（セレクション）、最終的には

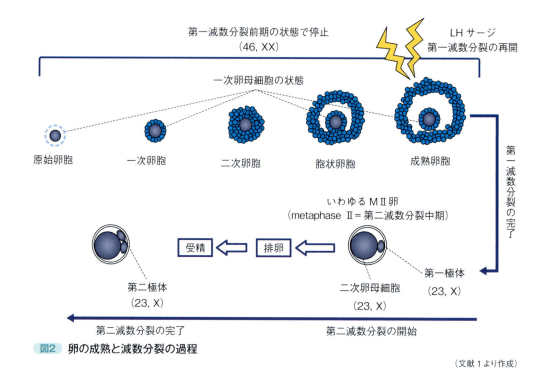

図2 卵の成熟と減数分裂の過程

(文献1より作成)

主席卵胞のみが成熟を遂げて排卵に至る、いわゆる"単一卵胞発育機構"が存在する。まず、第一に卵胞を刺激するためのFSH（follicle stimulating hormone：卵胞刺激ホルモン）の上昇を来すシステムとして、月経前の黄体の退行によって生ずるE（estrogen：エストロゲン）の低下が必要となる。特に、Eの低下はフィードバック機構を通じてFSHの分泌を促進し、結果として卵胞の成熟に伴う顆粒膜細胞からのEの分泌を促進する。その結果、フィードバック機構が再度作用して、下垂体から分泌されるFSHの分泌を抑制する**（図3）**。

卵巣内には、性周期をさらに微細に調節する仕組みがあり、卵胞を構成する顆粒膜細胞から分泌されるインヒビンやアクチビンはその代表といえる。インヒビンは、下垂体に対するネガティブフィードバックによりFSHの分泌を抑制する働きを持つ。

また、インヒビンはサブユニットの組み合わせからインヒビンAとインヒビンBが存在するが、インヒビンAは主席卵胞および黄体から産生され、特に排卵後に分泌が増加し、排卵に至らずに残存しているFSH依存性の高い次席以下の卵胞を閉鎖に導く。一方、インヒビンBは胞状卵胞から分泌されるハウスキーピング的なホルモンであり、その分泌は卵胞の主席化に伴って低下する。つまり、インヒビンBは発育途中の卵胞数を下垂体に伝達し、FSH分泌を抑制（調整）することによって、卵胞の過剰発育抑制に寄与しているものと考えられる。また、インヒビンは胞状卵胞数に依存することから、卵巣予備能評価の指標の一つとしても知られている[3]。

一方で、アクチビンはインヒビンと反対の作用を持ち、下垂体に作用してFSH分泌促進を促し、卵巣の顆粒膜細胞に作用してFSH受容

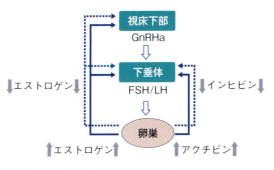

図3 フィードバック機構を介したホルモン調節
(文献5より引用改変)

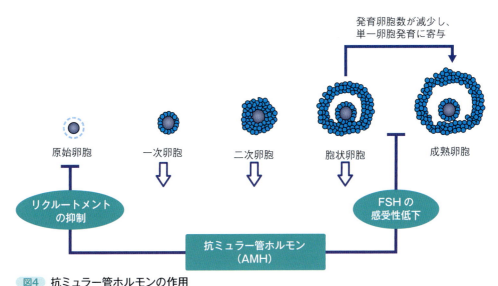

図4 抗ミュラー管ホルモンの作用
(文献3より作成)

体の発現およびアロマターゼ活性を促進する[4] (図3)[5]。

また、近年生殖医療の分野において、卵巣予備能評価法として定着した感のある抗ミュラー管ホルモン（anti-Müllerian hormone：AMH）も卵胞の発育に大きく関与している。AMHは顆粒膜細胞から分泌されるホルモンであり、一次卵胞以降から分泌が始まり、卵胞径が2〜6mmに達するまで盛んに分泌される。そのため、血中のAMH濃度はバックグラウンドにある原始卵胞のプールのサイズと相関を示し、月経周期によっても値が変化しないことから、成人女性における卵巣予備能を推測する指標として高い信頼性を得ている[6]。

卵胞発育においては、発育途中の卵胞からAMHが分泌されることにより、パラクラインおよびオートクラインの機構によって原始卵胞のリクルートメント（発育の開始）を抑制するだけでなく、8mm以上の大型の胞状卵胞においてFSHに対する感受性を低下させ、単一卵胞発育に寄与する[3,7] (図4)。

2) 排卵期

顆粒膜細胞から分泌されるE（特にエストラジオール）が200pg/mL以上となり、それが

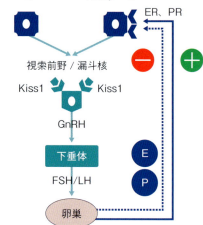

図5 キスペプチンによるGnRHの調節機構

Kiss1：キスペプチン、E：エストロゲン、P：プロゲステロン、ER：エストロゲンレセプター、PR：プロゲステロンレセプター、KNDy：kisspeptin-neurokinin B-dynorphin、＋：促進的作用、－：抑制的作用

（文献8より作成）

48時間以上継続することによってポジティブフィードバックが機能し、下垂体からのLHサージが誘起される。その結果、LHサージ開始の36～40時間後、ピークの10～12時間後に排卵が起こる。さらにLHは顆粒膜細胞の黄体化も促し、結果としてP（progesterone：プロゲステロン）の分泌が開始される。

非常に興味深いことに、排卵期にはEはLHやFSHのポジティブフィードバックを誘発するのに対し、閉経後女性などへのEの投与はFSHやLHレベルを低下させ、ネガティブフィードバックの作用を呈する。さらに、LHサージやフィードバック機構を上位で調整するはずのGnRHニューロンにはエストロゲン受容体が存在せず、その調節機構は長年不明であった。これに対する答えとして、近年の研究によってキスペプチンという神経ペプチドが関与していることが明らかにされつつある。

より研究の進んでいるマウスを例に挙げると、キスペプチンは前腹側室周囲核に存在するキスペプチンニューロン、視床下部弓状核に存在するKNDy（kisspeptin-neurokinin B-dynorphin）ニューロンから分泌され、それぞれ視索前野に存在するGnRHニューロンに働き掛け、ポジティブないしはネガティブフィードバック機構を調整している。ヒトではまだ不明な点が多いながらも、視床下部漏斗核に存在するKnDyニューロンが両機構に関与し、キスペプチンがGnRHニューロンに作用していることが示されている[8]（図5）。

3）黄体期

排卵後の卵胞はLHの作用によって黄体化し、EおよびPの分泌が開始される。これらのホルモンの作用によって、子宮腺の分泌が盛んになる。黄体はおよそ10～14日程度で退縮し、EおよびPの分泌も低下し、子宮内膜が

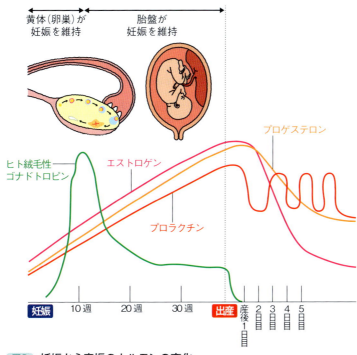

図6 妊娠から産褥のホルモンの変化

(文献1より引用)

脱落した結果として月経が起こる（消退性出血）。

妊娠の認識と維持

ヒトでは、卵管膨大部において受精が起こり、胚（受精卵）を形成する。胚は卵管の線毛運動や蠕動運動によって輸送され、受精から4日目の桑実胚の状態で子宮腔内に到達する。その後、胞胚（胚盤胞）となって胚性7日目に透明帯を離脱し、分泌期子宮内膜の緻密層に埋もれる。さらにhCG（human chorionic gonadotropin：ヒト絨毛性ゴナドトロピン）の分泌が始まり、胚性10日目ごろから血液もしくは尿で測定できるようになる。hCGは母体の妊娠認識物質の代表格であり、黄体細胞上のLH受容体に作用し、Pの分泌を促進することによって直接的に妊娠を維持する。ただし、hCGの分泌は妊娠10週をピークに減少していき、妊娠20週ごろから一定の値に落ち着く。しかしながら、妊娠10週以降は、形成されつつある胎盤からEとPが分泌され、黄体の代わりに妊娠を維持する（図6）[1]。

臨床ピットフォール

月経不順への対応

- 月経は、視床下部－下垂体－卵巣－子宮の連動によって起こるサイクルである。そのため、月経不順や無月経を主訴に受診した患者に対して漫然とカウフマン療法を行う前に、どの部分が障害されているかを検索する必要性がある。
- 卵巣予備能低下（卵巣性無月経、早発卵巣不全）など、早期に治療を開始すれば将来的に挙児を望むことができるケースを見落とすことのないように留意すべきである。

> **臨床で役立つ！Point**
> - 整調な月経周期のためには視床下部−下垂体−卵巣−子宮の連動が必要であり、性ステロイドホルモンのみならず、インヒビンなどの糖ペプチド、神経ペプチド、抗ミュラー管ホルモンなどのフィードバック機構が複雑に関与して月経周期を形成している。
> - 月経異常がある場合は、卵胞刺激ホルモン、黄体形成ホルモン、エストロゲン、プロゲステロン、甲状腺機能、プロラクチン値を測定し、内分泌的異常の有無について確認を行う。また、卵巣予備能の異常を疑う場合には、抗ミュラー管ホルモン濃度の測定を行う。
> - 抗ミュラー管ホルモン値は個人差が大きいことや、一概に「閉経が早い」という断定ができないことなど、その解釈には注意を要する点についても理解しておかなければならない。

引用・参考文献

1) 髙江正道. "CG-001 性周期のホルモン調節 どうなっている?". はせじゅん先生のおもしろセレクション 助産師がいまさら聞けない臨床のギモン. ペリネイタルケア夏季増刊. 長谷川潤一編. 大阪, メディカ出版, 2018, 12-6.
2) 石塚文平ほか. 生殖卵巣学：臨床への進展. 東京, 医歯薬出版, 2011, 296p.
3) Broekmans, FJ. et al. Ovarian aging : mechanisms and clinical consequences. Endocr. Rev. 30 (5), 2009, 465-93.
4) Groome, NP. et al. Measurement of dimeric inhibin B throughout the human menstrual cycle. J. Clin. Endocrinol. Metab. 81 (4), 1996, 1401-5.
5) 福原理恵ほか. "卵巣周囲の神経内分泌学的調節". 前掲書2. 55.
6) Kelsey, TW. et al. A validated model of serum anti-mullerian hormone from conception to menopause. PloS One. 6 (7), 2011, e22024.
7) Broekmans, FJ. et al. Anti-Müllerian hormone and ovarian dysfunction. Trends Endocrinol. Metab. 19 (9), 2008, 340-7.
8) Skorupskaite, K. et al. The kisspeptin-GnRH pathway in human reproductive health and disease. Hum. Reprod. Update. 20 (4), 2014, 485-500.
9) 日本産科婦人科学会 生殖・内分泌委員会報告. 日本産科婦人科学会雑誌. 70 (6), 2018, 1496.

02 総論 不妊治療

太田 邦明　おおた くにあき ● 福島県立医科大学ふくしま子ども・女性医療支援センター医学部産科婦人科学講座 講師

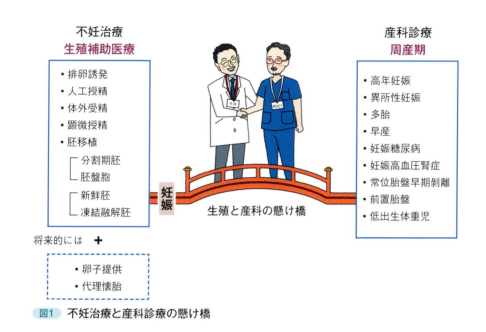

図1　不妊治療と産科診療の懸け橋

Summary

生殖医療において生殖補助医療（ART）は必須であり、今や総出生児の3％以上を占めるに至っている。明らかな晩産化の時代において、増加することは必至である。一方、ARTによる周産期合併症が存在することも事実である。そのため産科医は、ART妊娠の周産期管理を習得することが、よりいっそう必要となる。
不妊治療後の患者が安全に分娩できるように、生殖医と産科医との連携を目指していただきたい。

生殖補助医療

生殖補助医療（assisted reproductive technology；ART）は、1978年に世界で初めて英国のRobert EdwardsとPatrick Steptoeによって体外受精児の誕生が報告されて以来、多くの欧米諸国において次々と成功例の報告がされ、日本でも1983年に東北大学によって国内最初の体外受精児の誕生が報告された。

ARTは、現代医療において必須の医療技術へと発展した。わが国においては、治療周期が毎年増加し、2016年には、体外受精、顕微授精、凍結融解胚移植の総治療周期数は約45万周期となっている。これに伴い、総出生児数も年々増加している。そして、2016年では、体外受精によって5万4,110人が出生し、総出生数は97万6,978人であることから、18人に1人が体外受精で出生したこととなる。まさに、日本

は世界有数のART大国であるが、妊娠後の周産期医療への負担も増加している。

1) 生殖補助医療によるリスク

一般的には、不妊症からの妊娠は35歳以上の高年妊娠が多いなどの理由からハイリスク妊娠と考えられるが、特にART妊娠では、前置胎盤、常位胎盤早期剥離、妊娠糖尿病、妊娠高血圧症候群、低出生体重児が多いとされている[1〜3]。その中でも、後述する多胎妊娠が減少傾向にある中で、依然として一定の割合で起こり得るのは前置胎盤を主とする胎盤位置異常である。前置胎盤の発症頻度は、全分娩の0.3〜0.6%とされるが、ART妊娠では、ほぼ10倍近い4%弱に認められる[4,5]。Romundstadらは、自然妊娠とART妊娠を経験した同一人物で比較解析したところ、ART妊娠では前置胎盤の頻度が6倍になると報告した[6]。生殖医は、妊娠初期検査前の妊娠10〜12週に産科施設に紹介することが多く、紹介時点では胎盤位置異常は判明しないため、産科医はART妊娠が紹介された場合には、胎盤位置異常などのリスクがあることを念頭に置いて管理する。

2) 体外受精後の妊娠週数の決定法

体外受精の場合には自然妊娠と異なり、最終月経により妊娠初期の妊娠週数を決めるわけではない。体外受精後の新鮮胚移植のときは、採卵日が「2週0日」となる。また、凍結融解胚移植では、自然周期とホルモン補充周期を用いて胚移植する方法がある。前者の場合にはhCGやGnRHアゴニストで排卵誘起し排卵日を決定するため、排卵誘起した日が「1週6日」で、その翌日が排卵日として「2週0日」となり、後者の場合は子宮内膜の肥厚が認められた時点で黄体ホルモンが使用され、黄体ホルモンを開始した日を排卵日相当と考え「2週0日」とする（図2）。

3) 生殖補助医療後の多胎妊娠

一方、ART後の多胎妊娠に関する研究も近年増えているが、研究によりARTを顕微授精、凍結融解胚移植などを含む体外受精と定義しているものの、排卵誘発剤のみや人工授精を含んで検討しているものが混在しており、単純に比較することが難しい。また、双胎の膜性診断が曖昧なものも多く、研究デザインとして問題があるものが多い。数少ないメタ解析研究によると、二絨毛膜二羊膜（dichorionic diamniotic；DD）双胎では、妊娠高血圧腎症、妊娠糖尿病、常位胎盤早期剥離、前期破水、緊急帝王切開術、分娩後異常出血には、ART後双胎妊娠と自然双胎妊娠とでは差がないが、前置胎盤（RR 2.99、95%CI：1.51〜5.92）と選択的帝王切開術（RR 1.79、95%CI：1.49〜2.16）は、ART後双胎妊娠で多いとされている[7]。

2008年に日本産科婦人科学会が胚移植数を原則1個とした。35歳以上の年齢や、複数回の生殖補助医療の治療で妊娠が得られていない症例では、2個の移植が許容された。この結果、単一胚移植の割合が増加した。原則1個の会告が出る前年の2007年では、単一胚移植率は体外受精で46.4%、顕微授精で46.7%、凍結融解胚移植で54.7%であったが、年々上昇し、2016年は体外受精で82.3%、顕微授精で80.0%、凍結融解胚移植で82.7%となった。その結果として、多胎妊娠率（胎嚢数）は、2007年では体外受精で12.7%、顕微授精で11.6%、凍結融解胚移植で9.9%であったが、年々低下し、2016年は体外受精で3.1%、顕微授精で2.8%、凍結融解胚移植で3.2%となった（図3）。

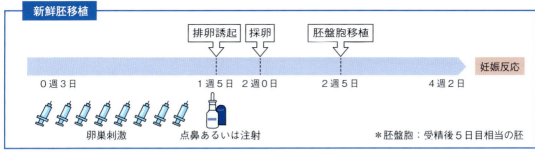

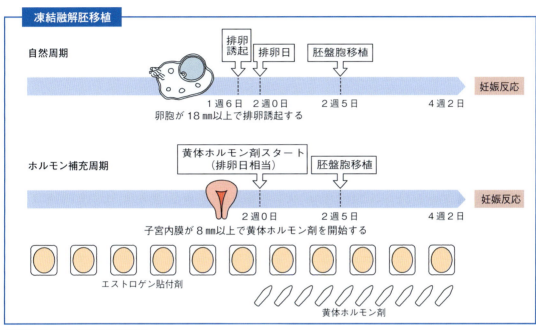

図2 体外受精後の妊娠週数

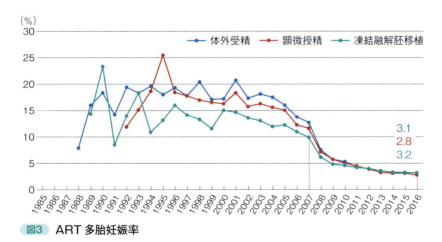

図3 ART多胎妊娠率

　多胎妊娠が減ると、産科合併症にも変化が現れた。早産率は、どの治療も2007年に比較すると2016年は低下しており、低出生体重児率も同様の結果となり、わが国におけるART後妊娠の周産期予後は改善されつつある。ところが、単一胚移植の試みにより二絨毛膜二羊膜双

胎は減ったものの、ART に伴う一絨毛膜性双胎の発症率は上昇している[8]。その原因として2つが挙げられている。ART 技術の向上により、培養期間の長い胚盤胞移植の割合が増加していることと、着床率向上のために施行されている、人工的に透明帯に開孔するアシストハッチングである。わが国における ART 登録でも、アシストハッチングにより一絨毛膜性双胎の頻度が増加していると報告している[9]。一絨毛膜性双胎は二絨毛膜性双胎に比較して周産期リスクが高いため、周産期センターでの管理が必要となる。

4）生殖補助医療妊娠による先天異常

また産科医は、ART 妊娠による先天異常に関しても熟知していてほしい。これまでの、大規模なメタ解析によると、ART 群（9 万 2,671 名）は自然妊娠群（387 万 0,760 名）と比べ、新生児の先天異常（奇形）が 1.32 倍であると報告された[10]。ところが、最近オランダから出された出生コホート研究では、1997〜2010 年に出生した原因不明の先天異常（奇形）を有する 4,525 名（Eurocat NHL スタディー）の新生児を、両親が妊孕性良好群（F 群）4,185 名、妊孕性不良群（NF 群：妊娠を目指して 1 年以上妊娠に至らなかった群）201 名、体外受精・顕微授精群（ART 群）139 名に分類し検討したところ、F 群に比べ NF 群＋ART 群では、腹壁欠損が 2.43 倍、尿道下裂が 9.83 倍、多指症が 2.20 倍、肺動脈流出路異常が 1.77 倍と有意に高かった。また、NF 群と比べ ART 群では、多指症のみが 4.83 倍有意に高かった。つまり、ART に伴う先天異常は多指症のみで、その他の先天異常は、ART そのものが原因ではなく、親が不妊症（妊娠を目指して 1 年以上妊娠に至らないこと）であるという事実が原因であると結論付けている[11]。

一方、ART では、ゲノムインプリンティング異常によって発症する Beckwith-Widemann 症候群、Angelman 症候群、Prader-Willi 症候群などが多くなると懸念されているが、これまでのデンマーク、オランダ、英国で行われた population-based study を含む大規模調査では、ART で行われるハンドリング操作によってインプリンティング異常が積極的に増加することはないといずれも報告している[12〜14]。しかし、インプリント異常で発症する疾患は非常にまれであるため、さらに大規模な調査により症例数が集積された際に危険性が再確認されることもあり得る。現在、わが国には ART 妊娠より出生した児を追跡する出生コホート研究が存在しないため、将来的には独自のデータの集積が期待される。

5）卵子提供による妊娠

最後に、卵子提供（oocyte donation；OD）による妊娠はわが国では公的には認められておらず、近年は海外で OD を受ける症例が増加している[15]。しかし、将来的にわが国でも OD が認められる可能性があるため、OD 後妊娠についても産科医は熟知する必要がある。OD 後妊娠は、母体・胎児間に遺伝的なつながりが全くないことから生じる母児間の免疫応答異常に加えて、年齢因子も併せた卵巣機能不全という自然妊娠が成立しない状態であることから、母体の遺伝的背景や環境因子などにより、絨毛細胞の脱落膜への侵入が阻害され、らせん動脈の血管内皮細胞のリモデリングが阻害されることによる着床部位・胎盤形成障害が基盤となって、さまざまな周産期合併症が引き起こされる[16]。

Wigginsらは、autologous oocyte（自分の卵子を用いた場合）のART後妊娠した50症例と、OD後妊娠した50症例とを比較検討したところ、妊娠高血圧症候群（hypertensive disorders of pregnancy；HDP）の発症率が経産婦では両群間に有意差はなかったものの、初産婦に限ってはOD後妊娠の方が有意にHDPを高率に発症した[17]。一方でGuilbaudらは、OD後双胎はautologous oocyteの双胎に比べて、母体の年齢に起因すると考えられるHDP、妊娠高血圧腎症、分娩後出血が多い一方で、早産や低出生体重児に関しては有意差はないと報告している[18]。卵子提供後妊娠に関しては、厳重な周産期管理が必要かどうか、いまだに答えは出ていない。しかし、妊娠前の生殖機能による問題や年齢の問題を考慮すると、おのずとハイリスク妊娠になる可能性が高いため、周産期センターの産科医による管理が望ましいと思われる。

6）生殖医療による周産期医療の窮迫を防ぐために

このように、現在の生殖医療を用いた妊娠にはさまざまな周産期トラブルが予測される。さらに、体外受精治療を行っている患者の半数近くが40歳以上であることから、年齢因子という面も含めると、産科医にもART妊娠についての正確な知識が要求される。一方で、産科適応のない不妊症患者に対して、周産期リスクを考慮せず、ARTによって妊娠させる生殖医も散見されるため、そのような症例が紹介された場合には、生殖医を指導して、周産期医療の窮迫を防ぐのも産科医の責務である。

> **臨床ピットフォール**
> - 低用量アスピリンを内服した状態で産科に紹介される不妊症・不育症治療後の患者が多く認められる。産科医側の問題は、低用量アスピリンを「いつまで飲むか？」ということであるが、生殖医側も一致した見解がないため、終了時期に関しては産科医の判断も要求される。
> - 終了時期に関して明確なエビデンスはないものの、薬剤添付文書に妊娠28週以後は禁忌となっているので、インフォームドコンセントの下で使用する必要がある。
> - 実際には、産科医が紹介を受ける時点では、低用量アスピリンをすでに内服していることが多く、終了時期に関して苦慮する場面が多いので、生殖医側への紹介時に、終了時期を決定するか、産科医の判断で終了時期を決定するかしなければならない。ただし、分娩時の出血傾向や緊急時の麻酔合併症を考慮すると、妊娠36週を目安に投薬を終了する必要がある。

臨床で役立つ！Point

- 不妊症からの妊娠は、高年妊娠が多いなどの理由から、ハイリスク妊娠になる可能性が高い。
- ART妊娠は、体外培養や移植操作などの受精卵側の何らかの原因により前置胎盤などの胎盤異常が生じやすい。
- 単一胚移植の試みにより多胎は減少傾向にあるが、体外培養の延長や胚へのハンドリング操作により一絨毛膜性双胎を認めることがある。
- 出生児の先天異常はほとんどがARTそのものが原因ではなく、親が不妊症であることに起因する。
- 将来的に、卵子提供後妊娠や代理懐胎などの症例が増える可能性もあるため、そのような症例の周産期管理も産科医は要求される。
- 産科適応がない症例をARTによって妊娠させた場合には、地域レベルでの周産期医療の負担となるため、産科診療への懸け橋を考えた不妊治療が望まれる。

引用・参考文献

1) Jackson, RA et al. Perinatal outcomes in singletons following in vitro fertilization : a meta-analysis. Obstet. Gynecol. 103 (3), 2004, 551-63.
2) Wang, YA. et al. Preterm birth and low birth weight after assisted reproductive technology-related pregnancy in Australia between 1996 and 2000. Fertil. Steril. 83 (6), 2005, 1650-8.
3) Schieve, LA. et al. A population-based study of maternal and perinatal outcomes associated with assisted reproductive technology in Massachusetts. Matern. Child Health J. 11 (6), 2007, 517-25.
4) Fitzpatrick, KE. et al. Incidence and risk factors for placenta accreta/increta/percreta in the UK : a national case-control study. PLoS One. 7 (12), 2012, e52893.
5) Hayashi. M. et al. Adverse obstetric and perinatal outcomes of singleton pregnancies may be related to maternal factors associated with infertility rather than the type of assisted reproductive technology procedure used. Fertil. Steril. 98 (4), 2012, 922-8.
6) Romundstad, LB. et al. Increased risk of placenta previa in pregnancies following IVF/ICSI ; a comparison of ART and non-ART pregnancies in the same mother. Hum. Reprod. 21 (9), 2006, 2353-8.
7) Qin, JB. et al. Assisted reproductive technology and risk of adverse obstetric outcomes in dichorionic twin pregnancies : a systematic review and meta-analysis. Fertil. Steril. 105 (5), 2016, 1180-92.
8) Hayashi, M. et al. The effect of single embryo transfer on perinatal outcomes in Japan. Int. J. Med. Sci. 12 (1), 2015, 57-62.
9) Jwa, J. et al. Risk of major congenital anomalies after assisted hatching : analysis of three-year data from the national assisted reproduction registry in Japan. Fertil. Steril. 104 (1), 2015, 71-8.
10) Hansen, M. et al. Assisted reproductive technology and birth defects : a systematic review and meta-analysis. Hum. Reprod. Update. 19 (4), 2013, 330-53.
11) Seggers, J. et al. Congenital anomalies in offspring of subfertile couples : a registry-based study in the northern Netherlands. Fertil. Steril. 103 (4), 2015, 1001-10, e03.
12) Lidegaard, O. et al. Imprinting diseases and IVF : Danish National IVF cohort study. Hum. Reprod. 20 (4), 2005, 950-4.
13) Sutcliffe, AG. et al. Assisted reproductive therapies and imprinting disorders--a preliminary British survey. Hum. Reprod. 21 (4), 2006, 1009-11.
14) Doornbos, ME. et al. Infertility, assisted reproduction technologies and imprinting disturbances : a Dutch study. Hum. Reprod. 22 (9), 2007, 2476-80.
15) 竹下俊行. 我が国における卵子提供後分娩の実態調査. 厚生労働科学研究費補助金（成育疾患克服等次世代育成基盤研究事業）生殖補助医療により生まれた児の長期予後の検証と生殖補助医療技術の標準化に関する研究：平成24年度研究報告書（研究代表者：吉村泰典）. 2013, 76-98.
16) Abdalla, HI. et al. Obstetric outcome in 232 ovum donation pregnancies. Br. J. Obstet. Gynaecol. 105 (3), 1998, 332-7.
17) Wiggins, DA. et al. Outcomes of pregnancies achieved by donor egg in vitro fertilization--a comparison with standard in vitro fertilization pregnancies. Am. J. Obstet. Gynecol. 192 (6), 2005, 2002-6, discussion 2006-8.
18) Guilbaud, L. et al. Impact of oocyte donation on perinatal outcome in twin pregnancies. Fertil. Steril. 107 (4), 2017, 948-53, e1.

03 分娩予定日の決定法

総論

長谷川 潤一　はせがわ じゅんいち ● 聖マリアンナ医科大学産婦人科学 准教授

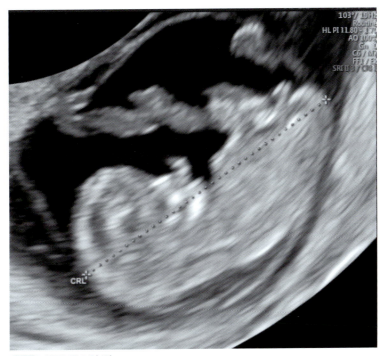

図　頭殿長の計測

Summary

分娩予定日は妊娠初期に、月経歴、不妊治療歴、正確に測定された超音波計測値から決定する。まず、人工授精や体外受精日、タイミング療法などの不妊治療中の情報や、正確な基礎体温などの情報がある場合、それらから判断した排卵日をもとに決定する。頭殿長（CRL）が14〜41mmの範囲での計測を含む、複数回の超音波計測値から求めた妊娠週数は、最終月経から求めた妊娠週数よりも正確である。

妊娠11週以降は、CRLだけでなく児頭大横径（BPD）の計測値も参考にする。それらの情報がない場合、いつもの月経周期と最終月経から推定する。妊娠中期以降の超音波計測値によって初期に決めた予定日は変更せず、計測値は胎児発育の評価に利用する。

正確な分娩予定日の決定の意義と方法

正確な分娩予定日の決定は、その後の妊娠管理において、流早産、胎児発育不全、過期妊娠などの診断に重要であり、可能な限り正確に行っておく必要がある。妊娠初期に、月経歴、不妊治療歴、正確に測定された超音波計測値の情

報を吟味し、以下の順に、精度の高いものを採用する。

1) ARTの情報

人工授精や体外受精などの生殖補助医療（assisted reproductive technology；ART）によって妊娠した場合には、受精日がはっきりしており、人工授精の施行日、体外受精における採卵日および胚移植日の情報で予定日が決定できる。これらの場合、受精日を妊娠2週0日として計算する。

2) 排卵日の情報

上記生殖補助医療がなされていなくても、不妊治療のタイミング療法などの情報や、基礎体温の情報から排卵日が確からしいと考えられる場合には、その情報より予定日を決定する。

臨床ピットフォール

- 凍結胚移植など採卵周期と胚移植周期とが異なる場合には、胚移植日に受精後の培養日数を加味して予定日を決定しなければならない。
- 受精（排卵）のタイミングは、4細胞期胚を移植したのであれば胚移植日の2日前、8細胞期胚なら3日前、胚盤胞なら5日前と考えて予定日を計算する。

3) 妊娠初期の超音波の情報

わが国で広く行われている最終月経から予定日を決定する方法であるが、排卵のタイミングが変動するため、約半数は正しく予定日が決定されていないという懸念がある[1]。近年むしろ、妊娠初期の正確な頭殿長（crown-rump length；CRL）により計算された予定日の方が適切であると考えられている。

わが国で用いられる日本超音波医学会（JSUM）の基準値は、CRLの計測値が14～41mm（妊娠8週1日～11週2日）の範囲で±3.9日の誤差で、実際の妊娠週数との乖離が最も少ないと報告されている[2]。従って、CRLが14～41mmのときに正しく計測されたCRLより求めた妊娠週数と、最終月経から求めた妊娠週数とが3～4日異なる場合には、超音波計測値をもとに決めた予定日の方が正確である可能性が高い。実際、この方法で妊娠週数を計測した後、妊娠11～13週で胎児精密超音波検査を行うと、その後の流産予測や染色体異常の検出に有用であるという報告もある[3]。なお、胎嚢（gestational sac；GS）径の計測値を用いた予定日の決定は、不正確であるため行わない。

1回のCRLの計測だけで予定日を決定するのは超音波計測の誤差などもあるため、複数回の診察における超音波計測値（トレンド）を確認した方がより正確である。

初診が遅く、上記計測ができなかった場合などで妊娠11週を超えると、CRLの計測値は誤差が大きくなる。児頭大横径（biparietal diameter；BPD）も測定し、CRLとBPDの計測値の基準値と照らし合わせて予定日を決める。最終月経からの妊娠週数と7日以上の乖離を示す場合には、超音波計測値をもとに決めた予定日を採用する。

4) 月経歴の情報

やむなく最終月経より予定日を決定する方法は、月経周期が整で28日周期であるとしたときに最終月経より14日目を排卵日として予定日を決定する。月経周期が整で28日周期でない場合には、その分を補正して予定日を決定する。最終月経より予定日を決定する方法は、月経周期が不整である場合や、整であっても排卵がずれる場合があるので、実際の妊娠週数と大きく乖離することがある。

5）妊娠中期以降の超音波の情報

　最終月経も分からず、妊娠中期の情報のみで予定日を決めなければならない場合には、BPD、頭周囲（head circumference；HC）、腹囲（abdominal circumference；AC）、大腿骨長（femur length；FL）などの超音波計測値を参考に予定日を決定する。曖昧な最終月経の情報より求めた妊娠週数と、これらの超音波計測値に妊娠14～16週で7日以上の乖離がある場合、妊娠16～21週で10日以上の乖離がある場合、妊娠22～27週で14日以上の乖離がある場合、妊娠28週以降で21日以上の乖離がある場合には、超音波計測値を用いた方がよいという程度の精度である。このような場合では、妊娠週数との誤差が大きく、早産、過期妊娠、胎児発育の評価は難しいと考えて管理する。

> **臨床ピットフォール**
> - 多胎妊娠の場合も、単胎の基準値を用いて予定日を決定する。
> - 多胎妊娠において発育差を認めた場合には、小さい方の児は胎児発育不全など異常の可能性があると考え、大きい児を基準に予定日を決定する。

　上述の手順で妊娠初期に決められた予定日は、妊娠中期以降の超音波計測値によって変更してはならない。妊娠中期以降に胎児発育不全などが疑われる場合には、妊娠初期の超音波計測値や決定方法を再確認し、誤りがなければ本当に胎児発育に問題があると考える。

臨床で役立つ！Point
- 正確な妊娠週数の決定は、妊娠初期からの異常妊娠経過のピックアップに重要である。
- 不妊治療後の妊娠では妊娠週数が決まっているので、週数に超音波計測値や所見が一致しない場合には、異常の可能性を考える。
- 胎児発育不全があって妊娠週数を確認する場合で、自院で初期に診察しておらず、紹介元で分娩予定日が決定されているようなとき、本人が初期の超音波写真を持っていることも少なくなく、持参してもらい計測値の再確認を行うことも重要である。

引用・参考文献

1) Committee on Obstetric Practice, the American Institute of Ultrasound in Medicine, and the Society for Maternal-Fetal Medicine. Committee Opinion No 700：Methods for Estimating the Due Date. Obstet. Gynecol. 129（5）, 2017, e150-4.（Guideline）
2) 日本超音波医学会用語 診断基準委員会. 超音波胎児計測の標準化と日本人の基準値. 超音波医学. 30, 2003, J415-40.
3) Nakamura, M. Hasegawa, J. Arakaki, T. et al. Repeated Measurement of Crown-Rump Length at 9 and 11-13 Weeks' Gestation：Association with Adverse Pregnancy Outcome. Fetal Diagn. Ther. 38（4）, 2015, 262-8.

各論 04

流　産

佐村 修　さむら おさむ ● 東京慈恵会医科大学産科婦人科学講座 准教授

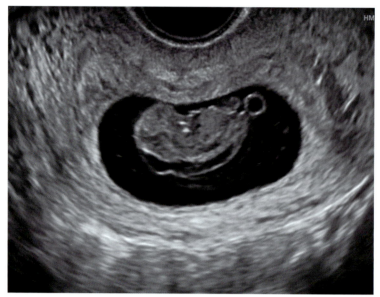

図　**妊娠9週の稽留流産**
胎児心拍は確認できず、浮腫状になっている。

Summary　　流産とは、妊娠22週未満の妊娠の終了と定義される。流産のうち、胎児または母体の病的原因などにより自然に生ずるものを自然流産といい、妊娠中に認められる最も頻度の高い異常である。妊娠初期の流産の多くは遺伝的異常によるとされているが、いまだ原因不明なものもある。そのため、現時点では妊娠初期の流産の予防の機会は少ない。一方、妊娠末期の流産や反復流産に関しては、対応可能な再発要因があることが多い。

流産の診断

　自然流産の頻度は、臨床的に確認された妊娠の8～20％とされ、一般に妊娠週数が経過するにつれて頻度は減少する。尿妊娠反応陽性の女性が受診した場合には、まず超音波検査で子宮内に胎嚢を確認し妊娠の診断を行う。特に、性器出血があり胎嚢が証明できない場合に、不全流産や進行流産と安易に診断することは、異所性妊娠の見逃しにつながるため避けるべきである。

　自然流産の80％以上は妊娠12週以内に起こる。妊娠初期の流産では、自然排出の前に胎芽や胎児が死亡していることがほとんどである。胎芽や胎児の死亡は、基底脱落膜に流入する出血を伴うことが多い。これに引き続き隣接組織の壊死が起こり、その刺激により子宮収縮と胎児娩出が引き起こされる。

分 類

　流産の分類は、表1に示すようにさまざまである。特に注意すべきは感染流産である。原因となる細菌が子宮筋層内に侵入し、子宮結合織炎や腹膜炎、敗血症、菌血症を引き起こす。感染流産を引き起こす細菌の多くは、正常腟内細菌叢を構成する菌の一部である。特に、A群β溶血性連鎖球菌に起因する重篤な壊死性感染症や毒素性ショック症候群が重要である[1]。まれではあるが、弱毒菌による感染症は内科的流産や自然流産に合併し得る。Clostridium sordellii も感染症を引き起こし、妊娠中絶後2〜3日以内に臨床症状が出始めるという特徴を持つ。症状としては、初期は無熱性であり、重症な内皮障害や毛細血管漏出、血液濃縮、血圧低下、著明な白血球増加が見られる。これらの Clostridium 属による妊産婦死亡は、10万件の流産において約0.58である[2]。

表1 流産の分類

a. 妊娠期間による分類
　早期流産：妊娠12週未満の流産
　後期流産：妊娠12週以降22週未満の流産

b. 臨床的形式による分類
　切迫流産：少量の出血があるが、子宮口は閉鎖しており、正常妊娠への回復が可能である。
　進行流産：流産が開始し、子宮頸管が開大し、子宮出血が増量している場合をいう。
　稽留流産：胎芽あるいは胎児が子宮内で死亡後、症状なく子宮内に停留している場合をいう。
　感染流産：性器感染を伴った流産であり、多くは流産経過中に子宮内感染が起こったことによる。
　生化学的妊娠：血清中または尿中のhCGの検出によって生化学的に妊娠と診断されるが、超音波検査では胎嚢などの所見は確認されないまま、腹痛や子宮口開大を伴うことなく月経様の出血を見た場合をいう。異所性妊娠や妊娠初期の完全流産と鑑別する必要がある。
　習慣流産：連続3回以上の自然流産を繰り返す場合をいう。連続2回の自然流産は、反復流産と呼ばれる。

c. 子宮内容による分類
　完全流産：子宮内容が完全に排出された場合をいう。
　不全流産：一部が子宮内に残存し、子宮口も閉鎖せず出血が持続している状態をいう。

原 因

1）胎児因子

　初期流産の原因として最も多いのが、胎児の染色体異常である。全流産のうち半数では染色体異常が認められる[3]。この染色体異常のほとんどは異数性異常であり、染色体の構造異常やモザイクが原因であることは少ない。2,359例の流産物の、一塩基バリアントを用いたSNPアレイの検討では、59％に染色体異常を認め、その85％に異数性の異常が見られ、10％が三倍体、4.2％が四倍体であったと報告されている[4]。

　現時点では、米国産婦人科学会（ACOG）は妊娠初期の流産組織に対する染色体マイクロアレイを推奨していない[5]が、米国生殖医学会（2012年）は、細胞遺伝学的検査の結果によって将来の治療が変化する場合、検査を行うことの価値を認めている。

　流産と染色体異常の発生率は、妊娠週数が進むに連れて減少する。Kajiiら[6]は、染色体異常を原因とする流産の75％は妊娠8週までに発生すると報告した。染色体異常のうち、95％は母側の配偶子形成の異常により発生し、残りの5％は父側の異常により発生する。最も多い染色体異常はトリソミーであり、50〜60％を占める。次いでモノソミーXが9〜13％で、三倍体が11〜12％で認められる[7]。トリソミーは典型的には染色体不分離により発生し、その割合は母体年齢により上昇する。頻度の高いトリソミーとして13、16、18、21、22が知られてい

る。一方、均衡型の染色体再配列はどちらかの親から発生し、反復流産を呈するカップルの2〜4％に認められる。

モノソミーX（45,X）は、モノソミーで最も頻度の高い染色体異常である。逆に、常染色体のモノソミーはまれであり、成育不可能である。

三倍体は、しばしば胎盤の水腫様変性や奇胎と関連がある。部分胞状奇胎に併存した胎児は多くが早期に流産し、生存し得たわずかな症例も、全てに大奇形を合併する。三倍体の発生率は、母親および父親の高年齢により増加しない。四倍体は多くが妊娠初期に流産し、出生することはまれである。

父親の高年齢化は、流産のリスクを明らかに増加させるといわれている[8]。Jerusalem Perinatal Study で、流産のリスクは25歳以下では最も低く、5歳ごとに次第に増加することが分かった[9]。これに関する病態生理はあまり研究されていないが、精子の染色体異常が関与している可能性がある[10]。

2）感染症・内科疾患など

ウイルス、細菌、その他の寄生虫は、血流感染により胎児・胎盤部分に感染し得る。他の経路としては、経泌尿生殖器的に局所感染したり定着したりする。しかしながら、妊娠中に数多くの感染症に罹患しても、通常はあまり初期流産には至らない。

また、幾つかの母体内科疾患は初期流産率の上昇と関連している可能性がある。有名なリスクは、管理不良な糖尿病、甲状腺疾患、そして全身性エリテマトーデスである。

管 理

稽留流産は経腟超音波断層法による診断が最も重要である。表2に妊娠初期の流産診断のためのガイドラインを示す[11]。

妊娠12週未満の切迫流産に有効性が確立された治療はない。妊娠12週未満の稽留流産や不全流産の治療法としては、わが国では待機的管理と外科的治療のどちらかが選択される。海外の報告では、待機的管理では子宮内遺残率の上昇、緊急入院率や予定外手術の上昇が示唆されている。一方、外科的治療では、治療に伴う合併症のリスク、正常妊娠を中絶する可能性、治療費用の増加が指摘されている。どちらの方法を取ったとしても、最終的な予後や次回の妊娠への影響に有意な差は指摘されていない。

臨床ピットフォール

- 稽留流産は、医学的介入を始める前に確実な診断をつけなければならず、正常子宮内妊娠に対して介入してしまうことを避けねばならない。

表2 妊娠初期の流産診断のためのガイドライン

超音波所見
・CRL（頭殿長）≧ 7mm で胎児心拍が認められない。 ・MSD（平均胎嚢径）≧ 25mm で胎芽が認められない。 ・初回の超音波断層法で卵黄嚢を伴う胎嚢を認めたが、11日以上経過しても心拍を伴う胎芽が認められない。 ・初回の超音波断層法で卵黄嚢を伴わない胎嚢を認めたが、2週間以上経過しても心拍を伴う胎芽が認められない。
検査機器
・経腹超音波断層法よりも経腟超音波断層法が望ましい。 ・胎児心拍検出・心拍数測定のためにMモードを用いる。 ・ドプラ超音波は、正常な初期胎芽を評価するためには用いない。

（文献11より作成）

臨床で役立つ！Point

- 初期流産の原因の多くは染色体異常などの胎児因子であるため、流産予防の有効な治療はない。
- 流産後に重篤な状態になることは少ないが、常に異所性妊娠の可能性を念頭に置いて管理を行う必要がある。
- 流産後は身体的なケアと共に心理的な支援も重要である。

引用・参考文献

1) Daif, JL. et al. Group A streptococcus causing necrotizing fascitis and toxic shock syndrome after medical termination of pregnancy. Obstet. Gynecol. 113 (2 Pt 2), 2009, 504-6.
2) Meites, E. et al. Fatal Clostridium sordellii infections after medical abortions. N. Engl. J. Med. 363 (14), 2010, 1382-3.
3) Hsu, LYF. "Prenatal diagnosis of chromosomal abnormalities through amniocentesis". Genetic Disorders and the Fetus. 4th ed. Milunsky, A. ed. Baltimore, The Johns Hopkins University Press, 1998, 179.
4) Levy, B. et al. Genomic imbalance in products of conception : single-nucleotide polymorphism chromosomal microarray analysis. Obstet. Gynecol. 124 (2 Pt 1), 2014, 202-9.
5) Committee on Genetics and the Society for Maternal-Fetal Medicine. Committee Opinion No.682 : Microarrays and Next-Generation Sequencing Technology : The Use of Advanced Genetic Diagnostic Tools in Obstetrics and Gynecology. Obstet. Gynecol. 128 (6), 2016, e262-8.
6) Kajii, T. et al. Anatomic and chromosomal anomalies in 639 spontaneous abortions. Human Genet. 55 (1), 1980, 87-98.
7) Jenderny, J. Chromosome aberrations in a large series of spontaneous miscarriages in the German population and review of the literature. Mol. Cytogenet. 7, 2014, 38. doi : 10.1186/1755-8166-7-38. eCollection 2014. PMID : 24976865.
8) De La Rochebrochard, E. et al. Paternal age>or=40 years : an important risk factor for infertility. Am. J. Obstet. Gynecol. 189 (4), 2003, 901-5.
9) Kleinhaus, K. et al. Paternal age and spontaneous abortion. Obstet. Gynecol. 108 (2), 2006, 369-77.
10) Sartorius, GA. et al. Paternal age and reproduction. Hum. Reprod. Update. 16 (1), 2010, 65-79.
11) Lane, BF. et al. American College of Radiology. ACR appropriateness CriteriaR first trimester bleeding. Ultrasound Q. 29 (2), 2013, 91-6.

05 異常妊娠

各論

近藤 春裕　こんどう はるひろ　● 聖マリアンナ医科大学産婦人科学 助教

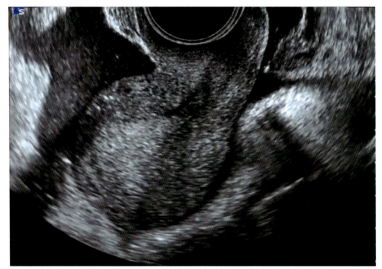

図1　異所性妊娠による腹腔内出血

Summary　異所性妊娠は、性成熟期女性における代表的な緊急疾患の一つである。受精卵が子宮腔以外の場所に着床し、生育した状態である。発生頻度は全妊娠の0.5～1.0%である。卵管妊娠、卵巣妊娠、腹膜妊娠などの子宮外の妊娠と、子宮内の異所性妊娠である帝王切開瘢痕部妊娠、子宮頸管妊娠などに分類される。その95%が卵管妊娠である。早い時期に診断することが重要で、生命に関わる腹腔内出血などの緊急事態を避けたい。しかし、正常妊娠と誤認しないようにするため、異所性妊娠の既往、生殖補助医療による妊娠、性感染症の既往といったリスク因子を念頭に置き、早期診断・治療を心掛けなければならない。

異所性妊娠

　異所性妊娠の診断には、経腟超音波が有用である。破裂して腹腔内出血となった場合は、図1のように子宮周囲に液体貯留が見られる。正常妊娠では、妊娠4週後半ごろより胎嚢（gestational sac；GS）の検出が可能である。また、短時間で結果の分かるヒト絨毛性ゴナドトロピン（human chorionic gonadotropin；hCG）測定の導入により、患者の状態が安定している未破裂の状態での診断が可能になった。hCG1,000 IU/Lで、一般的にGSが確認できる。hCGレベルは約1日で2倍に上昇し、半減期は約1日である。これらより、治療方法は多岐にわたり、メトトレキサート（methotrexate；MTX）などを用いた薬物温存療法や腹腔鏡手術など、

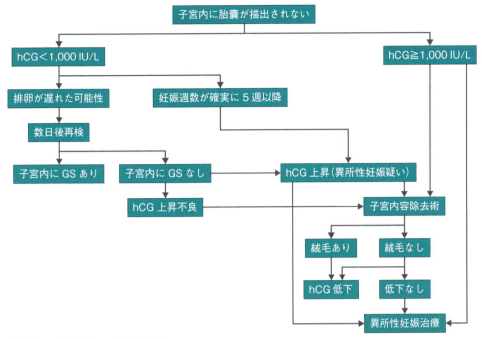

図2 異所性妊娠の診断と管理

さまざまな方法が行われている。多くは、手術による妊娠部位の除去が必要である（図2）。腹腔鏡手術が普及してきているが、ショックを呈している症例では、各施設の状況を勘案して腹腔鏡手術（図3）か開腹手術かを選択すべきである。以下に、未破裂の場合の治療方法について説明する。

1）待機療法

自然吸収を待つ。

血清 hCG 値 < 1,000 IU/L では成功率 88% であるが、血清 hCG 値が 1,000 IU/L を超える場合の成功率は 48% である[1]。

2）薬物療法

a）全身投与法／MTX 1 回投与法

① 50 mg/m² を筋注する。

② 血中 hCG 値を筋注後 4 日目と 7 日目に測定する。

7 日目が 4 日目より 15% 以上低下していな

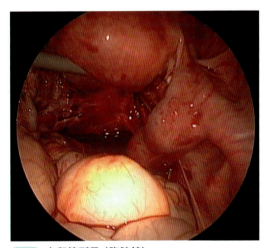

図3 右卵管所見（腹腔鏡）

ければ 50 mg/m² を筋注する。

③ hCG 値が陰転化するまで 1 週間ごとの測定を繰り返す[2]。

b）局所投与法

胎嚢に直接 MTX を投与する（腹腔鏡下、超音波ガイド下などで行う）。

> **臨床ピットフォール**
> - 腹腔内出血を認めず、異所性妊娠が増大しない場合には、自然吸収を期待して待機したり、MTXの全身・局所投与が考慮される。
> - しかし、治療期間が長期にわたり、また経過観察中に破裂を来すこともあるため、緊急時の対応を検討しておく必要がある。
> - 異所性妊娠に対するMTX投与は保険適用外である。

3）手術療法（卵管妊娠）

a）卵管温存術

適応を表[3]に示す。卵管圧出術、卵管線状切開術などがある。

b）卵管切除術

卵管温存は子宮峡部や間質部の妊娠では難しい。異所性妊娠の反復率は10〜15%といわれている。縫合の有無により妊娠率に差はないとされる。また、卵管温存でも切除でも、その後の妊娠率に差はないといわれている[4]。

> **臨床ピットフォール**
> - 異所性妊娠の治療成績は、どの治療方法であっても成功すれば、将来の妊孕性、異所性妊娠の反復率は変わらない。
> - 卵管切除した場合でも妊娠率は変わらず、異所性妊娠存続症のリスクも下がる。しかし、十分に切除する必要がある。

表　卵管温存術の適応

①挙児希望あり
②病巣の大きさが5cm未満
③血中hCG値 10,000 IU/L以下
④初回卵管妊娠
⑤胎児心拍のないもの
⑥未破裂卵管

（文献3より作成）

まれな異常妊娠

臨床的にはまれな異常妊娠も念頭に置かなければならない。

- 異所性妊娠存続症（persistent ectopic pregnancy）
  hCGの半減期に沿ってhCG値が低下しない。

- 絨毛の再着床
  手術時にこぼれた絨毛が再着床する。

- 絨毛性疾患
  絨毛性疾患とは、胎盤絨毛の栄養膜細胞（トロホブラスト）の異常増殖、腫瘍性変化を来す疾患の総称である。胞状奇胎、侵入奇胎、絨毛癌、胎盤部トロホブラスト腫瘍（placental site trophoblastic tumor；PSTT）、類上皮性トロホブラスト腫瘍（epithelioid trophoblastic tumor；ETT）、存続絨毛症の6つに分類される。

- 部位がまれな場合
  子宮頸管妊娠。流産絨毛との鑑別や頸管内再着床も念頭に置かなければならない（図4）[5]。その他、間質部妊娠、帝王切開瘢痕部妊娠（cesarean scar syndrome；CSS）、子宮筋層内妊娠がある。

- 異所正所（子宮内外）同時妊娠

胞状奇胎

初期の異常妊娠で鑑別が必要な疾患に胞状奇胎がある。細胞遺伝学的に全ての遺伝子が父方由来である全奇胎と、2精子受精による三倍体である部分奇胎とに分類される。絨毛の水腫状腫大が特徴とされ、超音波断層法では子宮内に特徴的な多数の囊胞像が描出される（vesicular

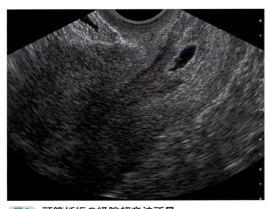

図4　頸管妊娠の経腟超音波所見

以下の場合、頸管妊娠を疑う。
- 子宮内に胎嚢がない
- 子宮頸部が樽状（narrel-shaped）
- 子宮動脈より下に胎嚢が存在する
- sliding sign が欠如している
- カラードプラで胎嚢周囲に血流増加を認める
- 内子宮口が閉鎖している

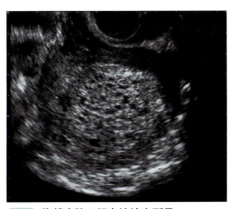

図5　胞状奇胎の超音波検査所見

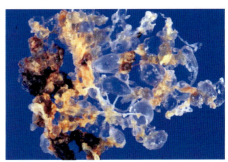

図6　胞状奇胎の病理組織

pattern）（図5）。

　週数が早い場合には典型的な嚢胞像を呈していないことも多く、注意が必要である。定義上では、全胞状奇胎と部分胞状奇胎とに分けられるが、妊娠早期に画像のみで判断することは難しい。診断には搔爬後の組織学的検査が必要である（図6）。全奇胎と部分奇胎・水腫様流産との鑑別には、p57Kip2 免疫組織化学染色による補助診断が有用である。

　胞状奇胎を疑った場合はまず、子宮内容除去術を施行する。病理検査で胞状奇胎と確定した場合には、1〜2週ごとに血中 hCG 値を測定し、奇胎娩出後5週で1,000mIU/mL、8週で100mIU/mL、24週でカットオフ値のいずれかを上回る場合、あるいは hCG が正常値になった後に再上昇する場合には、侵入奇胎や絨毛癌などの続発を疑い、画像検査による精査を行う。hCG が正常化後、約6カ月で次の妊娠を許可できる[6]。

　血中 hCG の値は、胞状奇胎では異常に増殖した栄養膜細胞（trophoblast）から大量に hCG が分泌されるため、正常妊娠に比して異常高値を示すことが多いが、妊娠早期の症例や部分胞状奇胎では必ずしも高くない。また、稽留流産の場合もあり低値を示すこともある。

　確定診断には、搔爬術が必要である。以前は肉眼検査にて診断されていたが、嚢胞化絨毛が小さなものの見逃しや、水腫様流産絨毛を奇胎絨毛と認識されることもあり、免疫組織学的検査や遺伝子解析を併用した組織学的診断が必要

になった。また、掻爬術も以前は遺残予防などのために2回行っていたが、現在は奇胎掻爬後超音波などで明らかな奇胎遺残がない場合は、一律に再掻爬を行う必要はないとされている。

　胞状奇胎では、奇胎娩出後のhCG値の管理が重要である。存続絨毛症の有無により妊娠許可の時期が変化してくる。胞状奇胎の反復率は1.4％とされ、一般的な胞状奇胎の発生率より5倍ほど高い。また、早期に肺転移を来している症例もあり、注意が必要である。

　また、胎児共存奇胎の可能性も念頭に置いて診断しなければならない。胎児が共存する部分胞状奇胎の場合と正常胎児全奇胎との双胎の場合がある。

> **臨床で役立つ！Point**
> - 異所性妊娠の診断には、詳細な月経歴・性交歴の聴取や基礎体温表から妊娠時期の推定を行う。特に、最初に判定した日時も重要である。
> - 婦人科診察で子宮・付属器領域の圧痛を確かめ、経腟超音波断層法で、子宮外に胎嚢・胎芽の描出や腹腔内の液体貯留がないか確認する。
> - 血中hCG値を測定する。1,000 IU/L以上で経腟超音波断層法で子宮内に胎嚢が確認されない場合には、異所性妊娠を強く疑う。

引用・参考文献

1) Trio, D. et al. Prognostic factors for successful expectant management of ectopic pregnancy. Fertil. Steril. 63 (3), 1995, 469-72.
2) Stovall, TG. Single-dose methotrexate for treatment of ectopicpregnancy. Obstet. Gynecol. 77 (5), 1991, 754-7.
3) 日本産科婦人科内視鏡学会. 産婦人科内視鏡手術ガイドライン2013年版. 東京, 金原出版, 2013, 73.
4) Mol, F. et al. Salpingotomy versus salpingectomy in women with tubal pregnancy (ESEP study): an openlabel, multicentre, randomised controlled trial. Lancet. 383 (9927), 2014, 1483-9.
5) Kirk, E. et al. The conservative management of cervical ectopic pregnancies. Ultrasound Obstet. Gynecol. 27 (4), 2006, 430-7.
6) 日本産科婦人科学会／日本病理学会編. 絨毛性疾患取扱い規約. 第3版. 東京, 金原出版, 2011, 111p.

各論 06
婦人科合併症

吉岡 範人　よしおか のりひと　● 聖マリアンナ医科大学産婦人科学 助教

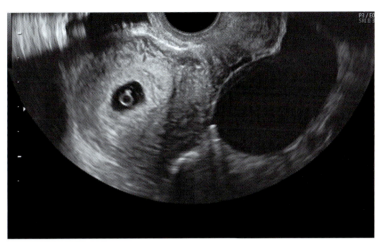

図　卵巣腫瘍と妊娠子宮

Summary

子宮筋腫合併妊娠の20%において妊娠中に筋腫が増大するとされており、特に、帝王切開術、骨盤位、常位胎盤早期剥離などの合併症の頻度が増加する。

妊娠中の卵巣腫瘍の診断には超音波検査が有用であり、診断に苦慮する場合にはMRI検査も考慮される。MRIは胎児への安全性を考慮し、妊娠14週以降に行うことが望ましい。術前から良性卵巣腫瘍が疑われ、術中も良性が強く考慮される場合には、卵巣腫瘍摘出術も選択可能である。一方、術前に境界悪性や悪性を疑う場合には片側の付属器切除を行い、術中迅速病理検査を行う。

子宮頸部細胞診は妊娠初期などに行われるべき検査であり、異常が認められた場合には原則としてコルポスコピーを施行し、組織診を行う必要性がある。生検組織診がCIN3で細胞診とコルポスコピー所見とが一致している場合には、分娩まで円錐切除を延期できる。

子宮筋腫合併妊娠

一般的に、妊婦において子宮筋腫が合併する頻度は0.1～12.5%である[1, 2]。子宮筋腫合併妊娠の20%において妊娠中に筋腫が増大すると報告されている[3]。表1に示すように、妊娠中の各種合併症は子宮筋腫の存在により増加する[4, 5]。特に、帝王切開術、骨盤位、常位胎盤早期剥離などの頻度が増加するといわれている。なお、子宮筋腫の腫瘍径が5cmを超える場合や筋腫容量が200cm³を超える場合には、これらの合併症の頻度が増すという報告もある[6]。

表1 子宮筋腫による妊娠中の合併症

odds 比

	筋腫合併妊娠 2,065 例 ／妊娠総数 6,308 例	筋腫合併妊娠 4,322 例 ／妊娠総数 17 万 7,374 例
帝王切開術	6.4	3.7
骨盤位	4.0	2.9
常位胎盤早期剝離	3.9	3.2
羊水過多	2.4	―
陣痛異常	1.9	―
妊娠初期出血	1.8	―
前置胎盤	1.8	2.3
前期破水	1.8	―
羊水過少	1.8	―
産後過多出血	1.6	1.8
妊娠高血圧症候群	1.5	―
切迫早産	―	1.9

（文献 4, 5 より作成）

　症状としては、子宮筋腫合併妊婦の 12.6〜28％に筋腫部位に一致した強い疼痛や下腹痛が認められる[3]。メカニズムとしては、固い筋腫核の物理的圧迫や筋腫核の変性が考えられる。変性や炎症反応の上昇は、妊娠による子宮の増大や血流の変化によって、筋腫核自体の血流が減少することによると考えられる。そのため、鎮痛のためにはアセトアミノフェンやペンタゾシンが使用されるが、感染による壊死や変性ではないため、抗菌薬の必要性や効果に関するエビデンスははっきりしない。炎症に伴って強い子宮収縮を合併することもしばしばあり、症状の強い時期には子宮収縮抑制薬が使用されることもある。通常、約 1〜2 週間の安静で改善することが多い。

　コントロールがつかない場合の妊娠中の子宮筋腫核出術は、出血量の増加や流産率の上昇の恐れがあり勧められない。子宮筋腫合併妊婦 492 例における検討で、帝王切開術施行時に子宮筋腫核出術を同時に行った場合には、33.3％において子宮全摘出術を行ったという報告があり[7]、適切に選択された症例に対して熟練した術者が手術を行うことが重要である。帝王切開術時に術野の確保や児の娩出のため、やむなく筋腫核出術が必要な場合もあるが、十分な注意が必要である。

卵巣腫瘍合併妊娠

　卵巣腫瘍の診断には超音波検査が有用である。超音波検査にて悪性を疑う所見としては、壁在結節、内腔への乳頭状構造、充実性部分の存在がある。現時点でのカラードプラによる良悪性の鑑別はいまだ十分とはいえない。表 2 に日本超音波医学会の卵巣腫瘍の分類を示す。Ⅰ〜Ⅵ型までに分類されるが、それぞれの型で悪性腫瘍や境界悪性腫瘍の確率が異なり、Ⅰ、Ⅱ、Ⅲ型では通常 3％以下であり、Ⅳ、Ⅴ、Ⅵ型ではそれぞれ 50％、70％、30％であると考えられている。

　超音波検査での診断に苦慮する場合には、MRI 検査も考慮する。MRI 撮影は、胎児への安全性を考慮し、妊娠 14 週以降に行うことが

表2 卵巣腫瘍のエコーパターン分類

パターン		超音波検査所見	追記が望ましい項目	解説
I型	囊胞性パターン（内部エコーなし）		・隔壁の有無（二房性〜多房性）	悪性の可能性 3%以下 ・1個〜数個の囊胞性パターン ・隔壁の有無は問わない ・隔壁がある場合は薄く平滑 ・内部は無エコー
II型	囊胞性パターン（内部エコーあり）		・隔壁の有無（二房性〜多房性） ・内部エコーの状態（点状・線状）（一部〜全部）	悪性の可能性 3%以下 ・隔壁の有無は問わない ・隔壁がある場合は薄く平滑 ・内部全体または部分的に点状エコーまたは線状エコーを有する
III型	混合パターン		・囊胞性部分：隔壁の有無、内部エコーの状態 ・充実性部分：均質性：均質・不均質 辺縁・輪郭	悪性の可能性 3%以下 ・中心充実エコーないし偏在する辺縁・輪郭平滑な充実エコーを有する ・後方エコーの減弱（音響陰影）を有することもある
IV型	混合パターン（囊胞性優位）		・囊胞性部分：隔壁の有無、内部エコーの状態 ・充実性部分：均質性：均質・不均質 辺縁・輪郭	悪性の可能性 約50% ・辺縁・輪郭が粗雑で不整形の（腫瘤壁より隆起した）充実エコーまたは厚く不均一な隔壁を有する
V型	混合パターン（充実性優位）		・囊胞性部分：隔壁の有無、内部エコーの状態 ・充実性部分：均質性：均質・不均質 辺縁・輪郭	悪性の可能性 約70% ・腫瘍内部は充実エコーが優位であるが、一部に囊胞エコーを認める ・充実性部分のエコー強度が不均一な場合と均一な場合がある
VI型	充実性パターン		・内部の均質性：均質・不均質 辺縁・輪郭	悪性の可能性 約30% ・腫瘍全体が充実性エコーで満たされる ・内部エコー強度が均一な場合と不均一な場合がある
分類不能			上記全ての項目	I〜VI型に分類が困難

注）隔壁全体または一部が厚い場合には、充実性部分とみなし、IV型に入れる。

（文献8より引用改変）

I 生殖と妊娠初期

各論06 婦人科合併症

望ましいとされている。特に、境界悪性腫瘍や悪性腫瘍が考慮される場合にはMRIが重要である。全身の播種検索などを行うCTが必要かどうかを考慮するためにも重要になる。

補助診断である腫瘍マーカーの取り扱いにも注意が必要である。表層上皮性卵巣癌の腫瘍マーカーであるCA125や胚細胞性腫瘍のマーカーであるAFP、hCGなどは妊娠中に生理的に上昇するため、鑑別診断には有用でないと考えられる。妊娠中の手術適応は確立されておらず、通常の良性の卵巣腫瘍に準ずる。表3に腫瘍径6cm以下、6〜10cm、10cm以上に分けて方針を示す。妊娠中に卵巣腫瘍を経過観察する場合には、捻転が0.2〜22%、破裂が0〜9%、分娩障害が2〜25%の頻度で起こることに注意が必要である。術前から良性卵巣腫瘍が疑われ、術中も良性が強く考慮される場合には、卵巣腫瘍摘出術も選択可能である。一方、術前に境界悪性や悪性が疑われる場合には片側の付属器切除を行い、術中迅速病理検査を行う。悪性の診断であり、かつ妊娠の継続を希望されない場合には標準治療を行う。

一方、妊娠の継続を希望される場合には、本人や家族に十分なインフォームドコンセントを行うことが必要である。治療は、「卵巣がん治療ガイドライン」の妊孕性温存に沿った方法で施行されるべきである。近年、子宮内に胎児がいる状態で化学療法を施行し、児が体外で生存可能になってから分娩を行い、その後に根治療法を施行し良い成績が得られた報告がある。妊娠中期以降で化学療法が施行された場合には、児への影響がどのようになるかははっきりしていない。しかし、児の肺成熟までは化学療法を施行することも容認されるという意見が多い。

表3 卵巣腫瘍合併妊娠の手術適応

6cm以下	経過観察
6〜10cm	単房性嚢胞→経過観察 悪性腫瘍が疑われる場合→手術
10cm以上	手術

臨床ピットフォール

- 妊孕性温存が可能な条件は、漿液性癌、粘液性癌、類内膜癌の進行期ⅠA期および分化度がgrade 1または2である。また、非特殊型で進行期ⅠC期および分化度がgrade 1または2、あるいは進行期ⅠA期の明細胞癌である。
- 術中迅速病理診断の診断精度は、悪性の場合には90%前後である。一方、境界悪性の場合には60%程度であるため、術後の最終病理診断と相違が認められることがあることを、本人や家族に十分に説明する必要がある。

子宮頸部細胞診異常および子宮頸癌

子宮頸部細胞診は妊娠初期などに行われるべき検査であり、異常が認められた場合には原則としてコルポスコピーを施行し、組織診を行う必要性がある。ただし、妊娠中のコルポスコピーは、腟壁の膨隆や浮腫、子宮頸部の脆弱性ならびに子宮頸管粘液の量が多いため、視野の確保が難しく技術を要する。

生検組織診がCIN3（cervical intraepithelial neoplasia）であり、細胞診とコルポスコピー所見とが一致している場合には、分娩まで円錐切除を延期できる[9]。また、生検組織が上皮内腺癌（adenocarcinoma in situ；AIS）の場合には、妊娠中の円錐切除が考慮される[10]。

妊娠中に子宮頸癌のⅠA期が疑われる場合には、円錐切除が必要となる。妊娠中の円錐切除術は出血や流産の可能性があり、浅く硬貨状に切除するとよい。手術の結果、脈管侵襲がなくⅠA1期であった場合には、妊娠を継続し、

自然分娩が可能である[11]。一方で、ⅠA2期の場合には、帝王切開術を行った後に、広汎子宮全摘出術を推奨するものもある[11]。妊娠中の子宮頸癌ⅠB期・Ⅱ期に対しては、胎児の子宮外生存が可能な妊娠週数に診断された場合であれば、胎児娩出後に標準治療を行うことが推奨される[12]。胎児の子宮外生存が不可能な週数に診断された場合には、進行期・妊娠週数などを加味した上で、本人や家族の意向を踏まえて症例ごとに検討する。

> **臨床ピットフォール**
> ・妊娠初期に施行されたコルポスコピーで明らかな異常所見が認められないときには、妊娠の経過とともに扁平・円柱上皮境界の外反が進むため、時間をおいて再評価することが勧められる。

臨床で役立つ！Point

● 子宮筋腫
- 子宮筋腫の疼痛は1～2週間の安静で改善することが多い。
- 帝王切開術時に筋腫核出術を行う場合には十分な注意が必要である。

● 卵巣腫瘍
- 卵巣腫瘍の診断には、まず超音波検査が有用である。
- 妊娠中に10cmを超える卵巣腫瘍が認められた場合には手術を選択し、6～10cmの場合には手術を考慮する。
- 悪性が疑われる場合には術中迅速病理診断を施行し、悪性が示唆される場合で妊孕性温存を希望されない場合には標準治療を行い、妊孕性温存の希望がある場合には妊孕性温存の治療方針に従う。

● 子宮頸癌
- 子宮頸部細胞診で異常が認められた場合には、原則としてコルポスコピーを施行し、組織診を行う。
- リンパ節転移が疑われる症例やⅡ期以上の症例では、速やかに妊娠を終了し、標準治療を行うべきである。

引用・参考文献

1) Cooper, N. et al. Fibroids in pregnancy--common but poorly understood. Obstet. Gynecol. Surv. 60 (2), 2005, 132-8.
2) Laughlin, SK. et al. Prevalence of uterine leiomyomas in the first trimester of pregnancy : an ultrasound-screening study. Obstet. Gynecol. 113 (3), 2009, 630-5.
3) Phelan, JP. Myomas and pregnancy. Obstet. Gynecol. Clin. North Am. 22 (4), 1995, 801-5.
4) Coronado, G. et al. Complications in pregnancy, labor, and delivery with uterine leiomyomas : a population-based study. Obstet. Gynecol. 95 (5), 2000, 764-9.
5) Klatsky, PC. et al. Fibroids and reproductive outcomes : a systematic literature review from conception to delivery. Am. J. Obstet. Gynecol. 198 (4), 2008, 357-66.
6) Koike, T. et al. Uterine leiomyoma in pregnancy : its influence on obstetric performance. J. Obstet. Gynaecol. Res. 25 (5), 1999, 309-13.
7) Exacoustos, C. et al. Ultrasound diagnosis of uterine myomas and complications in pregnancy. Obstet. Gynecol. 82 (1), 1993, 97-101.
8) 日本超音波医学会. 卵巣腫瘍のエコーパターン分類の公示について. 超音波医学. 27 (6), 2000, 912-4.
9) Origoni, M. et al. Cervical Intraepithelial Neoplasia (CIN) in pregnancy : the state of the art. Eur. Rev. Med. Pharmacol. Sci. 18 (6), 2014, 851-60.
10) Sopracordevole, F. et al. Conservative Treatment of Stage IA1 Adenocarcinoma of the Uterine Cervix during Pregnancy : Case Report and Review of the Literature. Case Rep. Obstet. Gynecol. 2014, 296253.
11) National Comprehensive Cancer Network®. NCCN Clinical Practice Guidelines in Oncology (NCCN Guidelines®). Cervical Cancer Version 1. 2016.
12) Amant, F. et al. Gynecologic cancers in pregnancy : guidelines of a second international consensus meeting. Int. J. Gynecol. Cancer. 24 (3), 2014, 394-403.

07 初期に分かる胎児形態異常

德中 真由美 とくなか まゆみ ● 昭和大学医学部産婦人科学講座 助教

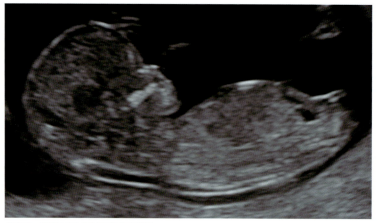

図1　妊娠12週　正常矢状断
頭殿長を計測する断面。この断面で、胎児の頭部・頸部・顔面・胸部・腹部・脊椎・膀胱の形態を確認することができる。

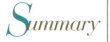

妊娠12週前後の胎児矢状断で、胎児の頭部・頸部・顔面・胸部・腹部・脊椎・膀胱の形態を確認することができ、左右に少し動かすと4本の四肢が観察できる。また、冠状断や水平断を用いて顔面や心臓や臍帯血管を確認することもできる。妊娠初期の形態評価には限界もあるが、多くの形態の評価ができる。

妊娠初期の胎児観察項目

『産婦人科診療ガイドライン：産科編2017』[1]のCQ106-2には、妊娠初期（妊娠10～13週）の観察項目として、頭部は半球状で不整はないか、頭部・頸部・胸部・腹部に異常な液体貯留像はないか、四肢は4本見えるかを確認することとなっている。

また、International Society of Ultrasound in Obstetrics and Gynecology（ISUOG）から発表された妊娠11～13週の胎児形態評価に関するガイドライン[2]では、表1のような項目を確認することが推奨されている。

臨床ピットフォール

- 妊娠初期の形態評価には限界があり、胸部腫瘤、腎臓腫瘤、心臓の弁狭窄、脳皮質奇形、小脳発育不全、脳梁欠損、消化管閉鎖などは、妊娠初期には確認できないこともある。
- 胎児水腫、後頸部浮腫（nuchal translucency；NT）の肥厚、三尖弁逆流、心室左右のアンバランス、腹腔内腫瘤などは、妊娠中期に消失することがある。

表1 妊娠初期の胎児形態評価の確認項目

部位	確認項目
頭部	存在 頭蓋骨 正中線 脈絡叢で満たされた側脳室
頸部	正常な外観 後頸部浮腫の厚さ (遺伝カウンセリングとライセンスが必要)*
顔	水晶体を含む眼* 鼻骨* 正常な横顔と下顎* 欠けていない口唇*
脊椎	椎骨* 脊椎を覆う皮膚*
胸部	左右対称の肺野 胸水や腫瘤なし
心臓	リズム整な心臓の動き 左右対称の心房心室*
腹部	左上腹部にある胃胞 膀胱 腎臓
腹壁	正常な臍帯付着部 臍帯異常なし
四肢	三区分ある四肢 正常の向きの手足*
胎盤	大きさと質
臍帯	3本の血管*

*はオプション項目

(文献2より引用改変)

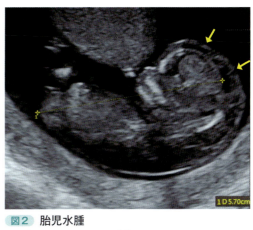

図2 胎児水腫
胎児全体に浮腫を認める(⬇)。

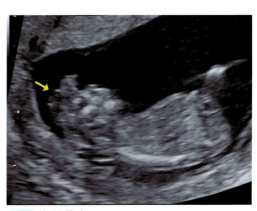

図3 無頭蓋症
頭部の骨の形成がない(⬇)。

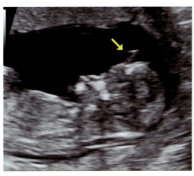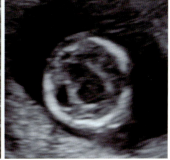

図4 全前脳胞症
横顔で鼻骨を認めず頭部の正中線がつながっていない。この症例では前額に円柱状突起(proboscis)を認める(⬇)。

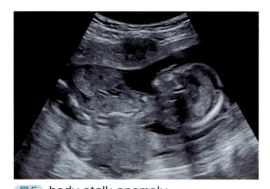

図5 body stalk anomaly
腹壁異常・脊椎側弯・臍帯の欠損、短臍帯を認める。

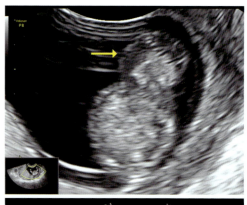

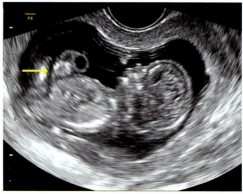

図6 臍帯ヘルニア
腹部から嚢胞に包まれて突出する消化管（➡）を認める。

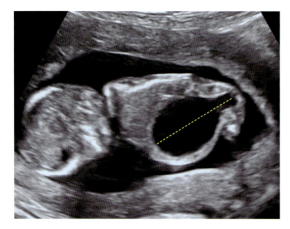

図7 巨大膀胱
長径30mmの巨大膀胱を認める。

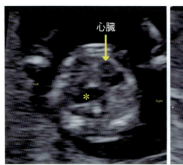

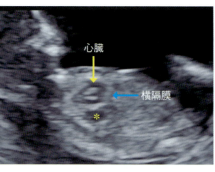

図8 横隔膜ヘルニア
胃（✱）が横隔膜（⬅）上／左胸郭内にあり、心臓（⬇）が右前に位置している。

図9 口蓋裂
口唇の評価は難しいが、硬口蓋に関しては観察しやすい。

妊娠初期に見つかる胎児異常

初期に確認できる頻度の高い異常像として、胎児水腫、無頭蓋症、全前脳胞症、body stalk anomaly、臍帯ヘルニア、腹壁破裂、巨大膀胱などがある[3]。また、診断は難しいが、横隔膜ヘルニアや口蓋裂が診断されることもある（図2〜9）。

胎児の形態異常は、表2に示したような頻度で妊娠初期にも診断できるという報告もある[4]。

1）巨大膀胱

巨大膀胱とは、妊娠初期において長径7mm以上の膀胱を指す。膀胱の長径7〜15mmの場合には、染色体異常合併は23.6％であり、染色体正常の場合は90％以上が自然軽快する。一方、長径15mm以上の場合は染色体異常合併は11.4％だが、染色体正常でも100％に閉塞性尿路疾患を発症する[5]。

2）臍帯ヘルニア

臍帯ヘルニアに関しては、妊娠12週未満で7mm未満の場合は生理的ヘルニアのことがある[3]。妊娠初期でNT肥厚がなく、臍帯ヘルニアのみ指摘された症例の58％が自然に改善するとの報告もある[6]。そのため、臍帯ヘルニアの診断は時期を変えて再検査するなどの注意を要する。

3）先天性疾患

先天性疾患の中で心疾患は4〜13/1,000と、最も発症率の高い疾患であり、新生児死亡の原因の筆頭となっている[7]。表3にあるような心疾患が妊娠初期から診断できることがあると報告されている[3]。

心臓四腔断面を胃胞の位置と共にB-modeで確認するだけでなく、四腔断面と three vessel and trachea view（3VTV）をカラードプラで確認することで診断につながる[3]（図10）。妊娠初期に診断できる可能性のある心疾患と超音波の異常所見を表3に示す。四腔断面および3VTVの両方をカラードプラで確認することで、sensitivity 89％、specificity 100％で診断できるという報告もある[8]。ただし、児背が前方にある場合には、後方にあるときに比べて正診率が下がる[9]。また、妊娠初期での心疾患診断率は、いまだ妊娠中期には及ばない。

表2 妊娠11〜13週の胎児形態異常の診断率

胎児形態異常	妊娠11〜13週の診断率
脳神経・頭部・顔面	
無頭蓋症	29/29（100％）
開放型二分脊椎	3/21（14.3％）
水頭症	1/11（9.1％）
全前脳胞症	2/2（100％）
口唇・口蓋裂	1/20（5％）
胸部・心臓	
横隔膜ヘルニア	4/8（50％）
先天性心疾患	28/106（26.4％）
腹部・泌尿器	
臍帯ヘルニア	60/60（100％）
腹壁破裂	19/19（100％）
巨大膀胱	29/29（100％）
多嚢胞腎	2/6（33.3％）
四肢脊椎	
タナトフォリック骨異形成症	3/6（50％）
片側性四肢短縮	2/4（50％）
四肢欠損	7/9（77.8％）
多指症	12/20（60％）
その他／多発奇形	
body stalk anomaly	5/5（100％）
多発形態異常	8/8（100％）

（文献4より引用改変）

臨床ピットフォール

- 妊娠初期にドプラを臨床検査で利用する場合には、必要な医学的判断が達成可能な範囲で、できる限り低い出力レベルに抑えるというALARA（as low as reasonably achievable）の原則を順守して施行する。

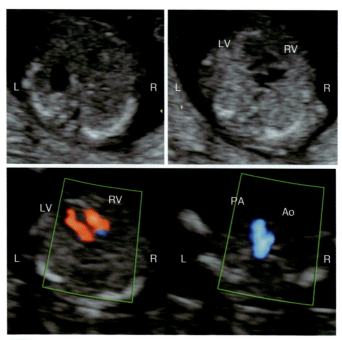

図10 妊娠初期に描出可能な正常の心臓所見

表3 妊娠初期に診断できる可能性のある心疾患

four chamber view
心軸異常：Fallot 四徴症、総動脈管、内臓逆位、両大動脈右室起始、大血管転位
重度の三尖弁逆流：Ebstein 奇形
単心室：房室中隔欠損、単心室、三尖弁閉鎖
心室左右差：両大動脈右室起始、左心低形成、右心低形成、肺動脈閉鎖、僧帽弁閉鎖、三尖弁閉鎖
three vessel and trachea view
差のある大血管：Fallot 四徴症、大動脈縮窄、三尖弁閉鎖、左心低形成、右心低形成、肺動脈閉鎖
単一の大血管：総動脈管、肺動脈閉鎖、大血管転位、両大動脈右室起始
大動脈弓離断症
右大動脈、両大動脈

（文献3より引用改変）

> **臨床で役立つ！Point**
>
> ● 初期に確認できる頻度の高い異常像として、胎児水腫、無頭蓋症、全前脳胞症、body stalk anomaly、臍帯ヘルニア、腹壁破裂、巨大膀胱などがある。
>
> ● 妊婦に対しては、先天性心疾患など妊娠初期から指摘し得る疾患は増えつつあるものの、妊娠初期の形態評価には限界があることを説明する必要がある。また、妊娠中期以降の形態評価が重要であり推奨される。

引用・参考文献

1) 日本産科婦人科学会／日本産婦人科医会. 産婦人科診療ガイドライン：産科編 2017. "CQ106-2 産科超音波検査を実施するにあたっての留意点は？". 東京, 日本産科婦人科学会, 2017, 96-100.
2) Salomon, LJ. et al. ISUOG practice guidelines : performance of first-trimester fetal ultrasound scan. Ultrasound Obstet. Gynecol. 41 (1), 2013, 102-13.
3) Abuhamad, AZ. et al. First trimester ultrasound diagnosis of fetal abnormalities. Wolters Kluwer Health, 2017, 474p.
4) Syngelaki, A. et al. Challenges in the diagnosis of fetal non-chromosomal abnormalities at 11-13 weeks. Prenat. Diagn. 31, 2011, 90-102.
5) Liao, AW. et al. Megacystis at 10-14 weeks of gestation : chromosomal defects and outcome according to bladder length. Ultrasound Obstet. Gynecol. 21 (4), 2003, 338-41.
6) Khalil, A. et al. Outcome of fetal exomphalos diagnosed at 11-14 weeks of gestation. Ultrasound Obstet. Gynecol. 39 (4), 2012, 401-6.
7) Carvalho, JS. et al. ISUOG Practice Guidelines (updated) : sonographic screening examination of the fetal heart. Ultrasound Obstet. Gynecol. 41 (3), 2013, 348-59.
8) Wiechec, M. et al. Prenatal detection of congenital heart defects at the 11- to 13-week scan using a simple color doppler protocol including the 4-chamber and 3-vessel and trachea views. J. Ultrasound Med. 34 (4), 2015, 585-94.
9) Quarello, E. et al. Basic heart examination : feasibility study of first-trimester systematic simplified fetal echocardiography. Ultrasound Obstet. Gynecol. 49 (2), 2017, 224-30.
10) ISUOG safety statement. ISUOG statement on ultrasound exposure in the first trimester and autism spectrum disorders. 2016.

08 胎児染色体異常

廣瀬 達子　ひろせ たつこ　● 昭和大学医学部産婦人科学講座 認定遺伝カウンセラー
関沢 明彦　せきざわ あきひこ　● 昭和大学医学部産婦人科学講座 教授

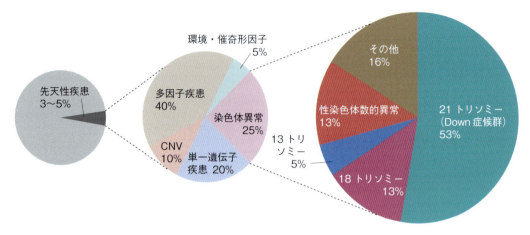

図1　先天性疾患の内訳

Summary

先天性疾患は出生児の3〜5%を占め、そのうちの25%が染色体異常であり、その多くが偶発的に起こる。近年、インターネットで多種多様の情報が収集できるため、染色体異常について不安を抱えて来院する妊婦は多い。このような妊婦やパートナーには、先天性疾患の頻度などの基本的な情報を提供するだけでなく、検査を具体的に考えている場合には遺伝カウンセリングで検査の特徴や選択肢などを分かりやすく伝え、自律的な選択を支援することが重要である。

先天性疾患と染色体異常

先天性疾患は出生児の3〜5%で、その約25%が胎児染色体異常によるものである。染色体異常以外の先天性疾患の原因には、単一遺伝子疾患（20%）、環境・催奇形因子（5%）、多因子疾患（40%）、CNV（copy number variants）（10%）がある。

染色体異常には、異数体（トリソミー・モノソミー）や倍数体（三倍体など）のような数的異常と、染色体転座や欠失・重複などの構造異常がある。多くは配偶子形成過程の染色体複製や分離のエラーに起因している。

染色体異常の中で最も多いのが21トリソミー（Down症候群）（53%）である。次いで18トリソミー（13%）があり、常染色体の数的異常では13トリソミー（5%）が続く。性染色体数的異常（13%）ではTurner症候群（8%）とKlinefelter症候群（5%）が多い。その他の染色体異常（16%）には構造異常などがある（図1）。

> **臨床ピットフォール**
>
> - 先天性疾患を認めない新生児は95〜97％である。
> - しかしその中には、先天性であっても成長して初めて疾患に気付く先天性疾患もある。
> - 後天的に障害を持つこともあり、全ての人が何らかの障害を持つ可能性があることを理解することが重要である。

染色体異常の可能性が高くなる要因

染色体異常は基本的には偶発的に生ずるが、出生頻度に影響する要因も知られている。ここでは4つの要因を順番に紹介する。

1) 妊婦の年齢

高年妊娠は、主に常染色体トリソミーに影響するといわれている。これは着床前診断での検討結果（図2）からも明らかで、母体年齢が上昇するに伴って常染色体トリソミーの割合が増加する。一方で、その他の染色体異常、これは性染色体の数的異常や構造異常などをいうが、年齢による変化はわずかである（図3）。

具体的に、37歳で分娩予定の妊婦について考えてみる。この妊婦が21トリソミーのある児を出産する確率は約1/200（0.5％）である。つまり99.5％の確率で21トリソミーのない児を出産することになる（図4）。このように、確率は言い方によってさまざまな解釈ができ、その確率から感じる印象も人によって異なる可能性があるため、医療者側からの説明にはそのことについての配慮が必要である。

2) 妊娠・出産歴

染色体トリソミー児を妊娠・出産したことがある女性は、偶発的に発生したことであっても、経験的に次子での再罹患率が一般的な年齢頻度よりも高くなることが知られている。

ここでも具体的に、37歳で21トリソミー児を出産した人が40歳で次子を出産する場合を考える。表1から、"35歳以上で21トリソミー児を出産"した人の次子が同一トリソミー児

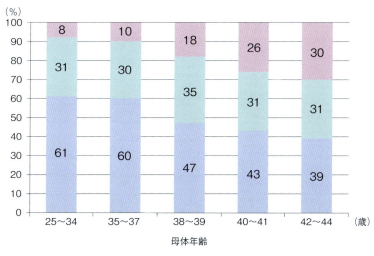

図2 受精卵での染色体異常と母体年齢との関係（着床前診断での検討）
（文献1より作成）

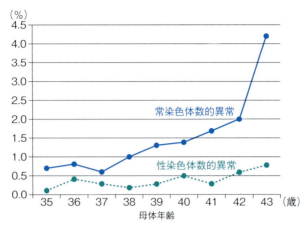

図3 母体年齢と染色体異常の検出率
（わが国 1 万 5,852 件の羊水検査結果：2007～2012 年）
（文献 2 より作成）

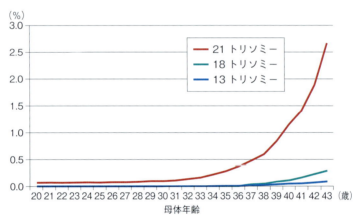

図4 トリソミーの母体年齢別の出生頻度

（文献 1 より作成）

表1 トリソミー児出産既往者の次子の再罹患率

今回の妊娠	同一トリソミー	他の生存可能なトリソミー
30 歳未満で 21 トリソミー児出産（現在 30 歳未満）	8.2 倍	2.4 倍
30 歳未満で 21 トリソミー児出産（現在 30 歳以上）	2.2 倍	2.4 倍
35 歳未満で 21 トリソミー児出産	3.5 倍	1.3 倍
30 歳以上で 21 トリソミー児出産	1.6 倍	1.7 倍
35 歳以上で 21 トリソミー児出産	1.7 倍	1.5 倍
13 トリソミー児出産	8.6～9.5 倍	1.5 倍
18 トリソミー児出産	1.7～3.1 倍	1 倍
35 歳未満で 13・18 トリソミー児出産	7.8 倍	1.6 倍
35 歳以上で 13・18 トリソミー児出産	2.2 倍	1 倍
13・18 トリソミー、XXX、XXY	2.3 倍	1.6 倍
生存困難なトリソミー児（流産）	―	1～1.8 倍

（文献 3 より作成）

である可能性は1.7倍であり、40歳妊婦の21トリソミー児出産頻度は1/84（1.2%）であるため、次子の再罹患率は1/84×1.7で1/49（2.0%）と推定される。つまり、年齢頻度よりも0.8%可能性が高くなるといえる。このように単純に「何倍」と表現するだけでなく、具体的な数値で変化の程度を表現することで理解が進み、いたずらに不安をあおらないことになる。

3）胎児後頸部浮腫などの超音波所見

妊娠初期の胎児形態異常などの超音波所見は、児の染色体異常の可能性を高めるものとして知られている。特に胎児後頸部浮腫（nuchal translucency；NT）測定は、超音波だけでできる安全な検査として妊婦の間でも認知されてきているが、その診断精度を確保して検査が行われていないことが多いことから、さまざまな議論の原因となっている。

NT測定において、NTは0.1mm単位での厳密な測定が必要であるため、正確な測定には十分な時間を取るべきであり、普段の妊婦健診の中で実施するのは難しい。また、NT肥厚などの所見があったからといって、必ずしも染色体異常があるとは限らないことも理解しておく必要がある。正確に測定されたNT値から21トリソミーなどの染色体疾患の罹患確率が算出されるが、Fetal Medicine Foundation（FMF）の認定を受けないと専用のソフトウエアの利用ができないなど、一定の制限がある。

さらにNT肥厚は染色体異常だけでなく、心疾患や感染症など、さまざまな原因で起こる変化の一徴候であることも認識すべきである。NTを評価する場合には、出生前遺伝学的検査と同様に事前に遺伝カウンセリングを実施し、検査の性質や解釈などについて正確な情報提供を行うことが重要である。

4）両親の染色体構造異常

両親のどちらかに染色体構造異常があると、児にもその情報が受け継がれる可能性がある。構造異常の種類によっては、21トリソミーなどの染色体数的異常を合併しやすいものもある。

染色体転座は、遺伝子量の過不足がない「均衡型」と、過不足がある「不均衡型」とに分類される。均衡型転座は約1/400人が持っているとされ、表現型は正常であるが、その子どもは不均衡型となる可能性も、同じ均衡型を引き継ぐ可能性もある。不均衡型となると、反復流産や先天異常、発達障害、出生後の精神発達遅滞など多彩な症状を引き起こすことがあるが、転座の切断点などの影響もあり、症例ごとの臨床症状はさまざまである。

両親の均衡型転座は、不妊治療中の染色体検査や出生前染色体検査などのタイミングで認識されることが多い。この情報は他の家族にも影響を及ぼし得る重要な個人情報であるため、遺伝学的な専門知識を持つ者が時間をかけて遺伝カウンセリングを行い、変化の意味と影響などについて理解を得ながら出生前検査を進める必要がある。

> **臨床ピットフォール**
>
> - 日本産科婦人科学会の見解の中でも、出生前遺伝学的検査を行う場合には「十分な遺伝医学の基礎的・臨床的知識のある専門職（臨床遺伝専門医など）による適正な遺伝カウンセリングが提供できる体制下で実施すべきである」と記されており、確定的検査、非確定的検査にかかわらず遺伝カウンセリングは実施されなければならない。

胎児の染色体異常の有無を妊娠中に調べる方法

わが国では、表2に示すような5種類の出生前遺伝学的検査がある。これらは「非確定検査」と「確定検査」とに分類される。

非確定検査は、基本的に各妊婦において胎児が染色体疾患に罹患している可能性を知るための検査で、侵襲（流産リスク）を伴う確定検査を受けるかどうかの判断材料となる検査である。この検査で児の疾患が確定されるものではなく、あくまで確率や可能性が表示されてくる。また、非確定検査は超音波検査や血液検査で行えるため、妊婦と胎児への負担はない。

一方、確定検査はその名の通り、染色体異常の診断をつけるための検査である。出生前遺伝学的検査の中で最も精度が良く、対象疾患が広いのが特徴である。しかしながら、子宮内の羊水腔や絨毛組織（胎盤部）に注射針を穿刺した上で検査試料を採取するため、流産のリスクを伴う。その他、破水や出血、子宮内感染などの合併症もあり得る検査である。

また、そもそも染色体異常は先天性疾患のうちの25％であるため、確定検査を受けて全ての先天性疾患が分かるわけではない。検査を選択する際には、それぞれの出生前遺伝学的検査の利点・欠点を十分に理解し、さらには結果が出てからのことを想像した上で検査に臨むべきである。十分な情報を検査前に正しく妊婦やパートナーに伝えておくことが重要であり、そのために遺伝カウンセリングが必要とされている。

表2 出生前遺伝学的検査の種類

	非確定検査			確定検査	
	超音波マーカー検査（コンバインド検査）	母体血清マーカー検査	NIPT（母体血胎児染色体検査）	絨毛検査	羊水検査
実施時期	妊娠11〜13週	妊娠15〜18週	妊娠10〜22週	妊娠11〜14週	妊娠15週以降
対象疾患	21トリソミー 18トリソミー （13トリソミー）	21トリソミー 18トリソミー 神経管閉鎖不全症	21トリソミー 18トリソミー 13トリソミー	染色体疾患全般	染色体疾患全般
検査材料	超音波所見（NTなど） ※コンバインド検査は採血も	採血のみ	採血のみ	胎盤の絨毛（腹部への穿刺）	羊水（腹部への穿刺）
検出率（感度）	60％前後（NT） 83％（コンバインド検査）	80％	99.1％	99.9％	99.9％
結果表記	確率（1/○○○）	確率（1/○○○）	陽性・陰性　など	染色体の写真	染色体の写真
利点	・安全な検査 ・実施週数が早い ・安価	・安全な検査 ・実施可能施設が多い ・安価	・安全な検査 ・実施週数が早い ・精度が高い	・確定検査 ・実施週数が早い	・確定検査 ・実施可能施設が多い
欠点	・非確定検査 ・精度が高くない ・年齢の要素を加味した結果	・非確定検査 ・精度が高くない ・年齢の要素を加味した結果	・非確定検査 ・臨床研究への同意が必要 ・高額	・侵襲性あり（流産率約1％） ・胎盤性モザイクの可能性（約1％）	・侵襲性あり（流産率約0.3％）

> **臨床で役立つ！Point**
>
> - 染色体異常は先天性疾患のうちの25％を占める。
> - 染色体異常は基本的に偶発的に起こるものであるが、可能性を高める要因も幾つか知られている。
> - 妊婦やパートナーが不安に思っている内容を傾聴し、必要な情報を正確に分かりやすく伝えることを心掛けるべきである。
> - 出生前遺伝学的検査の選択やその結果の解釈、そして結果の内容によるその後の判断は、妊婦が自身やパートナーの価値観や生活環境などを考慮しながら自律的に考えるべきであり、医療者側から指示的に誘導するようなことがあってはならない。

引用・参考文献

1) Gardner, RJM. et al. Chromosome abnormalities and genetic counseling. 4th ed. New York, Oxford University Press, 2011, 648p.
2) Nishiyama, M. et al. Chromosome abnormalities diagnosed in utero : a Japanese study of 28 983 amniotic fluid specimens collected before 22 weeks gestations. J. Hum. Genet. 60 (3), 2015, 133-7.
3) Robinson, WP. et al. The origin of abnormalities in recurrent aneuploidy / polyploidy. Am. J. Hum. Genet. 69 (6), 2001, 1245-54.
4) 関沢明彦ほか編著. 周産期遺伝カウンセリングマニュアル. 改訂2版. 東京, 中外医学社, 2017, 194p.
5) 日本人類遺伝学会臨床細胞遺伝学認定士制度委員ワーキンググループ. 染色体異常を見つけたら. http://www.cytogen.jp/index/download.html [2018.11.13]
6) 日本産科婦人科学会. 出生前に行われる遺伝学的検査および診断に関する見解. 2013. http://www.jsog.or.jp/modules/statement/index.php?content-id=33 [2018.11.13]

09 重症妊娠悪阻

各論

三浦 彩子 みうら あやこ ● 聖マリアンナ医科大学産婦人科学 助教

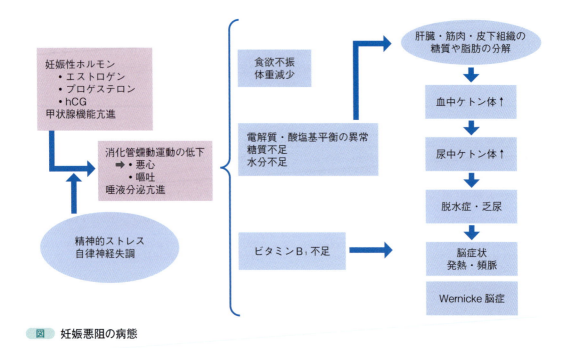

図　妊娠悪阻の病態

Summary　妊娠5週ごろから出現する消化器症状を主体とする症候を「つわり」といい、全妊婦の50〜80％に出現する。「つわり」の症状が重篤化し、悪心、嘔吐、食欲不振などの消化器症状が増悪し全身状態が障害される状態を「妊娠悪阻」という。妊娠9週ごろに最も症状が悪化しやすく、妊娠12〜16週ごろには自然軽快する。しかし、重症化すると生命に危険を及ぼす状態になることや、他疾患の合併が隠れていることもあり、適切な医療介入が不可欠である。

つわりと妊娠悪阻

「つわり」と「妊娠悪阻」との明確な区切りはないが、「つわり」は原則的に医療介入の必要性はなく、その症状が重症化し、脱水、栄養障害から代謝異常を起こした場合には「妊娠悪阻」として医療介入を行う。「妊娠悪阻」は全妊婦の0.5〜2％程度に発症し[1]、初産婦に多いが、重症化するのは経産婦に多いとされる。原因として、妊娠成立とともに増加するエストロゲン、プロゲステロン、ヒト絨毛性ゴナドトロピン（hCG）が第4脳室にある嘔吐中枢を刺激することや、プロゲステロンによる消化管の蠕動運動の低下が関与していると考えられている。

妊娠悪阻の診断所見として、頻回の嘔吐など

自覚症状が激しく苦痛が強い、尿中のケトン体強陽性の持続、体重の持続的な減少によって体重減少総量が5kg以上（または10％以上の減少）、理学所見で脱水症状が明らかなものや電解質異常、肝機能障害などを示すことで診断する。

妊娠16週を超えて症状が持続する場合や、症状の発症時期が遅い場合、前回妊娠時にはなかった悪阻症状が今回強固に出現した際には、他疾患の合併を疑う（表）[2]。

予防

外来管理が可能な時期に早期に医療介入を行った方が、その後の重症化の頻度が低下するとの報告がある[3]。

「つわり」の予防方法として、妊娠前からのマルチビタミン（ビタミンA_1・B_1・B_2・B_6・B_{12}・C・D・E、葉酸、ミネラルなど）摂取が有効であると、複数の論文で報告されている[4]。妊娠してからの服用では、その効果は証明されておらず、「妊娠前からの服用」が重要である。

早期介入を可能にするには、妊婦の訴えや表情を受け止め、健診していくことが大事である。

治療

妊娠悪阻の治療手順として、以下の治療介入が提案されている[5]。嘔気・嘔吐症状の他に食事摂取量、飲水量、排尿回数から低栄養や脱水が疑われる場合には、点滴加療の開始や、体重減少の程度を考慮して入院加療を勧める。

1）食事の工夫

心身の安静と休養を心掛け、少量頻回の食事摂取、水分補給を促す。

2）十分な輸液

血中電解質を確認し、電解質輸液を行う。また、Wernicke脳症予防のため、糖代謝に必要な補酵素であるビタミンB_1（thiamine）の補充も重要である。さらに体重減少が続く場合には、脂肪製剤を加えた中心静脈栄養も考慮する。

> **臨床ピットフォール**
>
> ・電解質を含まない糖液単独の投与は、Wernicke脳症発症を助長したり、電解質異常の悪化につながるため行わない。

3）ピリドキシン（ビタミンB_6）投与の検討

ビタミンB_6の経口投与が「つわり」症状の緩和に有効性を示したとするランダム化比較試験（RCT）があり[6]、欧米では広く使用されている。

4）制吐薬投与の検討

Metoclopramide（プリンペラン®）（ドパミン拮抗薬）やDimenhydrinate（ドラマミン®）（ヒスタミンH_1受容体拮抗薬）、Ondansetron

表 妊娠悪阻の鑑別診断

消化器系疾患	胃腸炎、逆流性食道炎、消化性潰瘍、胃癌、膵炎、虫垂炎
代謝内分泌疾患	甲状腺機能亢進症、糖尿病性ケトアシドーシス
泌尿生殖器疾患	腎盂腎炎、尿毒症、泌尿器系結石、変性子宮筋腫、卵巣腫瘍茎捻転
神経疾患	片頭痛、脳腫瘍、くも膜下出血、前庭疾患
妊娠に関連するもの	妊娠高血圧腎症、急性妊娠脂肪肝
その他	薬物中毒

（文献2より作成）

（ゾフラン®）（セロトニン 5-HT₃ 受容体拮抗薬）は、添付文書上「妊婦有益性投与」とされ、1）〜3）を行っても症状の改善を認めない際には使用可能である。

> **臨床ピットフォール**
> ・妊娠悪阻の脱水に併せて、入院中の臥床により静脈血栓塞栓症のリスクが高くなるため注意する。

臨床で役立つ！ Point

● つわりは多くの妊婦が経験する症状であり、妊娠悪阻になる前に早めの治療介入が有用である。

● 妊娠悪阻の重症度は、消化器症状の程度の他に体重減少の程度、尿中ケトン体によって評価する。

● 症状が長期化する場合や発症時期が遅い場合には、鑑別診断を除外する。

● 心理的ストレスや脱水が妊娠悪阻の症状増悪を招くため、上記手順に沿って治療を行う。

引用・参考文献

1) Verberg, MF. et al. Hyperemesis gravidarum, a literature review. Hum. Reprod. Update. 11 (5), 2005, 527-39.
2) Goodwin, TM. Hyperemesis gravidarum. Obstet. Gynecol. Clin. North Am. 35 (3), 2008, 401-17.
3) Brent, R. Medical, social, and legal implication of treating nausea and vomiting of pregnancy. Am. J. Obstet. Gynecol. 186 (5 Suppl Understanding), 2002, S262-6.
4) Czeizel, AE. et al. The effect of periconceptional multivitamin-mineral supplementation on vertigo, nausea and vomiting in the first trimester of pregnancy. Arch. Gynecol. Obstet. 251 (4), 1992, 181-5.
5) 馬場洋介ほか. "妊娠悪阻". 産婦人科処方実践マニュアル. 産科と婦人科増刊. 東京, 診断と治療社, 2016, 8-11.
6) Vutyavanich, T. et al. Pyridoxine for nausea and vomiting of pregnancy : a randomized, double-blind, placebo-controlled trial. Am. J. Obstet. Gynecol. 173 (3 Pt 1), 1995, 881-4.
7) Einarson, A. et al. Treatment of nausea and vomiting in pregnancy : an updated algorithm. Can. Fam. Physician. 53 (12), 2007, 2109-11.

II

妊娠中期・末期

01 総論
妊娠による母体の生理的変化

森川 守 もりかわ まもる ● 北海道大学大学院医学研究院専門医学系部門生殖・発達医学分野産婦人科学教室 准教授／北海道大学病院産科・周産母子センター 准教授・副センター長

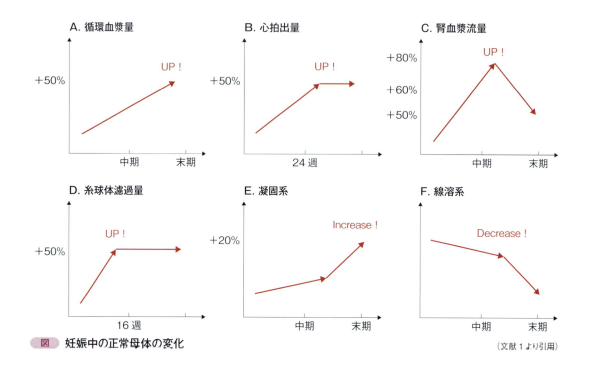

図　妊娠中の正常母体の変化

(文献1より引用)

Summary

妊娠に伴う母体の生理的変化は、最終目標である妊娠の継続、安全な分娩ならびにその後の母体の生存を実現するために代償的に働く。特に、胎児ならびに胎児付属物の存在によって、循環動態が容量負荷の亢進へ大きく変化し、それに伴い腎にも大きな負荷が加わる。他には、胎児発育のために母体の血糖値を上昇させ、また、分娩時の出血に備え凝固系を亢進させ、線溶系は抑制される。

母体の妊娠による変化

妊婦の特徴は、10歳代～40歳代（たまに50歳代）の女性で、基本的には元気である。全妊娠の大部分が正常妊娠・正常分娩であり、疾患ではない。多くの女性は、自分自身は何事もトラブルなく無事に分娩できると疑わずに妊娠する。しかし、正常妊娠・正常分娩は時々、異常妊娠・異常分娩へ急変し、疾患となる。

妊娠期間は約10カ月で、産褥の約1カ月を加えても合計で1年弱である。この短期間に母体にはダイナミックな変化を認める（図）。この母体の妊娠による変化には個人差があるが、母体がこのダイナミックな変化に対応できず、妊娠を中断せざるを得なくなる場合がある。母体に妊娠前から基礎疾患などがあると、その可

表 妊娠中の正常母体の変化

①体重の変化	約20%増加
②心拍出量の変化	妊娠5週ごろより増加、妊娠24週で50%増加、以降妊娠38週までほぼ一定 ＊仰臥位時には心拍出量の低下が起こる場合がある
③心拍数の変化	妊娠初期から増加、分娩まで増加
④血圧の変化	妊娠7週ごろより低下、妊娠28〜32週で最低値、妊娠末期に非妊時のレベルへ
⑤血漿量の変化	妊娠7週ではすでに増加、妊娠36週まで増加し非妊時に比べ約50%増加
⑥赤血球量の変化	妊娠12週ごろより増加、妊娠38週まで増加し非妊時に比べ約20%増加
⑦ヘマトクリット値、Hb値の変化	妊娠30週まで減少し続ける
⑧凝固・線溶系の変化	凝固能亢進ならびに線溶系抑制
⑨腎・尿路系の変化	腎と尿管は拡大（右側で著明）
⑩腎血漿流量の変化	妊娠中期までに60〜80%増加、妊娠末期に非妊時の50%増加まで減少
⑪糸球体濾過量の変化	妊娠6週には増加、妊娠16週までには50%増加
⑫糖代謝の変化	非妊時に比べ食後に高血糖・空腹時に低血糖、妊娠末期にインスリン抵抗性の増大

（文献1より引用）

能性は非常に高くなる。時として、生命の危機に陥る場合もある。すなわち、「妊娠・分娩は命懸け」となる。

妊娠の影響を受けやすい代表的な臓器について、妊娠による変化の特徴を述べる（**表**）。

1）母体の心機能の変化

一般的に、母体の循環血漿量は分娩までに非妊時に比べ約40〜50％増加し[1]、母体の心拍出量も約40〜50％増加する[1]。母体の心拍数はそれに伴い約20％増加する。

最近の報告では、妊娠中の心臓の形態は、妊娠末期が進むほど左室の拡張終末期の寸法、左房の容積indexならびに右室の質量indexが上昇し、分娩直後に最大値に達するとされている。下大静脈（inferior vena cava；IVC）径は、妊娠末期では妊娠初期と比較し有意に減少し、分娩直後は最大値になる。また、分娩直後〜1週間以内には、脳性ナトリウム利尿ペプチド（brain natriuretic peptide；BNP）、N末端プロBNP（NT-proBNP）、高感度心筋トロポニンI（hs-TnI）の上昇を伴う。これらは妊娠に伴う心臓の変化に連動していると考えられる[2]。

一般的な分娩時の出血量は、羊水を含め経腟分娩では約700mL、帝王切開術では約1,200mLに達する。しかし、時として母体死亡に至るほどの大量出血が生じる場合がある。日本人の分娩時出血量の90パーセンタイル値は、経腟分娩では単胎妊娠で800mL、多胎妊娠で1,500mL、帝王切開術では単胎妊娠1,600mL、多胎妊娠2,300mLとされている。母体の分娩までの循環血漿量の増加分（妊娠前＝約2,500mLの約50％）は、この大量出血から母体が生存するための予備能として働く。

臨床ピットフォール

- 妊娠高血圧腎症などでは、分娩前に循環血漿量が逆に減少する場合がある。その際に、腰椎麻酔を施行すると心停止に陥る危険性がある。
- 特に、双胎妊娠の帝王切開術施行時は、腰椎麻酔が仰臥位低血圧症候群を助長するので注意を要す。

2) 母体の腎機能の変化

一般的に、妊娠に伴い母体の腎血漿流量は非妊時に比べ約50〜80％増加し[1]、糸球体濾過量も約50％増加する[1]。

妊娠後半には、尿量が増加する上に膀胱が胎児児頭の骨盤内への降下によって圧迫を受けるために頻尿に陥る。

妊娠高血圧症候群の発症に伴い、NT-proBNPは上昇し、レニン活性は減少するが、アルドステロン濃度は変化しない。すなわち、NT-proBNP高値を伴うと、妊娠中のレニン・アンギオテンシン・アルドステロン系は抑制される[3]。

妊娠前から腎機能障害があると、肺水腫や周産期心筋症のリスクが高くなる。また、妊娠中に腎機能障害の原疾患も増悪しやすい。

腎機能不全女性の妊娠管理や妊娠前相談では、日本腎臓学会編集『腎疾患患者の妊娠：診療ガイドライン2017』[4]に掲載されている「慢性腎臓病（CKD）の重症度分類」の表を用いてステージを判断する。

臨床ピットフォール

- 妊娠前から母体に慢性腎疾患があれば、妊娠中に増悪し腎機能は低下する。胎児には発育不全や機能不全が起こりやすくなり、母体では人工透析や腎移植のリスクが高くなる。最悪の場合には母体死亡に至る場合もある。
- 妊娠前の推定糸球体濾過量（estimate glomerular filtration rate；eGFR）ならびに尿蛋白量（蛋白／クレアチニン比）を参考に、妊娠・分娩が可能か評価する。

3) 母体の血管組織と血液組成の変化

一般的に、妊娠中の血圧は妊娠初期から中期にかけてやや低下し、妊娠中期から末期にかけて上昇する傾向にある。結果として、分娩直前には妊娠前より血圧は一般的に上昇している。この妊娠中の血圧の変動には、胎盤から分泌される女性ホルモンが関与している。

妊娠中期から末期の血圧上昇は、胎児発育に伴い母体子宮動脈から胎盤・臍帯を介して胎児への血液供給を増加させるために必要不可欠である。

さらに、妊娠に伴い、血管内皮細胞障害が起こりやすくなる。この変化にはサイトカイン（sFlt-1やPlGF）が関わっていることが明らかになってきている。血管内皮細胞障害が起こると、血管内から血管外へアルブミンや凝固因子（アンチトロンビンやフィブリノゲン）が漏出する。結果として血管内脱水が起こり、これに伴い血液を全身へ供給するために血圧が上昇する。また、血栓塞栓症が起こりやすくなる。

血管内脱水によって血管攣縮が生じると、血流不足に伴い臓器障害が起こる。脳で出現すると子癇に、肝で出現するとHELLP症候群や急性妊娠脂肪肝に、肺で出現すると肺水腫に、胎盤で出現すると胎児発育不全や胎児機能不全に陥る。従って、これらの重篤な産科固有合併症は共通の病態を持っている可能性がある。また、血管外へアルブミンや凝固因子が漏出することによって、分娩時の出血などでは止血機能が働かず、大量出血に至ったり産科DICに陥りやすくなる。

一般的に、妊娠中に分娩時大量出血を回避すべく、凝固系を亢進、線溶系を抑制し、出血時に止血しやすくする[1]。凝固因子は妊娠に伴い約20％増加する[1]。

妊娠中のフィブリノゲン値は、妊娠末期でも横ばいである。ただし、多胎妊娠の妊娠末期で

は、分娩が近づくにつれ減少しやすい[5]。妊娠中のアンチトロンビン活性は、妊娠末期では分娩が近づくにつれ減少しやすく[6]、その傾向は多胎妊娠で顕著である。妊娠中のD-dimer値は、妊娠末期が進むほど上昇し、分娩直後に最高値となる[7]。その傾向は多胎妊娠で顕著である[8]。また、分娩翌日に最高値を示したD-dimer値は分娩3日目に低下するが、分娩7日目になると、分娩翌日ほどではないが再上昇する。ただし、その後は低下する。その傾向は多胎妊娠で顕著である[9]。

血小板数は、妊娠初期に比べ妊娠末期に減少する妊婦、増加する妊婦、変化しない妊婦がそれぞれ存在する。

臨床ピットフォール

- 一般的に産科DICでは、分娩時大量出血を代表とする線溶亢進型DICがメインであり、敗血症などによる線溶抑制型DICは少ない。
- 母体死亡を回避するために、妊娠に伴い凝固系が亢進され、線溶系が抑制されることは理にかなっている。
- しかし、これが極端であれば、妊娠・分娩時に血栓塞栓症が発症しやすくなるので注意を要す。

4）母体の膵臓機能の変化

母体では、胎盤から分泌される妊娠維持や乳汁分泌に必要な「エストロゲン」「プロゲステロン」「ヒト胎盤性ラクトーゲン」は、インスリンの作用を抑制する「インスリン拮抗ホルモン」としての役割も果たす（他の代表的なインスリン拮抗ホルモンとしては、「グルカゴン」「コルチゾール」「成長ホルモン」「カテコラミン」などが挙げられる）。また、脂肪組織から産生される「サイトカイン」や「アディポサイトカイン」もインスリン作用を抑制し、蛋白質分解酵素はインスリンを分解することにより作用を抑制する。

母体では、「インスリン抵抗性」が亢進するとインスリンが正常に作用せず、血漿グルコース濃度が上昇しやすい。これによって妊娠糖尿病が発症しやすくなる。また、血漿グルコース濃度を低下させるためにインスリン濃度は上昇する。さらに、母体では脂肪分解が亢進し、高遊離脂肪酸血症ならびに高ケトン体血症になる。これが異常になると、「ケトアシドーシス」に陥る。

以上より、妊娠に伴い膵臓には負荷が余分にかかる。

臨床ピットフォール

- 母体の「インスリン抵抗性」が非常に高度の場合に、もし母体が糖尿病発症遺伝子を有していると、妊娠関連発症劇症1型糖尿病を発症するリスクがある。
- 母体の「インスリン抵抗性」の亢進は、産後に正常化する場合が多いが、妊娠糖尿病妊婦は5～15年後には2型糖尿病を発症する可能性が15～60％程度あり、産後の血糖管理には注意を要す。

> **臨床で役立つ！Point**
> - 妊娠高血圧腎症重症やHELLP症候群、あるいは出血性ショックや産科DICなどの管理では、母体の心機能評価が重要になってきている。産科医が自分で施行できるようにトレーニングすることも重要である。
> - 腎機能不全女性の妊娠管理や妊娠前相談では、事前にステージを判断し、母体死亡や心血管疾患による死亡、末期腎不全への進行を回避する。
> - 妊娠末期には、血管内脱水に伴う血液濃縮が起こりやすい。血液検査結果は、絶対値のみならず、以前に測定した結果とのトレンドで見る。

引用・参考文献

1) 水上尚典. "妊娠による母体の変化". 臨床エビデンス産科学. 第2版. 佐藤和雄ほか編. 東京, メジカルビュー社, 2006, 47-62.
2) Umazume, T. et al. Morphofunctional cardiac changes in pregnant women : associations with biomarkers. Open Heart. 5 (2), 2018, e000850.
3) Yamada, T. et al. Association of NT-proBNP with plasma renin activity and plasma aldosterone concentration in women with singleton pregnancy. Pregnancy Hypertens. 4 (1), 2014, 23-8.
4) 日本腎臓学会学術委員会腎疾患患者の妊娠：診療の手引き改訂委員会編. "慢性腎臓病（CKD）の重症度分類". 腎疾患患者の妊娠：診療ガイドライン2017. 東京, 診断と治療社, 2017, 2.
https://cdn.jsn.or.jp/data/jsn-pregnancy.pdf ［2018.11.21］
5) Yamada, T. et al. Fibrinogen levels in the late stage of twin pregnancy. Thromb. Res. 135 (2), 2015, 318-21.
6) Morikawa, M. et al. Changes in antithrombin activity and platelet counts in the late stage of twin and triplet pregnancies. Semin. Thromb. Hemost. 31 (3), 2005, 290-6.
7) Kawaguchi, S. et al. Changes in d-dimer levels in pregnant women according to gestational week. Pregnancy Hypertens. 3 (3), 2013, 172-7.
8) Yamada, T. et al. Difference in the D-dimer rise between women with singleton and multifetal pregnancies. Thromb. Res. 131 (6), 2013, 493-6.
9) Morikawa, M. et al. Changes in D-dimer levels after cesarean section in women with singleton and twin pregnancies. Thromb. Res. 128 (4), 2011, e33-8.

総論 02
妊婦の診察と検査

小谷 友美 こたに ともみ ● 名古屋大学医学部附属病院総合周産期母子医療センター生殖・周産期部門 准教授

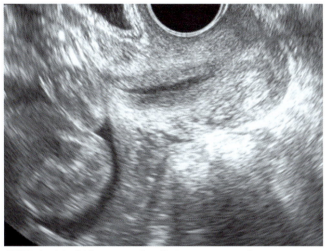

図　経腟超音波による子宮頸管長スクリーニング

Summary

妊娠中期・末期は、循環血流量の増加、耐糖能の低下などのダイナミックな身体的変化を遂げる時期であり、それに伴い主要な産科合併症の好発時期でもある。早産、前置胎盤、糖代謝異常、妊娠高血圧症候群、胎児発育不全、常位胎盤早期剝離などについて早期発見に努める。また、身体的変化の負担から、不安が表出されやすい時期でもある。精神疾患の既往を確認し、妊婦の不安の訴えを傾聴し、必要に応じて精神科や行政などと連携して支援する。さらに、適切なスクリーニングを実施し、分娩前後には母子感染の予防対策を講じる。

母子健康手帳のチェック項目

妊婦健康診査は、母子保健法第13条に基づいて実施されている。実施時期や検査項目について、厚生労働省より望ましい基準が示されている（2015年3月31日、厚生労働省告示第226号）（表）[1, 2]。

血圧は変動するので、5分以上安静にした後に測定する。もともと左右差が10mmHg以上ある場合には、高い方を採用する。また、1～2分後に複数回測定して、安定した2回の平均値を取るのが望ましい[3]。

白衣高血圧や仮面高血圧などが疑われる場合は、家庭血圧測定を指導するとよい。家庭血圧の高血圧の基準は135/85mmHg以上である。

蛋白尿は、1＋が2回連続する場合や2＋を示した場合には、血圧が正常であっても蛋白／クレアチニン比を求め、＞0.27で蛋白尿と判断する。そうした症例の25％が、後に妊娠高血圧腎症を発症したという報告がある[4]。

表 標準的な妊婦健診の例

時　期	妊娠初期～23週	妊娠24～35週	妊娠36週～分娩まで	妊娠41週～
間　隔	1回/4週	1回/2週	1回/1週	2回以上/1週
基本的な項目（健診ごと）	問診 子宮底長、腹囲、血圧、浮腫、尿検査（糖、蛋白）、体重、胎児心拍 食事や生活のアドバイス、不安や悩みの相談、精神的健康に留意 家庭的・経済的問題などを抱えている場合には、保健師などと協力して対応			
必要に応じて行う医学的検査	初期に1回 ・血液検査 　血液型（ABO血液型・Rh血液型、不規則抗体） 　血算、血糖、HBs抗原、HCV抗体、HIV抗体、梅毒検査、風疹（HI） ・子宮頸部細胞診察 ・超音波検査2回程度	妊娠18～24週ごろ ・経腟超音波検査 　子宮頸管長、胎盤位置 妊娠24～28週ごろ ・血液検査 　血算、随時血糖または50gGCT 妊娠20、30週ごろ ・超音波検査 　胎盤位置、胎児発育、胎位、羊水量、胎児形態 妊娠35～37週ごろ ・GBS	妊娠36週ごろ ・血液検査 　血算 ・超音波検査 　胎児発育 　胎位 　羊水量	胎児well-being
	クラミジア検査、HTLV-1検査は妊娠30週ごろまでに実施			

（文献1,2より作成）

腹囲、子宮底長は、超音波検査で胎児発育、羊水量などを評価している場合には省略できる。

浮腫は、過去には妊娠高血圧症候群の診断に用いられていた。腎不全や心不全などの症状として現れることもある。

臨床ピットフォール

- 下肢の腫脹に左右差がある場合は、静脈血栓塞栓症を疑い、下肢エコーなどで評価する。発赤、疼痛などを伴うこともある。
- また、解剖学上の特性で左側下肢に多いことが知られている。

妊娠中のスクリーニング

1）経腟超音波スクリーニング

妊娠18～24週ごろ、妊娠30週ごろに、経腟超音波検査を施行する。妊娠18～24週ごろには子宮頸管長を計測し、早産ハイリスク群を抽出する。この時に、同時に胎盤位置を観察し、胎盤位置異常群もスクリーニングしておく。子宮下節が開いていない早い週数での検査では、前置胎盤と誤認しないよう注意する。胎盤位置は子宮底側に移動することも多く、妊娠30週ごろに再評価する必要があることを伝えておく。

頸管長測定において、誤って実際より長く測定しないように、以下の点に注意する[5]。

- 観察は排尿後とする。
- 頸管腺を意識して描出する。
- プローブを押し付ける力は、前唇と後唇の厚みが同程度になるように調節する。

頸管長は変化として短縮していることが重要であり、日本人の平均値（初産婦42.2 ± 8.4 mm、経産婦38.4 ± 9.6mm）[6]も参考に評価する。

2）GDMスクリーニング

妊娠24～28週ごろに、妊娠初期に妊娠糖尿病と診断されなかった妊婦を対象に、糖負荷試験（50gGCT法）や随時血糖測定法でスクリーニングを実施する。

3）超音波検査

通常超音波検査では、胎児発育不全、羊水量の異常、胎位などを観察する（詳細は本書の各項目を参照）。胎児発育不全が先行し、高血圧が後から出現することがあるので注意する。その場合は、蛋白尿の診断にかかわらず妊娠高血圧腎症と診断して診療を行う。

妊娠中期における胎児超音波検査は、妊娠18〜20週ごろと28〜31週ごろに実施するとよい。例えば、先天性横隔膜ヘルニアの軽症例では、妊娠18〜20週ごろでは所見がなく、28〜31週ごろに再度スクリーニング検査を施行することで見つかる症例もあるので注意する。出生後に治療介入が必要な先天性疾患の発見は、児の予後向上に寄与する可能性があるが、治療困難な疾患が発見された場合には、内在する倫理的問題に配慮する。先天性疾患が疑われた場合には、心理的支援も重要である。スクリーニングの段階で唐突に、疑う病名だけを伝えることは避け、妊婦およびパートナーに対して、小児科、臨床心理士や看護スタッフなども関わって、予測される予後や治療法などについて時間をかけて説明する機会を設けることが望ましい。

妊娠30週ごろまでに、妊婦やその家族に母親学級などを通して常位胎盤早期剥離についての情報を提供し、出血や腹痛などの症状があった場合の緊急の連絡先や受診法などを周知する[4]。

妊娠36週ごろの通常超音波検査では、巨大児の可能性にも注意する。骨盤位の場合や、骨盤位から頭位に変化した場合などは、臍帯下垂の可能性を念頭に置き、内子宮口付近の臍帯の有無をチェックしておくとよい。

妊娠41週以降は胎児のwell-beingを1週間に2回以上確認する。内診時の卵膜剥離は、過期妊娠を予防する可能性がある[7]。

妊婦は、医師には伝えにくいことも、助産師や看護師には伝えることがあり、必要に応じて助産師による面談を行う。経済的基盤がない、家族の支援も乏しく育児に不安がある場合などには、ソーシャルワーカーを通じて地域の保健師とも連携し、利用できる社会的資源を活用した支援を行う。

> **臨床ピットフォール**
>
> - 妊娠18〜24週ごろに前置胎盤が疑われ、妊娠30週ごろの再検査時に辺縁前置〜低置胎盤や分葉胎盤へと変化した場合には、前置血管になっていることがある。
> - カラードプラ法を用いて臍帯の付着部位から走行を確認しておくとよい。その他、臍帯卵膜付着走行がある場合にも前置血管に注意する。

4）HTLV-1 スクリーニング

ヒトT細胞白血病ウイルスI型（human T-cell leukemia virus type 1；HTLV-1）の一次検査で陽性となったに場合には、ウェスタンブロット法またはラインブロット法を用いて確認検査を行い、判定保留の場合にはHTLV-1核酸検出（PCR法）を施行する。

5）GBS スクリーニング

B群溶血性連鎖球菌（group B *Streptococcus*；GBS）の検査において検出率を向上させるためには、妊娠35〜37週に腟入口部と肛門内から綿棒で採取した検体を用いて選択培地（GBSを選択的に増殖）で検査する。薬剤アレルギーの問診によりペニシリン過敏症が判明している場合には、薬剤感受性も同時に検査しておくとよい。第2選択のエリスロマイシンやクリンダマイシンには耐性株が知られているため、薬剤感受性を参考に有効な抗菌薬を選択する。

臨床で役立つ！Point

- 常位胎盤早期剝離について、妊娠30週ごろまでには情報を提供する。
- 育児支援の必要があると判断される場合には、妊娠中から行政を含めた対応を検討、あるいは準備をする。
- 薬剤アレルギーのある妊婦には、GBSスクリーニングの際に薬剤感受性も検査しておく。

引用・参考文献

1) 厚生労働省. 妊婦健診Q&A. https://www.mhlw.go.jp/bunya/kodomo/boshi-hoken13/dl/02.pdf [2019.1.10]
2) 日本産科婦人科学会／日本産科婦人科医会. "CQ001 特にリスクのない単胎妊婦の定期健康診査（定期健診）は？". 産婦人科診療ガイドライン：産科編2017. 東京, 日本産科婦人科学会, 2017, 1-4.
3) 日本妊娠高血圧学会. "CQ1 外来での正しい血圧測定法とその評価方法は？". 妊娠高血圧症候群の診療指針2015. 東京, メジカルビュー社, 2015, 52-3.
4) Yamada, T. et al. Isolated gestational proteinuria preceding the diagnosis of preeclampsia - an observational study. Acta Obstet. Gynecol. Scand. 95 (9), 2016, 1048-54.
5) Williams, M. et al. Cervical length measurement and cervical cerclage to prevent preterm birth. Clin. Obstet. Gynecol. 47 (4), 2004, 775-83, discussion 881-2.
6) Shiozaki, A. et al. Multiple pregnancy, short cervix, part-time worker, steroid use, low educational level and male fetus are risk factors for preterm birth in Japan : a multicenter, prospective study. J. Obstet. Gynaecol. Res. 40 (1), 2014, 53-61.
7) De Miranda, E. et al. Membrane sweeping and prevention of post-term pregnancy in low-risk pregnancies : a randomised controlled trial. BJOG. 113 (4), 2006, 402-8.

03 総論
妊婦の感染症検査

松田 秀雄 まつだ ひでお ● 松田母子クリニック 院長

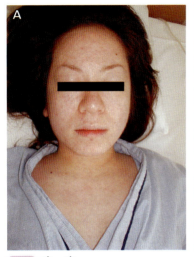 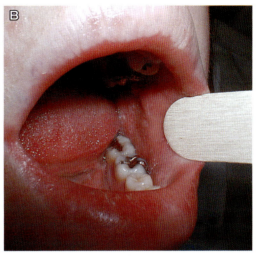

図 麻疹
A：麻疹紅斑　B：Koplik 斑

Summary

妊婦の感染症検査のポイントは、母子感染の予防の立場から行うもの、胎児救命や新生児治療のために行うもの、母体救命のために行うものである。各自治体が定める妊婦健診補助券に示された感染症検査は母子感染の予防の立場から行うものであり、主に産婦人科診療ガイドラインで推奨された検査項目に準拠していることが多いので、検査結果を受けたその後の流れについてはすでに確立されているものといえる。胎児救命や新生児治療のために行う検査については、サイトメガロウイルス、パルボウイルスなど、胎児の徴候がきっかけとなり診断プロセスがスタートする感染症が挙げられる。母体救命のために検査が必要な感染症は、後天性免疫不全症候群、結核、周産期水痘、麻疹などまれなウイルス感染症、A群溶血性連鎖球菌などまれな細菌感染症、マラリアなどまれな寄生虫感染症など、個々別々に議論されるべき疾患群である。

寄生虫および関連病原体

1）クラミジア

クラミジア・トラコマティスによる性器感染症は、わが国の性感染症の中で最も患者数が多い。母子感染予防を目的とした性器クラミジア感染妊婦に対する治療は、新生児クラミジア感染症を減少させる[1]。

検査陽性者は分娩前に治療しておくことが望ましい。治療期間を考慮すると、妊娠30週ま

でには検査しておく方がよい。治療はアジスロマイシン（ジスロマック®錠など）1,000mg分1/日、1日間、もしくはクラリスロマイシン（クラリス®錠など）200mg分2/日、7日間を用いる。

2）梅　毒

2001年以降、梅毒は海外では増加傾向を見せている[2]。わが国でも2003年以降増加に転じている[3]。

妊娠初期に非特異的検査法（serological test for syphilis；STS）であるRPRカード、凝集法、ガラス板法のうち1法と、特異的検査法であるTPHA法、FTA-ABS法のうち1法を組み合わせてスクリーニングを行う。

感染があって陳旧性梅毒以外の症例には速やかに治療を行う。

日本性感染症学会[4]では、経口合成ペニシリン（AMPC、ABPC：1,500mg分3/日）、またはペニシリンアレルギーの妊婦にはスピラマイシン酢酸エステル（アセチルスピラマイシン）1,200mg分6/日を推奨している。投与期間は、第1期梅毒（感染から5〜6週間：初期硬結・硬性下疳・無痛性横痃）で2〜4週間、第2期梅毒（感染から3カ月〜3年：バラ疹・梅毒性乾癬・梅毒性脱毛など）で4〜8週間とされる。定期的にSTSを追跡し、8倍以下を確認する。STSが4倍以上上昇する場合や、治療前の定量値が32倍異常で治療後1/4以下に低下しない、もしくは梅毒症状の増悪を見た場合には再治療する。

妊娠中期の超音波で胎児の異常（肝腫大・胎児腹水）や胎盤の肥厚を検査し、妊娠28〜32週と分娩時に血清抗体検査を行うことが求められる。

梅毒は、感染症法（2003年11月施行）において5類感染症全数把握疾患に定められており、診断した医師は7日以内に最寄りの保健所に届け出る。

3）トキソプラズマ

トキソプラズマIgM陽性の場合は感染を疑う。しかしながら、トキソプラズマIgM陽性が2年以上続く例があること、トキソプラズマIgM陽性妊婦にトキソプラズマIgG-avidity検査を追加した場合に74%が妊娠前の感染と考えられたこと[5]から、取り扱いには慎重を要する。妊娠後の感染と考えられる場合には、アセチルスピラマイシン（1,200mg分4/日、21日間投与、2週間休薬を分娩まで繰り返す）が推奨されている。

細菌感染

B群溶血性連鎖球菌

GBS（group B *Streptococcus*）は、約10〜30%の妊婦の腟・大便中から検出され、母子垂直感染症の原因となる。妊娠中の除菌の必要は否定され、破水がない場合には経腟分娩の際にペニシリン系薬剤を静注（ABPC初回2g静注、以降4時間ごと1gを分娩時まで静注）する。妊娠33〜37週における細菌培養検査（腟口〜肛門または肛門周辺）が推奨されている。これら予防措置が取られていたとしても、「スクリーニング実施と陽性妊婦やハイリスク群全例に予防的抗菌薬投与を行っても、新生児GBS感染症を絶滅できるわけではない」[6]ことを承知しておくことが米国産婦人科学会（ACOG）で強調されている。従って、新生児管理の上では常にGBS感染症を念頭に置く必要がある。

ウイルス

現在、母子感染として問題となるウイルス感染症は、古くから TORCH 症候群に数えられてきたサイトメガロウイルス、風疹ウイルスなどに加え、HIV ウイルス、パルボウイルス、HBV（B 型肝炎ウイルス）、HTLV-1（ヒト T 細胞白血病ウイルス）など多岐に及ぶ。

1) 風疹

妊娠初期に血清 HI 検査（hemagglutination inhibition test）を施行し、256 倍以上の症例では 1～2 週間後に再度 HI 検査および風疹 IgM 検査を施行する。HI 抗体価が 4 倍以上上昇し、IgM が陽性化した場合には、母体風疹罹患の可能性が高い。ただし、この時点で胎児感染の有無は不明である。この場合は、二次医療施設への紹介を考慮する。最新の二次医療施設情報は、国立感染症研究所感染症情報センターのホームページから入手可能である。

臨床ピットフォール

麻疹に要注意！
- わが国では風疹の大流行が時々あるが、麻疹の流行も危惧されている。妊婦の麻疹を疑った場合には、まず母体と新生児の隔離管理ができる手術室と NICU の準備が必要である。また、医療者や他の患者への感染に十分に注意する。

2) B 型肝炎

「妊婦健診において妊娠 8 週前後の HBs 抗原検査は最低限必要な検査である」（厚生労働省雇用均等・児童家庭局母子保健課長発「2007 年 1 月 16 日付け雇児母発第 0116001 号」）として、全妊婦において HBs 抗原検査は必須である。HBs 抗原陽性と判定されたヒトは、ほとんどが HBV キャリアである。HBV キャリアの母親から出生した児は約 30％が HBV キャリアとなるが、この際に妊婦の HBe 抗原が関係する。厚生労働省は「B 型肝炎母子感染防止対策」を HBs 抗原陽性妊婦より出生した全ての児を対象として行うこととしている。

従って、HBs 抗原陽性の妊婦を見たら、必ず HBe 抗原および肝機能検査を施行し内科受診を勧める。出生児には「B 型肝炎母子感染防止対策」を施行する。「B 型肝炎母子感染防止対策」を施行していれば授乳は可とする。

3) C 型肝炎

C 型肝炎抗体陽性の場合には、必ず HCV-RNA 定量検査と肝機能検査を施行する。HCV-RNA 定量検査陽性の場合には、内科受診を勧める。授乳を制限する必要はない。しかしながら、出生児は生後 3～4 カ月に肝機能と HCV-RNA 定量検査を実施する。HCV-RNA 定量検査で高値（2.5×10^6 コピー/mL）であった場合には[7]、分娩様式を家族と相談する。

4) HIV

スクリーニング検査陽性の妊婦では、必ずウェスタンブロット法や PCR 法による確認検査を行う。HIV（human immunodeficiency virus）感染の疑いがある場合には、地域の拠点病院に相談する。感染妊婦では、妊娠中の抗 HIV 薬投与、選択的帝王切開術、人工栄養、新生児に抗 HIV 薬予防投与の全てを行う。HIV 感染妊婦には、あらかじめ HIV 治療薬を取り寄せておく必要がある。なお、妊婦の隔離などは必要ない。帝王切開術時には手袋を二重にする、ゴーグルを使用するなどの術者および新生児管理者の感染防御措置を施行する。

5) 性器ヘルペスウイルス

妊娠初期には性交を禁止し、アシクロビル軟

膏を塗布する。妊娠中期・末期の初発では抗ウイルス療法（アシクロビル 1,000mg 分 5/日、5〜10 日）が勧められる。新生児ヘルペスは極めて重篤であり、現時点では、性器の潰瘍があれば帝王切開術を選択肢として対応すべきである。

6）水痘ウイルス

妊娠 20 週未満に感染した場合には、約 2% に先天異常が起こるとする報告がある[8]。過去 2 週間以内に水痘患者と濃厚に接触し、「抗体がない可能性が高い妊婦」においては、予防的免疫グロブリン投与が考慮される。母親が分娩前 5 日〜産褥 2 日の間に発症したいわゆる「周産期水痘」症例では、母体にアシクロビル投与、新生児への免疫グロブリン投与、児が発症した場合は児へのアシクロビル投与を行う。入院中の母親が発症した場合には個室管理などを行う。

7）サイトメガロウイルス

胎児超音波検査で胎児発育不全、脳室拡大、小頭症、脳室周囲の高輝度エコー、腹水、肝脾腫などを認めた場合には、サイトメガロウイルス（cytomegalovirus；CMV）感染を疑う。母体 CMV スクリーニングの有用性は確立していない。

妊娠中の初感染は、再活性化に比し胎児への影響がより懸念されるが、確定には CMV-IgM 検査や avidity 検査を必要とする。胎児感染は羊水中の CMV-DNA を定量することで証明され得るが、適応については慎重を要する。臍帯血の CMV-IgM が陽性であった場合や、生後 2 週間以内の新生児尿から CMV が分離された場合には、胎児感染が起こったものとする。胎内感染児では中枢神経系の異常の発生が指摘され、特に聴覚機能異常については長期フォローアップが必要である。

胎内で病的状態が発見された児については、胎内治療が模索されている。

8）パルボウイルス

パルボウイルス B19（PB19）は、伝染性紅斑、貧血、関節炎の原因ウイルスである。妊娠中に感染すると約 2〜10% で胎児水腫を合併するが、その 9 割は母体感染後 8 週以内に発症する。妊娠 20 週以内の感染例では胎児死亡率が高い。胎児水腫の約 1/3 は自然寛解する。自然寛解後の児は非感染児と同等の予後を呈する。病的胎児では、胎児輸血が予後改善に寄与する可能性がある。胎児感染を疑った場合には、PB19-IgM を測定する。入院中の母親が発症した場合には個室管理などを行う[9]。

9）ヒト T 細胞白血病ウイルス

HTLV-1（human T-cell leukemia virus type 1）のスクリーニング検査（ゼラチン粒子凝集法や酵素免疫測定法）には偽陽性があることを認識する。スクリーニング検査陽性例では、確認検査（ウェスタンブロット法もしくは蛍光抗体法）を行う。確認検査陽性の場合は HTLV-1 キャリアとなるが、告知は慎重を要する。キャリアの場合には経母乳母子感染予防の観点から、現時点では人工栄養が最も安全と考えられる。

HTLV-1 による成人 T 細胞白血病（adult T-cell leukemia；ATL、生存期間中央値 3〜13 カ月）は、HTLV-1 キャリアから生涯発症率 3〜7% をもって発生するとされる。わが国の発症数は約 700 人／年である。一方、痙性脊髄麻痺を起こす HTLV-1 関連脊髄症（HAM）の患者数はその 10 倍以上存在するとされ、十数年以上の罹病期間を持つ。従って、母子感染による HTLV-1 のキャリア化を防ぐ努力は極めて重要である。

臨床ピットフォール

自覚症状がない感染症ほど慎重な説明を
- 自覚症状がない妊婦に感染症に関する説明をする場合には、極めて慎重を要する。感染症では、「犯人探し」が始まりかねない側面があることを意識する。

臨床で役立つ！ Point

● **小児科医の分娩前訪問を企画する**
母子感染が疑われる場合には、分娩前から出生後を担当する小児科医と妊婦との面談を企画しておく。

● **育児における注意点を詳しく説明する**
育児における注意点を、口頭だけでなく、助産師などの育児指導の場を通じて動作を含めて伝えるよう努める。文書を用意することで、育児に関わる家人全体で情報を共有できる。

● **新生児のワクチンプログラムを工夫する**
B型肝炎ワクチンなどは、定期接種を前倒しできる制度を認める自治体があり、「父がB型肝炎キャリア」「母の実母がB型肝炎キャリア」などの場合に、定期接種を前倒しする工夫を考慮する。

● **妊娠前検査を推奨する**
妊娠前の感染症検査が、母子感染防御に寄与することが考えられることから、不妊症治療の場などでは検査を推奨する。

引用・参考文献

1) Alary, M. et al. Randomised comparison of amoxicillin and erythromycin in treatment of genital chlamydial infection in pregnancy. Lancet. 344 (8935), 1994, 1461-5.
2) Centers for Disease Control and Prevention (CDC). Primary and secondary syphilis--United States, 2003-2004. MMWR Morb. Mortal Wkly. Rep. 55 (10), 2006, 269-73.
3) 国立感染症研究所感染情報センター. 増加が懸念される先天梅毒と公衆衛生上の課題. IASR. 29, 2008, 245-6.
4) 日本性感染症学会. 性感染症診断・治療ガイドライン2008. 日本性感染症学会誌. 19 (1), 2008, 46-8.
5) 小島俊行ほか. トキソプラズマの母子感染の診断・予防に関する研究. 周産期学シンポジウム. 18, 2000, 9-19.
6) ACOG Committee Opinion (No. 279) : Prevention of early-onset group B streptococcal disease in newborns. Obstet. Gynecol. 100 (6), 2002, 1405-12.
7) 厚生労働科学研究「C型肝炎ウイルス等の母子感染防止に関する研究（主任研究者：白木和夫）」平成14～16年度総合研究報告書. 2005.
8) 中野貴司. "水痘の母子感染と対策". 女性診療のための感染症の全て. 産婦人科治療増刊. 大阪, 永井書店, 2005, 600-4.
9) 松田秀雄. 妊婦のパルボウイルス感染症：リンゴ病患者と接触した可能性がある妊婦から相談されたら. 日本産科婦人科学会雑誌. 59 (5), 2007, 1077-83.
10) 日本産科婦人科学会／日本産婦人科医会. 産婦人科診療ガイドライン2017：産科編2017. 東京, 日本産科婦人科学会, 2017, 482p.
11) Takahashi, K. et al. Inhibitory effect of material antibody on mother-to-child transmission of human T-lymphotropic virus type I. Int. J. Cancer. 49, 1991, 673-7.
12) Ando, Y. et al. Long-term follow up study of HTLV-I infection in bottle-fed children born to seropositive mothers. J. Infect. 46 (1), 2003, 9-11.
13) Takezaki, T. et al. Short-term breast-feeding may reduce the risk of vertical transmission of HTLV-I. Leukemia. 11, 1997, 60-2.
14) Hino, S. Primary prevention of adult T cell leukemia in Nagasaki, Japan by refraining from breast-feeding. Gann monograph on cancer research. 50, 2003, 241-51.
15) Ando, Y. et al. Long-term serological outcome of infants who received frozen-thawed milk from human lymphotropic virus type I positive mothers. J. Obstet. Gynecol. Res. 30 (6), 2004, 436-8.

各論 04

妊娠糖尿病

杉山 隆　すぎやま たかし　● 愛媛大学医学部産科婦人科学 教授

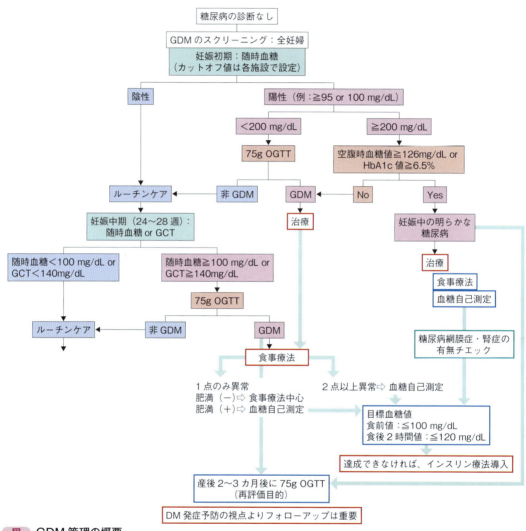

図　GDM管理の概要

Summary

妊娠中に初めて見つかる糖代謝異常には、妊娠糖尿病と妊娠中の明らかな糖尿病がある。妊娠糖尿病を適切な時期に見つけ、血糖コントロールを行うことが重要である。治療は、食事療法、血糖自己測定、インスリン療法が主体である。

妊娠糖尿病の臨床的意義は、妊娠合併症、母体の将来の2型糖尿病発症、児の将来の生活習慣病発症である。妊娠中の明らかな糖尿病の臨床的意義は、先天異常、糖尿病合併症存在の可能性である。

病　態

妊娠糖尿病は、必ずしも妊娠中に生じる特有な糖代謝異常ではなく、そのリスク因子は2型糖尿病のリスク因子である家族歴、肥満、運動不足、加齢、高血圧、脂質代謝異常、薬剤（ステロイド）、胎児・新生児期の低栄養状態などと同一であることから、多くは発症する前の2型糖尿病が、妊娠時に偶然あるいは妊娠時のインスリン抵抗性によって顕性化したものであるという概念として捉えればよい。潜在的なインスリン分泌異常が存在する女性が妊娠した場合、妊娠後半期に生じる生理的インスリン抵抗性の増大を代償するだけのインスリン分泌が生じず、その結果、血糖値の上昇を来し、妊娠糖尿病として認識されるものと考えられる。

妊娠中の糖代謝異常

妊娠中に取り扱う糖代謝異常は、①妊娠糖尿病（gestational diabetes mellitus；GDM）、②妊娠中の明らかな糖尿病（overt diabetes in pregnancy）、③糖尿病合併妊娠（pregestational diabetes mellitus）の3つに分類される。このうち、妊娠中に初めて見つかった糖代謝異常が①と②である[1]。

GDMは妊娠中に初めて発見または発症した糖尿病に至っていない糖代謝異常であり、妊娠中の明らかな糖尿病や糖尿病合併妊娠は含めない。

臨床上の問題点を以下に示す。

1）母体および胎児・新生児合併症

母体では、妊娠高血圧症候群（hypertensive disorders of pregnancy；HDP）の合併が重要である。胎児・新生児合併症では、胎児機能不全、heavy-for-dates（HFD）児、巨大児、巨大児に伴う分娩障害、新生児低血糖症、黄疸、多血症、新生児呼吸窮迫症候群などが挙げられる。多くの合併症は、妊娠中の血糖コントロールの不良により生じる。

2）将来の2型糖尿病への進展

妊娠糖尿病では、将来、高率に2型糖尿病に進展することがよく知られている。

3）出生した児の将来の生活習慣病発症

高血糖といった子宮内過栄養の環境が、児の将来の肥満や糖尿病発症に関与する可能性が報告されている。

スクリーニング法と診断

妊娠初期に随時血糖（カットオフ値：95mg/dLあるいは100mg/dL）、中期に随時血糖（カットオフ値：100mg/dL）あるいはグルコースチャレンジテスト（GCT、50gグルコース経口負荷後1時間の静脈血漿グルコース値が140mg/dL以上を陽性とする）を施行することが推奨されている。スクリーニング検査陽性の場合には、75g経口ブドウ糖負荷試験（75gOGTT）を施行する。75gOGTTにおいて、血糖値が≧92－180－153mg/dL（空腹時－1時間値－2時間値）のうち1点以上を満たした場合に妊娠糖尿病と診断する。

管理・治療

GDMの治療については、血糖コントロールが重要であることは言うまでもないが、厳密に言うと、治療介入による母児の合併症阻止に対するcost-efficiencyの視点から見ると、確立した根拠はないのが現状である。管理の一法を図に示す。

1）血糖自己測定

妊娠糖尿病の診断がつけば、食事療法を導入し、血糖自己測定（self monitoring of blood glucose；SMBG）において目標血糖値を達成できなければ、治療介入する方法が一般的である[2]。血糖コントロール目標としては、日本産科婦人科学会栄養代謝問題委員会では、1985年に糖尿病妊婦における血糖コントロールの目標値として、静脈血漿グルコース値が食前値100mg/dL以下、食後2時間値120mg/dL以下としている。

2）食事療法

糖代謝異常合併妊娠の食事療法の基本は、妊婦として適正な栄養を摂取させることである。妊娠時には非妊時の栄養所要量に、エネルギー、蛋白質、ビタミン、ミネラルなどの付加量を加える必要がある。妊娠中のエネルギー付加量は、一律200kcalを加える方法と、妊娠初期・中期・末期においてそれぞれ50kcal、250kcal、450kcalとして加える方法がある。なお、肥満妊婦については、妊娠期の付加量を省略する。妊娠中の体重が増え過ぎないよう、注意することが重要である[3]。

3）インスリン療法

適切と考えられる食事療法を行っても、なおSMBGにおいて目標血糖値が達成できない場合には、インスリン投与の適応となる。超速効型インスリンや持効型インスリンを適宜使用する。

4）経口血糖降下薬の使用

ほとんどの経口血糖降下薬は、妊娠中の使用は勧められない。メトホルミンは、胎盤を通過することが明らかであり、児の長期的安全性が依然はっきりしておらず、現時点での使用は勧められない[4]。

5）分娩に関する管理

分娩時期は、一般に血糖コントロールが良好で、児がwell-beingと考えられる場合には、通常の産科的管理に準じればよいとされている。ただし、血糖コントロールが不良な場合、肥満合併の場合、児の推定体重が4,000g以上と考えられる場合などは個別に対応する。

分娩中の血糖コントロールは、新生児低血糖予防の視点からも重要であり、分娩中は2〜3時間ごとに血糖値を確認し、70〜120mg/dLを目標にコントロールする。

6）妊娠時の注意すべき合併症

糖尿病性ケトアシドーシスは、母体・胎児にとって危険な病態であり、予防、迅速な診断が重要である。特に1型糖尿病では、妊娠初期の妊娠悪阻、発熱、下痢には注意すべきである。また、切迫早産に対する塩酸リトドリンや胎児肺成熟目的のステロイド使用の際は、血糖上昇によるケトーシス、ケトアシドーシスに注意することが肝要である。

臨床ピットフォール

- 肥満は血糖値と独立してHFD児と関連するので、妊娠中の体重増加量に注意する。
- GDMはHDP発症のリスク因子であるが、肥満はGDMよりもHDP発症に及ぼすインパクトが強い。
- 妊娠中の明らかな糖尿病では、先天異常の発症と関連すること、網膜症などの糖尿病合併症を有する可能性に留意する。

臨床で役立つ！Point

- 妊娠32週までに目標血糖値を達成することが、HFD児発症を抑制する可能性が高い。
- 切迫早産時の塩酸リトドリン投与は血糖上昇を生じるので、注意を要する。
- 肺成熟目的のステロイド投与時の血糖上昇に注意する。
- 分娩中の血糖コントロールは、新生児低血糖の予防の視点から重要である。目標血糖値は70～120mg/dLである。
- 妊娠後半期の75gOGTTでは、1点のみ異常でも周産期合併症と関連することに留意する。2点以上の異常の場合には、母体の将来の糖代謝異常と関連する。また、肥満も重要な2型糖尿病発症のリスク因子である。

引用・参考文献

1) 日本糖尿病・妊娠学会と日本糖尿病学会との合同委員会. 妊娠中の糖代謝異常と診断基準の統一化について. 日本産科婦人科学会雑誌. 67 (8), 2015, 1656-8.
2) 日本糖尿病・妊娠学会編. 妊婦の糖代謝異常：診療・管理マニュアル. 改訂第2版. 東京, メジカルビュー社, 2018, 81-7.
3) 日本糖尿病・妊娠学会編. 前掲書2. 99-101.
4) 日本糖尿病・妊娠学会編. 前掲書2. 124-5.

05 各論 妊娠高血圧症候群

大野 泰正　おおの やすまさ　● 大野レディスクリニック 院長

表　妊娠高血圧症候群の定義分類

	日本（2005〜2017年）	日本（2018年から変更）
名称	妊娠高血圧症候群 PIH（pregnancy induced hypertension）	妊娠高血圧症候群 HDP（hypertensive disorders of pregnancy）
定義	妊娠20週から分娩後12週までに高血圧を認めた場合、または高血圧に蛋白尿を伴う場合	妊娠中に高血圧を認めた場合
分類	①妊娠高血圧（gestational hypertension；GH） ②妊娠高血圧腎症（preeclampsia；PE） ③加重型妊娠高血圧腎症 ④子癇	①妊娠高血圧（GH） ②妊娠高血圧腎症（PE） ③加重型妊娠高血圧腎症 ④高血圧合併妊娠
PEの定義	妊娠20週以降に初めて高血圧を発症、蛋白尿を合併するもので、産後12週までに正常化するもの	①妊娠20週以降に初めて高血圧を発症、蛋白尿を合併するもので、産後12週までに正常化するもの ②上記①で蛋白尿を認めなくても、肝腎機能障害、凝固障害、脳卒中、子癇、子宮胎盤機能不全を伴う場合
発症時期	妊娠32週未満→早発型 妊娠32週以降→遅発型	妊娠34週未満→早発型 妊娠34週以降→遅発型
高血圧	収縮期血圧≧140mmHgまたは拡張期血圧≧90mmHg	収縮期血圧≧140mmHgまたは拡張期血圧≧90mmHg
蛋白尿	24時間尿蛋白定量≧300mg/日 尿蛋白半定量についての記載は明確でない	①24時間尿蛋白定量≧300mg/日 ②随時尿 P/Cr≧0.3 ③上記①②不可の場合、2回以上連続で尿テステープ≧1+を許容

（文献1より作成）

Summary

妊娠高血圧症候群は、妊産婦死亡の主要原因疾患である。2018年に改定された「妊娠高血圧症候群定義分類」のポイントは、妊娠高血圧症候群の英文表記をPIH（pregnancy induced hypertension）からHDP（hypertensive disorders of pregnancy）に変更した、病型分類から子癇を削除し高血圧合併妊娠を加えた、高血圧に母体の臓器障害や子宮胎盤機能不全を認める場合には蛋白尿がなくても妊娠高血圧腎症とした、早発型の定義を妊娠34週未満発症としたことである。

妊産婦死亡原因としての妊娠高血圧症候群

WHOによる系統的解析（n=223万1,500）では、妊娠高血圧症候群が全世界の妊産婦死亡原因の第2位（14％）[2]（図1）、わが国の全国調査（n=213）でも脳卒中が妊産婦死亡原因の第2位（16％）[3]（図2）と報告されている。さらに、わが国の全国調査[4]（図3）により妊産婦出血性脳卒中の28％が妊娠高血圧症候群を合併していたことが明らかとなり、妊娠高血圧症候群の診断・管理の確立は妊産婦死亡防止の観点からも重要である。

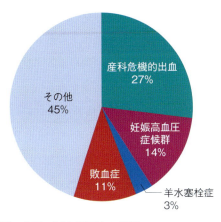

図1 世界の妊産婦死亡の原因
（2003〜2012年、n=223万1,500）
(文献2より作成)

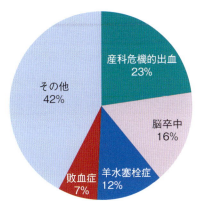

図2 わが国の妊産婦死亡の原因
（2010〜2014年、n=213）
(文献3より作成)

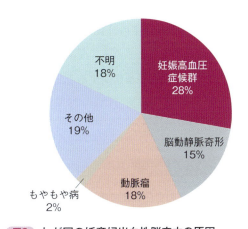

図3 わが国の妊産婦出血性脳卒中の原因
（2012〜2013年）
(文献4より作成)

分類

わが国では2005年以降、妊娠中に高血圧あるいは高血圧に蛋白尿を伴う病態を「妊娠高血圧症候群（pregnancy induced hypertension；PIH）」と呼称してきたが、諸外国では高血圧に主眼を置き「hypertensive disorders of pregnancy；HDP」という名称を用いており、両者の間に名称や定義分類の乖離が生じていた。このような現状を踏まえ、2018年に日本産科婦人科学会は「妊娠高血圧症候群の定義分類」の改定を行った[1] (表)。

定義分類の変更ポイントは、妊娠高血圧症候群の英文表記をPIHからHDPに変更した（和文表記は「妊娠高血圧症候群」を使用する）、病型分類から子癇を削除し高血圧合併妊娠を加えた4病型とした、高血圧に母体の臓器障害や子宮胎盤機能不全を認める場合は蛋白尿がなくても妊娠高血圧腎症とした、早発型の定義を海外に合わせて妊娠34週未満に発症するものとしたことである。

診断

1）高血圧

妊婦健診での高血圧スクリーニングは診察室血圧測定で行い、血圧≧140/90mmHgを認めた場合に、高血圧あるいは白衣高血圧と判断する。高血圧は「診察室血圧、家庭血圧、24時間自由行動下血圧ともに高血圧基準を満たす場合」、白衣高血圧は「診察室血圧が高血圧基準を満たすが、家庭血圧や24時間自由行動下血

圧が正常の場合」と定義される。診察室血圧が高血圧を示した妊婦に対して家庭血圧測定を行った結果、76％が白衣高血圧であったとの報告がある。白衣高血圧は妊娠高血圧症候群に比較して一般的に母児の予後は良好であるが、白衣高血圧の8％が妊娠高血圧症候群に移行したとの報告もあり、白衣高血圧であっても継続的な血圧推移の観察が望ましい。

妊娠中の家庭血圧測定は、外来診療における高血圧の鑑別診断、さらに妊婦健診時以外の血圧推移の評価に有用と考えられる。家庭血圧測定は起床後と就寝前に行い、血圧値≧135/85mmHgを妊娠中の高血圧の診断基準とするのが妥当であるとされる。受診医療機関へ連絡するべき家庭血圧値に関する十分なエビデンスはないが、各医療施設において基準値を設定しておくことが望ましい[5]。

臨床ピットフォール

- 妊婦健診での血圧測定で高血圧を認めても、再検査すると正常血圧を示す場合が少なくない。
- 家庭血圧測定を行うなどして、高血圧と白衣高血圧との鑑別診断を要する。
- 白衣高血圧は、妊娠高血圧症候群発症のハイリスク群であると認識すべきである。

2）蛋白尿

妊婦健診での蛋白尿スクリーニングは、随時尿の試験紙法（テステープ）による尿蛋白半定量によって行う。わが国の多施設共同研究によると、試験紙法での1+、2+、3+の蛋白尿（P/C≧0.27）正診率はそれぞれ22％、79％、99％であった[6]。わが国の2018年の定義分類では、2回以上の随時尿を用いた試験紙法で2回以上連続して≧1+が検出された場合に蛋白尿と診断することを許容するとしているが[1]、国際妊娠高血圧学会（ISSHP）による推奨と同様に[7]、妊婦健診での尿蛋白半定量で≧2+を1回でも認めた場合にも、蛋白尿スクリーニング陽性と判断し対応する必要がある。

蛋白尿スクリーニング陽性の場合には、24時間尿中蛋白量≧300mgあるいは尿中P/C≧0.3をもって診断する[1]。24時間尿中蛋白量、P/C法のいずれも実施できないときには、蛋白尿スクリーニング陽性と判断された場合を蛋白尿と診断する。

臨床ピットフォール

- 妊婦健診で正常血圧でも蛋白尿を認めた場合には、妊娠高血圧腎症発症のハイリスク群と認識し、家庭血圧測定などにて病態悪化の早期発見に努める。

管　理

『産婦人科診療ガイドライン：産科編2017』[8]では、妊娠高血圧腎症と重症妊娠高血圧は原則入院管理とし、軽症妊娠高血圧の入院の要否について言及しなかった。『妊娠高血圧症候群の診療指針2015』[5]では、重症妊娠高血圧と妊娠高血圧腎症は入院管理とし、軽症妊娠高血圧は血圧が安定して母児の状態が良好な場合に外来管理が可能であるとした。

2018年の定義分類改定に伴う管理方法の方針を以下に示す。

1）妊娠高血圧腎症、加重型妊娠高血圧腎症、重症妊娠高血圧

入院管理を行う。特に早期発症型や母体臓器障害、子宮胎盤機能不全を伴う場合は、母児に対する適切な周産期管理が可能な医療施設での入院管理が望ましい。

2）高血圧合併妊娠、軽度高血圧

高血圧合併妊娠および軽度高血圧（140〜159/90〜109mmHg）を伴う妊娠高血圧は、入院管理と慎重な外来管理の両者を可能とする。ただし、外来管理を行う場合には、妊婦健診の間隔を短縮すること、血圧上昇の早期発見のために家庭血圧測定を行うこと、家庭血圧値異常や母体臓器障害、子宮胎盤機能不全が出現した場合には、医療施設と連絡を取り、速やかに入院管理に移行させることが重要となる。米国産婦人科学会（ACOG）、ISSHP、英国国立医療技術評価機構（NICE）ともに妊娠高血圧腎症は入院管理、妊娠高血圧は外来管理も可能としている[1, 4, 5]。

3）母児の評価

入院と外来のいかんを問わず、母体の病態評価（血圧測定、血小板数・肝腎機能・凝固能を含めた血液検査、尿検査、母体合併症に伴う症状の確認など）と胎児well-being評価（NST、超音波検査による胎児発育・羊水量・臍帯血流分析など）を定期的に行う必要がある。

4）母体合併症

妊娠高血圧症候群の重篤な母体合併症であるHELLP症候群（上腹部痛、嘔吐などの消化器系異常症状を呈する）、子癇（痙攣、視覚障害などの前駆症状を呈する場合がある）、脳卒中（片麻痺、意識障害、構音障害、強度の頭痛、嘔吐、痙攣などの中枢神経系異常症状を呈する）の発症に注意する。

臨床ピットフォール

- 妊娠高血圧症候群が急激に悪化して、子癇、脳卒中、HELLP症候群、胎児・胎盤機能不全などを引き起こす可能性がある。
- 一次医療施設から高次医療施設への管理移行時期を見誤ってはならない。

5）降圧治療

血圧140〜159/90〜109mmHgに対する降圧治療の有益性を示すエビデンスはない[9]。降圧治療開始血圧値や降圧目標値は、各国学会ガイドライン間で一致していない。『産婦人科診療ガイドライン：産科編2017』[8]では、血圧160〜179/110〜119mmHgを反復して認めた場合に降圧治療を開始し、特に血圧≧180/120mmHgを反復して認めた場合には「高血圧緊急症」と診断して速やかに降圧治療（降圧目標は血圧140〜159/90〜109mmHg）を開始するとしている[5]。

妊娠中に経口投与が可能な降圧薬には、メチルドパ水和物、ラベタロール塩酸塩、ヒドララジン塩酸塩、徐放性ニフェジピン（妊娠20週以降使用可）がある。1剤で降圧不良の場合は、2剤併用も考慮する。その場合、交感神経抑制薬（メチルドパ、ラベタロール）いずれかと血管拡張薬（ヒドララジン、ニフェジピン）いずれかの併用が推奨される[5]。

高血圧緊急症に対しては、静注薬（ニカルジピン塩酸塩、ヒドララジン、ニトログリセリン）を用い、特に調節性に優れたニカルジピン静注薬が推奨される。高血圧緊急症は子癇のリスクが上昇しているため、硫酸マグネシウムによる痙攣予防も行う。妊婦に対してアンジオテンシン変換酵素阻害薬、アンジオテンシン受容体拮抗薬は使用しない。

6）妊娠終結時期

妊娠継続限界に関する十分なエビデンスはないが、ACOG、ISSHP、NICEとも重症妊娠高血圧腎症は妊娠34週以降、軽症妊娠高血圧腎症でも妊娠37週以降には妊娠終結が望ましいとしている[7, 10, 11]。『産婦人科診療ガイドライ

ン：産科編 2017』[8]では、軽症妊娠高血圧腎症は妊娠 37 週以降、軽症妊娠高血圧は妊娠 40 週を目処に分娩誘発を考慮、『妊娠高血圧症候群の診療指針 2015』[5]では、重症妊娠高血圧腎症で 34 週、重症妊娠高血圧で 34～37 週、軽症妊娠高血圧腎症と軽症妊娠高血圧で 37～40 週を目処に妊娠終結を考慮するとした。

2018 年の定義分類改定に伴う妊娠終結時期についての方針を以下に示す。

- 妊娠高血圧症候群において明らかな母体臓器障害、子宮胎盤機能不全、治療に抵抗する重症高血圧症などを合併し、母児の生命にとり危険と考えられる場合には、妊娠週数に関係なく、その時点での妊娠終結を検討する。
- 妊娠高血圧腎症、加重型妊娠高血圧腎症、重症妊娠高血圧、重症高血圧合併妊娠は、妊娠 37 週以降であればできるだけ早期に妊娠終結を検討し、軽度高血圧を伴う妊娠高血圧と高血圧合併妊娠でも妊娠 40 週を目処に妊娠終結を考慮する。

7）分娩様式

妊娠終結における分娩様式として、分娩誘発による経腟分娩か帝王切開分娩が考えられるが、母児の病態の重篤度や緊急度、児の在胎週数、胎位、子宮頸管の状態などを考慮して慎重に選択する必要がある。分娩誘発による経腟分娩の場合には、定期的な血圧測定と持続的な胎児心拍数モニタリングを行う。常に緊急帝王切開術となる可能性があるため、血圧コントロール不良や母体合併症、胎児機能不全などを併発した場合には緊急帝王切開術に移行できるように、あらかじめインフォームドコンセントを得ておく。

産褥期発症型

妊娠高血圧症候群は分娩後に改善することが多いが、一部は分娩後も持続し[12]、分娩時や分娩後に初めて発症する場合もある[13,14]。しかも、妊娠高血圧腎症で発症リスクが高まる HELLP 症候群、子癇、脳卒中のそれぞれ 30％、44％、36％が産褥期発症であるため、産褥期もこれら疾患の併発に注意する必要がある。

> **臨床で役立つ！Point**
>
> - 妊婦健診での高血圧スクリーニングは診察室血圧測定で行い、血圧≧140/90mmHgの場合には高血圧か白衣高血圧を考え、両者の鑑別は家庭血圧測定で行う。
> - 妊婦健診での蛋白尿スクリーニングは試験紙法による尿蛋白半定量で行い、2回以上≧1＋あるいは1回でも≧2＋を認めた場合を蛋白尿スクリーニング陽性と判断し、随時尿P/C比≧0.3などで蛋白尿と診断する。
> - 妊娠高血圧腎症、加重型妊娠高血圧腎症、重症妊娠高血圧は入院管理する。
> - HELLP症候群、子癇、脳卒中の合併に注意する。
> - 血圧≧160/110mmHgで降圧治療を開始し、血圧≧180/120mmHgの場合には「高血圧緊急症」と診断して速やかな降圧治療を行う。
> - 母体臓器障害、治療に抵抗する重症高血圧などを認め、母体生命が危険な場合には、妊娠週数に関係なく妊娠を終結させる。
> - 妊娠を終結させる場合の分娩様式（分娩誘発による経腟分娩か帝王切開分娩）は、母児の病態の重篤度や緊急度を考慮して選択する。

引用・参考文献

1) 渡辺員支. 妊娠高血圧症候群定義・臨床分類のup to date. 日本産科婦人科学会雑誌. 70 (3), 2018, 1148-57.
2) Say, L. et al. Global causes of maternal death : a WHO systematic analysis. Lancet Blob. Health. 2 (6), 2014, e323-33.
3) Hasegawa, J. et al. Current status of pregnancy-related maternal mortality in Japan : a report from the Maternal Death Exploratory Committee in Japan. BMJ Open. 6 (3), 2016, e010304.
4) Yoshida, K. et al. Strokes Associated With Pregnancy and Puerperium : A Nationwide Study by the Japan Stroke Society. Stroke. 48 (2), 2017, 276-82.
5) 日本妊娠高血圧学会編. 妊娠高血圧症候群の診療指針2015 : Best Practice Guide. 東京, メジカルビュー社, 2015, 252p.
6) Baba, Y. et al. Urinary protein-to-creatinine ratio in pregnant women after dipstick testing : prospective observational study. BMC Preg. Childbirth. 15, 2015, 331.
7) Tranquilli, AL. et al. The classification, diagnosis and management of the hypertensive disorders of pregnancy : A revised statement from the ISSHP. Pregnancy Hypertens. 4 (2), 2014, 97-104.
8) 日本産科婦人科学会／日本産婦人科医会. "CQ309-1 妊婦健診で高血圧や蛋白尿を認めたら？" "CQ309-2 妊娠高血圧腎症と診断されたら？" "CQ309-3 妊産褥婦が痙攣を起こしたときの対応は？" 産婦人科診療ガイドライン：産科編2017. 東京, 日本産科婦人科学会, 2017, 191-204.
9) Abalos, E. et al. Antihypertensive drug therapy for mild to moderate hypertension during pregnancy. Cochrane database Syst. Rev. (2), 2014, CD002252.
10) American College of Obstetricians and Gynecologists. Hypertension in pregnancy. Washington, DC, American College of Obstetricians and Gynecologists, 2013. http://www.acog.org/Clinical-Guideline-and-Publications/Task-Force-and-Work-Group-Reports/Hypertension-in-Pregnancy［2018.11.17］
11) Surveillance report 2017-Hypertension in pregnancy : diagnosis and management. (2010) NICE guideline CG107. https://www.nice.org.uk/guidance/cg107［2018.11.17］
12) Podymow, T. et al. Postpartum course of gestational hypertension and preeclampsia. Hypertens. Pregnancy. 29 (3), 2010, 294-300.
13) Goel, A. et al. Epidemiology and mechanisms of De Novo and persist hypertension in the postpartum period. Circulation. 132 (18), 2015, 1726-33.
14) Ohno, Y. et al. The risk factors of labor onset hypertension. Hypertens. Res. 39 (4), 2016, 260-5.

各論 06 子癇

田嶋 敦　たじま あつし ● 亀田総合病院産婦人科 部長、総合周産期母子医療センター センター長

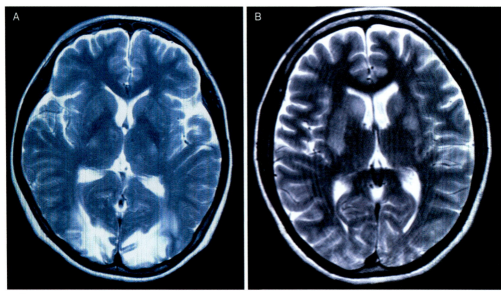

図　子癇のPRES所見（T2WI画像）
A：後頭葉に high intensity area を認めた痙攣症例
B：基底核周辺に high intensity area を認めた痙攣症例

（画像提供：大野レディスクリニック 大野泰正先生）

Summary

子癇は、妊娠20週以降に初めて痙攣発作を起こし、てんかんや二次性痙攣が否定される場合とされている。妊産褥婦が痙攣を起こした場合には、まず子癇と考えて治療を開始し、状態が安定した時点から鑑別診断を行う。特に、脳卒中との鑑別診断は重要であり、積極的に頭部の画像検査を行う。気道確保、バイタルチェックなどの救急処置が必要であり、人手を多く集めることが重要である。抗痙攣薬としては、硫酸マグネシウムが第一選択となる。

病態

子癇は、妊娠高血圧腎症に伴って脳血管の攣縮が発生し、脳虚血に陥ることが原因と考えられていたが、近年では脳血流量の増加により高血圧性脳症様発作が出現するという説が考えられている。通常、脳血流量は平均体血圧が60〜150mmHgの間では自動調節機能が働き一定に保たれている。平均体血圧がそれを上回った場合には急激な脳血流量の増加が生じ、頭痛や嘔気・嘔吐、痙攣や意識障害を認める高血圧性脳症を発症することがある。

子癇発作後には、頭部MRIで大脳皮質下、被殻、視床、橋などに局在する一過性脳浮腫の所見である posterior reversible encephalopathy syndrome（PRES）を高頻度に認める[1]（**図**）。

これは、脳血流量の増加による血液脳関門の機能障害や、血管内皮細胞の障害による血管透過性の亢進により脳浮腫を呈した所見とされており、子癇発作の病態を示していると考えられる。

子癇の日本での発症頻度は0.04％とされ、妊娠中発症が19％、分娩中が37％、産褥期が44％とされている[2]。危険因子として、初産婦、若年妊娠、子癇既往妊娠、妊娠高血圧症候群、HELLP症候群、妊娠蛋白尿、双胎妊娠、極端な体重増加が挙げられている。妊産褥婦が痙攣発作を起こした場合には、まず子癇として治療を開始することが必要であり、状態が落ち着いてから鑑別診断を行う。

脳出血との鑑別

妊産褥婦が痙攣を起こした場合には、まず子癇と考えて治療を開始する。同様に痙攣を起こす他の疾患として、脳卒中、てんかん、脳炎、髄膜炎、脳腫瘍、羊水塞栓、低血糖などの代謝性疾患が考えられ、鑑別診断を行う必要がある。特に脳卒中は、わが国における妊産婦死亡原因の17％を占める重要な疾患である[3]。

わが国の妊娠に関連する脳卒中は出血性脳卒中が多く、虚血性脳卒中よりも予後不良とされている[4]。出血性脳卒中の初発症状としては、意識障害、激しい頭痛が多く、虚血性脳卒中は片麻痺、言語障害が多いとされ、痙攣を初発症状とすることは、出血性、虚血性共に1％程度である[5]。

米国脳卒中協会は、脳卒中を疑う症状として、顔面非対称（face）、上下肢麻痺（arm）、言語障害（speech）の3つを確認することを推奨している（ACT FAST）[6]。痙攣の直後には鑑別が困難なことが多く、症状が持続する場合には特に脳卒中を疑う。最終的には、頭部画像検査（CTまたはMRI）で鑑別診断を行う必要があり、状態が安定した時点で積極的に画像診断を行うべきである。

治療

治療としては、母体の安全の確保、痙攣の抑制を図る。救急処置の原則にのっとり、気道確保、酸素投与、静脈ルートの確保が必要となる。酸素投与の際には、口腔内を吸引し、誤嚥を予防する。バイタルチェックを行うことやベッドからの落下を予防することも必要であり、発作を認めた場合は人員の確保も重要である。

抗痙攣薬としては、硫酸マグネシウムが第一選択となる（表）。さまざまな報告により、痙攣の再発率や母体死亡率に関して、ジアゼパムやフェニトインよりも優れているとされている[7]。高マグネシウム血症となった場合は、中枢神経抑制、心機能抑制、呼吸麻痺などを認めるため、定期的な血中濃度測定、膝蓋腱反射を確認する。硫酸マグネシウムはほとんど腎排泄となるため、尿量の確認も重要である。硫酸マグネシウムは、投与開始後または分娩後24時間は持続投与し、再発予防を図る必要がある。

硫酸マグネシウムでは、再発が9.7％に起こるとされ、その他の抗痙攣薬の使用を考慮する場合がある。わが国においては、てんかんや脳卒中に関連する痙攣時の抗痙攣薬の第一選択はジアゼパム、第二選択はフェニトインであるが、子癇の場合の第二選択薬に関しては明らかにされていない。これらの抗痙攣薬を投与した場合は、呼吸抑制や誤嚥のリスクが高くなるため、気管挿管も含めた適切な気道確保、呼吸管理が可能な準備が必要である。

表 子癇発作時の抗痙攣薬使用法（添付文書）

硫酸マグネシウム（マグセント®）	
効能効果	・重症妊娠高血圧症候群における子癇の発症抑制および治療 ・切迫早産における子宮収縮の抑制
使用法	・loading dose：40mL（MgSO$_4$水和物 4g）を 20 分以上かけて静脈内投与 ・maintenance infusion：引き続いて毎時 10mL（1g）より持続静脈内投与 ・症状に応じ 5mL（0.5g）／時ずつ増量し、最大投与量は 20mL（2g）／時まで ・maintenance infusion は 24 時間程度行い、子癇の再発予防を行う 本剤は持続注入ポンプを用いて投与する（少なくとも初回量投与時以外は）
注意点	・重症筋無力症患者、心ブロック既往患者には禁忌 ・高マグネシウム血症、マグネシウム中毒（血圧低下、中枢神経抑制、心機能抑制、呼吸麻痺など）が惹起されることがあるため、投与中は慎重な観察（膝蓋腱反射、呼吸数変動、血中マグネシウム濃度測定）を行う ・本剤投与時には、新生児に対する気管挿管を含む必要十分な蘇生を実施できる体制など、新生児および母体を含めた適切な周産期管理が可能な体制を確保すること

ジアゼパム（セルシン®）	
効能効果	・てんかん様重積状態における痙攣抑制 ・分娩時における不安、興奮、抑うつの軽減
使用法	・2mL（ジアゼパム 10mg）を静脈内投与（2 分間以上かけて） ・または 2mL を緩徐に筋肉内注射 ・以後、必要に応じて 3～4 時間ごとに注射する
注意点	・急性狭隅角緑内障患者、重症筋無力症患者には禁忌 ・舌根沈下による上気道閉塞、呼吸抑制に注意する

（文献 7 より引用）

妊娠期に発症した場合には、母体の状態が落ち着き次第、胎児の評価を行う。母体の呼吸抑制からの低酸素状態、常位胎盤早期剥離の合併などへの注意が必要である。

重症妊娠高血圧腎症や HELLP 症候群などを持つ母体に、子癇を発症する前から硫酸マグネシウムを使用し、適切な血圧管理を行うことにより、子癇の発症が減少し母児ともに予後が改善されたことが報告されており[8]、子癇の予防に努める必要がある。

臨床ピットフォール

・妊娠関連脳卒中に高頻度に認める MRI 所見として、可逆性脳血管攣縮症候群（reversible cerebral vasoconstriction syndrome；RCVS）がある。RCVS は、非動脈瘤性に脳血管の攣縮所見を認める疾患の総称とされ、皮質性くも膜下出血の主要な原因とされている。PRES と発症機序が似ていると考えられ、主に産褥期に PRES とともに RCVS を認めることがある。

臨床で役立つ！ Point

- 妊産褥婦が痙攣を起こした場合には、まず子癇と考えて治療を開始するが、鑑別診断として脳卒中は重要な疾患であり、臨床症状からは鑑別できないので、積極的に頭部の画像検査を行う。
- 気道確保、バイタルチェックなどの救急処置が必要となるため、人員を確保する。
- 抗痙攣薬としては硫酸マグネシウムが第一選択となる。再発した場合にジアゼパムやフェニトインを使用することもあるが、呼吸抑制や誤嚥に、より注意する。
- 重症妊娠高血圧腎症、HELLP症候群などを持つ母体には、硫酸マグネシウムの投与、適切な血圧管理を行い、子癇の予防に努める。

引用・参考文献

1) Hinchey, J. et al. A reversible posterior leukoencephalopathy syndrome. N. Eng. J. Med. 334 (8), 1996, 494-500.
2) Ohno, Y. et al. Results of a questionnaire survey on pregnancy-associated stroke from 2005 to 2012 in Aichi Prefecture, Japan. Hypertens. Res. Preg. 2 (1), 2014, 16-20.
3) Hasegawa, J. et al. Current status of pregnancy-related maternal mortality in Japan : a report from the Maternal Death Exploratory Committee in Japan. BMJ Open. 6 (3), 2016, e010304.
4) Yoshimatsu, J. et al. Factors contributing to mortality and morbidity in pregnancy-associated intracerebral hemorrhage in Japan. J. Obstet. Gynecol. Res. 40 (5), 2014, 1267-73.
5) 高松和弘ほか. "急性期脳卒中の実態：脳卒中の病型別にみた初発神経症状の頻度". 脳卒中データバンク2015. 東京, 中山書店, 2015, 18-9.
6) Hurwitz, AS. et al. Directed use of the Cincinnati prehospital stroke scale by laypersons. Prehosp. Emerg. Care. 9 (3), 2005, 292-6.
7) 日本産科婦人科学会／日本産婦人科医会. "CQ309-3 妊産褥婦が痙攣を起こしたときの対応は？". 産婦人科診療ガイドライン：産科編2017. 東京, 日本産科婦人科学会, 2017, 199-204.
8) Knight, M. Eclampsia in the United Kingdom 2005. BJOG. 114 (9), 2007, 1072-8.
9) Yoshida, K. et al. Strokes Associated With Pregnancy and Puerperium : A Nationwide Study by the Japan Stroke Society. Stroke. 48 (2), 2017, 276-82.
10) Hacein-Bey, L. et al. Imaging of Cerebrovascular Disease in Pregnancy and the Puerperium. AJR. 206 (1), 2016, 26-38.

07 HELLP症候群

鷹野 真由実 たかの まゆみ ● 東邦大学医学部産科婦人科学講座
中田 雅彦 なかた まさひこ ● 東邦大学医学部産科婦人科学講座 教授

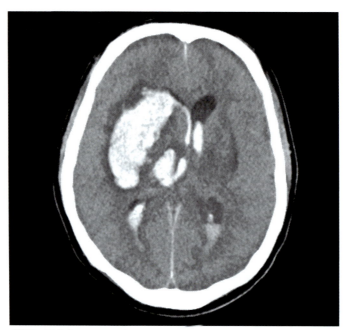

図1 脳出血のCT画像

Summary

HELLP症候群は、溶血、肝逸脱酵素上昇、血小板減少を主徴とする疾患であり、母体死亡やDIC、常位胎盤早期剥離などを合併する重篤な疾患である。症状は腹痛や悪心・嘔吐など非特異的であり、消化器疾患との混同に注意を要する。妊娠高血圧症候群に合併する場合が多いため、本疾患の発症に注意しながら管理を行う。診断は血液検査や末梢血液スメアによって行う。本疾患の唯一の有効な治療法は妊娠の終了であるが、血小板減少の早期回復を目的とした母体デキサメタゾンの投与も考慮される。

病態

HELLP症候群は、溶血（Hemolysis）、肝逸脱酵素上昇（Elevated Liver enzymes）、血小板減少（Low Platelet count）を主徴とする症候群である[1]。全妊娠の0.1〜0.2%に発症し、70%が分娩前に、30%が分娩後に発症する[2]。分娩前の発症の80%は妊娠20〜37週での発症であり、妊娠20週未満の発症は3%以下と少ない。また、分娩後の多くは分娩後48時間までの早期に発症する。

HELLP症候群の病態はいまだ解明されていないが、多くの症例で高血圧や蛋白尿を認めること、妊娠高血圧腎症や子癇症例の10〜20%

にHELLP症候群を合併することから、妊娠高血圧症候群と同様に胎盤の形成障害が病態に関与すると考えられている[2]。一方で、HELLP症候群の15〜20％は高血圧や蛋白尿を合併しないことから、これら2つの病態は異なるとする意見も存在する[3]。

診 断

HELLP症候群の最も典型的な症状は、右上腹部や心窩部の痛み、嘔気・嘔吐などであるが、これらの症状は非特異的であり、特に消化器疾患と混同されることが多い。診断の遅れは母児の周産期予後不良につながるため、妊娠中もしくは分娩後に上記症状を訴える場合には、まず本疾患を念頭に置いて診療を行うことが重要である。また、HELLP症候群では約85％の症例で高血圧や蛋白尿を伴うため、本疾患を疑う一助となる。

> **臨床ピットフォール**
> ・血圧上昇を伴わないHELLP症候群も存在するため、上腹部痛など典型的な症状を呈する症例において、診断や母体・胎児の評価を怠ってはならない。

HELLP症候群の検査所見によるSibaiの診断基準（テネシー分類）[2]とMartinの診断基準（ミシシッピ分類）[4]を表に示す。診断基準となる異常検査所見を1つ以上認めるが、一部検査値が基準を満たさない場合はpartial HELLP症候群として扱い[5]、HELLP症候群への進行を念頭に置いて管理を行う。

HELLP症候群の鑑別疾患として、急性妊娠脂肪肝（acute fatty liver of pregnancy；AFLP）、胃腸炎、肝炎、虫垂炎、胆嚢疾患、特発性血小板減少性紫斑病（idiopathic thrombocytopenic purpura；ITP）、ループス腎炎、抗リン脂質抗体症候群、溶血性尿毒症症候群（hemolytic-uremic syndrome；HUS）、血栓性血小板減少性紫斑病（thrombotic thrombocytopenic purpura；TTP）が挙げられる。特に、AFLPは症状や臨床所見が酷似しており鑑別が困難であるが、HELLP症候群よりもプロトロンビン時間（PT）、活性化部分トロンボプラスチン時間（APTT）の延長、高度の低血糖、血清クレアチニン値の上昇を認める。

表　HELLP症候群の診断基準

テネシー分類
・末梢血液スメアによる病的赤血球（破砕赤血球）の出現
・LDH＞600 IU/L（もしくは 総ビリルビン＞1.2mg/dL）
・血小板数＜10万/mm^3
・AST＞70 IU/L

（文献2より引用改変）

ミシシッピ分類			
	Class 1	Class 2	Class 3
血小板数（/mm^3）	≦5万	＞5万、≦10万	＞10万、≦15万
AST、ALT（IU/L）	≧70	≧70	≧40
LDH（IU/L）	≧600	≧600	≧600

（文献4より引用改変）

臨床ピットフォール

- 診断基準を一部満たさない症例もpartial HELLP症候群として厳重な管理を行い、HELLP症候群の診断となる場合には速やかに対応する。

管理

HELLP症候群と診断した場合は、速やかに母体の全身状態の評価、合併症の有無および児の状態の評価を行う。合併症としては、DIC、常位胎盤早期剥離、急性腎不全、肺水腫、肝被膜下血腫、胎児機能不全、胎児死亡が挙げられる。特にDICは合併する頻度が高く、約20％の症例で認めるため[2]、HELLP症候群の診断と併せて凝固系の血液検査項目を評価する。

臨床ピットフォール

- 分娩前に発症したHELLP症候群において、分娩後24〜48時間程度は、血小板減少やその他の血液異常所見が増悪する可能性があり、引き続き集学的な管理を行う。

HELLP症候群の唯一の有効な治療法は妊娠の終了であり、母体の全身状態の安定化を図りながら分娩の方針とする。高血圧を合併する症例が多く、降圧療法と硫酸マグネシウムの投与など、妊娠高血圧症候群に準じた管理も同時に行う（図2）。また、ミシシッピプロトコール[4]（図3）では、HELLP症候群の重症化防止と脳出血など母体の重篤な合併症の予防を目的とした母体デキサメタゾンの投与の有用性が報告されており、投与が考慮される[6]。本プロトコールでは、降圧療法と硫酸マグネシウムの投与に加えてデキサメタゾンの投与を行い、デキサメタゾンは血小板数が10万/mm^{3}に改善するまで投与する。母体デキサメタゾンの効果に関しては、懐疑的な意見も存在する[7]が、管理法の一つとして考慮するべきである。

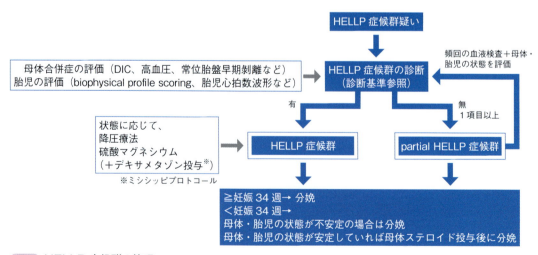

図2 HELLP症候群の管理

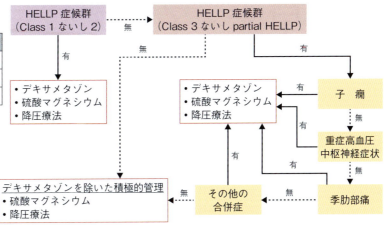

デキサメタゾンの投与法		
	投与量	タイミング
分娩前	10mg 静注	12 時間ごと
分娩後	10mg 静注	0、12 時間後
	5mg 静注	24、36 時間後

図3 ミシシッピプロトコール

(文献 4, 6 より引用改変)

臨床で役立つ！Point

- HELLP 症候群では、母体全身状態の安定化および妊娠の終了が優先されるが、診断と同時に降圧療法や硫酸マグネシウム、デキサメタゾンの投与を併用する。
- 患者への情報提供として、HELLP 症候群の次回妊娠時の再発は約 7% 程度と高く、妊娠高血圧症候群の罹患率も高いことを説明する。

引用・参考文献

1) Weinstein, L. Syndrome of hemolysis, elevated liver enzymes, and low platelet count : a severe consequence of hypertension in pregnancy. Am. J. Obstet. Gynecol. 142 (2), 1982, 159-67.
2) Sibai, BM. et al. Maternal morbidity and mortality in 442 pregnancies with hemolysis, elevated liver enzymes, and low platelets (HELLP syndrome). Am. J. Obstet. Gynecol. 169 (4), 1993, 1000-6.
3) Sibai, BM. The HELLP syndrome (hemolysis, elevated liver enzymes, and low platelets) : much ado about nothing? Am. J. Obstet. Gynecol. 162 (2), 1990, 311-6.
4) Martin, JN. Jr. Milestones in the quest for best management of patients with HELLP syndrome (microangiopathic hemolytic anemia, hepatic dysfunction, thrombocytopenia). Int. J. Gynaecol. Obstet. 121 (3), 2013, 202-7.
5) Audibert, F. et al. Clinical utility of strict diagnostic criteria for the HELLP (hemolysis, elevated liver enzymes, and low platelets) syndrome. Am. J. Obstet. Gynecol. 175 (2), 1996, 460-4.
6) 妊産婦死亡症例検討評価委員会／日本産婦人科医会. 母体安全への提言 2014. 2015.
http://www.jaog.or.jp/medical/ikai/project03/PDF/botai_2014.pdf. [2019.1. 9]
7) Woudstra, DM. et al. Corticosteroids for HELLP (hemolysis, elevated liver enzymes, low platelets) syndrome in pregnancy. Cochrane Database Syst. Rev. 9, 2010, CD008148.
8) Van Oostwaard, MF. et al. Recurrence of hypertensive disorders of pregnancy : an individual patient data metaanalysis. Am. J. Obstet. Gynecol. 212 (5), 2015, 624. e1-17.

08 切迫早産・子宮頸管無力症

各論

中井 章人 なかい あきひと ● 日本医科大学産婦人科学 教授／日本医科大学多摩永山病院 院長

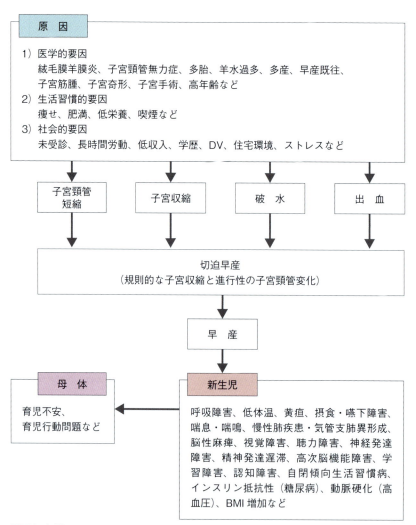

図1 早産の原因と病態

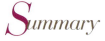

　早産の原因は多岐にわたる。さまざまな症状を呈し、最終的には規則的な子宮収縮に進行性の子宮頸管変化を伴う、いわゆる「切迫早産」の状態を経て早産に至る。「子宮頸管無力症」はその要因の一つで、経腟超音波検査による頸管観察（頸管長測定）により診断され、高い早産リスクになる。さまざまな原因、症状で構成される病態から、切迫早産・早産は症候群といえる。現在、早産治療は切迫早産治療からハイリスクへの予防治療に遷移し、さらに幅広い予防医学へと展開しようとしている。

切迫早産

1) 切迫早産は早産に至る最終形

早産の原因は多岐にわたる。出血、腹部緊満、腹痛、破水などさまざまな症状で発症するが、最終的には規則的な子宮収縮に進行性の子宮頸管変化（頸管の熟化・開大）を伴う、いわゆる「切迫早産」を経て早産に至る。

厳密には、軽い腹部緊満だけのものや無症状で頸管長が短縮しただけの場合などと「切迫早産」は、区別して用いなければならない。

また、切迫早産は、多因子・多症状により構成されることから、症候群と位置付けることができる。

2) 早産は増加している

早産率は、1980年代から2000年代まで増加の一途をたどり、2010年代に入りわずかな減少傾向を示している。この変化は、早産治療の変遷と関連する（図2）。

3) 切迫早産治療から予防治療へ

かつて、早産治療は最終形である「切迫早産」を対象として行われていた。1986年に導入された塩酸リトドリンを中心に、硫酸マグネシウムなど、子宮収縮抑制治療がその主体である。しかし、その間も早産率は増加を続け、これらの治療が十分機能していたとはいえない（図2）。

こうした状況に対し、1990年を前後し、早産を原因から見直し介入する医学的ハイリスクに対する予防治療が提唱され始める。感染症（絨毛膜羊膜炎、細菌性腟症）に対する抗菌薬投与、頸管長短縮に対する頸管縫縮術、黄体ホルモン療法などである。切迫早産治療から、これら予防治療への転換が、近年の早産率の増加抑制に寄与していると推察される（図2）。

> **臨床ピットフォール**
> ・子宮収縮抑制薬の長期使用を全て否定するものではないが、規則的な子宮収縮がないものに漫然と持続投与すべきではない。

4) 予防対象となる医学的ハイリスク

絨毛膜羊膜炎は直接早産を招く。しかし、その原因となる細菌性腟症など感染症に対する検査と治療の有効性は確立していない。妊娠20

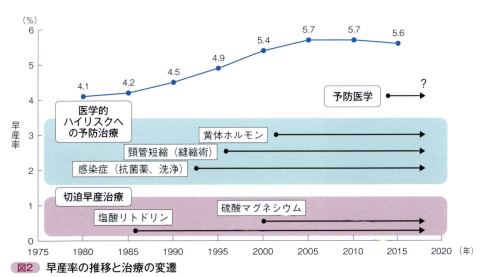

図2 早産率の推移と治療の変遷

（厚生労働省．昭和55年～平成28年人口動態調査を参考に作成）

週未満のローリスク妊婦に限り、細菌性腟症の検査と治療が、早産を減少させる[1]。

> **臨床ピットフォール**
> ・妊娠20週以降、細菌性腟症への抗菌薬治療は早産率を増加させる可能性があり、有症状の場合以外は施行すべきではない。

予防治療がある程度確立された医学的ハイリスクには、早産既往歴と経腟超音波検査による頸管長の短縮がある（図3）。早産既往があることで早産率は増加し、黄体ホルモン（17-alpha-hydroxyprogesterone caproate；17-OHPC）の筋肉内注射が効果的とされる。国内でも、推奨量（250 mg/週）の半量（125mg/週）が、「黄体機能不全に伴う切迫流早産」を適応として保険収載されている（表）。

一方、頸管短縮例（25mm未満）に有効とされているのは、天然型プロゲステロンの腟内投与で、腟錠やゲルが用いられる。国内では、腟錠が不妊治療を適応として承認薬になっているが、保険収載はなく、頸管無力症や切迫早産は適用外である（表）。

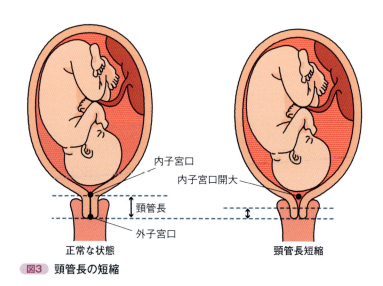

図3 頸管長の短縮

表　黄体ホルモンの種類と特性

		天然型プロゲステロン	17-OHPC 筋注
薬理的効果	子宮収縮	抑制	無効
	頸管拡張	抑制	不明
	炎症反応	抑制	不明
臨床的効果	早産既往例	△*	○
	頸管短縮例	○	×
	切迫早産**	×	×
推奨される投与方法		腟錠 100〜200mg/日 妊娠16〜36週・連日	250mg 筋肉内注射 妊娠16〜36週・週1回
保険適用		× （国内承認薬）	○ （125mg/週）

* 頸管短縮を伴う場合は効果的
** 規則的な子宮収縮と進行性の頸管変化（頸管熟化）を伴うもの

また、単胎で早産既往があり、かつ頸管長が短縮（25mm 未満）している場合には、頸管縫縮術が有効になる。近年、頸管長短縮に対しペッサリーの有用性が注目されているが、単胎を対象とした検討の成績は不安定で、多胎での早産抑制効果が報告されている[2]。

> **臨床ピットフォール**
> ・早産既往を放置してはならず、経過観察するとしてもハイリスクであることを認識する。
> ・保険適用外の治療や薬剤の使用には、施設内の倫理委員会などで審査を受ける必要がある。

頸管無力症

頸管無力症と経腟超音波検査による頸管長の短縮は、厳密には異なる病態である。本来、頸管無力症は痛み（子宮収縮）を伴わず生じる子宮頸管の開大で、結果、妊娠初期・中期の流早産に至るものを指す。

頸管無力症に限らず、子宮収縮がある場合でも、子宮口の開大は内子宮口側から始まる。内子宮口の開大は頸管の長さを短縮させる（図3）。経腟超音波検査によりこの状態を評価するものが、頸管の観察と頸管長測定である（図4）。リスクにかかわらず、全ての妊婦で妊娠18〜24週に検査を行うことが推奨されている。

予防医学

医学的ハイリスクに限定しない予防医学も検討されている。

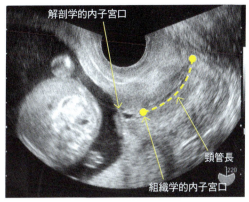

図4 経腟超音波法による頸管長測定

葉酸は、妊娠初期の脊椎間閉鎖障害のみならず、胎盤形成異常に関連する産科疾患群（placenta-mediated pregnancy complications；PMPC）に効果的とされる。PMPCの主体は血管内皮障害で、葉酸とマルチビタミンはそれらを惹起するホモシステインの蓄積を抑制し、早産を含むPMPCを予防する[3]。

また、腸内細菌叢の変動と早産との関連が報告され、probioticsの投与により早産が減少する可能性が指摘されている[4]。腸内細菌の一つである *clostridium* は、免疫抑制に必須の制御性（調節性）T 細胞を強力に誘導することが知られ、妊娠中の免疫寛容に関わると推察されている。細菌性腟症など腟内細菌叢の変動からの上行性感染ではなく、免疫寛容をもたらす腸内細菌叢の破綻が早産を招くとすれば、極めて興味深い。

これらはまだ確立した治療ではないが、今後の研究が期待される。

> **臨床で役立つ！Point**
>
> - 妊娠を計画する場合には、葉酸（0.4〜0.8mg/日）とマルチビタミンのサプリメントの投与を開始し、妊娠終了まで継続する。
> - 経産婦では、必ず以前に出産した際の分娩週数を確認する。
> - 早産既往では、妊娠12週以降の予防的頸管縫縮術、妊娠16週以降の黄体ホルモン（17-OHPC）投与を考慮する。
> - 頸管長の測定は、全ての妊婦で妊娠18〜24週に行う。
> - 早産既往がある場合には、無症状の頸管長短縮に対する縫縮術と天然型プロゲステロンの効果は同等であり、より短縮が進んでいるものには縫縮術、わずかなものでは天然型プロゲステロンが勧められる。

引用・参考文献

1) Swadpanich, U. et al. Antenatal lower genital tract infection screening and treatment programs for preventing preterm delivery. Cochrane Database Syst. Rev. (2), 2008, CD006178.
2) Zheng, L. et al. Cervical pessaries for the prevention of preterm birth : a systematic review and meta-analysis. J. Matern. Fetal Neonatal Med. 2017, 1-10. doi: 10.1080/14767058.2017.1414795. [Epub ahead of print]
3) Liu, X. et al. Folic acid supplementation, dietary folate intake and risk of preterm birth in China. Eur. J. Nutr. 55 (4), 2016, 1411-22.
4) Kirihara, N. et al. Effect of probiotics on perinatal outcome in patients at high risk of preterm birth. J. Obstet. Gynaecol. Res. 44 (2), 2018, 241-7.

09 前期破水

各論

青木 宏明　あおき ひろあき ● 青木産婦人科医院 院長

表1 妊娠週数ごとの前期破水の管理

妊娠37週以降	・早期に分娩とする ・GBS予防抗菌薬投与（適応がある場合）
妊娠34週0日〜36週6日	・妊娠37週以降と同等に取り扱う
妊娠22週0日〜33週6日	・待機的管理 ・妊娠期間延長のための抗菌薬投与 ・ステロイド単回投与（妊娠22週、23週は状況に応じて） ・GBS予防抗菌薬投与（適応がある場合）
妊娠22週未満	・カウンセリング ・待機的管理 or 分娩誘発 ・妊娠20週以降抗菌薬の投与を考慮 ・GBS予防、ステロイド、子宮収縮抑制薬投与、神経保護のためのマグネシウム製剤投与は妊娠23週未満は適応外

（文献1より引用改変）

Summary

妊娠中期・末期の前期破水（PROM）の管理は週数により異なる。妊娠34週未満のPROMでは、明らかな感染が存在しない場合には抗菌薬を投与しながらの待機的管理、妊娠期間の延長が児の予後改善につながる可能性がある。待機的管理を行う場合は、感染や胎盤早期剥離に注意する。一方、妊娠34週以降のPROMでは、原則として早期に分娩とすることが児の予後改善につながる。また、特にpreterm PROMでは、GBS感染予防を確実に行うことが重要であり、妊娠34週未満の分娩が予測される場合は母体へのステロイド投与を行う。

病態

陣痛開始前の破水を前期破水（premature rupture of membrane；PROM）と呼び、妊娠37週以降のPROMをterm PROMあるいは単にPROM、妊娠37週未満のPROMをpreterm PROM（pPROM）と呼ぶ。pPROMのリスクは早産のリスク因子と似ており、早産・前期破水の既往、子宮頸管の短縮、妊娠中期の出血、低BMI、喫煙などがリスクとされているが、明らかな原因がなく起こることも多い[1]。

pPROM症例の多くに羊水感染を合併し、破水の時期が早いほど感染率が高い[2]。起因菌は多種多様であり、その中でもウレアプラズマは、特に妊娠28週未満の早産児において慢性肺疾患である気管支肺異形成症（bronchopulmonary dysplasia；BPD）との関連が指摘されている[3]。

診断

1）前期破水の診断

前期破水の一番確実な診断は、腟鏡診にて子宮内から羊水が流れていることを確認することである。腟鏡診は同時に、子宮頸管の状態（開大や展退度）を評価することができ、臍帯脱出

や児の脱出も確認することができる。一方、内診は、特に早産期は感染のリスクがあるため極力行わないようにする。

上記で判断困難な場合は、pH測定紙を用いてアルカリ性を確認することが有用である。また、ヒトインスリン様成長因子結合蛋白1型（IGFBP-1）測定キット（チェックPROM®）は、羊水内に高濃度に存在するIGFBP-1を検出するキットで偽陽性が少なく、感度・特異度共に高い検査である。

> **臨床ピットフォール**
> - pHの測定は、簡便かつ信頼性の高い検査であるが、血液や精液が混在している場合や細菌性腟症など、腟内がアルカリに傾いている場合は偽陽性になることがあり、注意が必要である。
> - チェックPROM®も、母体血中にはIGFBP-1が含まれるため、大量出血がある場合は偽陽性となることがあり、脱落膜にも含まれるため、胎胞露見などの子宮頸管開大症例では未破水例でも陽性となることを覚えておく。

2）感染徴候の診断

感染徴候は、白血球数、CRP数などを参考に判断していくが、単独では正確性に欠けるため、発熱の有無や胎児心拍数モニタリング所見も考慮に入れながら総合的に判断する。Lenckiらの臨床的絨毛膜羊膜炎の診断基準を満たす場合は早期娩出とする[4]（**表2**）。

管　理

1）娩出のタイミング

pPROMでは、週数によって待機的管理、すなわち妊娠期間の延長が、児の未熟性による合併症を減少させる可能性がある。一方で、妊娠期間の延長は子宮内感染を増悪させ、児の予後

表2 臨床的絨毛膜羊膜炎の診断基準

1) 母体発熱 ≧ 38.0℃
   かつ次の4項目中1つ以上が該当すること
   - 母体頻脈 ≧ 100bpm
   - 子宮の圧痛
   - 腟分泌物・羊水の悪臭
   - 白血球数 ≧ 1万5,000/μL
2) または発熱がなくても上記の4項目に該当する場合

（文献4より引用）

を悪化させる可能性がある。妊娠34週以降では、妊娠期間の延長は児の予後改善にさほど影響を与えないが、妊娠34週未満であれば妊娠期間を延長させることが児のメリットになり得る。週数ごとのPROMの管理を**表1**に示す[1]。

termのPROMの管理に関するコクランのメタ解析で、早期の分娩誘発は帝王切開術や器械分娩を増やすことなく絨毛膜羊膜炎や児のNICU入院を減少させたと報告されている。しかし、この研究で扱った23の研究のうち、研究の質が高いと判断されたものは3つにとどまるため[5]、妊婦が希望した場合などは待機的管理も許容される。

待機的管理を行う場合には、感染や胎盤早期剥離、臍帯圧迫などの徴候に気を付けながら管理する。PROM後18時間経過や38℃以上の発熱を認めた場合は、B群溶血性連鎖球菌（group B *Streptococcus*；GBS）感染予防として抗菌薬投与を開始する[6]。

2）抗菌薬

pPROMに対する抗菌薬投与の目的は、新生児GBS感染症予防と妊娠期間の延長である。新生児GBSは、早産児においては重症化する頻度も高いため、感染予防が重要である。**図**に米国疾病予防管理センター（Centers for

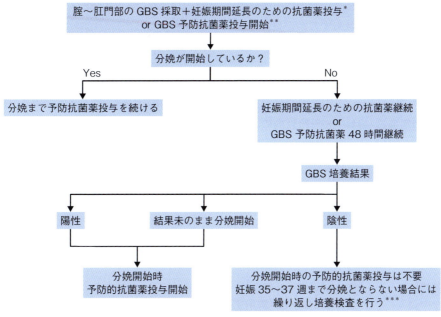

図 GBS感染予防のアルゴリズム（前期破水例）
* 妊娠期間延長のための抗菌薬：アンピシリン 2g 初回投与、以後 6 時間おきに 1g 投与
** GBS 予防抗菌薬：アンピシリン 2g 初回投与、以後 4 時間おきに 1g 投与
*** GBS 培養陰性結果は 5 週間有効。5 週間を過ぎる場合は再度培養検査を行う

（文献 6 より引用）

Disease Control and Prevention；CDC）が推奨する GBS 感染予防のアルゴリズムを示す（図）[6]。

pPROM に対する抗菌薬の投与は、妊娠期間の延長だけでなく、児の予後を改善させることが多くの研究で示されている。抗菌薬の選択は、広範囲の細菌をターゲットとした抗菌薬が望ましく、アンピシリン（ampicillin；ABPC）とアンピシリン・スルバクタムとの比較では、後者の方が破水から分娩までの期間を延長し、母体の感染を増やすことなく新生児の予後を改善させた[7]。また、前述したウレアプラズマにはペニシリン系やセフェム系は効果がないため、米国 NICHD（National Institute of Child Health and Human Development）の研究では、ABPC にエリスロマイシン（erythromycin；EM）を追加した群で児の呼吸窮迫症候群や壊死性腸炎が減少し、GBS 陰性群では妊娠期間も延長した[8]。しかし、EM は胎盤をほとんど通過しないため[9]、子宮、胎盤への移行が多く、ウレアプラズマ属への感受性があるアジスロマイシン（azithromycin；AZM）が期待されている[10]。現在のところ、妊娠中の AZM 投与により児の予後が改善したという報告はあまりないが、新生児の BPD 予防では AZM の有効性が報告されている[11]。

一方、term の PROM では、GBS 培養が陰性の場合はルーチンの抗菌薬投与は必要ないが[1]、38℃の発熱、PROM 後 18 時間経過した症例では、GBS 感染予防の抗菌薬を投与する[6]。

3）コルチコステロイド

PROM の有無にかかわらず、妊娠 34 週未満の分娩が予測される場合は、母体にベタメタゾン 12mg を 24 時間おきに 2 回投与する。これ

により新生児呼吸窮迫症候群や脳室内出血、壊死性腸炎などの合併症を減らすことが報告されている[12]。

4）子宮収縮抑制薬

妊娠34週未満のpPROM症例における予防的子宮収縮抑制薬投与は、48時間以内の分娩のリスクを減らすが、絨毛膜羊膜炎のリスクは上昇させるため、状況に応じて行う[1]。

> **臨床ピットフォール**
> - 妊娠中期に羊水過少を来す疾患には、胎児腎無形成によるPotter症候群や慢性早剥羊水過少症候群など幾つかあるが、常に破水による羊水過少も念頭に置かなければならない。
> - 妊娠中はそもそも帯下が増えるため、羊水が少量ずつ流れ出た場合には気が付かないことがある。さらに、羊水がほとんどなくなってしまった場合は羊水の流出もほとんどないため、破水の診断に苦慮することがある。
> - 原因不明の羊水過少を認めた場合には、一度、破水検査で破水が否定されても、繰り返し検査を行うことが重要である。

> **臨床で役立つ！Point**
> - 入院管理は必要だが、安静を厳密にする必要はなく、特に待機的管理中のシャワー浴は許可する。
> - 「羊水が子宮内から流れても赤ちゃんが苦しくなるわけではないため、座ったり起きたりしても大丈夫ですよ」と声を掛ける。
> - 規則的な子宮収縮が出現した場合などは、胎盤早期剥離の徴候である可能性があるため声を掛けてもらう。

引用・参考文献

1) ACOG Practice Bulletin No.188 : Prelabor Rupture of Membranes. Obstet. Gynecol. 131 (1), 2018, e1-14.
2) Kenyon, S. et al. Antibiotics for preterm rupture of membranes. Cochrane Database Syst. Rev. 8, 2010, CD001058.
3) Kallapur, SG. et al. Ureaplasma and BPD. Semin. Perinatol. 37 (2), 2013, 94-101.
4) Lencki, SG. et al. Maternal and umbilical cord serum interleukin levels in preterm labor with clinical chorioamnionitis. Am. J. Obstet. Gynecol. 170 (5 Pt 1), 1994, 1345-51.
5) Middleton, P. et al. Planned early birth versus expectant management (waiting) for prelabour rupture of membranes at term (37 weeks or more). Cochrane Database Syst. Rev. 1, 2017, CD005302.
6) Verani, JR. et al. Prevention of perinatal group B streptococcal disease--revised guidelines from CDC, 2010. MMWR Recomm. Rep. 59 (RR-10), 2010, 1-36.
7) Lewis, DF. et al. Latency period after preterm premature rupture of membranes : a comparison of ampicillin with and without sulbactam. Obstet. Gynecol. 86 (3), 1995, 392-5.
8) Mercer, BM. et al. Antibiotic therapy for reduction of infant morbidity after preterm premature rupture of the membranes. A randomized controlled trial. National Institute of Child Health and Human Development Maternal-Fetal Medicine Units Network. JAMA. 278 (12), 1997, 989-95.
9) Heikkinen, T. et al. The transplacental transfer of the macrolide antibiotics erythromycin, roxithromycin and azithromycin. BJOG. 107 (6), 2000, 770-5.
10) Ramsey, PS. et al. Maternal and transplacental pharmacokinetics of azithromycin. Am. J. Obstet. Gynecol. 188 (3), 2003, 714-8.
11) Nair, V. et al. Azithromycin and other macrolides for prevention of bronchopulmonary dysplasia : a systematic review and meta-analysis. Neonatology. 106 (4), 2014, 337-47.
12) Roberts, D. et al. Antenatal corticosteroids for accelerating fetal lung maturation for women at risk of preterm birth. Cochrane Database Syst. Rev. 3, 2017, CD004454.

各論 10
既往帝王切開

川村 裕士 かわむら ひろし ● 福井大学医学部附属病院産科婦人科 助教

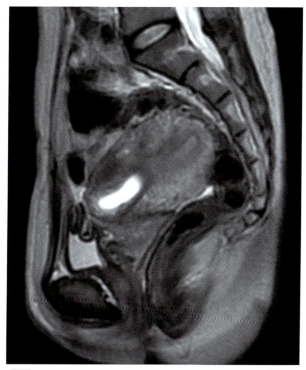

図　既往帝王切開瘢痕部妊娠のMRI画像（T2強調画像）
（画像提供：石川県立中央病院　干場勉先生）

Summary

既往帝王切開の経産婦においては、妊娠・分娩の管理方針を決定する上で過去の帝王切開術に関する詳細な情報の収集が重要である。

分娩様式を決める際は、経腟分娩試行（TOLAC）と選択的帝王切開術それぞれのリスクとベネフィットについて、妊婦夫婦へ十分に説明した後に決定する。TOLACでは、分娩監視装置による胎児心拍数の連続モニタリングを行い、子宮破裂の早期発見に努める。経腟分娩成功後に母体の出血性ショックから子宮破裂が明らかとなる場合もあるため、経腟分娩後も厳重な母体監視を行う必要がある。

既往帝王切開の確認項目

既往帝王切開の経産婦が妊娠した場合は、過去の帝王切開術に関する詳細な情報収集を行う。聴取すべき項目を表1に示す。既往帝王切開が他病院で行われている場合は、できる限り全項目について問い合わせ、確実に把握しておきたい。表1に示す項目は、全て帝王切開後

表1　帝王切開既往妊婦に確認すべき情報

- 既往帝王切開の回数
- 既往帝王切開の手術適応（前置胎盤、分娩停止、胎位異常、胎児機能不全など）
- 既往帝王切開における子宮切開の方法（下節横切開かそれ以外か）
- 既往帝王切開における子宮縫合法（1層か2層縫合か）
- 帝王切開術以外の子宮手術既往および子宮破裂既往

経腟分娩試行（trial of labor after cesarean；TOLAC）を選択する際に確認すべき必須項目である。さらに近年のコホート研究で、分娩第2期での既往帝王切開と次回妊娠における自然早産との関連を示唆する報告があり[1]、既往帝王切開が分娩中の緊急帝王切開術であれば、帝王切開術時の分娩進行度を確認することにより、自然早産のリスクを抽出できる可能性がある。

既往帝王切開（子宮下節横切開）の経産婦の妊娠において、妊娠初期の経腟超音波検査で胎嚢が既往帝王切開の創部直下で子宮前壁側に位置する場合には、帝王切開瘢痕部妊娠の可能性を考える。帝王切開瘢痕部妊娠は、帝王切開既往のある異所性妊娠の約6％と報告され[2]、近年の帝王切開分娩率の上昇および妊娠初期の超音波診断技術の向上により診断例が増加している[3]。子宮破裂による大量出血のリスクがあるため、確実に診断すべき病態である。

臨床ピットフォール

- 既往帝王切開の子宮筋層切開が、必ずしも子宮下節横切開であるとは限らない。
- 既往帝王切開が早産期である場合、あるいは正期産期の帝王切開術であっても前壁付着の前（低）置胎盤、子宮筋腫合併、胎位異常での帝王切開既往がある場合には、子宮体部へ切り込んでいる可能性があることに注意する。

既往帝王切開における分娩管理

TOLACと選択的帝王切開術とを比較したランダム化比較試験（RCT）は現時点で存在しないため、それぞれの分娩様式のリスクとベネフィットを妊婦へ説明した上で、分娩様式を決定してもらう。TOLACの最大の問題点は子宮破裂であり、選択的帝王切開術に比べてその頻度は有意に高い（0.4～0.7％）[4, 5]。しかし、TOLACに成功した場合は帝王切開術に関連する合併症（次回妊娠時のリスクを含め）を回避できるという明らかなメリットがある。リスクを承諾した上でTOLACを決断した妊婦に対し、安全な分娩環境を提供するためにも、緊急事態に即座に対応できる管理体制（マンパワー・輸血・手術室の確保など）の構築は必要不可欠である。現在のわが国におけるTOLAC施行の条件を表2[6]に示す。

近年の米国における大規模コホート研究で、1回の帝王切開既往でのTOLACにおいて、分娩誘発とTOLAC不成功との関連を示唆する報告がある[7]。また国内からは、分娩誘発・陣痛促進を行わないという原則の下でTOLACを行うと、約7割が経腟分娩に成功したと報告されており[8]、「子宮収縮薬を用いないTOLAC管理」は今後注目される可能性がある。

子宮破裂発症時に最初に認められる徴候のう

表2 TOLAC施行の条件

- 児頭骨盤不均衡がないと判断される。
- 緊急帝王切開術を含む緊急手術が行える。
- 子宮下節横切開による帝王切開術の既往が1回のみである。
- 子宮体部筋層まで達する手術既往、子宮破裂の既往がない。

（文献6より引用改変）

ち最も頻度の高いのは「胎児心拍数異常」であるとの報告もあるため[9,10]、TOLAC中は分娩監視装置による胎児心拍数の連続モニタリングを行う。また、「異常な疼痛」「分娩中の異常性器出血」も子宮破裂時の最初の徴候である[9]。これらの徴候を認め、子宮破裂と判断した場合には急速遂娩を実行する。

臨床ピットフォール

- TOLACにおける子宮破裂は、経腟分娩が成功した直後に母体の出血性ショックから診断される場合もある。
- TOLACの分娩後1時間程度は母体の状態を厳重に監視し、外出血に見合わない低血圧や頻脈を認めた場合には、子宮破裂を疑って精査する。

子宮筋腫核出術後妊娠

子宮筋層内の子宮筋腫核出術も帝王切開術と同様に子宮手術既往であるため、子宮破裂のリスクを伴う妊娠と認識すべきである。分娩様式は原則帝王切開が望ましい。早産期や陣痛発来前の子宮破裂発症のリスクを示唆する報告もあるため[11]、妊婦へは軽い切迫早産徴候であっても来院を促し、場合によっては管理入院も検討する。

臨床で役立つ！Point

- 子宮手術既往のある妊婦に対して、子宮破裂発症時の自覚症状についてあらかじめ伝えておく。子宮収縮増強の自覚、腹痛、性器出血、胎動減少を認めた場合には直ちに受診するように説明する。
- 帝王切開既往妊娠の分娩方針の決定に際し、自施設で今回の妊娠管理を開始した段階で、過去の帝王切開術に関する情報収集を行う。
- TOLACが可能な場合には、経腟分娩、選択的帝王切開術いずれにも利点と欠点があることを、妊婦本人および家族へ時間をかけて説明し、理解を得る。特に、「帝王切開術は安全である」と思い込んでいる妊婦も多く、選択的帝王切開術のリスクについても正しく情報提供を行う。

引用・参考文献

1) Levine, LD. et al. Does stage of labor at time of cesarean delivery affect risk of subsequent preterm birth? Am. J. Obstet. Gynecol. 212 (3), 2015, 360. e1-7.
2) Ash, A. et al. Caesarean scar pregnancy. BJOG. 114 (3), 2007, 253-63.
3) Rotas, MA. et al. Cesarean scar ectopic pregnancies : etiology, diagnosis, and management. Obstet. Gynecol. 107 (6), 2006, 1373-81.
4) Landon, MB. et al. Maternal and perinatal outcomes associated with a trial of labor after prior cesarean delivery. N. Engl. J. Med. 351 (25), 2004, 2581-9.
5) Guise, JM. et al. Vaginal birth after cesarean : new insights on maternal and neonatal outcomes. Obstet. Gynecol. 115 (6), 2010, 1267-78.
6) 日本産科婦人科学会／日本産科婦人科医会. "CQ403 帝王切開既往妊婦が経腟分娩(TOLAC, trial of labor after cesarean delivery)を希望した場合は?". 産婦人科診療ガイドライン：産科編2017. 東京, 日本産科婦人科学会, 2017, 250.
7) Lappen, JR. et al. Outcomes of Term Induction in Trial of Labor After Cesarean Delivery : Analysis of a Modern Obstetric Cohort. Obstet. Gynecol. 126 (1), 2015, 115-23.
8) Nakamura, K. et al. Labor after cesarean delivery managed without induction or augmentation of labor. Birth. 44 (4), 2017, 363-8.
9) Ridgeway, JJ. et al. Fetal heart rate changes associated with uterine rupture. Obstet. Gynecol. 103 (3), 2004, 506-12.
10) Holmgren, C. et al. Uterine rupture with attempted vaginal birth after cesarean delivery : decision-to-delivery time and neonatal outcome. Obstet. Gynecol. 119 (4), 2012, 725-31.
11) Gambacorti-Passerini, Z. et al. Trial of labor after myomectomy and uterine rupture : a systematic review. Acta Obstet. Gynecol. Scand. 95 (7), 2016, 724-34.
12) 水上尚典. VBACとインフォームドコンセントの実際. 産婦人科の実際. 52, 2003, 213-8.

III

胎児

01 胎児の発達

総論

佐藤 昌司　さとう しょうじ ● 大分県立病院総合周産期母子医療センター 所長

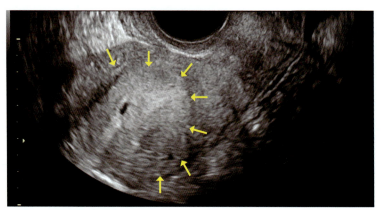

図1　妊娠初期の胎嚢像（妊娠4週終わりごろ）
肥厚した子宮内膜（脱落膜）（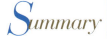）の中に胎嚢を認める。

Summary

産科学では、妊娠8週未満を胎芽、妊娠8週以降を胎児と呼び、それぞれの期間を胎芽期、胎児期と称する。細胞学的には、受精から5～6日後に子宮腔内に胚盤胞が到達し、将来胎芽をつくる内細胞塊と、胎盤の一部となる栄養膜とに分かれ、さらに内細胞塊から分化した胚盤葉上層、胚盤葉下層の2種類の細胞群から羊膜腔、羊膜、卵黄嚢、胎芽（胎児）が形成されていく。経腟超音波法を用いると、妊娠4週の終わりごろにはすでに肥厚した子宮内膜（脱落膜）内に、胎芽周囲の羊膜腔（あるいは胚外体腔）を小嚢胞像（胎嚢）として同定することができる。妊娠6週までには心拍動が開始され、ヒト胎児の基本的な構造は妊娠12週までにはほぼ完成する。その後、胎児の各臓器は発育を遂げ、さらに妊娠末期には胎外生活が可能なまでに臓器機能の成熟を来して出産に至る。

胎児の発生と発育

卵巣の成熟卵胞から排卵された卵と、精巣で形成されて腟内に射精された精子が卵管膨大部で受精し、卵管内を輸送された卵が子宮内膜に着床することによって妊娠が成立する。発生学的には、最終月経から4週間の受精物を卵と呼び、胞胚が着床して絨毛が発育した後の妊娠5～9週を胎芽、妊娠10週以降を胎児と称する。これに対して、産科学では妊娠8週未満を胎芽、妊娠8週以降を胎児と呼び、それぞれの期間を胎芽期、胎児期と称する。

細胞学的には、受精から5～6日後、子宮腔内に到達した細胞塊は胚盤胞と称され、将来胎芽をつくる内細胞塊と、胎盤の一部となる栄養膜とに分かれる。さらに、内細胞塊の細胞は、

着床後、間もなく胚盤葉上層、胚盤葉下層の2種類の細胞に分化し、大きく前者は羊膜腔、羊膜を形成し、後者からは卵黄嚢、胚芽、胎児が形成される。その後の胚葉の分化を**図2・3**に示す。外胚葉に由来する組織は、外界の影響から身体を保護し（皮膚外胚葉）、環境からの刺激を感じ取り、あるいはそれに働き掛ける（感覚器、神経系）。中胚葉に由来する組織は、身体を支持する骨格、筋、血管、その他の結合組織、心臓、腎臓などを形成する。内胚葉から消化管と消化腺、呼吸器の上皮ができる。側板に由来する臓側および壁側中胚葉の細胞が、腸管壁の結合組織と筋層、および体壁をつくる。体幹と四肢の横紋筋をつくる筋芽細胞は、体節の筋板から発生する。

経腟超音波法を用いると、妊娠4週末には肥厚した子宮内膜（脱落膜）内に、胎芽周囲の羊膜腔（あるいは胚外体腔）を小嚢胞像（胎嚢）として同定することができる（**図1・4**）。さらに、妊娠5週では、胎嚢内に胎芽像、卵黄嚢、

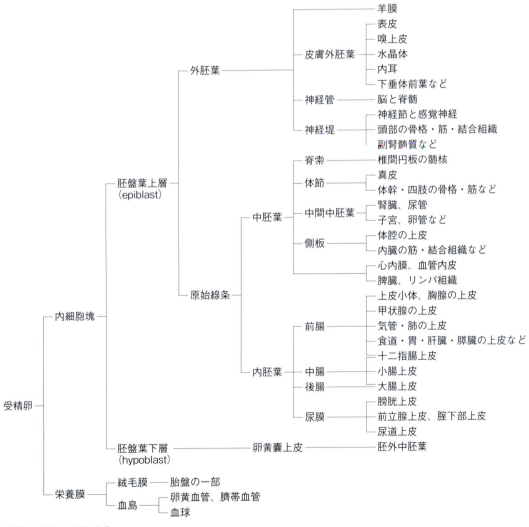

図2 胎児の発生分化

（文献1より引用）

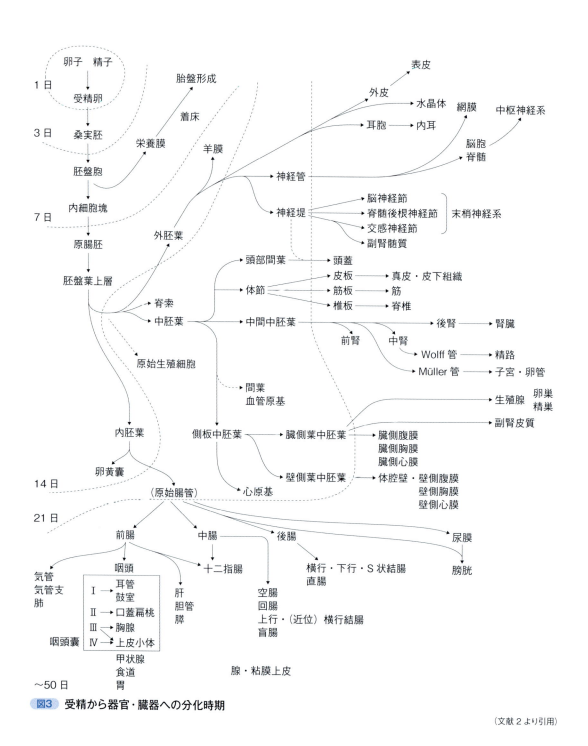

図3 受精から器官・臓器への分化時期

(文献2より引用)

羊膜腔および胚外体腔が識別され、妊娠6週までには胎芽内に心拍動が検出される（図5）。妊娠8週までには胎児の頭部、軀幹および四肢が明瞭に観察される。妊娠8週ごろには、胎芽は身長22～24mmとなる。その後の胎児は、以下のような発達を遂げていく。

a）妊娠12週（妊娠3カ月）

身長は7～9cmとなり、手指、足指が識別され、爪を有する。外性器は男女の性徴を有し、主要な組織はほとんど形成される。羊膜腔内で

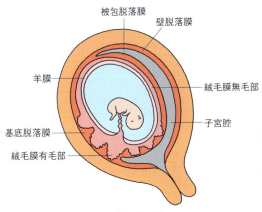
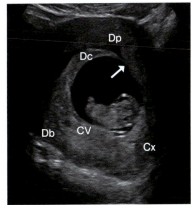

図4 妊娠初期の脱落膜と絨毛膜

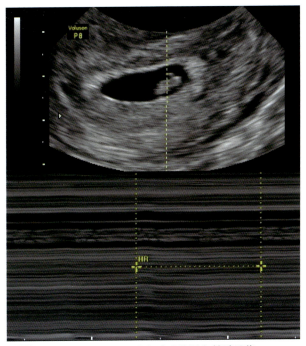

図5 妊娠6週のMモードによる胎児心拍確認像

自発運動を有する。

b) 妊娠16週(妊娠4カ月)

　身長は13〜17cm、体重は約100gに達する。頭髪が出現し、顔面形成が進む。

c) 妊娠20週(妊娠5カ月)

　体重は300gを超え、妊婦は胎動を自覚する。皮膚は透明度が減少して毳毛に被われる。頭髪は著明になる。

d) 妊娠24週(妊娠6カ月)

　体重は約600gとなり、皮下脂肪の沈着が起こり始める。呼吸、循環管理によって胎外生活可能な児も存在する。

e) 妊娠28週(妊娠7カ月)

　身長は約37cm、体重は約1,000gに達する。皮膚は薄く、胎脂で被われ、瞳孔膜が眼球から消失する。

表1 妊娠月数と身長概算値（Haase の式）

妊娠月数	身長概算値（cm）
1 カ月末	1 × 1 = 1.0（月数×月数）
2	2 × 2 = 4.0
3	3 × 3 = 9.0
4	4 × 4 = 16.0
5	5 × 5 = 25.0
6	6 × 5 = 30.0（月数×5）
7	7 × 5 = 35.0
8	8 × 5 = 40.0
9	9 × 5 = 45.0
10	10 × 5 = 50.0

表2 妊娠月数と体重概算値（榊の式）

妊娠月数	体重概算値（g）
1 カ月末	1 × 1 × 1 × 2 = 2（月数^3 × 2）
2	2 × 2 × 2 × 2 = 16
3	3 × 3 × 3 × 2 = 54
4	4 × 4 × 4 × 2 = 128
5	5 × 5 × 5 × 2 = 250
6	6 × 6 × 6 × 3 = 648（月数^3 × 3）
7	7 × 7 × 7 × 3 = 1,209
8	8 × 8 × 8 × 3 = 1,536
9	9 × 9 × 9 × 3 = 2,187
10	10 × 10 × 10 × 3 = 3,000

f）妊娠 32 週（妊娠 8 カ月）

身長は約 42cm、体重は約 1,700g となる。皮膚の表面は赤く、皺を有する。

g）妊娠 36 週（妊娠 9 カ月）

身長は約 47cm、体重は約 2,500g である。皮下脂肪が沈着して軀幹は丸みを帯び、皮膚の皺が消失する。

h）妊娠 40 週（妊娠 10 カ月）

身長 50cm、体重は 3,400g に達し、成熟新生児の特徴を備える。

妊娠各月の胎児の身長、体重概算法

臨床的に用いる妊娠各月の身長概算法として、Haase の方法が有名である。本法は、妊娠前半期の 5 カ月間は妊娠月数を 2 乗、妊娠後半期では妊娠月数を 5 倍して身長を算出する（**表1**）。

一方、胎児体重の概算法としては、下記の榊の簡便式がある（**表2**）。

- 妊娠前半期：$2 × (妊娠月数)^3$
- 妊娠後半期：$3 × (妊娠月数)^3$

胎児の臓器・器官の発達と成熟

ヒト胎児の基本的な構造は、妊娠 12 週までにはほぼ完成する。その後、胎児の各臓器は発育を遂げ、妊娠末期には胎外生活が可能なまでに臓器機能の成熟を来して出産に至る。臓器単位で見ると、最も早く機能を開始するのは心臓（心拍動開始）であり、妊娠末期後半に肺、さらに出生後に脳の機能成熟が続く。この機能成熟の順番が、まさに進化の過程を模していることは興味深い。

1）循環系

心臓は、妊娠 4 週から拍動を開始する。胎児循環の大きな特徴は、胎盤循環の存在および卵円孔あるいは動脈管を介する右→左シャントの存在である。胎児心は、低い酸素飽和度を代償するために、単位重量当たり成人の約 3 倍の心拍出量を有している。心拍出量の約 50％が胎盤に分布している。

2）造血系

ヒト胎児における造血部位は、妊娠の進行に伴って卵黄嚢、肝および脾、次いで骨髄へと変化する。赤血球中のヘモグロビンは、成人では大部分がヘモグロビン A であるのに対して、胎芽や胎児では大部分がヘモグロビン F（胎児ヘモグロビン）からなる。ヘモグロビン F は、ヘモグロビン A に比べて酸素に対する親和性

が高く、酸素分圧が低い胎内環境において胎盤から末梢組織に酸素を効率よく運搬するのに適している。

3）呼吸器系

妊娠11週には、すでに胎児胸壁の運動が認められる。妊娠中期の終わりには、気道、肺胞、肺血管系および呼吸筋は、新生児期の呼吸が可能となるまでに発達する。

妊娠28週ごろには肺胞構造が形成される（肺胞期）。肺胞細胞は、肺胞の大部分を占め、ガス交換機能を有するⅠ型細胞と、肺胞の拡張に必須の表面活性物質を産生するⅡ型細胞とに分化する。

4）泌尿器系

胎児腎臓は、妊娠12週にはすでに尿産生能、すなわち糸球体濾過による尿排泄能力を有している。しかしながら、胎児においては、電解質調節あるいは老廃物排泄などは主として胎盤で行われており、腎における尿濃縮能あるいは酸塩基平衡を調節する能力は低い。一方、妊娠後半期における羊水は、主として胎児尿に由来する。このように、腎臓は胎内生活には必須ではないが、羊水の組成および量の調節に重要であり、尿路閉塞などの無尿を生ずる疾患では羊水過少を招来する原因となる。

5）消化器系

妊娠11週には、すでに小腸に蠕動運動が認められ、妊娠4カ月までに羊水の嚥下、消化管からの水分吸収能を有する。

妊娠中期以降の胎児腸管内には胎便が貯留している。胎便は、嚥下した羊水中の胎脂、上皮細胞などの未消化物、あるいは消化管分泌物に胆汁が混入したものであり、粘稠で、ビリベルジンを含むために暗緑黒色を呈する。妊娠末期には、胎児は1日当たり平均約450mLの羊水を嚥下する。胎児の嚥下運動は、妊娠末期における羊水量の調節に重要であり、食道閉鎖症のように嚥下障害を生じる疾患では羊水過多症を招来することがある。

6）内分泌系

妊娠10週の胎児下垂体には、すでに成長ホルモン、コルチコトロピン、プロラクチン、黄体化ホルモンおよび卵胞刺激ホルモンが認められる。

甲状腺刺激ホルモン、甲状腺ホルモンの分泌は妊娠中期以降に増加し、胎児発達に重要である。

胎児の膵臓は、妊娠9週にはすでにインスリン分泌顆粒が認められ、妊娠12週には血漿中にインスリンが認められる。胎児の血糖調節の上で、インスリンは重要な役割を有している。

副腎では、妊娠22〜24週では、すでにコルチゾール、アルドステロン、カテコールアミンの合成・分泌能を有する。

7）免疫系

胎児には通常、感染のような直接抗原刺激がないので、胎児の免疫グロブリンはほとんど全て母体で合成され、胎盤を拡散や能動輸送で運ばれた免疫グロブリン（IgG）から構成されている。しかしながら、胎児は免疫能を有しており、胎内で感染を受けた場合には、胎児自身が免疫グロブリン（IgM、IgG）を産生する。

8）神経系、感覚系

妊娠10週ごろから、胎児は局所刺激に反応して口、指あるいは眼球を動かす。妊娠中期には聴覚が発達する。妊娠7カ月には光覚を有する。神経−筋機能は妊娠末期に発達する。

> **臨床で役立つ！Point**
>
> - 産科学では、妊娠8週未満を胎芽、妊娠8週以降を胎児と呼び、それぞれの期間を胎芽期、胎児期と称する。
> - 経腟超音波法を用いると、妊娠4週末にはすでに肥厚した子宮内膜（脱落膜）内に、胎芽周囲の羊膜腔（あるいは胚外体腔）を小囊胞像（胎囊）として同定することができる。
> - 妊娠6週までには心拍動が開始され、ヒト胎児の基本的な構造は妊娠12週までにはほぼ完成する。
> - その後、胎児の各臓器は発育を遂げ、妊娠末期には胎外生活が可能なまでに臓器機能の成熟を来して出産に至る。
> - 臓器単位で見ると、最も早く機能を開始するのは心臓（心拍動開始）であり、妊娠末期後半に肺、さらに出生後に脳の機能成熟が続く。

引用・参考文献

1) 塩田浩平ほか．"初期発生"．胎児の成長と発達．武谷雄二編．新女性医学大系29．東京，中山書店，2002，13-24．
2) 柴田洋三郎ほか．"器官の形成と分化"．前掲書1．25-37．

総論 02
胎児形態評価の超音波検査

馬場 一憲　ばば かずのり ● 埼玉医科大学総合医療センター総合周産期母子医療センター母体胎児部門 教授

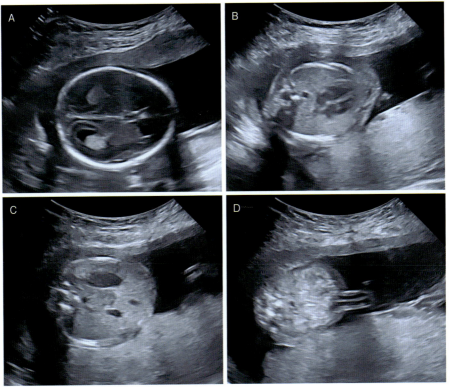

図1　超音波による胎児形態評価
A：頭部の正常画像　　B：胸部（心臓）の正常画像
C：腹部（胃胞）の正常画像　　D：腹部（臍部）の正常画像

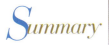

　全ての胎児の全ての部位に形態異常が生じる可能性がある。これら多種多様な形態異常の中から、「出生前診断で予後の改善が期待できる異常」と「治療法がなく致死的な異常」に的を絞った簡便な超音波形態異常スクリーニングの方法（レベル1）が日本産科婦人科学会から提案されている。スクリーニングの時期としては、妊娠初期、中期、末期の3回が推奨されているが、この中で、特に妊娠18〜20週の中期スクリーニングが重要である。
　ただし、これだけでは検出できない重要な形態異常もあることから、超音波検査に習熟するに従い、レベル2、さらにレベル2＋αを実施するようにすることが望ましい。

超音波スクリーニング

胎児の形態異常の多くは、超音波検査で出生前に見つけることができる可能性がある。しかし、胎児の形態異常は多種多様であり、限られた時間や医療資源の中で、全ての胎児の全ての形態異常を見つけようとして超音波検査を行うことは非現実的である。

そこで、**表1**[1)]にある「出生前診断で予後の改善が期待できる異常」と「治療法がなく致死的な異常」に的を絞ってスクリーニングを行い、異常が疑われた胎児に対してエキスパートが精密検査を行うという方法が推奨される。

スクリーニング実施時期については、無頭蓋症や結合双胎のような外形から分かる重篤な異常を対象に妊娠初期（妊娠10～13週ころ）、外形だけでなく心臓を含めた内臓の異常を対象に妊娠中期（妊娠18～20週ころ）、さらに妊娠中期では分かりにくかった内臓の異常を対象に妊娠末期（妊娠28～31週ころ）の3回行うのが望ましいが、この中で特に重要なのは、妊娠18～20週の中期スクリーニングである。

胎児形態異常スクリーニングの方法については、日本産科婦人科学会が編集・発行している『産婦人科研修の必修知識』の中で、**表1**の②と③の形態異常に的を絞り、超音波検査のエキスパートでなくても比較的簡便にできる方法が紹介されている。

しかし、現実には胎児形態異常スクリーニングを実施していない施設も少なからず存在することから、日本産科婦人科学会では、それを簡略化して、スクリーニングを行っていない施設でも容易に始められる方法を提案しており[2)]、『産婦人科診療ガイドライン：産科編2017』でも紹介されている[3)]。

表1　予後から見た胎児形態異常の分類

① 医学的に出生前診断の必要性が低い異常
　出生後の治療が不必要な軽微な異常や出生後に初めて見つかっても予後に大きな差が生じないような異常
② 出生前診断で予後の改善が期待できる異常
　出生前に診断されていることにより、救命率の向上や後遺症の回避・減少が期待できる異常
③ 治療法がなく致死的な異常

（文献1より引用改変）

著者らは、妊娠18～20週のスクリーニングに関して、日本産科婦人科学会が提案している最も簡便な方法をレベル1、『産婦人科研修の必修知識』で紹介されているレベル1より少し高度な方法をレベル2として、このレベル2でピックアップできない大動脈離断／縮窄と総肺静脈還流異常を対象としたチェック項目2つを加えた方法をレベル2＋αとした[1, 4)]。

レベルが低いほどスクリーニングで検出できない形態異常が増えるため、初めはレベル1から開始しても、レベル2、さらにレベル2＋αへとレベルを上げていくことが望ましい。

スクリーニング（レベル1）

レベル2のやり方については、『産婦人科研修の必修知識』など[1, 4, 5)]に詳しく記載されており、レベル2＋αについても成書[1, 4)]に詳しく記載されているため、ここでは、最も基本となるレベル1について概説する。

スクリーニングといえども、十分な画質が得られない極端に古い装置や極端に安価な装置は避けるべきである。

各チェック項目について、「はい」の場合は陰性、「いいえ」の場合は陽性とする。

各チェック項目の内容が確認できない場合は時間を空けて再検査するが、再検査は妊娠21

表2 妊娠18～20週における胎児形態異常スクリーニングの推奨チェック項目

全身	①浮腫はないか 　図1のように胎児の横断像で頭部、胸部、腹部と胎児全体を見て、皮下が厚く見えないか（皮下浮腫）、黒く囊胞状に見える部分がないかをチェックする。
頭部	②BPD（児頭大横径）は妊娠週数相当か 　妊娠初期に妊娠週数の確認（修正）を行っていないと判定できない。BPDが±1.5SDの範囲を逸脱する場合、陽性とする。 ③頭蓋内は左右対称で異常像を認めないか 　頭部横断面を平行移動しながら頭頂から頭蓋底までの頭蓋内を観察して、正中ラインを中心に胎児の頭部が対称であるか、異常な液体貯留像や腫瘤像がないかを確認する（図2A）。 ④頭蓋外に突出する異常像を認めないか 　③をチェックする際、頭蓋の外に突出しているものがないかも確認する。頭部に接した胎児の手や臍帯を、頭蓋から突出した異常像と間違わないよう注意する。
胸部	⑤心臓の位置はほぼ正中で軸は左に寄っているか 　正確には心臓は正中よりもやや左側にあるが（図2B①）、ほぼ中央にあること、軸、すなわち心室中隔の心尖部側が斜め左に向かっているかをチェックする。 ⑥左右心房心室の4つの腔が確認できるか 　胸部横断像で、心臓はいちごのような形をしており、心房中隔、心室中隔、三尖弁、僧帽弁で形作られる十文字によって、4つの腔に分けられている（図2B②）。この左右心房心室の4つの腔が確認できるかをチェックするが、4つ腔のいずれかが極端に大きい、あるいは小さい場合も陽性と判断する。 ⑦胸腔内に異常な像を認めないか 　心臓の左右に肺があるが（図2B①）、液体が貯留したように黒く見える部分や正常の肺と比べて輝度の高い（白く見える）部分がないかをチェックする。
腹部	⑧胃胞が左側にあるか 　飲み込んだ羊水により胃は胃胞として描出されるが、これが胎児の左側にあることをチェックする（図2C）。 ⑨胃胞、膀胱、胆嚢以外に囊胞像を認めないか 　胸部直下から殿部までを観察するが、腹部で黒く囊胞のように見えるのは、胃胞、膀胱、時として胆嚢であり、これ以外に囊胞や液体貯留像がないかを確認する。 ⑩腹壁（臍部）から臓器の脱出を認めないか 　臍の部分（図2D）で、臍帯内は臍帯動静脈の3本の血管だけか、臍帯の横から羊水中に出ているものがないかをチェックする。
背部・殿部	⑪異常な隆起を認めないか 　正中の矢状断面で、背中から殿部までにコブのように隆起したものがないかをチェックする（図2E）。胎児の向きが悪くて正中矢状断面が得られない場合は、首から殿部までの横断像で隆起の有無を確認してもよい。
四肢	⑫十分な長さの四肢が確認できるか 　計測する必要はなく、上肢（図2F）と下肢（図2G）が明らかに短くないかをチェックする。
羊水	⑬羊水過多や過少は認めないか 　羊水深度やAFI（amniotic fluid index）を計測する必要はなく、一見して羊水量が異常に多いか、異常に少ないかで判断する。

（文献2より引用改変）

週になる前に行うことが望ましい。

　チェック項目と、各チェック項目の注目点などについて表2および図2にまとめる。

　具体的な胎児異常が超音波断層像でどのように見えるかは、本書「Ⅲ-04 胎児形態異常」など[1,5]を参照してもらいたい。

　スクリーニングで陽性の場合には、上級医、または胎児超音波診断のエキスパートに紹介する。

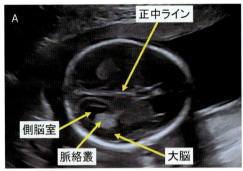

A：頭部横断像　頭蓋骨直下の上半分は、正常でも不明瞭に描出されることが多い

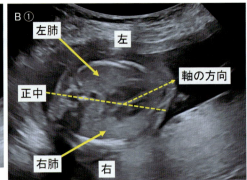

B：胸部横断像　①四腔断面

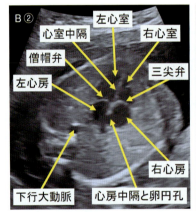

B：②胸部をズーム機能で拡大した画像

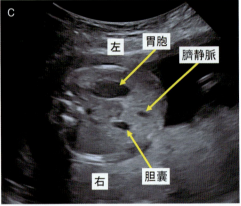

C：腹部横断像（胃胞が見える断面）

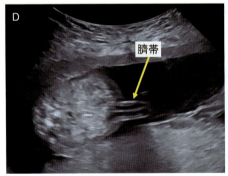

D：腹部横断像（臍部）

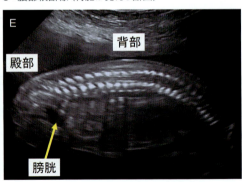

E：正中矢状断像　胎児の背中側から観察する

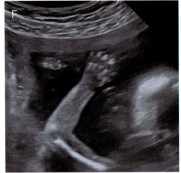

F：上肢　肩から手指まで

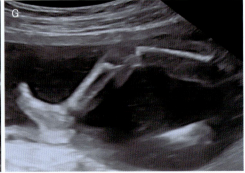

G：下肢　腰からつま先まで

図2　妊娠20週ごろの正常胎児の超音波画像の例

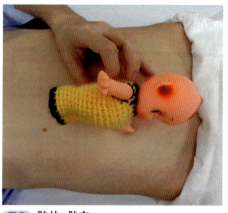

図3 胎位・胎向
超音波断層像で胎児の頭と背中の位置を確認すれば胎位・胎向が分かるが、それに合わせて子宮内にいる胎児（人形）をイメージする。この例では、胎児の右側が上になっていることから、超音波診断装置の表示画面で上に映っている方が胎児の右側になることが分かる。

臨床ピットフォール

- プローブの当て方が不適切で、横断面で観察すべき断面を斜めの断面で観察してしまうと、左右対称であるはずの正常頭蓋内の構造が左右非対称に見えてしまったり、心臓の横に胃胞が見えて横隔膜ヘルニアと誤診してしまったりする。
- 四肢の骨や肋骨による音響陰影のために心室中隔に欠損部があるように見えてしまったり、輝度が均一であるべき肝臓の一部に輝度の異なる部分が生じて腫瘤と間違われてしまったりすることがあるため、常に音響陰影の存在に留意する。

臨床で役立つ！Point

- 胎児形態異常スクリーニングで胎児の全ての形態異常が見つかるわけではないことを、検査前に妊婦および家族に理解してもらっておくことが大切である。
- 胎児の頭と背中の位置から胎位・胎向が分かるが、上図のように子宮の中に入っている人形をイメージすると、胎児の左右が画面上でどちら側に描出されているか分かりやすい。
- 胸水、腹水、卵巣嚢腫、消化管閉鎖などのように、妊娠20週以降に発症または顕性化してくる疾患もあるため、妊娠18〜20週のスクリーニングの後の妊婦健診でも、超音波断層像で胎児の全体を一瞬でいいのでチェックすることが望ましい。
- スクリーニングで異常が疑われても、精密検査で診断がつく前は不用意に具体的病名を告げないほうがよい。妊婦や家族が病名でインターネット検索し、間違った先入観を抱いてしまう危険性がある。

引用・参考文献

1) 馬場一憲, 市塚清健. 超音波胎児形態異常スクリーニング. 東京, 文光堂, 2015, 146p.
2) 日本産科婦人科学会周産期委員会. 超音波による胎児評価に関する小委員会報告. 日本産科婦人科学会雑誌. 67 (6), 2015, 1563-6.
3) 日本産科婦人科学会／日本産婦人科医会. "CQ106-2 産科超音波検査を実施するにあたっての留意点は？". 産婦人科診療ガイドライン：産科編 2017. 東京, 日本産科婦人科学会, 2017, 96-100.
4) 馬場一憲, 市塚清健. 正常がわかる胎児超音波検査. 東京, 文光堂, 2016, 104p.
5) 馬場一憲. 基礎から学ぶ産科婦人科超音波診断. 東京, 東京医学社, 2010, 268p.

総論 03

胎児機能検査

高橋 雄一郎 たかはし ゆういちろう ● 岐阜県総合医療センター胎児診療科 部長

表 日常診療で比較的用いる胎児機能検査の概要

検査項目		具体的な検査方法	機能不全推定の所見	検査の注意点、ピットフォール
低酸素症（acid-base status）		胎児心拍数モニタリング	ACC、基線細変動の消失	異常所見に関して偽陽性が多い
低酸素症（acid-base status）		DV、UV、PLI（UAREDVのあるFGR）	DV-A波逆流、UV拍動、PLI高値	同時に異常がそろうと、感度↑。経時的、部位による変動に注意
貧血		MCA-PSV	異常高値（1.5MOM以上）で重症貧血	臨床背景の確認が必要
心機能	心拍出低下	B-modeによる壁運動、FS、EF	心拍出量の低下	緊急時が多いので定量化が難しい
	心拍出量	combined cardiac output	CCO/kg；average 400 mL/min/kg（18～41週）	データのばらつきが大きい
	心筋症（cardiomyopathy）	心筋、弁逆流、Tei index	心筋肥厚、弁逆流の出現、Tei indexの高値	定義自体が未確立
	cardiovascular profile スコア	胎児水腫、CTAR、UA、DV、UV、MR、TS、FS	0、－1、－2で加点していく	予後研究がない
	CHOP*スコア	壁肥厚、CTAR、FS、MR、TR、MV、TVE/ADV、UV、PR、RVOT、UA、Ao、PA、TV（tricuspid valve）	0、1、2など項目により幅が異なる	予後研究がない、項目が多く煩雑
肺機能		o/e LHR	CDHの予後推定	検者間誤差
		羊水ラメラ体	妊娠34週以降で2.9以下でRDS	認知度がいまだ低い
		髄膜瘤での小脳下降	キアリ奇形で呼吸障害	予後予知の基準がない
		TC/AC比	＜0.89以下で胸郭低形成	その後の検証がない
腸管機能		腸管エコー輝度	高輝度；血流異常の可能性	NECによる予後解析研究はない
		腹水を伴う腸管拡張所見	胎便性腹膜炎	腸管絞扼の確定が難しい
腎機能		腎臓輝度	高輝度腎臓	機能不全の可能性
		膀胱穿刺（尿生化学）	下部尿路閉塞時の胎児治療（VAS）適応判定	妊娠末期に廃絶してくる症例は拾えない
神経機能		四肢関節の観察	多発拘縮があると神経予後不良	研究が未確立
		脳室拡大、大脳の低輝度	あくまで2回以上の悪化所見	1ポイントでは機能推定は難しい
		脊髄髄膜瘤	病変レベルで下肢運動、排尿、排便機能障害がおおよそ推定	確定検査には至っていない

*CHOP：Children's Hospital of Philadelphia（フィラデルフィア小児病院）

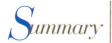

胎児機能検査とは、すなわち「胎児の健康」を知る検査である。そして胎児機能不全とは、妊娠中あるいは分娩中に胎児の状態を評価する臨床検査において「正常ではない所見」が存在し、胎児の健康に問題がある、あるいは将来問題が生じるかもしれないと判断された場合と考える。

胎児心拍数モニタリングに加え、近年では超音波検査の技術が進歩し、妊娠20週前後での胎児治療が進むなど、妊娠早期からの、幅広い胎児機能の評価が求められる時代になってきた。生後の素晴らしい新生児医療に良い形でバトンを渡せるように、是々非々な産科管理を目指す必要がある。

胎児機能検査の意義

胎児機能検査とは、すなわち「胎児が健康であるか」を知るということである。胎児心拍数モニタリングに加え、近年では超音波検査の技術が進歩し、妊娠20週前後での胎児治療が進むなど、妊娠早期からの、幅の広い胎児機能の評価が求められる時代になってきた。全身的な胎児管理の視点に立ち、広義の胎児機能検査の概要について述べる。

低酸素症の病態と検査

母体、胎盤、臍帯のどこかで血流の障害を受ければ、胎児低酸素状態になる。低酸素状態は臍帯血における血液ガス分析で判断され、出生後の臍帯血での評価は広く臨床で用いられている。その場合に、低酸素症（hypoxia）と低酸素血症（hypoxemia）は、病態として区別されていることを理解する必要がある。後者は血中の酸素分圧が低下した状態を指し、その状態が長く続くと組織での酸素不足が起こり、機能を補うための嫌気代謝から乳酸を産生する。この状態が組織内の酸素不足による機能低下、すなわち低酸素症を表している。われわれは、血中のpHの低下、乳酸の増加、BEの減少など、代謝性アシドーシスをもって「臓器が酸素不足で機能低下を招いた」という病態、すなわち低酸素症を推定できる。

米国産婦人科学会（ACOG）特別委員会は、「脳性麻痺を起こすのに十分なほどの急性の分娩中の所見」としては、脳や全身の臓器障害などの症状に加え、生後の臍帯動脈血のpH<7.0、BE −12mmol/L 以下であるとしている[1]。

胎児心拍数モニタリングによる acid-base status（低酸素症）の推定は、偽陽性率が高いものの、「健康な児を健康であるといえる」能力に優れている検査である。子宮収縮による低酸素ストレスが閾値を超えると遅発一過性徐脈（late deceleration；LD）として出現する。すなわち、LDの出現だけであれば低酸素血症といえる。そこに胎児心拍数基線細変動の消失、一過性頻脈の消失を伴う場合には有意にアシドーシスを示唆する[2,3]。

超音波検査による胎児低酸素の研究は少ないが、重症の胎児発育不全児において、静脈管逆流、臍静脈拍動、下大静脈血流異常の3所見がそろうと有意にアシドーシスであったと報告されている[4]。

1）胎児貧血

胎児貧血は、古典的には胎児水腫、腔水症、心拡大、胎盤肥厚などから推定されてきたが、近年、Mariらが中大脳動脈最高血流速度

(middle cerebral artery peak systolic velocity；MCA-PSV）上昇から貧血を推定する画期的な方法を確立した[5]。高心拍出量状態（hyperdynamic state）を表していると考えられ、貧血を来し得る背景がある場合の的中率は約90％程度といわれている。臨床的には、背景情報の有無（一絨毛膜二羊膜［MD］双胎、パルボウイルス感染、血液型不適合妊娠など）と併せて用いることが重要であり、一過性の低酸素ストレスでも上昇することから、侵襲的な検査や娩出決定などの際には複数の専門医による慎重な判断が必要である。

> **臨床ピットフォール**
> 新しい臨床所見の使い方：中大脳動脈の事例
> ・あるレジデントがMCA-PSV測定所見を全体カンファレンスで報告した。「胎児貧血」ということになり議論された。結局、娩出という結論に至り、妊娠30週で娩出したところ、全く貧血がなかったという事例の相談を受けたことがある。まずは、所見の再現性と背景の有無の確認、さらに専門医による再確認を前提に行う。娩出や治療決定時には、慎重の上にも慎重を期して評価することが必要である。

2）胎児心機能検査

心機能検査は多岐にわたり、成人で行われる検査の多くはすでに胎児への臨床応用が始まっている。心拍出量の評価において最も基本となるのは、超音波Bモード法による心筋の動きの観察である。例えばMD双胎一児死亡後では、co-twinの低容量性変化から心臓の収縮力が低下して、有効心拍出量を維持できていない所見を経験する。

測定値にばらつきがあるが、近年では高心拍出量の評価にcombined cardiac output（CCO）も用いられる[6]。心拍数（HR）、両大血管弁輪径、traceで得られるsystolic time-velocity integral（TVI：収縮期時間流速積分値）を掛け合わせて算出される。右心系の負荷を表す検査としては、胎児静脈系の血流評価も用いられている。双胎間輸血症候群（twin-to-twin transfusion syndrome；TTTS）受血児では、静脈管逆流や臍静脈拍動[7]が見られ、下大静脈（IVC）のpreload index（PLI）が高値となる[8]。胎児心筋症（cardiomyopathy）は定義が少ないが、心筋肥厚、弁逆流の有無、Tei indexの高値などで定義される[9]。総合評価としてスコア化されているものでは、cardiovascular profileスコア[10]や、CHOPスコア[11]などがあるが、娩出決定に必要な予後解析を行った研究は乏しく、エビデンスの確立には至っていない。

3）胎児肺機能検査

胎児の肺の成熟を推定することは、まさに重要な機能検査の一つといえる。横隔膜ヘルニア症例の観察などから、肺の容積を測定するobserved/expected lung area to head circumference ratio（o/e LHR）[12]や肺胸郭面積比、MRIの信号強度を用いた研究などがある。また、生化学的には、かつて肺のレシチン／スフィンゴミエリン比が用いられた。マイクロバブルテストは、感度が低く結果にばらつきがあるという問題から、当院では近年、羊水中のラメラ体を測定することで、胎児の肺成熟や生後の呼吸障害を推定している。実際には、血小板数を測定することですぐ結果が得られ、検査誤差が少ないので有用である。呼吸窮迫症候群（respiratory distress syndrome；RDS）は2.9万以下、新生児一過性多呼吸（transient tachypnea of the newborn；TTN）は4.9万以下で有意に発症した[13]。

4）胎児腸管機能

　胎便性腹膜炎は、大量腹水や消化管の拡張により診断されやすい。かねてより自然治癒例も多くあるため、胎内で経過観察するという考え方も多くある。しかし、機能的な評価法は定まっておらず、症例によっては成人の絞扼性イレウスと同じで、経過観察すれば腸管の壊死が進行する例もある。また、全身炎症、循環不全から脳性麻痺となることもある。当院の研究では、胎動の極端な減少は腸管血流不全の間接的な所見の一つではないかと考えている。

　胎児発育不全（fetal growth restriction；FGR）では、血流再分配による腸管虚血から、腸管壁が高輝度に描出される。これらの症例の早産管理では、特に新生児科への情報提供が重要で、生後の動脈管開存の治療に用いられるインダシン®（インドメタシンナトリウム）は壊死性腸炎を惹起し得る。短腸症候群では、生命予後不良となることもあるため、今後注目されるべき項目であると考えている。

5）胎児腎機能

　腎機能に関しては、両側の腎無形成や機能不全がある症例ではPotter症候群とされ、無羊水（羊水過少）が進行する。両側腎臓の高輝度像は、腎機能不良の一つの指標になるとされている[14]。下部尿路閉塞においては、膀胱穿刺により得られた生化学データから将来の腎機能を推測し、可能性がある場合に膀胱羊水腔シャント術などの胎児治療を施行する[15]。しかし、妊娠末期に廃絶してくる症例もあり、生後までの腎機能を正確に推定することはいまだに難しい。近年は小児期の透析の導入、成績の改善が報告されており、胎児期の機能推定による方針決定には慎重さを要する。

6）胎児神経機能

　胎児期に神経機能を推定する研究は、最も難しい領域である。なぜなら、神経系は生後も発達を続けているからである。また、ワンポイントでの構造異常の診断と、その生後の神経学的予後との関連性の解析が難しいことが要因である。当院では、明らかな運動障害の推定の所見としては、四肢の拘縮、つっぱりを観察し、Pena-Shokeir症候群などの多発拘縮症候群を診断している。胎児期に少なくとも2点以上での評価により悪化が確認できた脳室周囲高輝度域（periventricular echo densities；PVE）や脳室拡大、皮質萎縮で、急性脳循環不全に伴う神経の損傷が示唆される場合には、生後の脳性麻痺が推定され得る。

おわりに

　胎児を一人の患者すなわちfetus as a patientと考えた場合に、胎児の全身評価が求められる時代になってきている。個々の検査法のエビデンスの確立は容易なことではないが、それだけに多くの臨床研究の可能性を秘めた領域ともいえる。一つの生命の健康状態を推し量るとき、われわれは限られたエビデンスの中で英知を集結して、是々非々の評価を目指していきたいものである。

臨床ピットフォール

予後説明：妊娠22週の橋を渡るとき
- 胎児の状態を、「病名のみ」で「予後不良」と話してしまう失敗談を聞くことがある。同じ病名でも個々の胎児の持つ病勢の幅は広く、その胎児の是々非々を議論し、将来の生命力と、家族の幸せまで考慮して相談していく必要がある。そうすることで、家族にとって後悔のない結論を導くサポートができるのである。

> **臨床で役立つ! Point**
>
> ● 胎児 acid-base status に関する機能検査
> - 低酸素症(アシドーシス)の評価は、胎児心拍数モニタリングおよび胎児血流計測で行うが、偽陽性率が高い。
> - 基線細変動の消失、一過性頻脈の消失ではアシドーシス、繰り返す遅発一過性徐脈では低酸素血症を示唆する。
> - 正常胎児でも子宮収縮時には相対的低酸素を来す。有意な低酸素血症を来す場合(contraction stress test;CST陽性)に遅発一過性徐脈が出現する。
> - 臍帯動脈血流異常に加えて、静脈管、臍静脈、下大静脈の3静脈血流異常がそろうと胎児アシドーシスを推定する。
>
> ● その他の機能検査
> - 広義の胎児機能検査としては、貧血、心臓、肺、腎臓、腸管、神経など多臓器へのアプローチが求められてきている。

引用・参考文献

1) アメリカ産婦人科医会/アメリカ小児科学会編. 脳性麻痺と新生児脳症:最新の病院・病態. 坂元正一監訳. 東京, メジカルビュー社, 2004, 151p.
2) Murata, Y. et al. Fetal heart rate accelerations and late decelerations during the course of intrauterine death in chronically catheterized rhesus monkeys. Am. J. Obstet. Gynecol. 144 (2), 1982, 218-23.
3) Paul, RH. et al. Clinical fetal monitoring. VII. The evaluation and significance of intrapartum baseline FHR variability. Am. J. Obstet. Gynecol. 123 (2), 1975, 206-10.
4) Baschat, AA. et al. Venous Doppler in the prediction of acid-base status of growth-restricted fetuses with elevated placental blood flow resistance. Am. J. Obstet. Gynecol. 191 (1), 2004, 277-84.
5) Mari, G. et al. Noninvasive diagnosis by Doppler ultrasonography of fetal anemia due to maternal red-cell alloimmunization. Collaborative Group for Doppler Assessment of the Blood Velocity in Anemic Fetuses. N. Engl. J. Med. 342 (1), 2000, 9-14.
6) Kiserud, T. et al. Fetal cardiac output, distribution to the placenta and impact of placental compromise. Ultrasound Obstet. Gynecol. 28 (2), 2006, 126-36.
7) Hecher, K. et al. Doppler studies of the fetal circulation in twin-twin transfusion syndrome. Ultrasound Obstet. Gynecol. 5 (5), 1995, 318-24.
8) Takahashi, Y. et al. Uterine contractions might increase heart preload in the recipient fetus in early-onset twin-twin transfusion syndrome : an ultrasound assessment. Prenat. Diagn. 24 (12), 2004, 977-80.
9) Habli, M. et al. Prevalence and progression of recipient-twin cardiomyopathy in early-stage twin-twin transfusion syndrome. Ultrasound Obstet. Gynecol. 39 (1), 2012, 63-8.
10) Huhta, JC. et al. Doppler in fetal heart failure. Clin. Obstet. Gynecol. 53 (4), 2010, 915-29.
11) Rychik, J. et al. The twin-twin transfusion syndrome : spectrum of cardiovascular abnormality and development of a cardiovascular score to assess severity of disease. Am. J. Obstet. Gynecol. 197 (4), 2007, 392, e1-8.
12) Jani, J. et al. Observed to expected lung area to head circumference ratio in the prediction of survival in fetuses with isolated diaphragmatic hernia. Ultrasound Obstet. Gynecol. 30 (1), 2007, 67-71.
13) Tsuda, H. et al. Amniotic lamellar body counts can predict the occurrence of respiratory distress syndrome as well as transient tachypnea of the newborn (TTN). J. Perinat. Med. 39 (3), 2011, 245-50.
14) Mashiach, R. et al. Fetal hyperechogenic kidney with normal amniotic fluid volume : a diagnostic dilemma. Prenat. Diagn. 25 (7), 2005, 553-8.
15) Lipitz, S. et al. Fetal urine analysis for the assessment of renal function in obstructive uropathy. Am. J. Obstet. Gynecol. 168 (1 Pt 1), 1993, 174-9.

各論 04

胎児形態異常

市塚 清健 いちづか きよたけ ● 昭和大学横浜市北部病院産婦人科 准教授

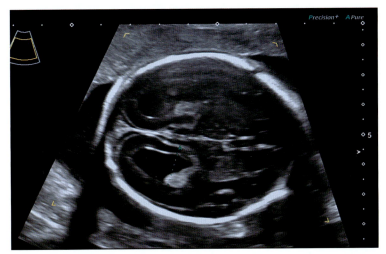

図1　軽度側脳室拡大

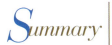

　胎児形態異常は全妊娠のおよそ3%に見られる。最近は超音波診断装置の技術の進歩および診断プロセスの向上により、比較的大きな形態異常のおよそ半数は妊娠初期に診断に至る。一方で、胎児の発達に伴い形態異常が顕性化してくる疾患や、軽微な形態異常については、MRIなど他のモダリティや遺伝学的検査など多様なアプローチを併用し、妊娠中期以降に診断される場合も少なくない。妊娠中期以降に診断される形態異常で比較的多く見られる代表的な疾患について、超音波画像を中心に臓器別に示す。

中枢神経

1）脳室拡大

　側脳室は、側脳室三角部幅（atrial width；AW）を計測し、10mmをカットオフとし、それ以上を側脳室拡大とする。他に異常がない場合は、12mm未満では93%、12～15mm未満では85%、15mm以上では63.5%で正常発達を示し、AWの値と予後とは相関する[1]。図1の超音波画像は軽度側脳室拡大症例である。

2）脊髄髄膜瘤

　図2Aに脊髄髄膜瘤に伴う側脳室拡大を呈した経側脳室水平断面超音波画像を示す。図2Bに同症例の脊椎矢状断面像を示す。

顔　面

口唇・口蓋裂

　片側口唇裂の2D、両側口唇裂の3D超音波像を示す（図3A・B）。口唇裂を伴わない口蓋裂単独の診断は、通常の胎児スクリーニングで

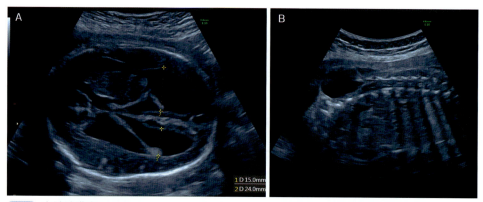

図2 脊髄髄膜瘤
A：脊髄髄膜瘤に伴う側脳室拡大。くも膜下腔が消失し、脈絡叢も圧排されており、脳圧の亢進が疑われる。
B：脊髄髄膜瘤。仙骨部において椎弓の途絶所見が認められ、同部位に髄膜瘤が認められる。

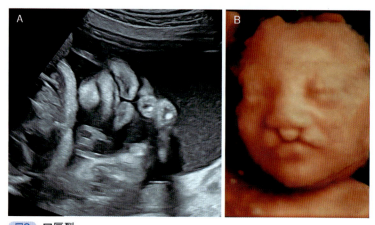

図3 口唇裂
A：片側口唇裂　B：両側口唇裂

は診断検査へ拾い上げることは困難である。間接所見として、二分口蓋垂が有用との報告がある[2]。正常な口蓋垂は咽頭部位の水平断面で、平行する2本の高輝度線として描出される（equal sign）（図4A）。口蓋裂では二分口蓋垂となることが多く、二分口蓋垂は double equal sign として描出される（図4B）。

心　臓

心室中隔欠損症、総肺静脈還流異常症

　small VSD で他に心臓奇形がない場合は、スクリーニングで発見することは困難で、カラードプラの併用により胎児診断に至ることがある。図5に筋性部の心室中隔欠損症の超音波像を示す。同じく胎児診断が難しい疾患であるが胎児診断が重要となる疾患として総肺静脈還流異常症が挙げられる。4CV では異常を示さないことが多いが、同描出断面で下行大動脈と左心房との距離が通常より離れていることで同疾患を疑うことが可能である。客観的指標として、post-LA space index が提唱されている。正常では本 index は1より小さいが、総肺静脈還流異常症では1より大きい値をとる[3]。図6に2例の総肺静脈還流異常症の超音波像を示す。

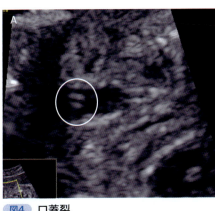
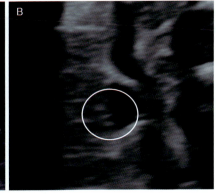

図4 口蓋裂
A：口蓋垂　equal sign　B：二分口蓋垂　double equal sign

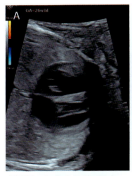
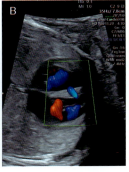

図5 心室中隔欠損症
Bモードのみでは心室中隔欠損の存在に気付くことは困難で（A）、カラードプラをかけることで（B）その診断が可能となる。

胸　部

先天性肺気道奇形

先天性肺気道奇形（congenital pulmonary airway malformation；CPAM）は、0からⅣ型の5つに分類される[4]。胎児期の予後評価としては、CPAM volume ratio（CVR）が用いられる。CVR＝腫瘤の縦×横×高さ×0.52（cm^3）／頭周囲長（cm）で計算される（http://perinatology.com/calculators/CVR.htm で計算ソフトが利用できる）。CVRが1.6以上では、80％以上で胎児水腫に進展する予後不良と判断されるが[5]、自然退縮する症例もあるため経過観察が重要である。

図7A・Bに妊娠23週のCPAM typeⅡの超音波像を示す。本症例はCVRが1.6以上で腹水、皮下浮腫を伴い、胎児水腫の状態であったが、妊娠26週よりCPAMは退縮傾向を示し、腹水および皮下浮腫も消失し、その後は超音波でCPAMの領域は識別できなくなった。妊娠39週で自然分娩に至り、出生後も無治療で経過観察となった症例である。

腹　部

1）臍帯ヘルニア

臍帯ヘルニアと腹壁破裂との鑑別は、ヘルニア嚢の有無や腹壁欠損の位置がポイントとなる。臍帯ヘルニアではヘルニア嚢を有し、ヘルニア嚢の表面を臍帯血管が遊走している（図8A）。臍帯ヘルニアでは合併奇形や染色体異常を伴うことも多いため、合併奇形の検索が重要である。

2）腹壁破裂

腹壁破裂は若年妊婦に多く、破裂欠損部がほとんど臍帯右側に存在し、臍帯ヘルニアに比し小さい。図8Bに妊娠18週の腹壁破裂の超音波像を示す。

3）腸管閉鎖

腸管閉鎖では閉塞部位により拡張像の数が異

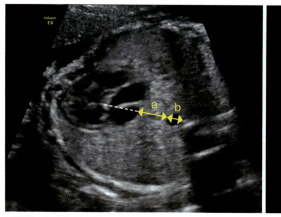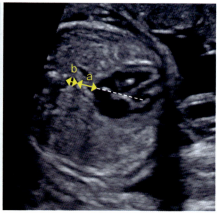

図6 総肺静脈還流異常症
post-LA space index =a/b＞1.0
post-LA space index：4CV で中隔と房室弁の交点（crux）と下行大動脈とを直線で結び、左心房と下行大動脈の直径で除して求める。

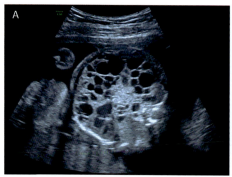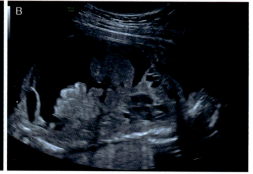

図7 先天性肺気道奇形
A：CPAM typeⅡ。水平断面で胸腔内は右側 CPAM で占拠されている。心臓は左へ圧排されている。
B：A と同じ症例の矢状断面で多量の腹水を認める。

なる。十二指腸閉鎖では double bubble cysts に代表されるように2つの囊胞像として診断される。図9A に十二指腸閉鎖、図9B に空腸閉鎖の超音波像を示す。

腎泌尿器

1) 腎囊胞性疾患

腎囊胞性疾患は Potter 分類によりⅠ型、Ⅱ型、Ⅲ型に分類される。Ⅰ型 (autosomal recessive polycystic kidney disease；ARPKD) は常染色体劣性の遺伝形式をとり、羊水はほとんど認めず予後不良である（図10A）。Ⅱ型 (multi cystic dysplastic kidney；MCDK) は、尿芽管と後腎との癒合不全で患腎は機能がない（図10B）。片側性は予後良好である。Ⅲ型 (autosomal dominant polycystic kidney disease；ADPKD) は、常染色体優性遺伝形式をとるため家族歴が重要となる。胎児期では比較的高輝度腎の中に小囊胞が認められることがあるが、Ⅰ型と異なり羊水量も正常であり、一般的には胎児期に診断するのは困難である。

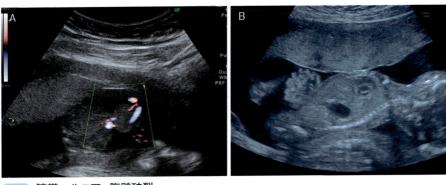

図8 臍帯ヘルニア、腹壁破裂
A：臍帯ヘルニア　B：腹壁破裂

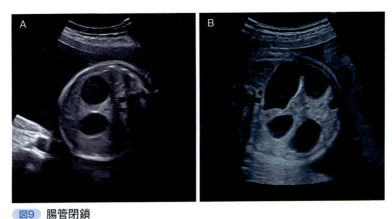

図9 腸管閉鎖
A：十二指腸閉鎖。囊胞は2つで、double cysts signと呼ばれる。　B：空腸閉鎖

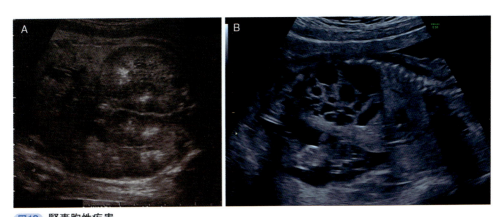

図10 腎嚢胞性疾患
A：Potter Ⅰ型（ARPKD）。海綿状に両側性に腫大した腎小葉単位に高輝度の腫瘤像として描出される。
B：Potter Ⅱ型（MCDK）。腎臓は大小さまざまな嚢胞に置き換わり、正常腎臓部分は見られない。

2）水腎症

水腎症は水平断面で腎盂の前後径で評価する。妊娠16〜27週までは4〜7mm、妊娠28週以降では7mm以上、または10mm以上で水腎症と診断するなどさまざまな診断基準があるが、いずれにしても予後に大きな差は見られないため、施設ごとに基準を選んで差し支えない。水腎症を来す疾患として、腎盂尿管移行部狭

窄、尿管瘤、膀胱尿管逆流などが挙げられる。

3）異所性尿管瘤

図11に重複腎盂尿管に伴う異所性尿管瘤の超音波像を示す。左側上方腎盂からの尿管に異所性尿管瘤を形成することが多い。

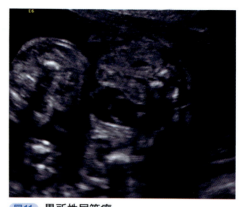

図11 異所性尿管瘤
膀胱内に囊胞所見を認めることで診断可能である。

> **臨床ピットフォール**
> - 囊胞性の腎疾患ではPotter分類が用いられる。Potter分類とPotter症候群とが混同されやすい。
> - Potter症候群とは、狭義には無形成腎で羊水がなく、顔面や鼻梁・耳介が子宮内で圧迫を受け、押しつぶされた特徴的な顔貌を呈し、肺低形成を併発する予後不良な疾患である。
> - 「囊胞」は無エコー領域の類円形の病変とイメージされやすいため、MCDKを多囊胞腎と診断することが比較的多く見られる。
> - Potter分類ⅠおよびⅢ型では、通常超音波ではいわゆる超音波学的囊胞性病変は見られない。

> **臨床で役立つ！ Point**
> - 客観性のある超音波画像を取るように心掛ける。そのためには超音波の設定が重要である。周波数、超音波フォーカスの設定、超音波深度およびズーム機能を活用し、適切な大きさで観察する。心臓の観察は心臓モードを選択する。
> - 超音波の補助的診断モダリティとしてMRIを活用する。特に中枢神経の形態診断では有用性が高い。胎児軸で撮像しないと良い画像が得られないので注意が必要である。

引用・参考文献

1) Gaglioti, P. et al. Fetal cerebral ventriculomegaly : outcome in 176 cases. Ultrasound Obstet. Gynecol. 25 (4), 2005, 372-7.
2) Wilhelm, L. et al. The equal sign : a novel marker in the diagnosis of fetal isolated cleft palate. Ultrasound Obstet. Gynecol. 36 (4), 2010, 439-44.
3) Kawazu, Y. et al. 'Post-LA space index' as a potential novel marker for the prenatal diagnosis of isolated total anomalous pulmonary venous connection. Ultrasound Obstet. Gynecol. 44 (6), 2014, 682-7.
4) Kitaichi, M. et al. Congenital pulmonary airway malformation - a new name for an expanded classification of congenital cystic adenomatoid malformation of the lung. Histopathology. 41 (Suppl 2), 2002, 424-30.
5) Crombleholme, TM. et al. Cystic adenomatoid malformation volume ratio predicts outcome in prenatally diagnosed cystic adenomatoid malformation of the lung. J. pediatr. Surg. 37 (3), 2002, 331-8.
6) Edwards, L. et al. First and second trimester screening for fetal structural anomalies. Semin. Fetal Neonatal Med. 23 (2), 2018, 102-11.

05 各論
双胎妊娠

村越 毅 むらこし たけし ● 聖隷浜松病院産婦人科・総合周産期母子医療センター 産婦人科部長

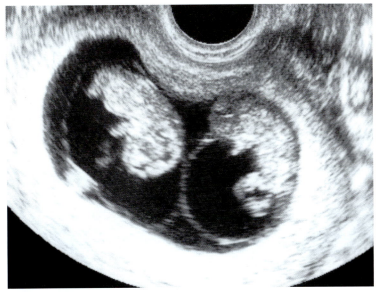

図1 一絨毛膜二羊膜（MD）双胎

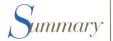

　双胎妊娠は単胎妊娠と比較して、早産や妊娠高血圧症候群などの産科合併症が増加する。また、一絨毛膜双胎では胎盤吻合血管に起因する固有の病態と疾患が存在するため、二絨毛膜双胎よりも予後が不良である。双胎妊娠管理においては、妊娠初期に膜性診断を正確に行い、個々のリスクに応じた管理を行うことがポイントである。一絨毛膜双胎と診断した場合は、胎児形態の差を特徴とする無心体双胎（TRAP sequence）、羊水量の差を主症状とする双胎間輸血症候群（TTTS）、発育の差を主症状とする一児発育不全（sIUGR）、ヘモグロビン濃度の差を主症状とする双胎貧血多血症（TAPS）に注意した管理を行う。特にTTTSは、適切な治療介入（胎児鏡下胎盤吻合血管レーザー凝固術）によって予後の改善が期待できるため早期発見が大切である。

双胎の膜性診断

　双胎妊娠における膜性診断は、妊娠初期（妊娠10週前後が理想）に超音波検査により絨毛膜と羊膜の数を直接数えることで行う。絨毛膜は厚く高輝度（白く）に描出され、羊膜は絨毛膜の内側で細い線状エコーとして描出される。胎児（胎芽）と胎児（胎芽）との間の隔膜の有無とその構成（羊膜のみか、羊膜と絨毛膜か）により膜性診断が可能となる。

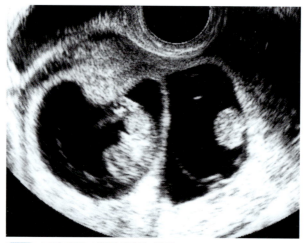

図2 二絨毛膜二羊膜（DD）双胎

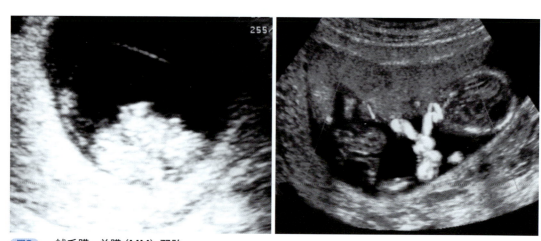

図3 一絨毛膜一羊膜（MM）双胎
左：妊娠8週のMM双胎　右：妊娠14週のMM双胎の臍帯相互巻絡

1）二絨毛膜二羊膜（DD）双胎

胎芽と胎芽との間に絨毛膜の隔壁が確認できる。胎芽→羊膜→絨毛膜→羊膜→胎芽の順で描出される。隔膜の起始部の形態はλ（ラムダ）サインであり、同部位に白い絨毛膜が連続して描出される（図2）。

2）一絨毛膜二羊膜（MD）双胎

胎芽と胎芽との間には羊膜の隔壁のみ確認できる。絨毛膜は両児の外周を一重に走行する。隔膜の起始部は妊娠初期ではTサインではなく状況によってはλサインに見えるが、絨毛膜は隔膜の起始部に入り込むことはない（図1）。

3）一絨毛膜一羊膜（MM）双胎

胎芽と胎芽との間に隔膜は存在しない。絨毛膜も羊膜も両胎芽の外周を胎嚢に沿って走行する。羊膜は薄いため胎芽と胎芽との間に羊膜の隔膜がないことを確認するのは困難なことが多い。また、臍帯相互巻絡を認めればMM双胎の確定診断となる（図3）。

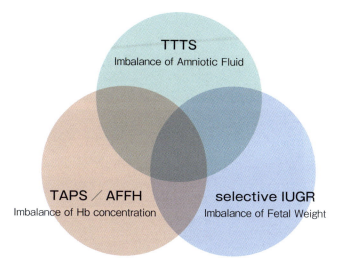

図4 一絨毛膜双胎の病態分類
両児に形態異常を認めない場合には、両児間の「羊水量の差」「発育の差」「ヘモグロビン濃度差」に注目して管理を行うと、一絨毛膜双胎に特徴的な病態の理解と早期発見が行いやすい。

臨床ピットフォール

- 膜性診断が困難な場合でも、両児間の隔膜の有無だけはしっかりと診断する。
- 膜性診断が困難な場合で両児間の隔膜が確認できる場合は、MD双胎として管理する。また、隔膜が確認できない場合はMM双胎として管理する。

MD双胎の管理

MD双胎に特徴的な病態を理解する。特に両児の「差」に注目すると理解しやすい（**図4**）。

1）形態の差

TRAP（twin reversed arterial perfusion）sequence（無心体双胎）に代表される。一児の心臓が欠損もしくは痕跡心臓の場合は、動脈動脈（AA）吻合の存在により健常児（pump twin）からの血流によって無心体児が還流され大きくなる。pump twinは心負荷が増大し胎児水腫となる。自然に血流遮断を引き起こし、予後の良好なものもあるが、血流が持続する症例に対しては、ラジオ波による無心体血流遮断術により予後の改善が期待できる[1, 2]。

2）羊水量の差

胎盤吻合血管を通じた両児間のアンバランスが主症状となったものがTTTS（twin-twin transfusion syndrome：双胎間輸血症候群）である（**図5**）。供血児には循環血液量減少による症状（循環不全、低血圧、尿量減少、羊水過少など）が出現し、受血児には循環血液量増大による症状（容量負荷、高血圧、尿量増加、羊水過多、心不全など）が出現する。

妊娠20週前後に発症のピークが存在する。羊水量の差および胎児膀胱の大きさに注目した管理が大切である。羊水過多（羊水深度≧8cm）と羊水過少（羊水深度≦2cm）とを同時に満たした場合にTTTSと診断する[3〜5]。診断基準を満たさないものの、羊水過多単独、羊水過少単独、および羊水量不均衡においても、将来のTTTSの発症は心機能異常および循環不全を合併しやすいため厳重な管理を行う。適応を満

Type 1
拡張期が常に順行性（正常）

Type 2
拡張期が常に途絶もしくは逆流

Type 3
拡張期が周期的に途絶・逆流を繰り返す

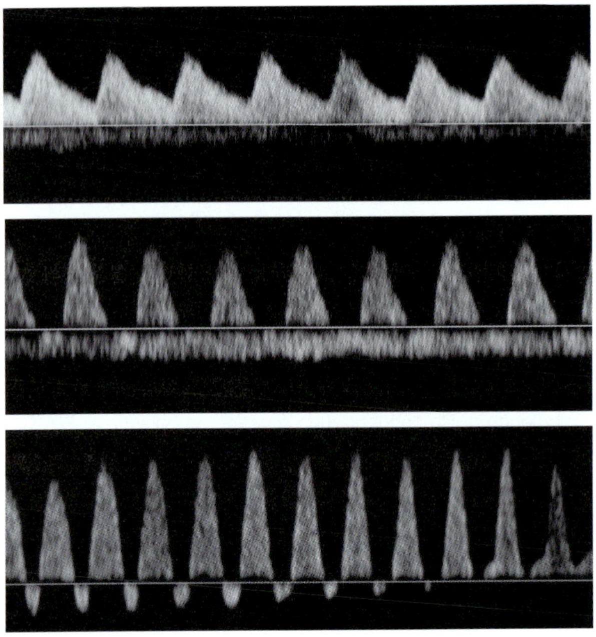

図6 sIUGR のタイプ分類
発育不全児の臍帯動脈血流波形により分類される。

たした TTTS は胎児鏡下胎盤吻合血管レーザー凝固術により予後改善が期待できる[4〜6]。

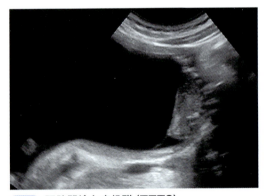

図5 双胎間輸血症候群（TTTS）
羊水過多・過少を認める。供血児は子宮壁に圧迫され、いわゆる stuck twin の状態となっている。

臨床ピットフォール

羊水量の差
- 羊水過多・過少の程度が強くなると、胎児が子宮壁や胎盤に圧迫されるように描出され、いわゆる stuck twin の状態となる。

3）胎児発育の差

胎盤専有面積の不均衡を主体とする病態であり、sIUGR（selective IUGR：一児発育不全、推定体重＜−1.5SD）もしくは両児間の推定体重不均衡が 25% 以上（discordant twin）で診断する[7, 8]。発育不全児の臍帯動脈血流波形により Type 1 から 3 までに分類される[7]（**図6**）。Type 2 および 3（いずれも臍帯動脈血流波形の拡張期途絶もしくは逆流を伴う）と羊水過少を合併した場合の予後は不良であるが[9]、Type 1 の予後は良好である[8]。

4）ヘモグロビン濃度の差

吻合血管を通じて両児間にヘモグロビン濃度の差を来す病態である。分娩時や一児死亡時などに吻合血管（通常は太い）を通じて急速に血流移動が生じたもの（acute feto-fetal hemorrhage；AFFH）と、慢性的に吻合血管（通常は細い）を通じて血流移動が生じたもの（twin anemia polycythemia sequence：TAPS）とに分類される。いずれも著明な両児間のヘモグロビン差（＞8.0g/dL）を示すが、網状赤血球を計測することで AFFH と TAPS との区別が可能である（TAPS では細い吻合血管を通じた慢性の血流移動のため、循環容量の変化を来さず慢性的な貧血・多血となるため網状赤血球の差が大きい）。

TAPS の出生後の診断基準は、両児間のヘモグロビン差＞8.0g/dL に加えて網状赤血球比＞1.7 を満たすものと定義され、出生前では中大脳動脈最高血流速度（MCA-PSV）により、供血児の MCA-PSV＞1.5MoM かつ受血児の MCA-PSV＜1.0MoM を満たすものと定義される[10]。出生児に全身の色調差を認めた場合は、ヘモグロビンだけでなく網状赤血球も測定し診断する（図7）。出生前は毎回 MCA-PSV を計測することは困難であるため、胎盤の色調差や羊水量および推定体重に差を認めた場合に計測

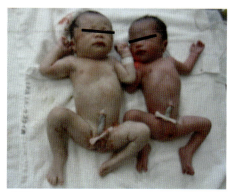

図7　両児間で色調差（ヘモグロビン差）を認める出生児

を行う。

TAPS の頻度は、自然の MD 双胎の場合には2%程度と推測される[11, 12]。

臨床ピットフォール

ヘモグロビン濃度の差
- 両児間で色調の差を認めた場合は、ヘモグロビンおよび網状赤血球を測定し、AFFH と TAPS の診断および鑑別を行う。

> **臨床で役立つ！Point**
>
> - 妊娠10週ころの超音波検査で絨毛膜と羊膜の数を数えることで膜性診断を正確に行う。
> - 初診が遅れるなどで超音波検査で膜の数を直接数えることが困難な場合には、隔膜の起始部の形状、胎盤の数、性別などから総合的に膜性診断を行う。
> - 双胎の外来管理は、少なくとも2週間ごとに行う。早産や妊娠高血圧症候群は、膜性診断にかかわらず単胎より発症リスクが上昇するため注意する。
> - MD双胎では特徴的な病態を理解し、両児間の差（羊水量、膀胱の大きさ、発育、胎盤の色調など）に注意し、TTTS、sIUGR、およびTAPSの早期発見に努める。
> - 胎児期の治療（胎児鏡下胎盤吻合血管レーザー凝固術など）により予後の改善が見込まれる疾患（TTTS、TRAP sequence、一部のsIUGRなど）が存在することを理解する。

引用・参考文献

1) Sugibayashi, R. et al. Forty cases of twin reversed arterial perfusion sequence treated with radio frequency ablation using the multistep coagulation method : a single-center experience. Prenat. Diagn. 36(5), 2016, 437-43.
2) Wagata, M. Murakoshi, T. et al. Radiofrequency Ablation with an Internally Cooled Electrode for Twin Reversed Arterial Perfusion Sequence. Fetal. Diagn. Ther. 40(2), 2016, 110-5.
3) Quintero, RA. Staging of twin-twin transfusion syndrome. J. Perinatol. 19(8 Pt 1), 1999, 550-5.
4) Sago, H. et al. The outcome and prognostic factors of twin-twin transfusion syndrome following fetoscopic laser surgery. Prenat. Diagn. 30(12-13), 2010, 1185-91.
5) Murakoshi, T. et al. Validation of Quintero stage III sub-classification for twin-twin transfusion syndrome based on visibility of donor bladder : characteristic differences in pathophysiology and prognosis. Ultrasound Obstet. Gynecol. 32(6), 2008, 813-8.
6) Senat, MV. et al. Endoscopic laser surgery versus serial amnioreduction for severe twin-to-twin transfusion syndrome. N. Engl. J. Med. 351(2), 2004, 136-44.
7) Gratacós, E. et al. A classification system for selective intrauterine growth restriction in monochorionic pregnancies according to umbilical artery Doppler flow in the smaller twin. Ultrasound Obstet. Gynecol. 30(1), 2007, 28-34.
8) Ishii, K. Murakoshi, T. et al. Perinatal outcome of monochorionic twins with selective intrauterine growth restriction and different types of umbilical artery Doppler under expectant management. Fetal Diagn. Ther. 26(3), 2009, 157-61.
9) Ishii, K. Murakoshi, T. et al. Ultrasound predictors of mortality in monochorionic twins with selective intrauterine growth restriction. Ultrasound Obstet. Gynecol. 37(1), 2011, 22-6.
10) Slaghekke, F. et al. Twin anemia-polycythemia sequence : diagnostic criteria, classification, perinatal management and outcome. Fetal Diagn. Ther. 27(4), 2010, 181-90.
11) Mabuchi, A. et al. Clinical characteristics of monochorionic twins with large hemoglobin level discordance at birth. Ultrasound Obstet. Gynecol. 44(3), 2014, 311-5.
12) Yokouchi, T. Murakoshi, T. et al. Incidence of spontaneous twin anemia-polycythemia sequence in monochorionic-diamniotic twin pregnancies : Single-center prospective study. J. Obstet. Gynaecol. Res. 41(6), 2015, 857-60.

06 各論
胎児発育不全

田中 佳世 たなか かよ ● 三重大学医学部産科婦人科学教室 助教
田中 博明 たなか ひろあき ● 三重大学医学部産科婦人科学教室 講師
池田 智明 いけだ ともあき ● 三重大学医学部産科婦人科学教室 教授

(n = 5,855)

出生時体重（g） \ 在胎週数	22	23	24	25	26	27	28	29	30	31	32	33
1,401〜1,500						96	99	100	99	99	99	99
1,301〜1,400						94	97	99	99	99	100	99
1,201〜1,300						98	99	99	99	99	99	100
1,101〜1,200					96	96	99	100	99	99	99	100
1,001〜1,100				96	98	98	98	99	99	98	98	98
901〜1,000				95	96	97	97	98	99	99	98	97
801〜900			89	91	95	96	96	97	97	98	100	100
701〜800		84	86	90	93	93	95	99	98	94	95	100
601〜700		78	86	90	93	94	93	96	100	100		
501〜600	59	69	80	90	87	93	94	92	87			
401〜500	49	64	71	80	77	80	86	100	71			
301〜400	41	52	51	56	68	67	73	71				
201〜300	18	10	31	33	40							

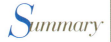 **図** 新生児臨床研究ネットワークデータベースより作成した NICU 生存退院率（%）
ピンクは生存退院率60%未満（ZONE 1）、黄は60%以上95%未満（ZONE 2）、青は95%以上（ZONE 3）を示す。

Summary

　胎児発育不全（FGR）は、子宮内で胎児の発育が、何らかの原因によって障害され、週数相当の発育ができない状態である。FGRはさまざまな原因によって発症するため、FGRと診断した場合には原因検索を行う。原因として、母体因子（高血圧、抗リン脂質抗体症候群、2型糖尿病、喫煙、アルコールなど）、胎児因子（先天異常、染色体異常など）、胎盤形成不全（らせん動脈のリモデリング不全）などが挙げられる。原因に応じた対応を行う。また、FGRを管理する上では、胎児のwell-beingを慎重に観察しながら、適切な分娩時期を逸さないように心掛ける。分娩時期の決定は、超音波検査、胎児心拍数モニタリングなどを用いて総合的に決定する。

定 義

1）胎児発育不全

　胎児発育不全（fetal growth restriction；FGR）は、子宮内で胎児の発育が、何らかの原因によって障害され、週数相当の発育ができない状態と定義されている。日本では、2003年に作成された「超音波胎児計測の標準化と日本人の基準値」を基準に診断される[1]。FGRは、胎児の発育が週数相当でない状態を意味する用語ではあるが、「超音波胎児計測の標準化と日本人の基準値」を基に作成された胎児発育曲線において−1.5SDを下回る場合をFGRと臨床診断することが、日本では一般的である。

　海外でのFGRの定義を列挙すると（表1）、米国産婦人科学会（ACOG）、カナダ産婦人科学会（SOGC）は「胎児の推定体重または腹囲が10パーセンタイル未満、かつ臍帯動脈血流波形の異常」[2,3]、英国産婦人科学会（RCOG）も同様に「胎児の推定体重または腹囲が10パーセンタイル未満、かつ臍帯動脈血流波形の異常」である[4]。いずれの学会も、3パーセンタイル未満を重症FGRと定義している。

> **臨床ピットフォール**
> - FGRは、超音波検査を用いて推定体重を測定することで診断されるが、検者間差も大きい。
> - 診断で迷う場合には、複数の検者で実施し診断するとよい。
> - 原因検索、胎児状態の評価も同様である。

2）SGAとFGR

　small for gestational age（SGA）とFGRは、時に混同され、日本ではSGAとFGRについて個別の診断基準が存在し、意味が異なるため注意が必要である。SGAは在胎期間別出生時体格値を基に評価される。ある特定のpopulationにおいて、胎児発育に影響を与えるような要因（母体疾患や母体年齢、先天異常など）を除外せずに、在胎期間別に横断的に集積された出生時の体重や身長、頭囲のデータを基に統計学的処理が施されたものが在胎期間別出生時体格基準値（reference）である[5]。これまで日本で作成され報告されたデータのほとんどが集積され「在胎期間別出生時体格基準値」が作成されている。胎児の成長は、母体の体格や栄養状態など子宮内環境への依存度が高く、子宮内環境は当然ながら「在胎期間別出生時体格基準値」に影響を与える。また、早産児の生命予後が向上するにつれて、より未熟な児や高度な胎児発育不全の児に対し、より積極的な介入が行われるようになってきており、このような背景も基準値に影響を与える。そのため、「在胎期間別出生時体格基準値」は、年代によるsecular trendを評価する上でも利用される。

　先に述べたように、FGRは超音波検査における計測値による「超音波胎児計測の標準化と日本人の基準値」を基に作成された胎児発育曲線により診断され、populationとして正常な胎児が多く含まれており、「在胎期間別出生時体

表1 FGRの定義

学　会	胎児評価項目	数　値
日本産科婦人科学会	推定体重	−1.5 SD 未満
米国産婦人科学会 カナダ産婦人科学会 英国産婦人科学会	推定体重 or 腹囲	10 パーセンタイル未満

格基準値」より基準値は高くなる。

病　態

1) 胎盤形成異常とFGR

FGRの1つの原因として、胎盤形成不全が挙げられる。狭義のFGRとして、主に胎盤形成不全に起因するFGRのことを指すことが多い。胎盤が形成される際に重要なのは、胎盤外栄養膜細胞が子宮内に侵入し、らせん動脈をリモデリングすることである。胎盤外栄養膜細胞によってらせん動脈の血管壁が置換されることによって、血管平滑筋の収縮が起こらなくなり、血管は弛緩し拡張する。この一連の過程が起こらないことが、胎盤形成不全である。

胎盤形成不全では、胎盤の血流還流に適応できず、胎盤内の血圧上昇・血流速度の上昇が起こり、虚血再還流障害を来し、絨毛が障害される。これらの結果としてFGRが起こるが、妊娠高血圧症候群、常位胎盤早期剥離、前期破水とも強く関連しており、胎盤形成不全症候群と総称されている。

2) FGRの原因

染色体異常など、胎児自身の異常やTORCH症候群などにより妊娠初期に胎児が障害された場合は、胎児臓器の細胞分裂、細胞増殖が阻害されるため、臓器を構成する細胞の大きさは正常であるが、細胞数が少ないhypoplasiaを呈する。hypoplasiaは、細胞数が少ないことから、頭部も躯幹も同程度に抑制された均整のとれた発育をすることが特徴で、均整のとれた発育不全をsymmetrical typeと呼称する[6]。細胞数の増加とともに、細胞そのものが肥大する時期に障害されたFGRは、FGR全体の約10%を占める。妊娠早期発症の妊娠高血圧症候群、慢性腎炎、高血圧、胎盤臍帯因子などが原因となる。妊娠末期に障害が起こると、すでに細胞分裂は終了しているため、細胞肥大が抑制される。細胞数は正常であるが、細胞自体が小さい。主に、妊娠末期発症の妊娠高血圧症候群や糖尿病など、母体疾患に起因した胎盤の病理学的異常が原因となることが多い。

現在は、発症の時期によって、早期・後期と分類することが多い。

管　理

FGRにおける児を娩出させるタイミングの判断基準として、現状では胎児心拍数モニタリングを用いたNST（non-stress test）、CST（contraction stress test）、biophysical profile scoring（BPS）、超音波検査による血流速度波形異常、胎児・頭囲の発育によって実施されている。

最近のメタ解析では、血流速度波形異常が見られる場合の胎児死亡のリスク（ORs = 3.59［UA-AEDV：臍帯動脈拡張期途絶］、7.27［UA-REDV：臍帯動脈拡張期逆流］、11.6［DV-RAV：静脈管の波逆流]）が示されている[7]。TRUFFLE（Trial of Randomized Umbilical and Fetal Flow in Europe）studyでは、妊娠26〜32週の単胎FGRの児適応分娩基準を①CTG-STV群：cCTG（computerized CTG）によるshort term variation（STV）減少（26〜28週で＜3.5ms、29〜31週で＜4ms）、②Early-DV群：DV-PI＞95パーセンタイルまたはSTV減少（26〜28週で＜2.6ms、29〜31週で＜3ms）、③Late-DV群：心房収縮時（a波）の途絶・逆流またはSTV減少（Early-DV群

表2 児の娩出のタイミングに関する判断基準

NICU生存退院率	対応
60%未満 （ZONE 1）	各施設で妊娠の継続、妊娠の終結について判断する。
60%以上かつ95%未満 （ZONE 2）	以下のいずれか1つを満たす場合は妊娠を終結させる。ただし、主治医の判断による妊娠の終結はこの限りではない。 ①臍帯動脈血流拡張期逆流 ② biophysical profile scoring が4点以下 ③胎児心拍数モニタリング：胎児心拍数波形のレベル分類（日本産科婦人科学会）のレベル4以上が30分以上持続
95%以上 （ZONE 3）	以下のいずれか1つを満たす場合は妊娠を終結させる。ただし、主治医の判断による妊娠の終結はこの限りではない。 ①臍帯動脈血流拡張期途絶または逆流 ② biophysical profile scoring が4点以下（羊水量の異常を認める場合は6点以下） ③胎児心拍数モニタリング：胎児心拍数波形のレベル分類（日本産科婦人科学会）のレベル4以上が30分以上持続 ④ contraction stress test（CST）陽性 ⑤頭囲発育の2週間の停滞

（文献11より作成）

と同基準）の3群に無作為割付し、児の予後を追跡している[8]。3群ともUA血流速度波形異常（妊娠32週以降でUA-REDV、34週以降でUA-AEDV）が見られる場合も分娩基準としている。2歳時予後の中間解析では、神経学的後遺症なき生存は3群間で差がなかったが、生存児のうちで神経学的異常がないものの割合がLate-DV群（95％）でCTG-STV群（85％）より有意に高かったと報告され[9]、early-onset FGRにおけるDV血流速度計測と、それに応じた介入が予後改善につながる可能性が示唆されている。

血流速度波形異常で層別化した研究ではないが、GRIT（Growth Restriction Intervention Trial）studyは、UA-AEDV・REDVを多く含むFGRをimmediate delivery（ID）とdeferred delivery（DD）群とに無作為割付して予後を追跡したものである[10]。死亡または2歳時の高度発達障害には差はなく（19％ vs 16％）、出生週やUA血流速度波形のカテゴリで調整しても有意なORsは得られなかった。

現在のところ、FGRにおいて一定の娩出基準はないが、わが国で実施したTADAFER II試験における娩出基準を**表2**に示す[11]。新生児臨床研究ネットワーク（NRN）データベース（n = 5,855、2003〜2007年）より作成した、NICU生存退院率(%)を生存率によって(**図**)、ピンクは生存退院率60％未満（ZONE 1）、黄は60％以上95％未満（ZONE 2）、青は95％以上（ZONE 3）の3つに分けて、ZONEごとに対応が記載されている。

FGRに対する新規治療薬

PDE 5（phosphodiesterase type 5）阻害薬であるタダラフィルによる子宮－胎盤－胎児循環および胎盤の虚血・低酸素状態の改善を介した、FGRに対する新規治療法確立のための研究が進められている。

早発型の重症FGRに対しタダラフィルの投与を行ったところ、胎児発育の改善と妊娠期間の延長が報告された[12]。2017年、タダラフィルのFGRに対する母体経口投与の安全性を検

討するための第Ⅰ相試験が報告された[13]。同報告では、FGRに対するタダラフィル投与の安全性が確認されたことが報告されている。

日本におけるタダラフィルを用いたFGRに対する多施設共同第Ⅱ相試験（TADAFERⅡ試験）が終了し、89例（タダラフィル治療群45例、従来治療群44例）で解析を行った。現在、論文を準備中であるが、胎児・新生児・乳児死亡が従来治療群で7例（16％）であったのに対し、タダラフィル治療群では1例（2％）と有意に減少していた。また、妊娠期間も32週未満においては有意に延長したことが報告されており、今後のFGRに対する治療薬として有望視されている。

臨床で役立つ！Point

- 重度のFGRを管理する場合は、児が急変することがあるため、十分なインフォームド・コンセントを実施し、入院管理も考慮する。
- 胎動は胎児状態を評価するための1つの指標であり、胎動チェックも有効である。
- 重度のFGRの場合には、必ず胎児異常について精査する。
- FGRの原因検索として、母体因子の場合は治療可能なこともある。

引用・参考文献

1) 平成23年度厚生労働科学研究補助金（生育疾患克服等次世代育成基盤研究事業）「地域における周産期医療システムの充実と医療資源の適正配置に関する研究」．研究代表者：海野信也．「胎児推定体重と胎児発育曲線」保健指導マニュアル．2012.
2) American College of Obstetricians and Gynecologists. ACOG Practice bulletin no.134 : fetal growth restriction. Obstet. Gynecol. 121 (5), 2013, 1122-33.
3) Lausman, A. et al. Intrauterine growth restriction : screening, diagnosis, and management. J. Obstet. Gynaecol. Can. 35 (8), 2013, 741-8.
4) Royal College of Obstetricians and Gynaecologists. Green-top Guideline No.31. The Investigation and Management of the Small-for-Gestational-Age Fetus. 2014.
5) Bertino, E. et al. Neonatal anthropometric charts : what they are, what they are not. Arch. Dis. Child. Fetal Neonatal Ed. 932 (1), 2007, F7-10.
6) Campbell, S. et al. Ultrasound measurement of the fetal head to abdomen circumference ratio in the assessment of growth retardation. Br. J. Obstet. Gynaecol. 84 (3), 1977, 165-74.
7) Caradeux, J. et al. Risk of fetal death in growth-restricted fetuses with umbilical and/or ductus venosus absent or reversed end-diastolic velocities before 34 weeks of gestation : a systematic review and meta-analysis. Am. J. Obstet. Gynecol. 218 (2S), 2018, S774-82.
8) Bilardo, CM. et al. Severe fetal growth restriction at 26-32 weeks : key messages from the TRUFFLE study. Ultrasound Obstet. Gynecol. 50 (3), 2017, 285-90.
9) Lees, CC. et al. 2 year neurodevelopmental and intermediate perinatal outcomes in infants with very preterm fetal growth restriction (TRUFFLE) : a randomised trial. Lancet. 385 (9983), 2015, 2162-72.
10) Thornton, JG. et al. Infant wellbeing at 2 years of age in the Growth Restriction Intervention Trial (GRIT) : multicentred randomised controlled trial. Lancet. 364 (9433), 2004, 513-20.
11) Umekawa, T. et al. TADAFER Ⅱ : Tadalafil treatment for fetal growth restriction - a study protocol for a multicenter randomised controlled phase Ⅱ trial. BMJ Open. 8 (10), 2018, e020948.
12) Trapani, A. Jr. et al. Perinatal and Hemodynamic Evaluation of Sildenafil Citrate for Preeclampsia Treatment : A Randomized Controlled Trial. Obstet. Gynecol. 128 (2), 2016, 253-9.
13) Kubo, M. et al. Retrospective study of tadalafil for fetal growth restriction : Impact on maternal and perinatal outcomes. J. Obstet. Gynaecol. Res. 43 (2), 2017, 291-7.

07 各論
血液型不適合妊娠

橘 大介　たちばな だいすけ　●　大阪市立大学医学部医学研究科女性生涯医学 准教授

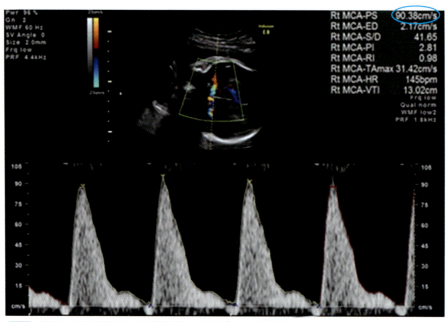

図1　MCA-PSV 測定による胎児貧血の評価

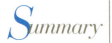

　妊娠初期に、血液型、不規則抗体スクリーニングを必ず実施する。不規則抗体陽性の場合には不規則抗体を同定し、臨床的に注意を有する種類であるかどうかを評価する。RhD 陰性妊婦で RhD 抗原に未感作の場合には、妊娠 28 週前後で抗 RhD 免疫グロブリンを投与する。産後に児の RhD が陽性であれば、再度、抗 RhD 免疫グロブリンを出産後 72 時間以内に投与する。
　不規則抗体を保有する妊婦が産後に大量出血を来した場合には、適合する赤血球の確保に時間がかかる例があるので、自己血貯血を考慮し、輸血部とも密に連携するよう留意する。

病態

　母児間の血液型不適合妊娠は、母親が保持しない父親から受け継いだ赤血球抗原を胎児が有する状態をいう。この胎児の赤血球が胎盤を介して母体血中に移行すると、母体側で胎児赤血球に対する抗体を産生する。この抗体が胎盤を経由して胎児側に移行することにより胎児赤血球が溶血し貧血になる。重篤な場合には、心不全、胎児水腫、子宮内死亡の原因となり得る。新生児期には、溶血による高ビリルビン血症で核黄疸に至ることもある。胎児期、新生児期に

起こる母児間の血液型不適合妊娠による病的状態は、胎児・新生児溶血性疾患（hemolytic disease of the fetus and newborn；HDFN）と呼ばれる。

妊娠初期に、血液型検査（ABO型、RhD型）と不規則抗体検査を実施する。血液型や不規則抗体が容易に判定できない場合には、輸血部を有する施設での精査が勧められる。

血液型不適合妊娠の原因としては、ABO型不適合、RhD型不適合、不規則抗体に起因するものの3要因に大きく分かれる。

1）ABO型不適合

血液型不適合妊娠によるHDFNの大半は、母親がO型の場合のABO不適合により、この場合にはHDFNは軽症であることが多いが、原因不明の高ビリルビン血症の児を分娩した経験のある妊婦では、抗Aと抗Bの抗体価測定を検討する。

2）RhD型不適合

RhD抗原は抗原性が高いため、母体がRhD陰性である場合に問題となる。夫が胎児の遺伝学的な父親でない場合もあるため、夫の血液型を確認せずに、RhD型不適合妊娠として取り扱うことが多い。

妊婦がRhD陰性で不規則抗体陰性、間接クームス陰性である場合には、RhD抗原に対し未感作として扱う。妊娠28週前後に母体感作予防に抗D免疫グロブリンを投与する。分娩後には児がRhD陽性であることを確認し、分娩後72時間以内に感作予防のために母体に抗D免疫グロブリンを投与する。

> **臨床ピットフォール**
> - RhD抗原の量的異常としてweak Dがあり、RhD陰性と判定される場合がある。非常に難解ではあるが、weak Dの取り扱いは、献血する場合（donorとして）はRhD陽性者として扱い、輸血される場合（recipientとして）はRhD陰性として扱う。
> - さらに、ACOGガイドラインでは、妊娠した場合にはRhD感作の可能性があるため抗D免疫グロブリンの投与の「候補者」として考慮するとしているが、わが国のガイドラインでは、「抗D免疫グロブリンは投与すべきでない」となっていることに留意する。

母体が抗体を産生するためには、抗原（胎児血）への曝露の機会が必要であり、その機会が一番多いのは分娩時であるが、流産、妊娠中絶、羊水穿刺、異所性妊娠、外回転術、腹部打撲、輸血などでも抗体産生は起こり得るので注意を要する。また、米国産婦人科学会（ACOG）のガイドラインでは、胞状奇胎や妊娠20週以降の出血例においても感作のリスクがあるとしている。

妊婦がRhD抗原、あるいはそれ以外のHDFNのリスクの高い抗原に感作していることが疑われる場合には、厳重な管理が必要となる。超音波ドプラ法にて胎児中大脳動脈の最高血流速度（MCA-PSV）が、胎児貧血を評価する上で有用であり（図1）、MCA-PSVが1.5MoM（multiple of the median）以上である場合には、中等度以上の胎児貧血が考えられる（表1）[1, 2]。

中大脳動脈はWillis動脈輪から分岐した後、末梢へ行くと分岐が増える。正確かつ再現性のあるMCA-PSVを測定するためには、Willis動脈輪から分岐した部位で角度が0に近づくよう心掛ける（図2）。

母体が感作し、胎児貧血を来している場合の

表1 胎児中大脳動脈の最高血流速度の正常域 (cm/秒)

妊娠週数	中央値の倍数 (multiple of the median ; MoM)			
	1 (中央値)	1.29	1.5	1.55
18	23.2	29.9	34.8	36
20	25.5	32.8	38.2	39.5
22	27.9	36	41.9	43.3
24	30.7	39.5	46	47.5
26	33.6	43.3	50.4	52.1
28	36.9	47.6	55.4	57.2
30	40.5	52.2	60.7	62.8
32	44.4	57.3	66.6	68.9
34	48.7	62.9	73.1	75.6
36	53.5	69	80.2	82.9
38	58.7	75.7	88	91
40	64.4	83	96.6	99.8

(文献2より引用改変)

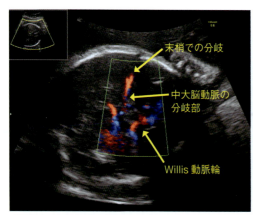
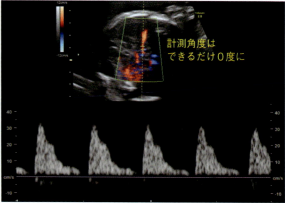

図2 MCA-PSVの測定方法

管理指針として明確なエビデンスはないものの、ACOGでは軽度の胎児貧血であれば妊娠37～38週での分娩が妥当としている。中等度以上の胎児貧血では侵襲的処置に伴うリスクが増加するため、胎児輸血は妊娠30～32週までとし、32～34週での分娩も考慮するとしている[2]。

3) 注意すべき不規則抗体

わが国におけるHDFNの原因となり得る抗原を表2[3,4]に示す。

産後に大量出血を来した場合に、入手困難な血液があるので注意を要する[1] (表3)。このような血液型の場合には、血液センターとの連絡も重要であるため、輸血部を有する施設での分娩が勧められる。

表2 胎児・新生児溶血性疾患（HDFN）の原因となり得る不規則抗体（抗D抗体以外）

重要		c、K、Ku、k、Js^b、Jk^a、Fy^a、Di^b、U、PP$_1$P^k(p)、anti-nonD(-D-)
可能性あり	高い	E、Kp^a、Kp^b、Js^a、Di^a、M
	低い	C、C^w、e、Jk^b、Fy^b、S、s、LW、Jr^a
関与しない		Le^a、Le^b、Lu^a、Lu^b、P$_1$、Xg^a、KANNO

（文献4より引用改変）

表3 まれな赤血球の入手困難度

まれな血液型	適合赤血球の得られる頻度（日本人）
Bombay	<1/1,000,000
Para-Bombay	1/1,100,000
D－－	1/1,070,000
Jk（a－b－）	1/440,000
p	<1/370,000
I－	1/280,000
K$_0$	1/120,000
s－	1/3,500
Jr（a－）	1/2,700
Di（b－）	1/600
Fy（a－）	1/160

臨床で役立つ！Point

- 経産婦では、出産するごとに不規則抗体が増えていく人がいる。
- 妊娠ごとに不規則抗体検査の実施と結果の確認をするよう心掛ける。
- 胎位によりMCA-PSV計測が困難な場合には、胎児心拍数モニタリングでの異常所見の有無を確認するとともに、他の超音波所見などを駆使して、胎児well-beingの確認を行う。

引用・参考文献

1) 日本産科婦人科学会／日本産婦人科医会．"CQ008-2 Rh（D）陰性妊婦の取り扱いは？"．産婦人科診療ガイドライン：産科編2017．東京，日本産科婦人科学会，2017，44-7．
2) Mari, G. et al. Noninvasive diagnosis by Doppler ultrasonography of fetal anemia due to maternal red-cell alloimmunization. Collaborative Group for Doppler Assessment of the Blood Velocity in Anemic Fetuses. N. Engl. J. Med. 342 (1), 2000, 9-14.
3) 日本産科婦人科学会／日本産婦人科医会．"CQ008-1（抗Rh（D）抗体以外の）不規則抗体が発見された場合は？"．前掲書1．41-3．
4) 大戸斉．"新生児溶血性疾患と母児免疫"．輸血学．改訂第3版．遠山博ほか編．東京，中外医学社，2004，512-27．
5) Committee on Practice Bulletins-Obstetrics. Practice Bulletin No.181 : Prevention of Rh D Alloimmunization. Obstet. Gynecol. 130 (2), 2017, e57-70.
6) ACOG Practice Bulletin No.192 : Management of Alloimmunization During Pregnancy. Obstet. Gynecol. 131 (3), 2018, e82-90.
7) 藤井知行編．"血液型不適合妊娠"．週数別妊婦健診マニュアル．東京，医学書院，2018，108-11．

08 母子感染

各論

鈴木 俊治 すずき しゅんじ ● 葛飾赤十字産院 副院長

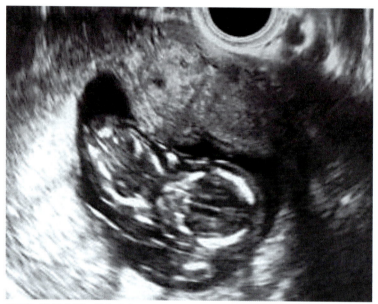

図 胎児水腫・稽留流産と診断されたヒトパルボウイルス B19 の胎内感染例（妊娠 14 週）

Summary 母体に感染している病原微生物が、妊娠・分娩・産褥・授乳などの一連の生殖現象の過程を通じて胎児・新生児・乳児へ垂直感染する場合、母子感染という。胎内感染、産道感染、母乳感染に分類される。

病原微生物感染の留意点

　母子感染は感染の時期と経路によって、胎内感染（母体血中の病原微生物が経胎盤に感染：梅毒、風疹ウイルス、サイトメガロウイルス、HIV ウイルスなど）、産道感染（分娩時に産道および母体血中の病原微生物に接触して感染：クラミジア、単純ヘルペスウイルス、B 型肝炎ウイルス、HIV ウイルスなど）、母乳感染（HTLV-1 ウイルス、サイトメガロウイルス、HIV ウイルスなど）に分類される。母子感染のリスクがある主な病原微生物感染の留意点について概説する。

1）梅　毒

　近年急増している性感染症であり、明らかな陳旧性梅毒と確診できない限り、妊娠中は抗菌薬を使用して胎内感染を予防する。未治療例では約 40％ に先天梅毒が発症するが、ペニシリンで適切に治療されれば 98％ の先天梅毒は予防できる。梅毒の感染性は、治療開始後 24 時間で消失する。よって、治療開始から 24 時間以上経過していれば、母子分離や母乳哺育を禁

止する必要はない。

2）風疹

成人の風疹感染は15〜30％が不顕性感染であることに留意する。妊娠20週までに感染すると、先天性風疹症候群が20〜25％（12週までは25〜90％）に発症する。一方、排卵前および妊娠7カ月以降の発症例では認められない。風疹ワクチン接種によって、約95％の確率で20年近く感染防御に有効な抗体が保持される。一方、接種者の約5％は有効な抗体を獲得できないが、国民の約85％が抗体獲得すれば、国内において風疹を撲滅できることが試算されており、多くの人（特に30〜50代男性）がワクチンを接種することが勧められている。

3）サイトメガロウイルス

サイトメガロウイルスの妊娠中初感染の頻度は約1％であり、その約40％に胎内感染が、さらにその約10％に症候性感染を起こす。母体感染の妊娠週数が早いほど胎児への影響は大きい。一方、再感染でも0〜1％に症候性感染を起こす。2歳未満の子どもが感染すると平均24カ月間にわたって唾液や尿中にウイルスを排泄し続けるため、子どもに接触する機会が多いほど感染リスクは増加する。胎内感染の診断は、生後3週間以内の新生児尿の核酸検査で行う。

4）HIVウイルス

近年、ART（anti-retroviral therapy）と呼称される多剤併用療法によって、HIVウイルス感染の予後は劇的に改善された。わが国では、妊娠中の抗HIV薬（ART）の投与、選択的帝王切開分娩、人工栄養、そして新生児に対する抗HIV薬投与の組み合わせによって、母子感染率を未治療例における約30％から約0.3％まで抑制できている。海外では血中ウイルス量を下げてからの経腟分娩や一定期間の母乳哺育が試みられているが、今後の検討課題である。

5）ヒトパルボウイルスB19

初感染すると約20％で胎内感染を起こし、その約20％に胎児貧血や胎児水腫を起こす。胎児赤血球系前駆細胞や心筋に感染することで、造血障害や心筋障害から心不全を起こす。妊娠早期の感染ほど重篤となり、妊娠28週以降の症候性感染はまれである。胎児水腫の約30％は自然軽快する。

> **臨床ピットフォール**
> ・ウイルスの抗体検査では、偽陽性や持続陽性があることに留意して、慎重な告知や説明を心掛ける。

6）クラミジア

クラミジア感染症は男女共に最も多い性感染症であるが、女性の性器クラミジア感染症は無症状であることが多い。産道感染すると新生児に結膜炎や肺炎を起こすが、その発症時期は主に退院後である生後1〜2週間や3〜4週間が多いため、妊娠中のスクリーニング検査および治療が効果的である。

> **臨床ピットフォール**
> ・クラミジアの抗体検査陽性は、同抗原検査陽性と必ずしも一致しないため、母子感染予防を目的とした診断には抗体検査は用いない。

7）単純ヘルペスウイルス

妊娠36週以降に抗ウイルス薬の予防投与を行うことで、分娩時の再発・非初感染発症率を低下させ、帝王切開分娩率を低下できることが報告され、保険収載されている。また、新生児ヘルペス感染例で母親に性器ヘルペスを認めた

のは約30％のみであったことが報告されており、新生児にnot doing wellを認めた場合には、常にヘルペス感染の可能性を考慮する。

8）B型肝炎ウイルス

2016年から、わが国でもB型肝炎に対するuniversal vaccinationが導入された。母子感染率を高めるリスク因子は活動性肝炎と母体の高ウイルスDNA量である。現在、B型肝炎ウイルスを排除することはできないが、妊娠末期に抗ウイルス薬を使用することによって、ウイルスDNA量を減らし母子感染率を下げることが試みられている。

9）B群溶血性連鎖球菌（GBS）

B群溶血性連鎖球菌（group B *Streptococcus*；GBS）は、成人腸管内の約1/3に保菌を見る常在菌であるが、肛門内から採取された検体には腸内細菌が多く存在するため、GBS選択培地を使用しないと偽陰性となる可能性がある。また、GBS培養検査によるGBS保菌の診断的中率は、6週間以上経過した場合は有意に低下するため、正期産での垂直感染予防目的のスクリーニング検査は妊娠35週以降に実施する。早産は、明らかにGBS保菌陰性でなければ早発型GBS感染症のリスク因子であることや、遅発型GBS感染症の予防法はいまだ確立されていないことにも留意する。

> **臨床で役立つ！Point**
> - 母体感染＝母子感染＝症候性感染でないことに留意して診断を進める。
> - 母子感染を起こす感染症の多くは性感染症である。性感染症は若年者に有意に感染率が高いことに留意して、妊娠中の感染予防を含めた性教育を考慮する。
> - 母乳自体が問題となるのは主にレトロウイルスであるHIVおよびHTLV-1ウイルスであるが、乳頭亀裂などがある場合には、出血（血液）を介した母子感染の可能性に留意する。

引用・参考文献

1) 日本産科婦人科学会. 産科婦人科用語集・用語解説集. 改訂第4版. "母子（児）感染". 東京, 日本産科婦人科学会, 2018, 340.

各論

09 胎児治療

山本 亮 やまもと りょう ● 大阪母子医療センター産科 医長
石井 桂介 いしい けいすけ ● 大阪母子医療センター産科 部長

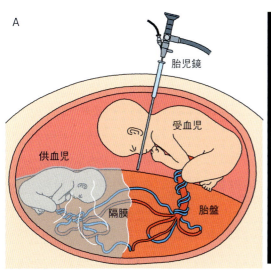
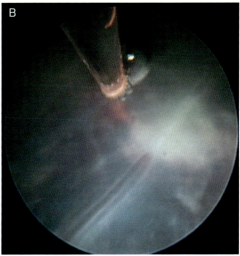

図1 双胎間輸血症候群に対する胎児治療
A：胎児鏡下胎盤吻合血管レーザー凝固術（FLP）の概略図
羊水過多の受血児腔に胎児鏡を挿入し、吻合血管の観察・凝固を行う。
B：胎児鏡画像
両児間の吻合血管が凝固され、血流が遮断されている。

***S**ummary*　胎児治療は、予後不良な疾患の中で、胎児期の治療が出生後治療に比べて予後を改善させ得る場合に行われる。わが国の周産期医療においても、さまざまな胎児治療の効果と安全性が確認されてきた。特に、双胎間輸血症候群に対する胎児鏡下レーザー凝固術と胎児胸水に対する胸腔羊水腔シャントは保険に収載され、第1選択治療となった。また、twin reversed arterial perfusion sequence に対する血流遮断術や胎児貧血に対する子宮内輸血の経験は多い。さらに、複数の胎児治療に関する臨床試験が進行中である。ただし、児の長期的なフォローアップ体制の確立、治療の保険収載、教育体制の確立などの課題がある。

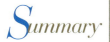

胎児治療の現況

　超音波断層法を中心とした画像診断の発展に伴い、多くの胎児疾患の出生前診断が可能となり、各疾患の自然史が明らかになってきた。それらの疾患の中には高率に胎児死亡に至るものや、出生後に適切な治療を行っても死亡や重篤な合併症を呈するものがある。これらの疾患では、胎内で児の不可逆的な変化が起こっている。そのうち胎児期に治療を行うことで出生後

治療に比べて予後を改善させる可能性がある疾患に対して、さまざまな胎児治療が行われるようになってきた。治療は、超音波ガイド下、子宮切開による直視下、胎児鏡下、そして薬物療法などの形で行われる。

わが国においても種々の治療に関する臨床試験が行われ、効果と安全性が確認されてきた。その結果、胎児鏡下胎盤吻合血管レーザー凝固術（fetoscopic laser photocoagulation；FLP）、胸腔羊水腔シャント（thoraco-amniotic shunt；TAS）は保険収載され、その他の治療でも同様の準備が進められている。表1に主な胎児治療の国内外におけるこれまでの経緯を示す。

わが国で広く行われている胎児治療

わが国で広く行われている胎児治療を表2に示す。

1) 双胎間輸血症候群（twin-twin transfusion syndrome；TTTS）と類縁疾患

TTTSは、一絨毛膜双胎において胎盤吻合血管を介した胎児間での血液の移動による循環血液量の不均衡を主病因とし、受血児ではうっ血性心不全、供血児では循環血液量不足による低酸素と循環不全を経て、胎児死亡や神経学的異常を生じ得る。胎児鏡を受血児の羊水腔に挿入し、全ての吻合血管を同定しレーザー凝固を行う（図1A・B）。TTTSの根治治療であり、早期発症例では第1選択である。反復羊水除去とFLPとを比較したランダム化比較試験（RCT）において、児の生存率と神経学的異常のいずれにおいてもFLPが優れていることが確認されている[1,2]。FLPを受けた児の生存率は76％、少なくとも一児が生存する割合は90％以上、神経学的後遺症は約5％であった[3,4]が、近年ではこの成績はより向上している。また、三胎妊娠での胎児間輸血症候群（feto-fetal transfusion syndrome；FFTS）、一児の発育不全（selective intrauterine growth retardation；sIUGR）や双胎貧血多血症（twin anemia polycythemia sequence；TAPS）に対しても、FLPの有効性が報告されている。特にsIUGRにおいては、羊水過少と臍帯動脈の血流異常を伴うsIUGR重症例[5]に対するFLPの効果が示されている。

FLP後の分娩時期は、平均で妊娠31〜33週と双胎全体の分娩時期よりも早い。術後約2割の頻度で生じる羊膜絨毛膜剥離（chorio-amniotic membrane separation；CMS）があると、前期破水、流・早産のいずれもCMSのない症例に比べて頻度が高い[6]。また、FLP術後のTAPSの頻度は2〜13％とされる。術後5週間でも発症がある[7]。中大脳動脈最高血流速度（MCA-PSV）の差に留意する。

2) twin reversed arterial perfusion sequence（TRAPシークエンス）

一絨毛膜双胎において、健常児（ポンプ児）が動脈-動脈吻合を通じて逆行性に無心体を灌流している状態である。ポンプ児は、高拍出性心不全を呈し、周産期死亡率は50〜75％である。ラジオ波凝固術（radio frequency ablation；RFA）による血流遮断（図2）が最も多く行われており、予後は良好である[8]。わが国では、妊娠16週以降のTRAPシークエンスで、無心体の腹囲がポンプ児より大きいものを適応としている。

3) 胎児胸水

特発性の胸水によって胸腔内臓器が圧迫されることにより肺低形成や胎児循環不全を来し、

III 胎児 各論 09 胎児治療

表1 海外とわが国における胎児治療の変遷（赤字はわが国）

年	双胎間輸血症候群	twin reversed arterial perfusion sequence	胎児胸水	胎児貧血	先天性横隔膜ヘルニア	下部尿路閉塞	頻脈性不整脈	重症大動脈弁狭窄	脊髄髄膜瘤
1963				X線透視下での胎児腹腔内輸血（ニュージーランド）					
1981				超音波ガイド下での臍帯静脈輸血（欧州）					
1982							抗不整脈薬の経胎盤的投与（欧州）		
1985			胸腔羊水腔シャント（欧州）						
1988				超音波ガイド下での臍帯静脈輸血					
1989	開腹でのFLP（米国）								
1990		臍帯のコイル閉塞による血流遮断術（米国）						バルーンによる胎児大動脈弁形成術（欧州）	
1991						膀胱-羊水腔シャント（米国）			
1992	開腹でのFLP								
1995	経皮的アプローチでのFLP（欧州）					膀胱鏡による後部尿道弁切開（米国）			
1996					開胸術による閉鎖術				
1998									開腹による直視下修復術（米国）
1999	Quinteroステージ分類								
2001					米国でのFETO				
2002	経皮的アプローチでのFLP開始	ラジオ波凝固術による治療（米国）							
2004	RCTでの羊水除去に対する優位性の報告（欧州）								
2008			ダブルバスケットカテーテル安全性確認試験			前部尿道弁に対するRCT			
2009									胎児鏡下のパッチ閉鎖術（欧州）
2010					FETOに対するRCT（TOTAL trial）開始		経胎盤的抗不整脈薬投与に関する臨床試験開始		
2011			ダブルバスケットカテーテルによる胸腔羊水腔シャントが保険収載						RCT（MOMS trial）で直視下修復術の有効性の報告（米国）
2012	FLP保険収載				FETO早期安全性試験開始				
2013		高出力収束超音波による治療							
2015		ラジオ波凝固術40例の報告						胎児大動脈弁形成術の臨床試験開始	
2018		ラジオ波凝固術保険申請							

FLP：胎児鏡下胎盤吻合血管レーザー凝固術　RFA：ラジオ波凝固術　FETO：胎児鏡下バルーン気管閉塞術

表2 わが国で広く行われている胎児治療

治療	適応	適応の補足	方法
胎児鏡下胎盤吻合血管レーザー凝固術（FLP）	双胎間輸血症候群（TTTS）	妊娠26週未満 　受血児の羊水深度8cm以上、かつ供血児の羊水深度2cm以下 妊娠26〜27週 　受血児の羊水深度10cm以上、かつ供血児の羊水深度2cm以下	胎児鏡手術
	三胎妊娠における胎児間輸血症候群（FFTS）	一絨毛膜または二絨毛膜三胎で受血児の羊水深度8cm以上、かつ供血児の羊水深度2cm以下	
	一児の発育不全（sIUGR）	発育不全児の臍帯動脈血流異常かつ羊水過少	
	双胎貧血多血症（TAPS）	供血児のMCA-PSVが1.5MoM以上、かつ受血児のMCA-PSVが1.0MoM以下	
ラジオ波凝固術（RFA）	twin reversed arterial perfusion sequence（TRAPs）	無心体の腹囲がポンプ児の腹囲より大きい	超音波ガイド下穿刺
胸腔羊水腔シャント（TAS）	（特発性）胎児胸水	胸腔穿刺後1週間以内の胸水再貯留	超音波ガイド下穿刺
	先天性肺気道奇形（CPAM）	macrocystic type	
子宮内輸血（IUT）	胎児貧血	主に血液型不適合、パルボウイルスB19感染	超音波ガイド下穿刺

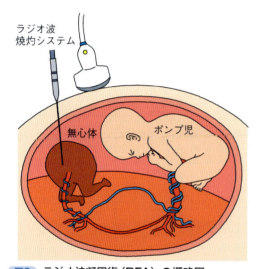

図2 ラジオ波凝固術（RFA）の概略図
超音波カラードプラで無心体内の逆行性血流を確認し、血流付近に電極の先端を挿入して凝固を行う。

単回の穿刺で持続的な縮小が得られないものが適応となる。

わが国では独自のダブルバスケットカテーテル（胎児シャント®、八光）が用いられ、遠位端のバスケットを胎児胸腔に、近位端のバスケットを羊水腔内に留置し、胸水をドレナージする（図3A・B）。

わが国の胎児水腫17例を含む24例の前向き研究では、生存率は約8割と良好であった[9]。

4）胎児貧血

母児間血液型不適合やパルボウイルスB19感染などが原因で生じる胎児貧血では、子宮内輸血（intrauterine transfusion；IUT）が行われる。超音波ガイド下に穿刺する部位は、臍帯静脈が第1選択であるが、困難である場合には肝内臍静脈や腹腔内輸血も考慮される。まれに臍帯出血や胎児徐脈といった合併症がある。

血液型不適合による重症貧血に対するIUT後の生存率は91％であり、2歳以降の神経学的異常は4.8％であった[10]。母児間輸血症候群や一絨毛膜双胎の一児死亡などでも適応とされることがあるが、有効性は証明されていない。

わが国の全国調査[11]では、IUTの適応疾患は一絨毛膜双胎の一児死亡が42％と最も多く、次いで血液型不適合が24％、パルボウイルスB19感染が15％であった。生後28日での児の生存率は75％であった。

胎児血の平均赤血球容積（mean corpuscular

volume：MCV）は、通常100fL以上であり、母体血との区別が可能である。胎児血液型が不明の場合は、O型RhD陰性かつサイトメガロウイルス陰性の赤血球製剤を用いるのが望ましい。輸血量の算出には、Kauffmanの式がしばしば用いられる。

期待されている胎児治療

今後期待される胎児治療を表3に示す。

1）頻脈性不整脈

臨床上問題となる胎児頻脈性不整脈の多くは上室性頻拍と心房粗動であり、30～40％が胎児水腫を呈するが、その際の死亡率は35％である。

わが国では、胎児心拍数180bpm以上の不整脈が30～40分間の観察時間の50％以上に認められるものを対象として、ジゴキシン、ソタロール塩酸塩、フレカイニド酢酸塩の母体投与が行われている。母体の重症不整脈や徐脈などの副作用が生じ得るため、循環器科との連携が必要である。

わが国における41例の後方視的検討[12]では有効性が示されたが、臨床試験の結果が待たれる。

2）先天性横隔膜ヘルニア（congenital diaphragmatic hernia；CDH）

横隔膜の形成不全により腹部臓器が胸腔内に脱出し、肺低形成や循環不全を生じる。

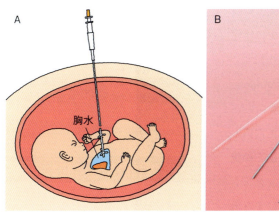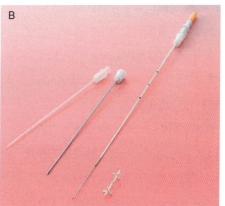

（Prenatal Diagnosis 2012 より、八光）
出典：Japan Fetal Therapy Group (https://fetusjapan.jp/)

図3　胎児胸水に対する胎児治療
A：胸腔羊水腔シャントの概略図
両端のバスケットがシャントチューブの胎児胸腔内への迷入や羊水腔への脱落を防止する。
B：胎児シャント®（ダブルバスケットカテーテルとシャントデリバリーシステム）

表3　今後期待される胎児治療

治療	適応疾患	方法	わが国での現状
胎児鏡下バルーン気管閉塞術（FETO）	先天性横隔膜ヘルニア（CDH）	胎児鏡手術	臨床試験
膀胱−羊水腔シャント（VAS）	下部尿路閉塞(LUTO)	超音波ガイド下穿刺	VAS
胎児膀胱鏡		胎児鏡手術	胎児膀胱鏡の臨床試験の準備中
経胎盤的抗不整脈薬投与	頻脈性不整脈	経母体薬物療法	臨床試験
大動脈弁形成術	重症大動脈弁狭窄（cAS）	超音波ガイド下穿刺	臨床試験
直視下修復術	脊髄髄膜瘤（MMC）	開腹手術	臨床試験の準備中

中等症〜重症のCDHに対して、胎児鏡下バルーン気管閉塞術（fetoscopic endoluminal tracheal occlusion；FETO）が行われている。妊娠末期前半に胎児鏡を用いて胎児気管内にバルーンを留置することにより気管を閉塞させ、肺胞液貯留により肺の拡張を促す。バルーンは胎児鏡または超音波ガイド下の穿刺によって除去する。

前向き研究では、2歳時生存率においてFETO群が無治療群に比して優れていた（67％ vs 11％）[13]。現在、わが国も含めた国際的なRCT（TOTAL trial）が進行中である。

3）下部尿路閉塞（lower urinary tract obstruction；LUTO）

胎児尿道の閉塞機転により腎機能低下や膀胱機能障害を呈する。重症例では羊水過少に伴う肺低形成により、9割以上の児が死亡する。

膀胱−羊水腔シャント（vesico-amniotic shunt；VAS）と待機例とのRCTでは、VAS群で2年生存率が高かったが、腎機能正常例の割合には差がなかった[14]。一方、胎児鏡を膀胱内に挿入し、尿道弁のレーザー焼灼やステント留置によって尿道からの尿排出を可能にする治療が試みられ、腎機能と膀胱機能の保護の観点からも予後の改善効果が示唆されている[15]。

4）重症大動脈弁狭窄（critical aortic stenosis；cAS）

胎児水腫や左心低形成症候群を呈し、出生後治療での10年生存率は60〜70％である。

胎児左心室から大動脈へガイドワイヤーを挿入し、バルーンによる弁拡張を行う。治療例の43％が二心室循環となり、10年生存率は84％であった[16]。

5）脊髄髄膜瘤（myelomeningocele；MMC）

罹患部位より尾側の神経障害による歩行障害、膀胱・直腸障害および水頭症を呈する。

開腹・直視下修復術と出生後修復とのRCT（MOMS trial）では、胎児治療群で脳室シャント留置が少なく、歩行可能な児が多かった[17]。

6）細胞療法、遺伝子治療

細胞治療として、子宮内造血幹細胞移植が遺伝性の血液疾患を中心に行われてきた。免疫不全症での効果が報告されている。

遺伝子治療は、遺伝性疾患や胎児発育不全への導入が検討されている。

臨床ピットフォール

- 胎児治療では、麻薬や筋弛緩薬の皮下・筋肉注射による胎児麻酔がしばしば使用される。胎動をなくすことで、処置を安全かつ容易に行うことができるメリットがある半面、不適切な胎位で固定してしまい、処置が困難になることもある。

胎児治療に関わる問題

胎児治療を行う施設は限られており、児のフォローアップを行うことは容易でなく、長期的な予後の検討は少ない。わが国でのフォローアップ体制の充実が必要である。

保険収載されている治療はごく一部であり、最も歴史の古い子宮内輸血もいまだ保険収載されていない。

胎児治療の適応疾患は稀少であり、教育・技術習得の機会が少ない。治療施設の集約化が望まれるが、妊婦のアクセスの不便が伴う。

> **臨床で役立つ！Point**
> - 一絨毛膜双胎では少なくとも2週ごとに超音波検査を行うことが推奨されるが、TTTSなどの疾患は短期間で急速に進行する場合がある。
> - 羊水過多の腹部緊満症状を妊婦にあらかじめ伝えておくことは、早期診断に有用である。

引用・参考文献

1) Senat, MV. et al. Endoscopic laser surgery versus serial amnioreduction for severe twin-to-twin transfusion syndrome. N. Engl. J. Med. 351 (2), 2004, 136-44.
2) Rossi, AC. et al. Laser therapy and serial amnioreduction as treatment for twin-twin transfusion syndrome : a metaanalysis and review of literature. Am. J. Obstet. Gynecol. 198 (2), 2008, 147-52.
3) Sago, H. et al. The outcome and prognostic factors of twin-twin transfusion syndrome following fetoscopic laser surgery. Prenat. Diagn. 30 (12-13), 2010, 1185-91.
4) Sago, H. et al. Fetoscopic laser photocoagulation for twin-twin transfusion syndrome. J. Obstet. Gynaecol. Res. 44 (15), 2018, 831-9.
5) Ishii, K. et al. Ultrasound predictors of mortality in monochorionic twins with selective intrauterine growth restriction. Ultrasound Obstet. Gynecol. 37 (1), 2011, 22-6.
6) Egawa, M. et al. Chorioamniotic membrane separation after fetoscopic laser surgery for twin-twin transfusion syndrome. Prenat. Diagn. 33 (1), 2013, 89-94.
7) Robyr, R. et al. Prevalence and management of late fetal complications following successful selective laser coagulation of chorionic plate anastomoses in twin-to-twin transfusion syndrome. Am. J. Obstet. Gynecol. 194 (3), 2006, 796-803.
8) Sugibayashi, R. et al. Forty cases of twin reversed arterial perfusion sequence treated with radio frequency ablation using the multistep coagulation method : a single-center experience. Prenat. Diagn. 36 (5), 2016, 437-43.
9) Takahashi, Y. et al. Thoracoamniotic shunting for fetal pleural effusions using a double-basket shunt. Prenat. Diagn. 32 (13), 2012, 1282-7.
10) Lindenburg, IT. et al. Long-term neurodevelopmental outcome after intrauterine transfusion for hemolytic disease of the fetus/newborn : the LOTUS study. Am. J. Obstet. Gynecol. 206 (2), 2012, 141, e1-8.
11) 水内将人ほか. 胎児輸血の国内での状況. 日本産婦人科・新生児血液学会誌. 27 (1), 2017, 5019-20.
12) Ueda, K. et al. The impact of intrauterine treatment on fetal tachycardia : a nationwide survey in Japan. J. Matern. Fetal Neonatal Med. 31 (19), 2018, 2605-10.
13) Belfort, MA. et al. Feasibility and Outcomes of Fetoscopic Tracheal Occlusion for Severe Left Diaphragmatic Hernia. Obstet. Gynecol. 129 (1), 2017, 20-9.
14) Morris, RK. et al. Percutaneous vesicoamniotic shunting versus conservative management for fetal lower urinary tract obstruction (PLUTO) : a randomised trial. Lancet. 382 (9903), 2013, 1496-506.
15) Ruano, R. et al. Fetal intervention for severe lower urinary tract obstruction : a multicenter case-control study comparing fetal cystoscopy with vesicoamniotic shunting. Ultrasound Obstet. Gynecol. 45 (4), 2015, 452-8.
16) Freud, LR. et al. Fetal aortic valvuloplasty for evolving hypoplastic left heart syndrome : postnatal outcomes of the first 100 patients. Circulation. 130 (8), 2014, 638-45.
17) Adzick, NS. et al. A randomized trial of prenatal versus postnatal repair of myelomeningocele. N. Engl. J. Med. 364 (11), 2011, 993-1004.
18) Kawaguchi, H. et al. The incidence of unexpected critical complications in monochorionic diamniotic twin pregnancies according to the interval period between ultrasonographic evaluations. J. Obstet. Gynaecol. Res. 2018. doi : 10.1111/jog.13827. [Epub ahead of print].

10 子宮内胎児死亡・胎盤病理検査

各論

仲村 将光　なかむら まさみつ　● 昭和大学医学部産婦人科学講座 講師

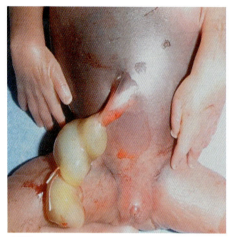
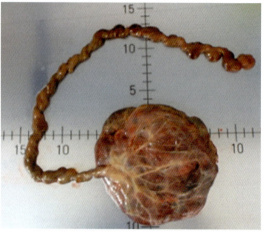

図　子宮内胎児死亡と胎盤病理所見

Summary　子宮内胎児死亡が全分娩に占める頻度は約0.5％である。原因は多岐にわたり、不明であることもしばしば経験する。病態として考えられるのは、母体と胎児との間に存在する胎盤の循環障害を背景として、胎児への血流、酸素および栄養が十分供給できなくなった状態である。子宮内胎児死亡となる子宮内の病態は、胎児および胎盤の所見に反映されていることが分かっており、剖検や胎盤の組織学的および病理学的検査が重要である。

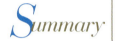 子宮内胎児死亡

子宮内胎児死亡（intrauterine fetal death；IUFD）とは、いったん確認された胎児心拍が停止し死亡した状態であり、その死亡の時期を問わないものとされる。多くの死産や流産はIUFDに含まれるが、その用語は国や機関で定義が異なり注意が必要である。

米国の報告では、妊娠28週以降の死産は1,000出生に対して2000年6.6、2006年6.1であり減少傾向にあるが、その前の10年に比べれば減少傾向がなだらかになっている[1]。英国はその対策に資源を多く投入しているためか、2016年の死産の頻度は1,000出生に対して4.4で、統計上、わが国や米国に比べると若干低い[2]。

1）FGRに関連したIUFD

IUFDは、胎児発育不全（fetal growth restriction；FGR）が先行して発生することも少なくない。最近のメタ分析では、IUFDに至った症例の23％で、胎盤病理検査によりFGRが死亡原因であったことを診断し得たといった統計もある[3]。

胎盤の発生学的な異常、損傷、およびその両方によって胎盤機能は障害され、胎児への血

流、酸素、栄養の供給が減少する。高血圧、糖尿病、腎疾患、全身性エリテマトーデス（systemic lupus erythematosus；SLE）といった疾患に対して管理されている母体では、胎盤の血流が減少することからFGRに至るとされている。喫煙も同様に胎盤血流を減少させることによりFGRに至る。このような背景がある中で、FGRはIUFDに関連すると考えられる。例えば、母体の高血圧、糖尿病、腎疾患、SLEといった母体因子、胎児遺伝性疾患、胎児異常、多胎といった胎児因子、およびサイトメガロウイルスやパルボウイルス感染症といった産科合併症である。このように、母体−胎児間の循環障害が背景に存在するFGRとIUFDとの関連が強いのはもっともである。

SGA（small for gestational age）を伴うIUFDを評価するときの問題として、児の死亡から娩出までの期間がある。IUFD後、体重増加は停止するが診断までに日数が経過し、診断時点における妊娠週数で評価することにより、死後数日であってもSGAと評価されるという報告があり[4]、IUFD診断時点のFGRを過剰評価しないように注意する。妊娠週数、臨床的な死亡時期、解剖所見、胎児大腿骨長のうち、胎児大腿骨長は死後2週間以内の75%で死亡時期と相関し、SGAの正確な評価に有用であったとの報告もある[5,6]。さらに、IUFDから娩出まで、また娩出から解剖までの期間で児の体重減少があるため、SGAの評価には注意する[7]。

2）FGRに関連しないIUFD

FGRに関連したIUFDは、先述したような慢性の循環障害を背景として起こると考えられ、FGRからIUFDが経時的に起こる。その一方、胎児の循環障害が急激に起こる場合には、FGRが関連しないIUFDが発生する。

a）常位胎盤早期剝離（早剝）

早剝は、妊娠高血圧症候群（hypertensive disorders of pregnancy；HDP）と関連が強いという報告が多い一方で、発症の機序は解明されていない。実際に、HDPと関連しない早剝をしばしば経験する。早剝では、らせん動脈から絨毛間腔への母体血流が途絶するため、剝離面積次第で急激に胎児循環障害が起こることによりIUFDに至る。

b）臍帯異常

前置血管、臍帯卵膜付着などの付着部異常、臍帯過捻転、過少捻転などの捻転異常、複雑な臍帯巻絡といった臍帯異常を認める場合には、胎動や子宮収縮といった物理的な外力が臍帯血管に及ぶことで臍帯血流が途絶し、急激な胎児循環障害からIUFDに至る。臍帯異常において、慢性の循環障害からFGR、そしてIUFDという経過をとる場合もあるが、慢性の循環障害がない正常発育児でも、臍帯異常がIUFDの原因となる場合がある。

胎盤病理検査

多くの胎盤病理の異常所見はIUFDやFGRと関連するが、時に適切な対照と比較されていない場合がある。つまり、多くの胎盤の組織学的異常所見はFGRのない生児にも存在するため、適切な対照と比較されなければならない。正常妊娠では早産しないため、早産期のIUFDに対する適切な対照を選択するのは特に困難である。早産で生児を得るような産科的合併症である妊娠高血圧腎症、自然早産、FGRであっても、IUFDのような胎盤病理所見と同じような胎盤所見が関連している可能性がある。

IUFDやFGRは、子宮−胎盤循環不全や虚血が影響していると推察される。IUFDやFGRに関連する胎盤病理所見を表[1]に示す。The Stillbirth Collaborative Research Network（SCRN）により行われた研究では、周産期の病理学者によって異常所見に関する診断基準とプロトコールを作成し[8]、死産と生産から得た胎盤に対して胎盤病理検査を行ったところ、胎盤異常は発生学的異常、炎症、循環障害に分類できるとした[9]。単胎における518例の死産と966例の生産の胎盤を用いて行われ、IUFD胎盤では全てに異常所見が見られたのは当然のことだが、注目すべき点は、生産の胎盤にも全ての胎盤異常所見が認められ、IUFD胎盤に限られた所見ではなかったことである。胎盤に認められた病変は妊娠週数によって変化し、妊娠高血圧腎症や自然早産の生産例にも認められた。IUFD胎盤で最も頻度が高かった異常所見は、急性の絨毛膜羊膜炎の所見（30.4％）で、生産例の12.0％に比較して有意なリスクであった［odds ratio（OR）＝3.2、95％ confidence interval（CI）＝2.4〜4.3］。その他、胎盤後血腫（23.8％ vs 4.2％；OR＝7.1、95％CI＝4.8〜10.4）、絨毛膜板内の胎児血管内血栓（23.0％ vs 7.0％；OR＝4.0、95％CI＝2.8〜5.6）、胎盤実質内血栓（19.7％ vs 13.3％；OR＝1.6、95％CI＝1.2〜2.1）などがあった。

表　単胎の胎児死亡・生産における胎盤病理所見

所見			stillbirth N=518 (%)	livebirth N=966 (%)	odds ratio (95%CI)	p-value
発生学的異常	臍帯	単一臍帯動脈	7.7	1.7	4.8 (2.7, 8.6)	<0.01
		臍帯卵膜付着	5.0	1.1	4.5 (2.2, 9.3)	<0.01
		臍帯付着部の分岐	1.8	3.6	0.5 (0.2, 1.1)	0.09
	胎盤	周郭胎盤	12.2	10.6	1.2 (0.8, 1.6)	0.38
		副胎盤	2.4	1.4	1.8 (0.8, 3.9)	0.15
	胎児絨毛毛細血管	未熟な終末絨毛	10.3	2.3	5.0 (3.0, 8.3)	<0.01
		終末絨毛低形成	3.3	1.8	1.8 (0.9, 3.9)	0.11
炎症所見	母体の炎症反応	急性絨毛膜羊膜炎（胎盤側）	30.4	12.0	3.2 (2.4, 4.3)	<0.01
		急性絨毛膜羊膜炎（絨毛膜板）	23.2	11.9	2.2 (1.6, 3.0)	<0.01
	胎児の炎症反応	急性臍帯炎	9.5	3.3	3.1 (1.9, 4.9)	<0.01
		急性臍帯動脈炎（1本以上）	3.3	1.9	1.8 (0.9, 3.6)	0.1
		急性臍帯静脈炎	4.9	3.1	1.6 (0.9, 3.6)	0.09
		絨毛膜板の急性血管炎	7.9	5.0	1.6 (1.0, 2.4)	0.05
		絨毛膜板の血管退行性変化	5.7	0.5	13.1 (4.7, 36.4)	<0.01
	絨毛炎	びまん性急性絨毛炎	0.7	0.1	5.6 (0.7, 45.2)	11
		びまん性慢性絨毛炎	1.6	0.5	3.2 (1.1, 9.9)	0.04
循環障害	循環障害（母体）	胎盤後血腫	23.8	4.2	7.1 (4.8, 10.4)	<0.01
		胎盤実質内梗塞				
		巣状	13.9	11.3	1.4 (1.0, 2.0)	<0.01
		巣状多数	10.9	4.4	2.9 (1.9, 4.4)	
		びまん性	2.8	0.1	42.8 (5.6, 328.0)	
		胎盤実質内血栓	19.7	13.3	1.6 (1.2, 2.1)	<0.01
		血管周囲炎/絨毛内フィブリン/フィブリノイド沈着（びまん性）	9.2	1.5	6.7 (3.7, 12.3)	<0.01
	循環障害（胎児）	絨毛膜板の胎児血管内血栓	23.0	7.0	4.0 (2.8, 5.6)	<0.01
		無血管絨毛（avascular villi）				
		巣状	7.6	4.9	1.8 (1.2, 2.7)	<0.01
		巣状多数	7.6	2.0	4.3 (2.5, 7.2)	
		びまん性	4.0	0	検出できず	
		浮腫（胎盤水腫）	6.4	1.0	6.6 (3.4, 12.9)	<0.01

（文献1より作成）

1）発生学的異常

　胎盤の発生学的異常としては周郭胎盤や副胎盤が挙げられ、共にIUFDのリスク因子として有意ではなかったが、IUFDで頻度が高い傾向にあった。絨毛毛細血管の発生学的異常には、未熟終末絨毛と終末絨毛の低形成が挙げられ、特に未熟終末絨毛（10.3％ vs 2.3％；OR=5.0、95％CI=3.0〜8.3）は、IUFDの有意なリスク因子であった（$p<0.01$）。

　一方、臍帯の発生学的異常として、単一臍帯動脈、臍帯卵膜付着、ワルトン膠質に覆われないむき出しの臍帯付着部位の存在が挙げられる。これらのうち、IUFDと生産における単一臍帯動脈の頻度およびOR（95％CI）は、7.7％ vs 1.7％；OR=4.8、95％CI=2.7〜8.6、臍帯卵膜付着では5.0％ vs 1.1％；OR=4.5、95％CI=2.2〜9.3と、IUFDの有意なリスク因子であった（共に$p<0.01$）。

2）炎症

　母体の炎症を示唆する胎盤病理所見として、絨毛膜羊膜炎は重要である。IUFDと生産における頻度およびOR（95％CI）は、胎盤側で30.4％ vs 12.0％；OR=3.2、95％CI=2.4〜4.3、絨毛膜板側で23.2％ vs 11.9％；OR=2.2、95％CI=1.6〜3.0と、IUFDの有意なリスク因子であった（共に$p<0.01$）。

　胎児の炎症所見として、急性の臍帯炎（9.5％ vs 3.3％；OR=3.1、95％CI=1.9〜4.9）、絨毛膜板における急性血管炎（7.9％ vs 5.0％；OR=1.6、95％CI=1.0〜2.4）、絨毛膜板の血管退行性変化（5.7％ vs 0.5％、OR=13.1、95％CI=4.7〜36.4）がIUFDの有意なリスク因子である。また、びまん性の絨毛炎の所見は、急性の絨毛炎はIUFDの頻度は高いものの、リスク因子として有意ではなかったが、慢性の絨毛炎は1.6％ vs 0.5％、OR=3.2、95％CI=1.1〜9.9と、IUFDの有意なリスク因子であった。

　炎症所見は、胎盤組織へのダメージや形成異常に関連し、胎盤機能不全に関わっている可能性がある。さらに、炎症のケミカルメディエーターが血栓症（循環障害）を促進し、その逆の病態も発生し得る。これらの経路は、最近では胎盤の虚血性病理所見として注目されている[10]。また、chorioamnionitis（絨毛膜羊膜炎）、endovasculitis（血管内膜炎）といった炎症に関する胎盤の組織学的所見もIUFDに関連する[11]。

　IUFDに関連し、FGRに関連しないような胎盤病理所見は、FGRになるような慢性の循環障害が背景に存在せず、IUFDとなるような循環障害が急激に発症し、それを反映している可能性がある。このような胎盤病理所見は、胎盤表面の卵膜や絨毛膜板における急性の絨毛膜羊膜炎、胎児の絨毛膜板における血管の退行性変化、絨毛周囲または絨毛内のフィブリンやフィブリノイドの沈着、絨毛膜板における胎児血管内血栓などが含まれる。これらのうち血栓性病変では、炎症性の病変とは異なり、胎児発育に影響せず死亡するような急性の循環障害を起こすと考えられる。また、由来不明の絨毛炎は、FGRおよびIUFDに関連するとの報告がある[12]。

3）循環障害

　慢性的に発生したIUFDとFGRは、どちらも胎盤循環障害を背景としていることが多い。胎盤重量が軽くなり、出生体重と胎盤重量との比の値が高くなることは、IUFDやFGRと関連する。

a）母体側の循環障害

　母体側の循環障害を示唆する胎盤病理所見と

して、脱落膜内の出血により形成される胎盤後血腫、らせん動脈の硬化により虚血性病変として形成される胎盤梗塞、絨毛間腔内の血流が緩徐になることにより形成される胎盤実質内血栓、および血管周囲炎／絨毛内フィブリン／フィブリノイド沈着（びまん性）が挙げられる。

IUFDおよび生産における頻度とOR（95%CI）は、胎盤後血腫（23.8% vs 4.2%；OR=7.1、95%CI=4.8〜10.4）、胎盤実質内梗塞（13.9% vs 11.3%；OR=1.4、95%CI=1.0〜2.0）、胎盤実質内血栓（19.7% vs 13.3%；OR=1.6、95%CI=1.2〜2.1）、血管周囲炎／絨毛内フィブリン／フィブリノイド沈着（9.2% vs 1.5%；OR=6.7、95%CI=3.7〜12.3）で、いずれもIUFDの有意なリスク因子であった（いずれも$p<0.01$）。これらの循環障害の中で、血管の形成異常や血栓症といった血管異常および梗塞やフィブリン沈着の存在は、母体側の循環が障害された胎盤であると証明できる可能性がある。

b）胎児側の循環障害

胎児側の循環障害を示唆する所見は、臍帯からの胎児血流が途絶と再開通を繰り返すことにより形成される絨毛膜板の胎児血管内血栓、胎児血流途絶に伴う低酸素を代償するために形成される無血管絨毛（avascular villi）、胎児側の静脈血流うっ滞により形成される胎盤浮腫（水腫）がある。

IUFDおよび生産における胎盤病理所見の頻度およびOR（95%CI）は、絨毛膜板の胎児血管内血栓（23.0% vs 7.0%；OR=4.0、95%CI=2.8〜5.6）、無血管絨毛（7.6% vs 4.9%；OR=1.8、95%CI=1.2〜2.7）、胎盤浮腫（水腫）（6.4% vs 1.0%；OR=6.6、95%CI=3.4〜12.9）と、いずれもIUFDの有意なリスク因子であった（$p<0.01$）。

4）胎盤病理検査の限界

絨毛の梗塞、母体血管の変化、絨毛の形状変化は、FGRに見られる共通した所見である[13]。また、妊娠33週以降のFGRでは32週以前に比べて胎盤の異常所見が乏しく、32週以前ではFGRを合併しない妊娠高血圧腎症の胎盤において異常所見が見られることが多い。注目すべきは、FGRの胎盤における1/4には異常所見を認めず、正常妊娠の胎盤においてもFGRに関連する胎盤の異常所見が認められたということである。

IUFDに関連する胎盤病理検査のシステマティックレビューでは、fetal thrombotic vasculopathy、endovasculitis、cord abnormalities、delayed villus maturationといった所見がIUFDと関連することが明らかとなった。しかし、妊娠週数別に見たHDPにおける胎盤病変は、児の生死を問わず類似していた。IUFDとHDPに関連した血管病変では、胎盤後血腫、胎盤実質内梗塞、フィブリン沈着、胎児血管内血栓、avascular villiが含まれる[14]。高血圧合併の早産期IUFDでは、胎児と胎盤の重量比は高い。FGR合併の有無は、HDP、IUFDで胎盤病理所見に有意な違いはなかった[14]。

> **臨床ピットフォール**
> - IUFDは、現在の医療では避けることができない場合がほとんどであるが、母体およびその家族にとって精神的負担が大きく、場合によってはそのことで自分を責めることになり、次回妊娠することへの不安が大きくなる。
> - 原因を網羅して検索することが困難な場合があるが、IUFDの背景に存在した胎児および胎盤の循環障害を明らかにすることができる場合があるため、臍帯を含めた胎盤病理検査に注目する必要がある。

IUFDと胎盤病理検査

　胎盤病理所見の評価によりIUFDの原因を診断するために重要なのは、数多くの胎盤病理所見を区別し、それらの重症度が分類できるものであるかということである。

　IUFDのうち、胎児発育に関連する胎盤所見には、臍帯卵膜付着、終末絨毛低形成、胎盤実質の梗塞が含まれる。これらの異常は慢性で、時に重篤な胎盤循環障害と関連する。IUFDおよび生産の胎児発育に関わる機序が類似していることは興味深い。胎盤重量が軽いIUFDおよび生産、胎盤実質内の血栓による満期のIUFDおよび生産は、これらに含まれる。これらの病変は慢性的に胎盤機能を障害するため、IUFDでも生産でも胎児発育を障害するのである。おそらく、慢性の循環障害を背景に、"second hit"がIUFDに至らすものと考える[15]。

　米国のNational Institute of Child Health and Development（NICHD）は、Human Placenta Projectを進めている。IUFDの原因検索に胎盤病理検査が担う役割は大きいと考えられ、国際的な診断基準を作成し診断するシステムの構築が重要である。

臨床ピットフォール

- FGRや胎盤・臍帯異常を合併しない急激な循環障害の場合には、胎盤内の胎児血管における血栓性病変の診断が死因の特定に必要になってくるため、胎盤の組織学的所見について国際的な診断基準が必要である。

臨床で役立つ！Point

- IUFDの原因は多岐にわたり、原因の特定が容易ではない場合がある。
- IUFDの原因は、急性または慢性の循環障害であり、胎盤病理検査で評価できる可能性がある。
- 今回のIUFDの原因分析を、次回妊娠時の対応に生かせるようにする。

引用・参考文献

1) Robert, M. Examining the link between placental pathology, growth restriction, and stillbirth. Best Pract. Res. Clin. Obstet. Gynaecol. 49, 2018, 89-102.
2) Births in England and Wales. Live births, stillbirths and the intensity of childbearing, measured by the total fertility rate. U.K, Office for National Statistics, 2017.
3) Flenady, V. et al. Major risk factors for stillbirth in high-income countries : a systematic review and meta-analysis. Lancet. 377 (9774), 2011, 1331-40.
4) Gardosi, J. et al. Analysis of birthweight and gestational age in antepartum stillbirths. Br. J. Obstet. Gynaecol. 105 (5), 1998, 524-30.
5) Conway, DL. et al. An algorithm for the estimation of gestational age at the time of fetal death. Paediatr. Perinat. Epidemiol. 27 (2), 2013, 145-57.
6) Drey, EA. et al. Improving the accuracy of fetal foot length to confirm gestational duration. Obstet. Gynecol. 105 (4), 2005, 773-8.
7) Man, J. et al. Effects of intrauterine retention and postmortem interval on body weight following intrauterine death : implications for assessment of fetal growth restriction at autopsy. Ultrasound Obstet. Gynecol. 48 (5), 2016, 574-8.
8) Parker, CB. et al. Stillbirth Collaborative Research Network : design, methods and recruitment experience. Paediatr. Perinat. Epidemiol. 25 (5), 2011, 425-35.
9) Pinar, H. et al. Placental findings in singleton stillbirths. Obstet. Gynecol. 123 (2 Pt 1), 2014, 325-36.
10) Roberts, JM. Pathophysiology of ischemic placental disease. Semin. Perinatol. 38 (3), 2014, 139-45.
11) Ptacek, I. et al. Systematic review of placental pathology reported in association with stillbirth. Placenta. 35 (8), 2014, 552-62.
12) Derricott, HL. et al. Investigating the association of villitis of unknown etiology with stillbirth and fetal growth restriction- a systematic review. Placenta. 34 (10), 2013, 856-62.
13) Mifsud, W. et al. Placental pathology in early-onset and late-onset fetal growth restriction. Fetal Diagn. Ther. 36 (2), 2014, 117-28.
14) Gibbins, KJ. et al. Stillbirth, hypertensive disorders of pregnancy, and placental pathology. Placenta. 43, 2016, 61-8.
15) Bukowski, R. Altered fetal growth, placental abnormalities, and stillbirth. PLoS One. 12 (8), 2017, e0182874.

IV 胎児付属物

01 総論
胎児循環・胎児付属物

山本 祐華　やまもと ゆか ● 順天堂大学医学部附属浦安病院産婦人科 准教授

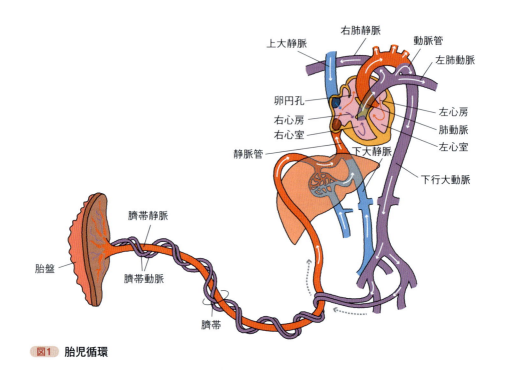

図1　胎児循環

Summary　胎児循環は、肺循環をほとんど必要としないで、胎盤から得た酸素や栄養を効率的に循環させるための特有な環境である。そのために静脈管、卵円孔、動脈管が存在し、右心室と左心室とが並列な循環を成している。臍帯、胎盤の血流は妊娠週数を通して増加し、正常な妊娠満期には117mL/kg/分もの血流が臍帯・胎盤循環しており、非常に低い血管抵抗を提供している。

胎児循環

　胎児循環は胎盤で酸素化を行い、臍帯静脈から静脈管を経由して、下大静脈から心臓に入っていく（図1）。この際、静脈管（図2A）が括約筋（sphincter）の役割を果たし、血流速度を50〜60cm/秒ほどに上昇させ、右心房→卵円孔→左心房→左心室→大動脈を経由し、胎児の頭部や冠動脈に酸素化された血流が循環するようにできている（図1）。また、下大静脈から右心房に入るところにある下大静脈弁（eustachian valve）が卵円孔への血流を導いているともいわれている（図2B）。次に上大静脈や下大静脈からの一部の血流は、右心房→右心室→肺動脈→動脈管へ循環し、胎盤での酸素化へと導かれる。肺への循環は心拍出量の約10〜20%で、妊娠32週以降に約25%まで上昇する[1]。通常、胎児の心拍出量は妊娠週数を通し

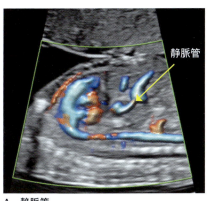
A　静脈管

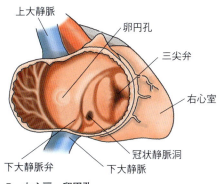
B　右心房→卵円孔

図2　胎児循環を成立させるキーポイント

て450mL/kg/分であり、1.2：1か1.5：1と、右室優位といわれている[2]。胎盤があることで、胎児循環における効率的な低い後負荷の環境を作っている。

　胎児期には右心室と左心室とは並列循環であり、それを実現するために動脈管と卵円孔が存在する。胎児において右心房の平均圧は3～4mmHgであるのに対し、左心房では2～3mmHgであり、卵円孔の血流は基本的に右左シャントとなる。出生後は肺血流の増加に伴い心房への還流血液が増加し、左心房圧が上昇することで卵円孔は閉鎖する。

　動脈管は、原始大動脈弓でいうと左第Ⅵ咽頭弓の遠位部から形成される。形態学的な特徴として、肺動脈や大動脈が弾性組織からできているのに対し、動脈管は平滑筋からできている。酸素分圧（pO_2）40～100mmHgで収縮し、その反応性は妊娠週数に依存している。

胎児付属物

1）胎　盤

　胎盤は、栄養膜により形成された絨毛膜有毛部の絨毛と、それに接する母体の脱落膜とによって形成される円盤状の構造物である（図3）。

胎盤は受精卵の分割期の終了した胚盤胞の外周を形成している1層の細胞層（trophoblast）に由来する。胚盤胞が子宮内膜に着床後、栄養膜は2層の細胞層に分化し、さらに増殖しながら枝分かれした絨毛様の構造を形成し、子宮内膜のより深部へと浸潤し、絨毛間腔を形成していく[3]。妊娠16週には基本構造が完成するといわれており、ここまでに起こる絨毛外栄養膜細胞のらせん動脈への浸潤による一時的な閉鎖は、十分ならせん動脈のリモデリングが行われるために必要であると考えられている。

臨床ピットフォール

- 通常、着床後10～12週すると母体血管から絨毛間腔に還流が始まり、絨毛間腔の酸素分圧が上昇するが、妊娠高血圧症候群ではらせん動脈のリモデリング不全のため、胎児・胎盤循環での酸素分圧の上昇が起こらず低酸素状態が続く。

　胎盤は母体循環と胎児循環の2つを持ち合わせている。母体循環としては、子宮動脈の枝であるらせん動脈が脱落膜板を貫通し、絨毛間腔に向かって開口拡散し、絨毛間腔は母体血で満たされている。そこに母体血と胎児血との間で

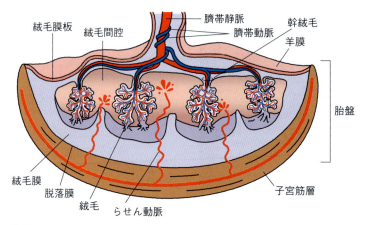

図3 胎盤の構造

ガス交換を行うために、胎児循環として二酸化炭素の多い静脈血が2本の臍帯動脈から胎盤に到達する。絨毛膜板の表面でこれらの血管は分岐し、胎盤内部の幹絨毛に分配され、最後は終末絨毛で複雑な毛細血管網を形成する。その後、毛細血管は小静脈、静脈となり、幹絨毛に集まり、酸素化された血液は絨毛膜静脈から臍帯静脈へと戻っていく。従って、基本的に母体血と胎児血とが直接混じり合うことはない[3]。

2）臍　帯

臍帯は通常、約50〜60cm、太さ1.5cmほどで、らせん状の構造物である。2本の臍帯動脈と1本の臍帯静脈は、ヒアルロン酸とコンドロイチン硫酸に富む間質細胞から成るワルトン膠質で囲まれている[4]。42日目よりこのらせんが認められ、妊娠9週までには完成するとされ、胎児の動きがこの臍帯の長さを作るのに役立っている。左回転が一般的で、7：1の割合だといわれている[5]。過少捻転や過捻転は周産期合併症と関係している。

3）羊　水

羊水は胎児のバイタルサインといわれ、羊水量はその産生と吸収とでバランスが保たれる。羊水の産生は、妊娠16週ごろまでは羊膜、絨毛膜、子宮壁を介する母体血漿成分の漏出によるものが主体と考えられている。妊娠20週ごろになると、羊水の主な産生源は胎児の尿となる。

胎児の尿の産生は週数とともに増加し、妊娠20週ごろには100mL/日であったものが妊娠40週ごろには約1,200mL/日になる[6]。また、肺胞液も羊水の産生源であり、妊娠末期には200〜400mL/日が分泌される。ただ、肺胞液は胎児の呼吸様運動に合わせて約半分は嚥下され、約半分は羊水中に排出される。

羊水吸収の主なものは嚥下であり、嚥下量は妊娠20週ごろには20〜50mL/日、妊娠40週ごろには1,000mL/日にもなる[7]。また、呼吸器官により200mL/kg/日が胎児胎盤側から吸収されるという機序が関わっている。胎盤からの吸収の増加は胎児の循環血液量に影響し、腎血流の増加に寄与する。

羊水量は、妊娠12週で60mL、妊娠16週で175mL、妊娠20週から個体差が大きくなる。妊娠32〜34週をピークに400〜1,200mLまで増加する（図4）。妊娠末期（3rd trimester）では、排尿500〜700mL/日、嚥下約450mL/日で、約5〜10mL/日の羊水増加を認めるが、妊娠38週ごろより125mL/週で減少していく[2]。

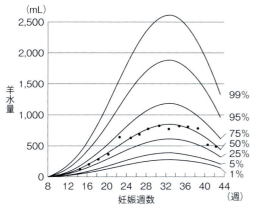

図4 羊水量の変化

> **臨床ピットフォール**
> ・羊水には、生理的に羊膜と絨毛膜間（胚外体腔）にある仮羊水と、羊膜腔に存在する真羊水とがある。まれに絨毛膜と床脱落膜との間に偽羊水という貯留液を認めることがあり、これは脱落膜の炎症による滲出液と考えられている。

臨床で役立つ！Point

● 胎児の尿を中心とした羊水の産生は妊娠20週ごろから始まるので、それ以前に腎機能の評価を行うことは困難である。

● 胎児循環における静脈管は括約筋の役割であり、血流速度が高い。血流計測の際には、静脈計測のような低い流速設定（パルス繰り返し周波数：PRF）ではなく、peak 50～60cm/秒を念頭に置いて設定すると肝静脈と鑑別しやすい。

引用・参考文献

1) Rudolph, AM. "The fetal circulation". Congenital Diseases of the Heart. 3rd ed. Chichester, Wiley-Blackwell, 2009, 1-24.
2) Fischer, R. Amniotic fluid : Physiology and assessment. ISSN 1756-2228. 2008 ; DOI 10.3843/GLOWN. 10208.
3) 瀧澤俊広ほか. 胎盤の構造と機能（マクロ，ミクロの形態と関連機能）. 臨床検査. 51 (13), 2007, 1643-9.
4) 石川源ほか. 正常胎盤，卵膜，臍帯の組織所見. 産科と婦人科. 6, 2011, 655-63.
5) Sherer, DM. et al. Prenatal ultrasonographic morphologic assessment of the umbilical cord : a review. PartⅠ. Obstet. Gynecol. Surv. 52 (8), 1997, 506-14.
6) Rabinowitz, R. et al. Measurement of fetal urine production in normal pregnancy by real-time ultrasonography. Am. J. Obstet. Gynecol. 161 (5), 1989, 1264-6.
7) Mann, SE. et al. Mathematics modeling of human amniotic fluid dynamics. Am. J. Obstet. Gynecol. 175 (4 Pt 1), 1996, 937-44.
8) Pijnenborg, R. Placental bed spiral arteries in the hypertensive disorders of pregnancy. Br. J. Obstet. Gynaecol. 98 (7), 1991, 648-55.

02 各論
前置胎盤

後藤 未奈子　ごとう みなこ　●昭和大学医学部産婦人科学講座

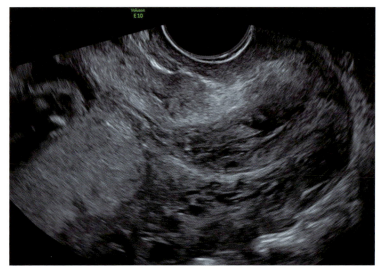

図1　子宮下節開大後に診断された前置胎盤

Summary

前置胎盤とは、胎盤の一部または大部分が子宮下部に付着し、内子宮口に及ぶものをいう。常位胎盤と比較し、大量出血、癒着胎盤、早産のリスクが高いため、ハイリスク症例として高次医療施設での管理が必要である。前置胎盤は、胎盤が完成する16〜20週ごろには超音波検査で疑うことができるが、胎盤のmigrationがあるため妊娠の早い時期に確定診断することは難しい。自施設で管理できない場合は、早めに診断し、遅くとも妊娠32週までには高次医療施設に紹介することが望ましい。

病態

前置胎盤は、全妊娠の0.3〜0.5％程度に見られ、高年齢、多産、子宮手術既往、子宮内操作、体外受精、喫煙などがリスク因子として挙げられるが、なぜ前置胎盤になるのかは分かっていない。

妊娠週数が早いほど胎盤が内子宮口を覆う割合は高く、妊娠9〜13週で6.2％、20〜23週で1.1％が前置胎盤と判断されるが、満期では0.31〜0.32％に減少する[1,2]。妊娠初期に前置胎盤であっても、妊娠経過とともに胎盤が上方へ移動するように見える現象（placental migration）は、子宮峡部の開大、子宮下節の開大、絨毛膜の退縮などがその理由として考えられる。

前置胎盤の初めての少量の出血を警告出血（alarm bleeding）と呼び、前置胎盤の子宮口近くの胎盤と脱落膜との間にずれを生じることで出血すると考えられるが、自然止血を期待する以外に打つ手はない。出血のコントロールが

つかなければ、帝王切開術を行い、胎盤剝離後に止血するしかない。

胎盤剝離後は、子宮下部の生理的収縮が子宮体部と比較し不良であるため、剝離面からの出血が多くなる。

診　断

前置胎盤の診断は経腟超音波検査で行う。内子宮口と胎盤辺縁との位置関係を観察し、前置胎盤の診断を行う（図2）。

子宮収縮時、膀胱充満時、経腟超音波プローブの押し付けが強い場合は、胎盤位置を正確に評価できない（図3）。膀胱を空虚にし、しばらく安静にした後で経腟超音波検査を行う。判断が困難な場合には、時間を空けて再評価を行う。

前置胎盤は、内子宮口にかかる程度により、全前置胎盤、部分前置胎盤、辺縁前置胎盤の3種類に分類される。内子宮口を覆う胎盤辺縁か

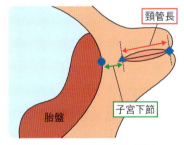
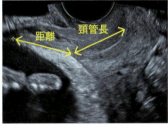
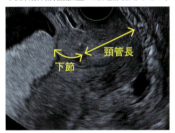
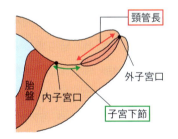

図2　内子宮から胎盤辺縁の距離

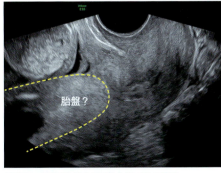
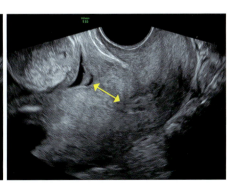

図3　前置胎盤と間違えやすい所見
子宮下節の局所収縮を胎盤と間違えやすい。

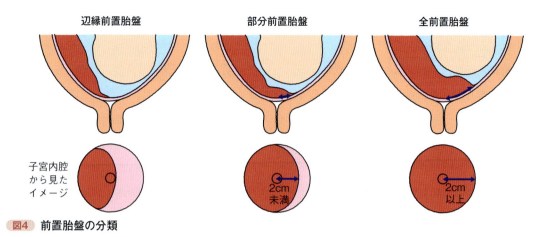

図4 前置胎盤の分類

ら子宮口までの最短距離が2cm以上の状態を全前置胎盤、2cm未満の場合を部分前置胎盤、ほぼ0の状態を辺縁前置胎盤と定義している（図4）。

前置胎盤の診断は、胎盤が完成する妊娠16〜20週以降に可能となるが、子宮下節が開大していない時点で診断確定するのは困難である。それ故、前置胎盤の診断には頸管だけでなく、子宮下節の評価も重要となる（図2）。子宮下節が開大していないうちは確定診断せず、開大するのを待ってから診断する。また、子宮下節が早期に開大した前置胎盤症例は、出血量が多い傾向にあることも報告されている[3]。

管　理

1）分娩までの管理

前置胎盤の診断後は、出血や子宮収縮などの著明な症状がなければ、入院した方がよいというエビデンスはない。

出血のある場合は入院管理が必要である。妊娠20週以降の50〜70％に警告出血を認め、妊娠28週以降は出血のリスクが高くなるといわれている。

子宮収縮は出血の原因となることもあるため、安静や必要に応じた子宮収縮抑制薬の投与を検討する。出血後は、その後に大量出血が起こり早産となる可能性があるため、児の肺成熟、脳出血予防目的に母体に副腎皮質ステロイド投与を行う。

症状のある前置胎盤では、子宮収縮抑制薬が妊娠期間延長に役立つという報告もある[4]。一方、症状のある前置胎盤症例におけるニフェジピン経口摂取のランダム化比較試験（RCT）を行ったところ、有意な妊娠期間の延長は認められなかった[5]。子宮収縮抑制薬の使用は、胎盤早期剥離の症状をマスクすることにもなり、漫然とした使用は避けるべきある。

胎児心拍数モニタリングにて胎児機能不全が認められる場合やコントロールできない大量出血を認める場合には、帝王切開術による娩出を行う。

前置胎盤症例では輸血を要する可能性が高いため、自己血貯血を考慮する。同種血輸血の回避、輸血副作用の回避、また、全血保存である場合にはフィブリノゲンなどの凝固因子補充にもなり、DICへの効果も期待される。症例によ

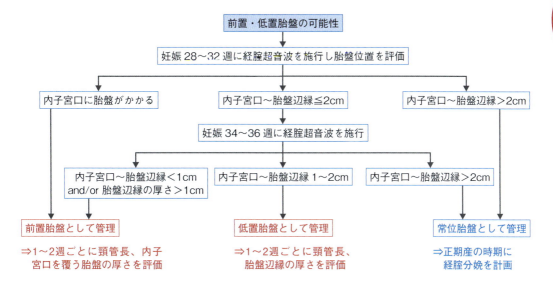

前置胎盤の超音波評価項目

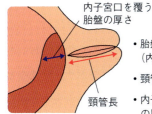

- 胎盤位置（内子宮口との関係）
- 頸管長
- 内子宮口を覆う胎盤の厚さ

低リスク
- 頸管長＞30mm and 内子宮口を覆う胎盤の厚さ≦1cm の場合
⇒ 外来管理し妊娠37～38週で娩出
※ただし癒着胎盤が疑われる前置胎盤は妊娠34～35週で娩出

中リスク
- 頸管長≦30mm or 内子宮口を覆う胎盤の厚さ＞1cm の場合
⇒ ステロイド投与を考慮し出血に注意

高リスク
- 頸管長＜10～15mm の場合
⇒ 妊娠34～35週より入院管理し分娩時期を検討

低置胎盤の超音波評価項目

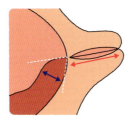

- 内子宮口から胎盤辺縁までの距離
- 頸管長
- 胎盤辺縁の厚さ
  厚い：胎盤辺縁から1cmの部分の胎盤の厚さ＞1cm（青矢印）
  胎盤の角度＞45度（点線）
  薄い：上記以外

低リスク
- 頸管長＞25mm and/or 胎盤辺縁が薄い場合
⇒ 満期に経腟分娩を計画

高リスク
- 頸管長≦25mm and 胎盤辺縁が厚い場合
⇒ 出血に注意し帝王切開術を妊娠37～38週に検討

図5 胎盤位置異常の管理方針

（文献6より作成）

って貯血の開始時期は異なるが、早産が予想される場合には、より早い時期からの貯血が必要となる。

2）リスクの評価

子宮手術歴があり、前回創部に胎盤がある場合などは、癒着胎盤のハイリスクと考えられる。超音波検査、MRI 検査などで癒着胎盤のリスク評価を行う必要がある。

米国産婦人科学会（ACOG）は、経腟超音波所見からリスクを評価し、前置胎盤の管理方法を提唱している（図5）[6]。妊娠末期での頸管長や内子宮口を覆う胎盤の厚さは、分娩前の出血、緊急帝王切開術、輸血などの予測因子として先行報告がある[7, 8]。妊娠28～32週に経腟超

音波で、全・部分・辺縁前置胎盤の診断を行い、全・部分前置胎盤であれば1～2週ごとに頸管長と内子宮口にかかる胎盤の厚さを計測し、結果により出血リスクに応じた適切な娩出時期や管理を提言している。また、辺縁前置胎盤に関しては、その後のplacental migrationを考慮し、内子宮口から胎盤辺縁までの距離を妊娠34～36週で繰り返し評価し、辺縁前置胎盤、低置胎盤の診断を行う。低置胎盤では、胎盤の厚さを評価することが有用であり、薄い胎盤であれば分娩前の出血や妊娠36週以前の緊急帝王切開術率が低いという報告もある[9]。また、頸管長や胎盤辺縁の厚さや胎盤辺縁の角度により出血リスクに応じた分娩方法を示している。

3) 手術法

前置胎盤の帝王切開術は、出血コントロール困難や癒着胎盤などで子宮摘出を要する場合も考えられるため、基本的には視野の確保しやすい下腹部正中切開で行う。胎盤が前壁付着である場合には、子宮筋層表面や膀胱周囲の血管に怒張が見られることもある。この場合には、膀胱子宮窩腹膜切開や膀胱剝離は無理をせず、血管の少ないところで切開を行う。子宮筋層切開は胎盤の切り込みが少ない場所で行う。そのため、術前または術中超音波での胎盤位置の確認が重要となる。胎盤後壁であれば子宮体下部横切開、胎盤前壁であれば胎盤位置により体部横切開、J字切開、縦切開、底部横切開などを選択する。

次回子宮破裂のリスクを軽減する目的から、前壁付着の前置胎盤症例であっても子宮下部横切開を行い、胎盤を貫通して児を娩出する方法もあるが、子宮切開から児娩出までを迅速に行う必要があり、術者の力量だけでなく術前の綿密な評価や助手補助が必要な難易度の高い方法である。

前置胎盤の帝王切開術後の弛緩出血に対する止血は、子宮双手圧迫や子宮収縮薬などの保存的方法に加え、タンポナーデ法、compression sutureなどで行う。タンポナーデ法は、かつてはガーゼによるパッキングが主流であったが、現在は子宮内バルーンタンポナーデ法なども行われる。しかし、バルーンは滑脱など固定が難しい場合も少なくない。出血している部位を前後の子宮壁で圧迫止血するように縫合するcompression sutureも簡便で有効な方法である。

癒着胎盤のリスクが高いと判断された場合には、IVR、IABO、子宮摘出などといったさまざまな準備が必要となる。膀胱浸潤が強く疑われる場合には、膀胱部分切除の可能性もあるため、泌尿器科との連携を要することもある。

臨床で役立つ！Point

- 胎盤と内子宮口との位置関係は、子宮収縮および膀胱充満の程度によって影響されるため、診断には注意が必要である。過度に妊婦の不安をあおることなく、経時的に胎盤位置を評価することが重要である。
- 子宮下節が開大していない時点で胎盤位置異常を診断確定するのは困難であるので、子宮下節開大後に診断する。しかし、児が大きくなると児頭と内子宮口との隙間が少なくなり、診断が再度難しくなる。前置胎盤は子宮下節が開大してくる妊娠 20 週以降に評価し、前置胎盤が疑われる場合は 4 週ごとに胎盤位置を確認し、妊娠 28〜32 週ごろまでに診断を確定する。
- 前置胎盤は、たとえ正確な診断ができなかったとしても、自施設で管理できない場合には妊娠 32 週までには高次医療施設へ紹介する。
- 前置胎盤またはその疑いの症例で出血や子宮収縮の症状がある場合は、必ず医療機関に連絡するように指導する。初めは少量の出血であっても、その後大量出血となることもある。出血が多いと感じたら救急車を要請することをためらわないように指導する。

引用・参考文献

1) Hill, LM. et al. Transvaginal sonographic evaluation of first trimester placenta previa. Ultrasound Obstet. Gynecol. 5 (5), 1995, 301-3.
2) Becker, RH. et al. The relevance of placental location at 20-23 gestational weeks for prediction of placenta previa at delivery : evaluation of 8650 cases. Ultrasound Obstet. Gynecol. 17 (6), 2001, 496-501.
3) Goto, M. et al. Placenta previa with early opening of the uterine isthmus is associated with high risk of bleeding during pregnancy, and massive haemorrhage during caesarean delivery. Eur. J. Obstet. Gynecol. Reprod. Biol. 201, 2016, 7-11.
4) Royal College of Obstetricians and Gynecologists. Placenta Praevia, Placenta Praevia Accreta and Vasa Praevia : Diagnosis and Management (Green-Top Guideline, No.27). 2011.
5) Verspyck, E. et al. Maintenance nifedipine therapy for preterm symptomatic placenta previa : A randomized, multicenter, double-blind, placebo-controlled trial. PLoS One. 12 (3), 2017, e0173717.
6) Vintzileos, AM. et al. Using ultrasound the clinical management of placental implantation abnormalities. Am. J. Obstet. Gynecol. 213 (4 Suppl), 2015, S70-7.
7) Ghi, T. et al. Cervical length and risk of antepartum bleeding in women with complete placenta previa. Ultrasound Obstet. Gynecol. 33 (2), 2009, 209-12.
8) Zaitoun, MM. et al. Dose cervical length and the lower placental edge thickness measurement correlates with clinical outcome in cases of complate placenta previa? Arch. Gynecol. Obstet. 284 (4), 2011, 867-73.
9) Ghourab, S. Third-trimester transvaginal ultrasonography inplacenta previa : dose the shape of the lowerplacental edge predict clinical outcome. Ultrasound Obstet. Gynecol. 18 (2), 2001, 103-8.
10) Hasegawa, J. et al. Improving the Accuracy of Diagnosing Placenta Previa on Transvaginal Ultrasound by Distinguishing between the Uterine Isthmus and Cervix : A Prospective Multicenter Observational Study. Fetal Diagn. Ther. 41 (2), 2017, 145-51.
11) Oppenheimwr, L. et al. Diagnosis of low-lying placenta : can migration in the third trimester predict outcome? Ultrasound Obstet. Gynecol. 18 (2), 2001, 100-2.

03 癒着胎盤

松原 茂樹 まつばら しげき ● 自治医科大学産婦人科学教室 主任教授
髙橋 宏典 たかはし ひろのり ● 自治医科大学産婦人科学教室 准教授

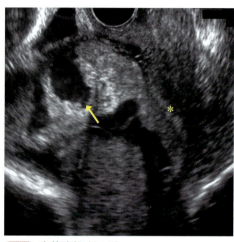
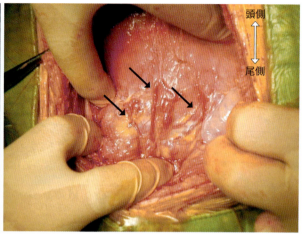

図1 癒着胎盤（PAS）
左：PAS の経腟超音波所見。厚い前置胎盤が内子宮口（✽）を覆う。胎盤実質内に複数の lacunae（⬆）を認める。
右：PAS の開腹所見。膀胱子宮腹膜に縦に走る太い血管が複数認められる（⬇）。PAS 特有の aberrant vessel で、手術困難性が類推できる。

Summary

癒着胎盤は、胎盤が子宮筋に付着または浸潤し、胎盤が自然剝離し難い状態を指す。FIGO は、本疾患を placenta accreta spectrum（PAS）disorders と呼称することを決定した。前置胎盤で、かつ帝王切開術既往例において、前回帝王切開創部に胎盤が浸潤してしまい、この部分を中心に PAS が起こる例が多い。子宮手術操作などで内膜に傷が付いた子宮に、前置胎盤ではなくとも PAS が発生する例もある（常位 PAS）。術前診断は超音波・MRI などの所見によるが、術前診断できず、術中に気付かれる例もある。標準治療は帝王切開術時子宮摘出であるが、胎盤を剝がさずに残す方策（placenta left *in situ*）や、胎盤を剝がしてしまい、種々の止血法を駆使しながら子宮再建する方策（extirpative approach）なども試みられている。

分 類

1）癒着胎盤の分類

図2に示すように、2018年3月に FIGO（International Federation of Obstetrics and Gynecology）はこれまで種々の名称で呼称されていた本疾患の terminology を決定した[1]。脱落膜が消失して胎盤が子宮筋層（myometrium）に接した状態が placenta creta（accreta でないことに注意）、myometrium 内にまで浸潤した状態が placenta increta、myometrium を越えて子宮漿膜に胎盤が顔を出した状態を

placenta percreta と呼称する。creta、increta、percreta の全体を placenta accreta spectrum（PAS）disorders と呼ぶ。disorders は書かずに PAS と呼称してもよい。

2）病理検査との関係

これまで「癒着胎盤」は、PAS でいうところの creta を指す場合と PAS 全体を指す場合とがあり、morbidly adherent placenta、abnormally invasive placenta と表記されることが多かった。FIGO は、これらの terminology は今後は使わず、PAS で統一するように提案した[1]。PAS 細分類（creta、increta、percreta）は、病理診断が原則である。胎盤の病理検査ではなく、子宮摘出標本の病理検査をしてみて初めて creta、increta、percreta は確定できる。しかし、後述するように「子宮摘出をしない」PAS 治療法が台頭してきているので、その場合には、PAS 細分類ができなくなってしまう。

そこで、臨床に便利な2つの方法がある。すなわち、子宮を摘出せずに病理検査ができない場合には、細分類をあえてしないでおき、PAS（または clinical PAS）とだけ記述しておく、熟練した産科医であれば、胎盤剥離感触や術中所見で3分類の区別はおおよそ可能である。そこで、術中所見（基準）を示した上で、creta、increta、percreta の3分類を示す。まとめると、子宮摘出病理検査が PAS 診断の基本だが、基準を示した上で、術中臨床診断してもよい。

術前診断

PAS 発症のハイリスクは、前置胎盤、ことに帝王切開術既往のある前置胎盤で、胎盤が前回帝王切開創を覆う場合、前置胎盤でなくても、scarred uterus であって、当該 scar を胎盤が覆う場合である。まず、PAS の有無を超音波で把握・推察しておく（術前診断）。実際のところ、前置胎盤で胎盤が前回帝王切開創を覆うタイプの PAS が臨床では圧倒的に多く、常位 PAS は少ないので、今後は前者に絞って記述していく。

診断には超音波が最も有用・重要であり、PAS の4大所見が知られている[2]。1つめは lacunae の存在である。かつては「胎盤虫食い像」といわれていたパターンで、胎盤内のエコーフリースペースが lacunae である。胎盤内の豊富な血液貯留・血流と考えられている。2つめは当該部での myometrium の消失である。もともと子宮下節は薄く、この部分の

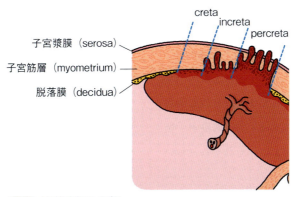

図2　癒着胎盤の分類

myometrium は薄いので、診断は簡単ではない。sonolucent area の消失である。PAS では脱落膜（子宮内膜）が消失してしまうため、胎盤後面の低輝度領域（脱落膜に相当）が消失するが、この診断も容易ではない。3 つめは PAS 部が膀胱を dorsal 側（下側）から押し上げて、膀胱を浮き上がらせる（bulging）所見である。4 つめはカラードプラ所見で、当該部の血流が豊富なことである。

後壁付着胎盤の場合は、経腹超音波では十分な所見を得難い（もっとも、後壁胎盤には PAS は少ない）。超音波診断が困難な場合には MRI も有用であるが、MRI は超音波以上の情報は提供せず、実臨床では有用ではないとの報告もあり、PAS 診断における MRI の臨床的意義については決着がついていない[3]。MRI 施行の有無は、当面のところ各施設の方針でよい。

治　療

治療には、大別して 3 つの方策があり、その優劣は決着がついていない。

1）帝王切開術時子宮摘出

gold standard は、帝王切開術時子宮摘出である[4]。PAS の程度と予想出血量に応じて、妊娠 34〜37 週に手術を行う。動脈遮断を併用するかどうか？ 子宮全摘（total hysterectomy）すべきか、子宮腟上部切断（subtotal hysterectomy）でいいか？ 子宮摘出について、「PAS specific な手法を採用すべきか」、それとも基本的子宮摘出法でいいか？ などがこれまで繰り返し議論されてきた。結論から言うと、「各施設が手慣れた方策」を用いるのがよい。それぞれについて概説する。

a）動脈遮断

PAS 手術では、大出血が予測されるため、動脈遮断（Intraarterial temporary balloon occlusion）を併用する施設が増えてきた。閉塞動脈としては、内腸骨動脈、総腸骨動脈、大動脈の 3 つの選択がある[5]。おおまかに言うと、太い動脈ほど閉塞による止血効果は高いが、虚血性有害事象も多い傾向にある。止血効果と有害事象は"trade off"（あちらたてればこちらたたず）である。

b）子宮全摘か腟上部切断か？

total vs. subtotal については決着がついていない。subtotal 批判派の主論拠は、「将来の子宮頸癌母地」を残す、である。また、胎盤が内子宮口を越えて子宮頸管内にまで浸潤している場合には、subtotal では胎盤が体内に残ってしまう。一方、手術時間や出血量は subtotal の方が total よりも少なくて済む場合が多い。

c）子宮の摘出法

子宮摘出の具体的方法・手技についても定説はない。筆者は 8-step method[4] を常用している。これは「通常の子宮摘出と全く同様の順番で手術する。ただし、各段階（8-step）において、工夫を凝らす」方法である。これに対して、「PAS 子宮全摘専用に」開発された手術法が複数発表されている。癒着が予想される膀胱子宮腹膜剝離を最後まで行わず、先に膀胱 caudal 側を剝離してしまう方法[6]、子宮摘出を前（ventral）からでなく後（dorsal）から先にしてしまう方法（posterior first）[7]、まず後腹膜を展開する、または膀胱子宮腹膜を先に展開するなどの方法である。

2）placenta left *in situ* approach

次子を持てるように、また「子宮を摘出する

から大出血してしまう」との理論から生まれたのがこの方法である。帝王切開術で胎児を取り出した後、子宮切開創は閉じ、胎盤を子宮内に「残したままにして」胎盤の自然吸収を待つ[8]。うまく胎盤が吸収されてしまえば非常に良い方策であるが、胎盤吸収に時間がかかる、胎盤・子宮感染、および大出血の可能性がある、成功vs不成功が予測できないなどの批判がある。フランスでの14年間にわたる調査では、167例のPASに本法が試みられ、成功率は78％、残り22％で子宮摘出が行われた。1名は死亡した（methotrexateによる骨髄抑制）[8]。これはかなり良い成績であると評価されており、成功率はこの報告よりもおおむね低いとの報告が多い。胎盤吸収には3カ月程度を要し、この間の患者・医師の精神的負荷にも考慮する必要がある[9]。

3) extirpative approach

日本語訳はない。胎盤を剥離してしまい、その後に種々の止血法を駆使して、胎盤剥離面出血を止血する方策である[10]。帝王切開術時子宮摘出、placenta left *in situ* approachが行われる以前にしばしば行われていたが、胎盤剥離面から大出血が起こるので、一時は忘れられていた。しかし、動脈遮断（前述）、子宮圧迫縫合（uterine compression suture）、および子宮内バルーン止血法（B-LynchやMYなど）[2,11]などの種々の止血法が導入され、extirpative approachが見直されてきている[12]。

4) その他の方法

PAS部分の子宮を部分切除し（segmental resection）、一期的に子宮再建する方法[10]、いったんplacenta left *in situ*に持ち込んだ上で、時期を見て予定的に子宮摘出する方法（2期的子宮摘出）、PASの大部分を剥離しておいて残ったPAS部分を子宮圧迫縫合などで縫い込んで止血してしまう方法[13]など、種々の方策が提案されている。いずれにも一長一短がある。

> **臨床ピットフォール**
> - 産婦人科医にとっては、「子宮摘出術」は初心者向け手術のようなイメージがある。ところが、産褥子宮摘出は非妊時子宮摘出に比して「かなり」困難であり、PASでの子宮摘出は「非常に」困難である。
> - 産婦人科医にとってPAS手術は、通常手術に比して「困難性が一気に増す」が、当の産婦人科医もこのことにあまり気付いていない。今後PAS手術は、三次医療施設が全て担当するのではなく、手慣れたセンターが集中的に担当する方がよいかもしれない。

> **臨床ピットフォール**
> - 前置胎盤ではない常位PASは、頻度は少ないが対応に苦慮する例が多い。その理由は、「術前診断できていない」からである。
> - PAS手術は、multi-disciplinary team approach（産婦人科以外の種々の科の協力）が常識だが、常位PASでは帝王切開術中にいきなりPASが露見する例が多い。
> - ただし、前置PASとは異なり、「子宮下節が雪だるま状に膨らんではいない」ので、子宮摘出自体は前置PASよりも容易である。慌てないことが肝要である。

> **臨床で役立つ！Point**
> - 帝王切開術既往者の前置胎盤で、胎盤が前壁に存在する場合はPASを想定する。
> - 超音波やMRIでPASが疑われた場合には、予定手術を組む。この場合、麻酔科、小児科、泌尿器科、輸血部、ICUなどとの協力体制を前もって作っておく（multi-disciplinary team approach）。
> - 治療法に決定版はまだない。各施設ごとにプロトコールを決めておく。
> - PAS手術・治療においては、予定手術であっても、「健康だった妊婦」が死亡する可能性がある。このことをどのように本人や家族にインフォームすべきか、各施設で方針を決めておく。

引用・参考文献

1) Matsubara, S. et al. Placenta accreta spectrum disorders : A new standardized terminology better defining the condition. J. Obstet. Gynaecol. Res. 44 (7), 2018, 1338-9.
2) Takahashi, H. et al. Matsubara-Takahashi cervix-holding technique for massive postpartum hemorrhage in patients with placenta previa with or without placenta accreta spectrum disorders. Int. J. Gynecol. Obstet. 140 (3), 2018, 357-64.
3) Matsubara, S. et al. Magnetic resonance imaging for diagnosis of placenta accreta spectrum disorders : still useful for real-world practice. Am. J. Obstet. Gynecol. 219 (3), 2018, 312-3.
4) Matsubara, S. et al. Important surgical measures and techniques at cesarean hysterectomy for placenta previa accreta. Acta Obstet. Gynecol. Scand. 92 (4), 2013, 372-7.
5) Li, K. et al. Prophylactic balloon occlusion of internal iliac arteries, common iliac arteries and infrarenal abdominal aorta in pregnancies complicated by placenta accreta : a retrospective cohort study. Eur. Radiol. 2018. doi : 10.1007/s00330-018-5527-7.
6) Pelosi, MA. 3rd. et al. Modified cesarean hysterectomy for placenta previa percreta with bladder invasion : retrovesical lower uterine segment bypass. Obstet. Gynecol. 93 (5 Pt 2), 1999, 830-3.
7) Matsubara, S. et al. Re : Caesarean hysterectomy for placenta praevia/accreta using an approach via the pouch of Douglas. BJOG.123 (8), 2016, 1404-5.
8) Sentilhes, L. et al. Maternal outcome after conservative treatment of placenta accreta. Obstet. Gynecol. 115 (3), 2010, 526-34.
9) Matsubara, S. Conservative management of abnormally invasive placenta : an untold factor to consider. Acta Obstet. Gynecol. Scand. 96 (2), 2017, 253-3.
10) Sentilhes, L. et al. FIGO consensus guidelines on placenta accreta spectrum disorders : Conservative management. Int. J. Gynaecol. Obstet. 140 (3), 2018, 291-8.
11) Matsubara, S. et al. Uterine compression sutures for postpartum hemorrhage : an overview. Acta Obstet. Gynecol. Scand. 92 (4), 2013, 378-85.
12) Matsubara, S. et al. Intentional placental removal on suspicious placenta accreta spectrum : still prohibited Arch. Gynecol. Obstet. 297 (1), 2018, 1-2.
13) Yano, H. et al. A long curved needle with a large radius for uterine compression suture. Acta Obstet. Gynecol. Scand. 92 (8), 2013, 988-9.
14) Matsubara, S. Obstetric surgeries : Specific features different from surgeries in other surgical fields. Eur. J. Obstet. Gynecol. Reprod. Biol. 226, 2018, 75-6.
15) Matsubara, S. Should mortality be informed for cesarean hysterectomy for placenta accreta? J. Obstet. Gynaecol. Res. 39 (1), 2013, 466-7.

各論 04

常位胎盤早期剝離

川端 伊久乃　かわばた いくの ● 東京女子医科大学母子総合医療センター産科 講師

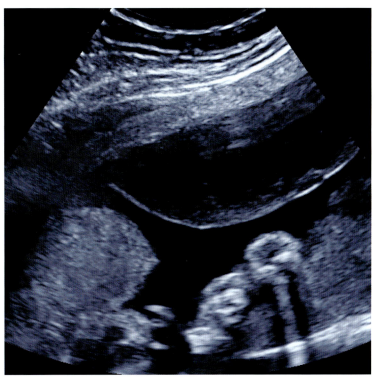

図1 絨毛膜下血腫（胎盤辺縁血腫）
胎盤辺縁より囊胞状エコーが見られ、内部は無エコーであり、比較的新しい胎盤早期剥離が疑われる。

Summary　常位胎盤早期剥離（早剥）は全妊娠の約1％で、母体・胎児の両方に重篤な合併症を引き起こす可能性のある疾患である。わが国でも周産期死亡率は9.7％と高い。リスク因子として、早剥の既往、喫煙、多胎、高年妊婦、妊娠高血圧症候群、前期破水、羊水過多、腹部外傷などがある。早剥の所見には、出血、持続する下腹部痛、子宮の圧痛、頻回の子宮収縮、胎動減少などがある。出血は最も多い所見ではあるが、早剥の20％では出血を認めないので注意する。早剥を疑ったら、まず超音波を用いて胎盤後血腫の存在を確認する。しかし、超音波診断の感度は決して高くなく、胎児のwell-beingの評価や臨床症状と併せて診断すること、経時的に評価することが必要である。母体合併症には、DIC、輸血、子宮全摘出術、急性腎不全、母体死亡などがあり、慎重な管理が必要となる。

病態

常位胎盤早期剥離（早剥）は、母児に重大な合併症を及ぼす可能性のある疾患であり、その頻度は全妊娠の0.4〜1.0%と報告されている[1]。明らかな原因はいまだ不明だが、胎児発育不全、妊娠高血圧腎症、早剥の3つの疾患は、胎盤形成時のトロホブラストの侵入不良、らせん動脈のリモデリング不全が、その病態の初期の原因となっていると考えられている[2]。何らかのきっかけで胎盤が子宮壁から剥がれると、筋層と胎盤とを結合していた血管が破綻し、出血が起こる。この血管は、胎児に酸素や栄養の供給を行っているので、剥離の面積が大きくなれば、児は急速に胎児機能不全に陥る。

早剥は、周産期死亡の主要な原因の一つである。日本産科婦人科学会周産期委員会では、早剥の周産期死亡率は9.7%と報告されている[3]。

表に早剥のハイリスク因子[4]を示す。リスク因子にはさまざまなものがあるが、喫煙、多胎、35歳以上の高年妊婦、妊娠高血圧症候群（妊娠高血圧腎症、高血圧合併妊娠）、前期破水、羊水過多、腹部外傷などがそのリスクが高い。

臨床ピットフォール

外傷性の胎盤早期剥離
- 自動車事故や暴力などで腹部外傷を妊婦が負った場合は、早剥のリスクとなる。強い衝撃が子宮に加わった際には、超音波検査や胎児心拍数モニタリングを行い、早剥の発症がないかどうかを十分に精査する。
- 時間経過で徐々に早剥が進行してくることもあるため、少なくとも24時間、できれば48時間の胎児心拍数の持続モニタリングを行う。
- 交通外傷で全身精査のために造影CTを行った場合には、早剥は高い感度で診断できる。骨折や腹部出血の確認だけでなく、胎盤の評価も必ず行う。

表　常位胎盤早期剥離のハイリスク因子

		odds ratio
社会的因子	35歳以上	1.3〜2.6
	20歳未満	1.1〜1.5
	3回経産以上	1.1〜1.4
	シングルマザー	1.2〜1.5
生活習慣などの因子	喫煙	1.5〜2.5
	飲酒	1.6〜2.8
	コカイン使用	3.9〜8.6
	不育症	1.2〜2.4
母体合併症	慢性高血圧	1.8〜2.4
	高ホモシステイン血症	1.8〜5.3
	血栓性素因	1.4〜7.7
	妊娠糖尿病	2.7
	甲状腺機能低下症	3.0
	貧血	2.2
	子宮奇形	8.1
既往歴	帝王切開術	1.3〜2.4
	自然流産	1.4〜3.4
	妊娠高血圧腎症	1.9
	死産	1.6〜13.1
	胎盤早期剥離	3.2〜25.8
現在の妊娠に関する因子	妊娠高血圧症候群	1.5〜2.5
	妊娠高血圧腎症	1.9〜44
	加重型妊娠高血圧腎症	2.8
	絨毛膜羊膜炎	2.5〜3.3
	preterm PROM	1.8〜5.9
	羊水過少	2.1
	羊水過多	2.5〜3.3
	前置胎盤	3.2〜5.7
	妊娠28週以前の出血	2.0〜3.1
	妊娠28週以降の出血	12.3〜18.7
	多胎	2.0〜2.9
	男児	1.2〜1.3
	胎児発育不全	1.3〜4.1
	臍帯卵膜付着	2.5〜3.3

（文献4より引用改変）

注意すべきは早剥の既往がある妊婦で、今回の妊娠時にも早剥を繰り返すリスクが高いことである[4]。初回妊娠時に高血圧を伴わずに早剥だったものは、高血圧を合併していた妊婦より次回の早剥再発リスクが高く、初回の早剥発症

の時期が早産だったものより満期だった例で再発リスクが高い[5]。早剥既往妊婦では、その後の妊娠において慎重な管理が必要だが、入院管理の時期も含め推奨される管理指針は現在のところない。

> **臨床ピットフォール**
>
> **preterm PROM と早剥**
> - preterm PROM で、長期間管理をしている妊婦では、早剥のリスクが上昇する。羊水に混じって少量の出血を認め、さらに持続する子宮収縮があるような場合、または急速に分娩が進行してくるような場合、早剥を起こしている可能性がある。胎児心拍数モニタリングに十分注意し、娩出後の胎盤の評価も行う。

診 断

出血、持続する下腹部痛、頻回の子宮収縮、子宮の圧痛などの症状は早剥を疑う所見である。出血は約80％に見られるが、20％では出血を認めず、中には剥がれた胎盤と子宮壁との間に貯留し、外出血として認められないものもある（concealed hemorrhage）。

これらの症状に遭遇した場合には、早剥を疑って精査を行う。

1）胎児心拍数陣痛図

頻回の子宮収縮（さざなみ様と表現される）や長く持続する子宮収縮が見られることがある。剥離が進んでいる場合は、胎児機能不全を示す遅発一過性徐脈（late deceleration）が出現する。さらに重症となると、遷延一過性徐脈（prolonged deceleration）や胎児心拍数基線細変動（baseline variability）の減弱や消失が認められる。

2）超音波検査

まず行うことは、前置胎盤・低置胎盤からの出血であることを否定することである。その後、胎盤を評価し、胎盤周囲・後壁に血腫がないかどうかを確認する。急性期の血腫は、低エコー輝度または胎盤と同程度のエコー輝度が混在するような所見となる（図2）。その大きさもまちまちであり、軽症の小さい血腫は分からないことも多い。さらに後壁付着では確認がしにくい。また、子宮筋腫などとの鑑別が難しいこともある。実際のところ、早剥における超音波検査は、感度24％、陰性的中率14〜53％程度であり[6]、血腫の存在を確認できないことが早剥を否定できることにならないことを十分理解しておく。逆に、血腫が確認できたときの陽性的中率は88〜100％であり[6]、この場合は剥離が進行していると考えられるので早急な対処を行う必要がある。

超音波検査では、胎盤の評価のみならず、胎動や胎児・胎盤血流測定など胎児の well-being の評価も行う。

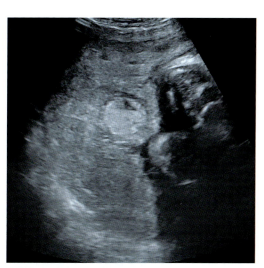

図2 子宮底の胎盤早期剥離
胎盤が肥厚し、不均一な混合エコーになっている。

3）血液検査所見

子宮胎盤間の血管の破綻により、胎盤の組織トロンボプラスチンが母体へ流入し、母体の凝固系が活性化されることから、出血量にかかわらず母体はDICを併発しやすい。また、循環動態の変化や凝固異常から急性腎不全を来すことがある。母体の血液検査で、貧血の程度、凝固異常の有無、腎機能障害の有無を確認する。早剥の場合は、その後、輸血に至る可能性もあるため、血液型を確認し輸血の準備も行う。

重症度分類

早剥は、その発症時期や剥離の進行具合により、診断時にさまざまな重症度を示す。

1）Grade 0〜1：無症状から軽症

早剥の約40％。少量の出血と子宮の軽度の圧痛を認める。母体の循環動態は正常で、凝固異常も認めない。胎児機能不全はない。分娩後に胎盤と一緒に凝血塊が娩出されて、早剥だったと診断される場合がある。

2）Grade 2：中等症

早剥の約45％。少量から中等量の出血（出血がない場合もある）、硬直性収縮を伴う明らかな子宮の圧痛を示す。母体は血液凝固異常を示し、低フィブリノゲン血症である。血圧は保たれているものの、脈拍の上昇がある。胎児機能不全を呈する。

3）Grade 3：重症

早剥の約15％。出血は中等量から多量であるが、全く出血を認めないこともある。硬直した子宮、触診で板状硬を示す。母体はショック状態となり、低フィブリノゲン血症、血小板減少など明らかな凝固異常を示す。胎児機能不全もしくは子宮内胎児死亡を来している。

臨床ピットフォール

子宮内胎児死亡を起こしていた場合
- 母体の状態によっては途中で帝王切開術に切り替えることも検討するが、凝固異常から止血を得られず、子宮全摘出術となり得る可能性については十分説明する。

管理

早剥の診断から分娩までの時間が長くなるほど母体合併症のリスクは上昇し、児の状態も悪化する。早剥と診断され、胎児の生存が確認できていれば、短時間での経腟分娩が期待できなければ速やかに帝王切開術を行うことが望ましい。軽症の早剥と判断され、胎児機能不全が確認されず、分娩進行がスムーズであれば、母体・胎児の変化を慎重に管理しながら経腟分娩とする。母体にDICの傾向があれば、速やかに輸血と抗DIC療法を開始し分娩とする。妊娠週数が早く、早剥もごく軽症で胎児機能不全を来していないような場合には、母体の循環動態、血液凝固異常、胎児心拍数モニタリングに注意しながら待機的に管理することもある。

児が子宮内胎児死亡を来している場合には、母体の凝固異常などが軽度で、循環動態も安定していれば、母体の負担を最小限にするため経腟分娩が試みられる。母体の状態が安定していない場合は、血小板を含めた十分な輸血や抗DIC療法を積極的に行いながら帝王切開術を行う場合もある。いずれの場合にも、分娩後の多量出血に備えバルーンタンポナーデの準備や子宮収縮薬の準備も行う。

帝王切開術中、あるいは経腟分娩の際には分娩後に出血が多くなる場合がある。DICの他

に、子宮壁内に侵入した組織トロンボプラスチンの影響で子宮収縮不良となり、弛緩出血を来す（図3）。早剥の程度が重症であるほど母体出血量は増加し、DICが進行し、循環動態が保てなくなる。総出血量が少なくても、DICが急速に進行し、止血し得ない場合もある。輪状マッサージや子宮収縮薬の投与を行っても出血のコントロールができない場合には、速やかに子宮全摘出術を行う。

重症の早剥の場合は、分娩後、特に出血量が多いことがあるので、循環動態を慎重に監視する。凝固異常は胎盤娩出により速やかに軽快してくることが多い。早剥の分娩後母体合併症には、急性腎不全、敗血症、羊水塞栓、肺水腫、急性心不全、意識障害などがある。バイタルサインの変動や尿量や意識レベル、呼吸状態に十分注意する。

次回妊娠と母体の長期的予後

前述したように、早剥は次回妊娠時に繰り返すリスクが高いことが知られている[5]。また、早剥だけではなく妊娠高血圧腎症、胎児発育不

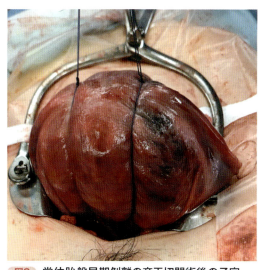

図3 常位胎盤早期剥離の帝王切開術後の子宮（compression sutureで止血）

子宮筋層に血液が浸潤しており弛緩出血となる（クベレール子宮）。止血困難な場合は、子宮全摘出なども考慮しなければならない。

全の発症リスクも高い[7]。次回妊娠のリスクについては十分妊婦に説明する。

中高年以降の長期的な合併症として、早剥既往のある女性では心血管系疾患での死亡率が高いことが報告されている。この原因については、まだ明らかではない[8]。

臨床で役立つ！Point

- 妊娠末期の出血、持続する腹痛では、早剥の可能性を考える。
- 出血のない早剥があることを認識する。
- 超音波で胎盤辺縁から後壁の血腫が確認できれば早剥と診断する。早剥の超音波診断は感度が低いため、血腫がなかったとしても早剥が否定できるわけではない。
- 時間経過とともに、剥離が進行する場合がある。継時的な変化を診ていく。
- 母体・胎児ともに合併症が多い。母体では、分娩後も多量出血、DIC、腎不全、肺水腫などに注意する。児は死産・新生児死亡のリスクも高く、低酸素性虚血性脳症、脳性麻痺、慢性肺疾患など長期の合併症の頻度も高い。

引用・参考文献

1) Boisrame,T. et al. Placental abruption : risk factors, management and maternal-fetal prognosis. Cohort study over 10 years. Eur. J. Obstet. Gynecol. Reprod. Biol. 179, 2014, 100-4.
2) Parker, SE. et al. Epidemiology of ischemic placental disease : a focus on preterm gestations. Semin. Perinatol. 38 (3), 2014, 133-8.
3) 日本産科婦人科学会周産期委員会. 平成29年度報告. 日本産科婦人科学会雑誌. 70 (6), 2018, 1504-37.
4) Tikkanen, M. Placental abruption : epidemiology, risk factors and consequences. Acta Obstet. Gynecol. Scand. 90 (2), 2011, 140-9.
5) Ruiter, L. et al. Incidence and recurrence rate of placental abruption : a longitudinal linked national cohort study in the Netherlands. Am. J. Obstet. Gynecol. 213, 2015, 573, e1-8.
6) Shaimaa, A. et al. Placental abruption and hemorrhage--review of imaging appearance. Emergency Radiology. https://doi.org/10.1007/s10140-018-1638-3
7) Katheryne, L. et al. Maternal, Labor, Delivery, and Perinatal Outcomes Associated with Placental Abruption : A Systematic Review. Am. J. Perinatol. 34 (10), 2017, 935-57.
8) DeRoo, L. Placental abruption and long-term maternal cardiovascular disease mortality : a population-based registry study in Norway and Sweden. Eur. J. Epidemiol. 31 (5), 2016, 501-11.
9) Higgins, SD. et al. Late abruption placentae in trauma patients : Implications for monitoring. Obstet. Gynecol. 63 (3 Sppl), 1984, 10-2S.
10) Ananth, CV. et al. Placental abruption and its association with hypertension and prolonged rupture of membranes : a methodologic review and meta-analysis. Obstet. Gynecol. 88 (2), 1996, 309-18.

05 臍帯巻絡・臍帯真結節

瀧田 寛子 たきた ひろこ ● 昭和大学医学部産婦人科学講座 助教
関沢 明彦 せきざわ あきひこ ● 昭和大学医学部産婦人科学講座 教授

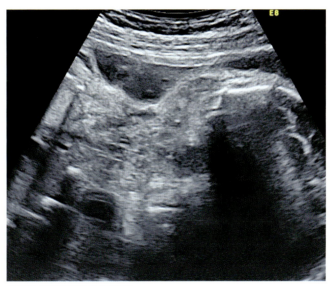

図1 臍帯頸部2回巻絡
胎児矢状断で頸部にくぼみを認める。

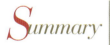

臍帯巻絡は全分娩の約3割に認められ、日常臨床ではよく遭遇する疾患である。臍帯巻絡の部位別の頻度は頸部巻絡が最も多く、分娩前に診断しやすい。一方、臍帯真結節は浮遊している臍帯巻絡を胎児がくぐることで結び目を形成してしまう状態であるが、分娩前に見つかることはほとんどない。複数回の臍帯巻絡や羊水過少、胎児心拍数陣痛図に異常所見を認め、臍帯巻絡の悪影響が疑われるときには、胎児心拍数モニタリングのための頻回の入院が考慮される。

臍帯巻絡

臍帯巻絡は、胎児が羊水腔を活発に動き回る間に、羊水腔を浮遊する臍帯をくぐったり、臍帯が体に巻き付くことによって発生するが、妊娠中期には臍帯巻絡が新たにできたり、外れたりすることがある。よって、ある程度胎児が大きくなり、胎動が制限されてくる時期、妊娠34～37週ごろに超音波検査で診断を行うのが分娩前の評価として適している。児頭が下降していると描出が難しくなる。Bモードでは胎児頸部矢状断のくぼみとして描出され（図1）、くぼみに臍帯血管を認めれば頸部巻絡を疑い、その臍帯が頸部を全周に巻いているかを確認することで診断を行う。カラードプラを併用することで、より簡単に臍帯巻絡を同定できる（図2）。

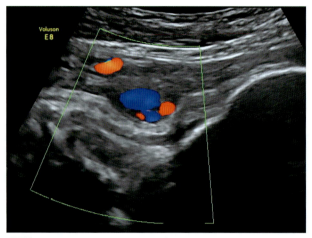

図2 臍帯頸部巻絡（カラードプラ）
胎児矢状断で頸部にくぼみを認め、カラードプラにて血流を認める。

臍帯真結節

臍帯真結節も発生する機序はおおむね同様で、胎児が浮遊している臍帯をくぐることによって発生する。一度、臍帯真結節ができると、それが解除されることは考えにくい。しかし、臍帯真結節の分娩前の超音波診断は極めて難しい。

管理

約3割の胎児に臍帯巻絡を認めるため、臍帯巻絡のみで入院が必要なことはほとんどない[1]。しかし、複数回の臍帯巻絡に加えて、羊水過少や胎児心拍数陣痛図で一過性徐脈を認め、臍帯巻絡の悪影響が疑われるときには、胎児心拍数の監視のために頻回の入院が考慮される。

臍帯真結節の分娩前診断の報告は皆無であり、臍帯真結節の入院可否については論ずることができない。子宮内胎児死亡児の娩出後に真結節を認める場合もある一方で、何も問題を起こさず正常分娩後に発見される真結節も少なくない。臍帯の中を走行する臍帯動・静脈はワルトン膠質に包まれており、臍帯真結節ができたからといって、すなわち血流障害が起こるというわけではないとも考えられる。

胎児発育不全や羊水過少、胎児心拍数モニタリング異常を認め、そこに真結節を認めたのであれば、入院管理とするのが妥当であると考えられる。

複数回の臍帯巻絡において、上記の入院管理が必要な状況で、児が成熟している時期であれば、速やかな分娩を目指す方が安全である。

頸部巻絡の回数別の急速遂娩となる頻度は、初産婦では頸部巻絡0回、1回、2回、3回で、13％、13％、20％、30％であり、2回以上では臍帯巻絡なし、もしくは1回に比較して、急速遂娩の頻度が有意に高いことが知られている。また、経産婦では頸部巻絡0回、1回、2回、3回で、5％、6％、7％、25％であり、頸部巻絡3回以上で有意に急速遂娩の頻度が高い[2]。この結果から、臍帯頸部巻絡1回を分娩前に疑う場合には、通常と管理を変えなくてもよいと考

えられる（図3）。しかし、初産婦で臍帯頸部巻絡2回以上、経産婦で臍帯頸部巻絡3回以上を分娩前に疑う場合には、胎児機能不全に至る可能性の高いハイリスク妊娠と考えて、帝王切開分娩への切り替えがスムーズにできる環境下で、胎児心拍数を厳重に監視しながら分娩誘発を行うのがよい。

臨床ピットフォール

- 臍帯の頸部巻絡1回では、巻絡のない児と予後は変わらない。妊産婦に不要な不安を与えない。
- 臍帯の頸部巻絡は約3割に認める頻度の高い疾患で、巻絡を認めても、その多くは正常分娩に至る。複数回の巻絡でなければ、過剰な管理にならないように気を付ける。

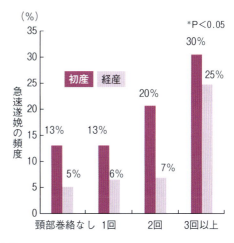

図3 頸部巻絡の回数別の急速遂娩の頻度
(文献2より引用)

臨床で役立つ！Point

- 複数回の臍帯巻絡を認めるときには、通常より胎児心拍数異常が出現する可能性が高いと考えて、頻回の胎児心拍数モニタリングを行う。
- 複数回の臍帯巻絡があり、児が成熟している時期であれば、早めの管理分娩を考慮する。胎児機能不全に至る可能性も考えて準備を行っておく。

引用・参考文献

1) Merz, E. et al. True of false umbilical cord knot? Differentiation via 3D/4D color Doppler ultrasound. Ultraschall Med. 39 (2), 2018, 127-8.
2) 大瀬寛子, 長谷川潤一ほか. 臍帯巻絡の分娩経過に与える影響の部位・回数別検討. 日本周産期・新生児医学会雑誌. 49 (1), 2013, 256-60.
3) Larson, JD. et al. Nuchal cord entanglements and gestational age. Am. J. Perinatol. 14 (9), 1997, 555-7.
4) Sheiner, E. et al. Nuchal cord is not associated with adverse perinatal outcome. Arch. Gynecol. Obstet. 274 (2), 2006, 81-3.

各論 06

卵膜付着・前置血管

長谷川 潤一　はせがわ じゅんいち ● 聖マリアンナ医科大学産婦人科学 准教授

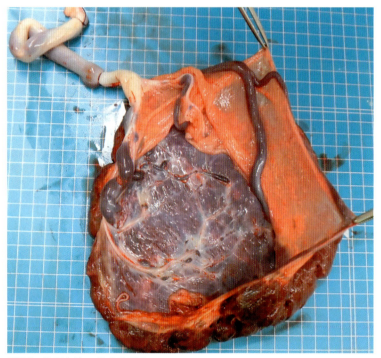

図1　前置血管の娩出後胎盤
娩出後では卵膜付着があることは分かるが、前置血管であったかどうかは分からない。

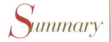

　妊娠・分娩中の胎児のトラブルの原因として、胎盤や臍帯の異常が占める割合は多い。その中でも妊娠中期に異常として認識できる卵膜付着や前置血管は、超音波診断によって周産期予後が大きく改善する。卵膜付着や前置血管によるトラブルの原因は、ワルトン膠質の欠如による脆弱な臍帯血管にあり、胎児機能不全、緊急帝王切開術、脳性麻痺、周産期死亡と関連する。さらに、これらは妊娠初期からの胎盤や臍帯の形成異常に起因することから、他の胎盤異常を合併しやすい。妊娠末期には頻回な胎児心拍数モニタリングを行う。何らかの徴候や異常所見を認める場合には入院管理を要す。前置血管の予定帝王切開術は妊娠35～36週とし、管理中に胎児心拍数モニタリング異常を繰り返す場合などは早めに娩出する。破水時は速やかな緊急帝王切開術を行う。帝王切開術は通常の方法でよいが、胎胞上に走行する遊走血管がある場所を避けて破膜し、児を娩出する。

正常臍帯の安全機構

そもそも臍帯には、臍帯血管を守るためのメカニズムが多数備わっている。羊水中に胎児・臍帯が存在することは、それらの可動性を良くし、圧迫を避けるためである。臍帯血管を取り囲むワルトン膠質は、その弾性によって、外からの圧迫による血流遮断を防ぐ。臍帯の生理的な捻転は、可動性を損なわず、牽引や圧迫、捻転などの外力による臍帯血流への影響を緩和するために存在する。また、2本の臍帯動脈は、胎児から胎盤への循環を安定させるためにある。

臍帯異常と予後

近年の超音波機器の進歩によって、胎児因子による子宮内胎児死亡は減少傾向にあるが、子宮内胎児死亡の原因の内訳で見ると、胎児付属物因子による死亡が増加しつつあり、臍帯異常がその約半数を占める[1]。産科医療補償制度の再発防止に関する報告書によると、脳性麻痺発症の主たる原因の内訳では、常位胎盤早期剝離に次いで臍帯異常が多い。脳性麻痺に関連した臍帯因子の中では、臍帯脱出が最も多く、卵膜付着（前置血管）、過捻転などが次いで多い。

卵膜付着・前置血管

胎盤の臍帯付着部は通常、胎盤中央かやや側方にある。卵膜付着は、正常なワルトン膠質を有する臍帯が卵膜に付着し、胎盤実質をつなぐワルトン膠質の欠如した遊走血管（卵膜血管）を認める。ワルトン膠質の欠損を認めず、胎盤辺縁に臍帯が付着する場合を辺縁付着という。前置血管は、卵膜血管が内子宮口付近を走行する場合をいう。

卵膜付着は、妊娠初期からの胎盤や臍帯の形成異常で、ワルトン膠質に守られない卵膜血管の部分が存在することで、妊娠・分娩異常を引き起こす。卵膜血管は脆弱であり、子宮収縮や胎動に伴って圧迫されやすい。さらに、破水時には卵膜上の血管が断裂することもある。特に、前置血管では卵膜血管が内子宮口近くに存在するため、分娩中の診断は極めて難しく、胎児先進部による圧迫や破水時の血管断裂のリスクが高い[2]。一方、卵膜血管を有さない辺縁付着は、卵膜付着ほど合併異常を引き起こすことはない。

卵膜付着は、全分娩の0.5〜1.69%に見られ、双胎では10倍の頻度になる[3,4]。辺縁付着は6%程度に見られる[5]。前置血管の頻度は、1,200〜5,000分娩に1の割合と、まれな異常であると考えられていた[6]。しかし、前置血管は超音波でしか診断し得ないので、妊娠初期からの超音波断層法によるフォローアップで確認すると、決してまれではなく、365分娩に1あるという報告もある[7]。

前置血管を疑うべきリスク因子は、妊娠中期の前置胎盤、低置胎盤、分葉胎盤、副胎盤[6]、多胎妊娠、卵膜付着[8]、子宮下部に臍帯付着部がある場合[9]、体外受精妊娠[10]などである。かつての報告において前置血管の頻度が低いのは、これらの合併症により別の適応で帝王切開術が施行されたことから児は事なきを得ており、卵膜付着とは分類されても前置血管とは診断されないケースが含まれているからだと考えられる[11]。

超音波診断

分娩前に超音波で前置血管が診断されていた場合は97%の児生存率であるのに対し、診断

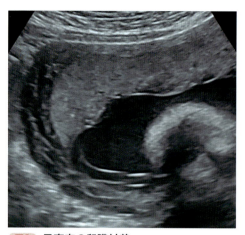

図2 子宮底の卵膜付着
胎児は前壁付着であるが、後壁に卵膜血管が走行している。

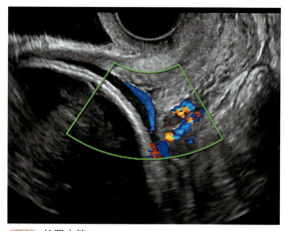

図3 前置血管
内子宮口上を卵膜血管が走行している。

されていない場合は44％であるという報告がある[10]。前置血管の児の予後改善のためには、超音波診断と陣痛発来や破水が起こる前の帝王切開術が必要である[2, 10〜13]。

卵膜付着は、臍帯付着部が胎盤実質になく、子宮壁に付着しているところを描出し、そこと胎盤実質との間をつなぐ遊走血管を描出することで診断できる（図2）。子宮を少し揺すって子宮壁に沿う正常臍帯でないかどうかを鑑別する。臍帯付着部異常を見つけた場合には、前置血管の有無を確認すべくカラードプラや経腟超音波を使用する（図3）。

> **臨床ピットフォール**
>
> - 正しく診断された卵膜付着は分娩まで変わることはない。
> - 卵膜付着の位置は、胎盤のmigrationと同様に子宮の増大・伸展に伴って場所が変わることがある。しかし、胎盤のmigrationのように上昇するだけでなく、胎胞の進行方向に向かって下降する場合もある。
> - 妊娠週数の増加に伴って前置血管の描出は難しくなるので、一度決めた前置血管の診断は、前置血管が描出できなくなっても変えない。

管 理

前置血管でなくとも、卵膜付着の遊走血管が子宮下部に存在する場合や、遊走血管が長い場合にも胎児機能不全を来しやすい[14, 15]。さらに、卵膜付着や前置血管は、妊娠初期からの胎盤や臍帯の形成異常であることから、低置胎盤や副胎盤などの胎盤の位置・形態異常を合併しやすく、その結果として胎児発育不全、胎盤早期剥離などになることもあることを認識した管理が望ましい[14, 16]。

診断後、前置血管では特に、妊婦に対して病状を適切に理解させ、子宮収縮などの切迫早産徴候に注意する。徴候のない妊婦では必ずしも管理入院は必要ではないが、妊娠末期の健診での頻回な胎児心拍数モニタリングを考慮し、徴候や異常所見を認める場合には入院させる[13, 17, 18]。破水・陣痛発来によるトラブル回避のため、予定帝王切開術は妊娠35〜36週が望ましいといわれている[10]。管理中に胎児心拍数モニタリング異常を繰り返す場合などは、早めに娩出する。破水時は速やかな緊急帝王切開術が望まし

い。帝王切開術は通常の方法でよいが、胎胞上に走行する遊走血管がある場所を避けて破膜し、児を娩出する。

卵膜付着の分娩では胎児心拍数のフルモニタリングが望ましく、異常波形の出現に注意を払う。分娩誘発（管理分娩）も考慮する[11, 19]。

臨床ピットフォール

- 前置血管の管理入院では、重大な異常はなくとも、軽微な胎児心拍数異常や子宮頸管長短縮所見を発見して早期娩出を決断してしまうケースが増える。
- 重篤なトラブル発生前に帝王切開術を決定することが健児を得るために必要であるので、前置血管に関しては over treatment を容認する姿勢で臨む。

臨床で役立つ！Point

- チェックリストなどを用いた臍帯付着部の超音波診断を妊娠中期までに済ませておくだけで、分娩時のリスクの予測に役立つ。
- 卵膜付着であっても問題なく分娩終了するケースも多く経験することから、あまり問題のある異常として意識されない傾向がある。しかし臍帯過捻転と並んで、胎児機能不全や新生児仮死などの原因に占める割合は多い。
- 前置血管は、超音波診断がついていれば、慎重に管理することでほとんど児を救命することができる。そのために、早めの娩出を決断した方がよい場合も少なくない。また、破水などの突発事故に備えて、超緊急帝王切開術が可能な高次医療施設で管理する。

引用・参考文献

1) Takita, H. Hasegawa, J. et al. Causes of intrauterine fetal death are changing in recent years. J. Perinat. Med. 46 (1), 2018, 97-101.
2) Catanzarite, V. et al. Prenatal sonographic diagnosis of vasa previa : ultrasound findings and obstetric outcome in ten cases. Ultrasound Obstet. Gynecol. 18 (2), 2001, 109-15.
3) Eddleman, K.A. et al. Clinical significance and sonographic diagnosis of velamentous umbilical cord insertion. Am. J. Perinatol. 9 (2), 1992, 123-6.
4) Heinonen, S. et al. Perinatal diagnostic evaluation of velamentous umbilical cord insertion : clinical, Doppler, and ultrasonic findings. Obstet. Gynecol. 87 (1), 1996, 112-7.
5) Ebbing, C. et al. Prevalence, risk factors and outcomes of velamentous and marginal cord insertions : a population-based study of 634,741 pregnancies. PLoS ONE. 8 (7), 2013, e70380.
6) Oyelese, K.O. et al. Vasa previa : an avoidable obstetric tragedy. Obstet. Gynecol. Surv. 54 (2), 1999, 138-45.
7) Hasegawa, J. Vasa previa is not infrequent. J. Matern. Fetal Neonatal Med. 25 (12), 2012, 2795-6.
8) Pretorius, DH. et al. Placental cord insertion visualization with prenatal ultrasonography. J. Ultrasound Med. 15 (8), 1996, 585-93.
9) Hasegawa, J. et al. Analysis of the ultrasonographic findings predictive of vasa previa. Prenat. Diagn. 30 (12-13), 2010, 1121-5.
10) Oyelese, Y. et al. Vasa previa : the impact of prenatal diagnosis on outcomes. Obstet. Gynecol. 103 (5 Pt 1), 2004, 937-42.
11) Hasegawa, J. Ultrasound screening of umbilical cord abnormalities and delivery management. Placenta. 62, 2018, 66-78.
12) Sepulveda, W. et al. Prenatal detection of velamentous insertion of the umbilical cord : a prospective color Doppler ultrasound study. Ultrasound Obstet. Gynecol. 21 (6), 2003, 564-9.
13) Hasegawa, J. et al. Management of vasa previa during pregnancy. J. Perinat. Med. 43 (6), 2015, 783-4.
14) Hasegawa, J. et al. Velamentous cord insertion into the lower third of the uterus is associated with intrapartum fetal heart rate abnormalities. Ultrasound Obstet. Gynecol. 27 (4), 2006, 425-9.
15) Hasegawa, J. et al. Velamentous cord insertion and atypical variable decelerations with no accelerations. Int. J. Gynaecol. Obstet. 90 (1), 2005, 26-30.
16) Hasegawa, J. Sonoembryological evaluations of the development of placenta previa and velamentous cord insertion. J. Obstet. Gynaecol. Res. 41 (1), 2015, 1-5.
17) Oyelese, Y. et al. Placenta previa, placenta accreta, and vasa previa. Obstet. Gynecol. 107 (4), 2006, 927-41.
18) Gagnon, R. et al. Guidelines for the management of vasa previa. J. Obstet. Gynaecol. Can. 31 (8), 2009, 748-60.
19) Hasegawa, J. et al. Do fetal heart rate deceleration patterns during labor differ between various umbilical cord abnormalities? J. Perinat. Med. 37 (3), 2009, 276-80.

各論 07

臍帯捻転異常

芹沢 麻里子　せりざわ まりこ　● 浜松医療センター産婦人科周産期・メディカルバースセンター 副センター長兼医長

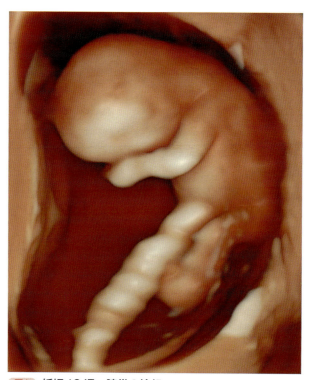

図1　妊娠10週　臍帯の捻転

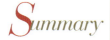

　臍帯の適度な捻転は、固定電話の受話器のコードのように、多少の牽引や圧迫があっても、臍帯の血管が圧迫され血流障害が起こらないように生理的に備わっている自助機能である。そのため、過捻転や過少捻転のような捻転異常があると胎児への血流障害が生じやすく、胎児機能不全や胎児発育不全を引き起こすことがあり、時に子宮内胎児死亡の原因ともなる。
　しかし、臍帯の捻転異常を出生前に診断しても、問題なく妊娠・分娩が経過することも多いため、確立された管理方法はない。捻転異常があることを念頭に置き、臍帯血流、胎児発育、胎児心拍数モニタリング、さらに母体の感じる胎動も評価しながら、症例ごとに対応する必要がある。

捻転の発生

　臍帯は、臍帯静脈、臍帯動脈、膠様質（ワルトン膠質）、羊膜鞘の順番に発育し、その発育スピードの違いによりらせん状の捻転が起こり、妊娠9週ころからは臍帯の捻転として観察できるようになる（図2）。引き続き、胎動による回転が加わり適度な捻転が形成されていく。

臍帯の捻転は、3D 超音波でより分かりやすく描出できることもある。妊婦への説明時には有用である（図3）。

捻転異常

娩出された臍帯の捻転の数と長さを計測し、捻転数／長さ（umbilical coiling index；UCI）≧ 0.3 を過捻転、UCI 0.1〜0.3 を正常捻転、UCI＜ 0.1 を過少捻転と評価する方法がある[1, 2]。また最近では、臍帯静脈と臍帯動脈の捻転回数が違うことに着目し、静脈と動脈の捻転回数を分けて、臍帯静脈の捻転を UvCI として検討した方がより正確に評価できるとの報告もある[3]。

UCI は娩出された後の評価方法であるが、臍帯捻転異常によるトラブルは分娩前や分娩中に起こるため、超音波による妊娠中の診断が重要である。超音波 B モード法で臍帯は描出できるが、カラードプラを併用すると分かりやすいときもある（図2・4）。臍帯のフリーループの部分で1回の捻転の長さ（L）と臍帯の太さ

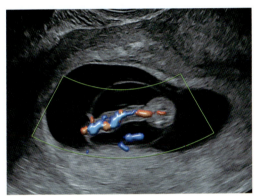

図2 妊娠8週の臍帯
すでにねじれができている。

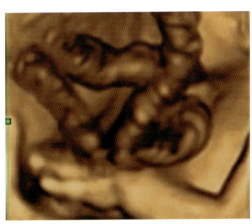

図3 3D 超音波による臍帯捻転の描出
3D 超音波を使用すると、視覚的に捻転が分かりやすい。

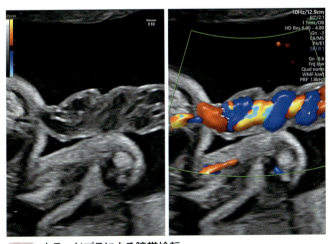

図4 カラードプラによる臍帯捻転
カラードプラを使用すると捻転が分かりやすくなる。臍輪部の描出も容易になる。

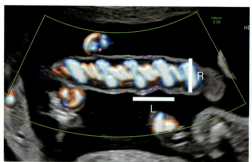
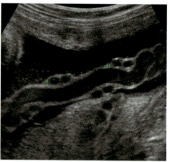

図5　臍帯のピッチ：L（cm）/R（cm）と coiling index の測定（右）
antenatal UCI：1/1 回の捻転の長さ L（cm）

（R）を計測して、臍帯のピッチ（1回の捻転の長さ／臍帯の太さ）＜2.0 を過捻転とする方法[4]や、antenatal umbilical coiling index（antenatal UCI）（1/1 回の捻転の長さ）≧0.6 以上を過捻転とする方法がある[2]（図5）。分娩前の過少捻転に関しては画一された診断方法はなく、超音波診断で視覚的に臍帯静脈と臍帯動脈とが直線状である場合を過少捻転と評価する。

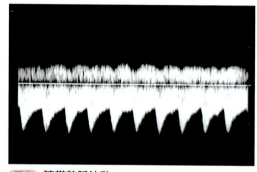

図6　臍帯静脈波動

臨床ピットフォール

- 臍帯の捻転は、一般的に臍帯付着部の方が緩く、臍輪部の方が強い傾向にある。そのため、臍帯の一部だけで捻転の評価はできない。
- 妊娠後半期になると、臍帯の全てを観察することができないため、妊娠中期までに一度評価する。
- 過少捻転がある場合は臍帯巻絡が多く、過捻転・過少捻転どちらの場合も臍帯付着部異常が多くなる。従って、捻転異常があるときは、その他の臍帯異常に関しても精査した方がよい。

過捻転

臍帯過捻転が原因の胎内死亡は 16/35（45.7%）と近年増加しており[5]、かつ全分娩に対する胎内死亡は 0.3% に対し、臍帯過捻転がある場合は 5.2% と多く見られた[6]。臍帯卵膜付着が多く[7]、低出生体重児や胎児機能不全の発症頻度も増加する[8]。また、臍帯過捻転による胎内死亡のうち 50% が臍輪部の狭窄であった[6]。

臍輪部に限らず臍帯の一部が狭窄すると、臍帯静脈がうっ滞し血流速度の上昇が起こり、臍帯静脈に動脈と一致した波動が観察されることがある（図6）。臍帯静脈波動がある場合や臍輪部（図4）と臍帯付着部の臍帯径に差がある場合には、胎児機能不全を起こす可能性がより高くなる。臍帯過捻転による胎児発育不全（fetal growth restriction；FGR）症例や胎内死亡症例では、胎児の慢性低酸素を示唆する chorangiosis や絨毛の発育障害、うっ血、血栓など、特徴的な胎盤病理所見を呈することがある[4]（図7）。

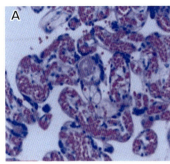 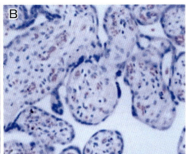 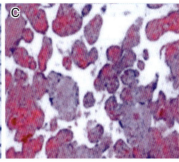

図7　臍帯過捻転における胎盤病理所見
A：妊娠33週　臍帯過捻転：FGR症例　絨毛の増生が目立つ（chorangiosis）
B：妊娠29週　臍帯過捻転：FGR症例　絨毛血管の血栓や発育障害、幹動脈の閉塞、無血管域の存在
C：妊娠27週　臍帯過捻転：胎内死亡症例　絨毛のうっ血、出血、血栓が目立つ

（画像提供：聖隷三方原病院　宇津正二先生）

> **臨床ピットフォール**
> - 臍帯静脈波動は、臍帯静脈がうっ滞する臍帯巻絡などでも起こることがあるが、胎児心不全やアシドーシスでも出現することがある。
> - 逆に臍帯静脈波動がない場合は、周産期トラブルが少ないと考えるとよい。

過少捻転

臍帯過少捻転は、胎児の動きが少なくなるような胎児異常が原因の一つであり、単一臍帯動脈、臍帯巻絡、臍帯卵膜付着であることが多い。さらに、羊水混濁、胎児心拍数異常、急速遂娩率の上昇が起こると報告されている[9, 10]。

捻転の方向による違いは

臍帯の捻転は、左捻転が一般的で、7：1の割合だといわれているが[11]、その原因は解明されていない。左捻転とは、胎盤に向かって時計回りに臍帯が捻転しており、胎児は胎内では右回りをしていることになる。右捻転の場合に臍帯過捻転が多いとの報告もあるが、捻転の方向による周産期予後に関しては一定の見解はない。

> **臨床で役立つ！Point**
> - 臍帯捻転異常がある場合には、胎内死亡のリスクはあるものの、妊婦を極端に心配させる必要はない。
> - 妊婦に胎動減少を意識してもらい、変化があれば来院するよう指導することが重要である。
> - 捻転異常が認められた場合には、胎児機能不全や胎児発育不全の可能性を考慮し十分注意を払う必要がある。
> - 原因不明の胎内死亡や胎児発育不全、胎児機能不全があった場合には、必ず胎盤病理検査を行う。
> - 捻転異常症例はハイリスクと認識し、胎児機能を評価するさまざまな検査を併用し、個々に対応する。

引用・参考文献

1) Strong, TH Jr. et al. The umbilical coiling index. Am. J. Obstet. Gynecol. 170 (1 Pt 1), 1994, 29-32.
2) Hasegawa, J. et al. Ultrasound diagnosis and management of umbilical cord abnormalities. Taiwan J. Obstet. Gynecol. 48 (1), 2009, 23-7.
3) Ohno, Y. et al. Perinatal outcomes of abnormal umbilical coiling according to a modified umbilical coiling index. Obstet. Gynecol. Research. 42 (11), 2016, 1457-63.
4) 宇津正二. 脳性麻痺のハイリスク因子としての臍帯異常. 周産期医学. 38 (9), 2008, 1119-24.
5) Takita, H. et al. Cause of intrauterine fetal death are changing in recent years. J. Perinat. Med. 46 (1), 2018, 97-101.
6) 仲村将光. 治療困難症例から学ぶ臍帯過捻転症例の予後を向上させるために. 日本周産期・新生児医学会雑誌. 50 (1), 2014, 144-7.
7) 佐藤勇一郎. 臍帯異常. 産科と婦人科. 78 (6), 2011, 727-32.
8) Predanic, M. et al. Ultrasound evaluation of abnormal umbilical cord coiling in second trimester of gestation in association with adverse pregnancy outcome. Am. J. Obstet. Gynecol. 193 (2), 2005, 387-94.
9) Strong, TH. et al. Non-coiled umbilical blood vessels : a new marker for the fetus risk. Obstet. Gynecol. 81 (3), 1993, 409-11.
10) 大野泰正ほか. 胎児高度徐脈を呈した臍帯過少捻転の2症例. 周産期医学. 40 (2), 2010, 277-9.
11) Sherer, DM. et al. Prenatal ultrasonographic morphologicassessment of the umbilical cord : a review. Part I. Obstet. Gynecol. Surv. 52 (8), 1997, 506-14.

08 臍帯下垂・臍帯脱出

各論

本間 千夏 ほんま ちか ● 聖マリアンナ医科大学産婦人科学 助教

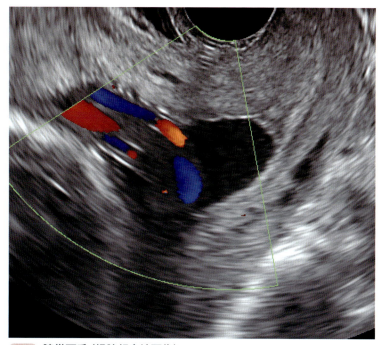

図1 臍帯下垂（経腟超音波画像）

Summary

臍帯下垂とは、未破水のときに臍帯ループが胎児先進部よりも産道側に位置する状態であり、臍帯脱出とは、臍帯下垂時に破水して、臍帯が産道へ降りてきた状態のことをいう。臍帯脱出が起こると、児の先進部と産道との間に挟まった臍帯が急激に圧迫され胎児機能不全となるので、緊急帝王切開術を行う。臍帯用手還納は、臍帯血管の直接圧迫やスパスムを起こすので行ってはならない。

病態・管理

臍帯下垂は、破水時に臍帯脱出の危険性がある。臍帯脱出が起こると、臍帯が圧迫され胎児機能不全となるため、迅速な対応が重要である。

臍帯脱出は、腟鏡診、内診によって臍帯を直接観察することで診断するのに対し、臍帯下垂は超音波検査で診断される場合が多い。破水前に胎児の前羊水の部分に臍帯のフリーループが存在すれば臍帯下垂である（図2）。

臍帯脱出の発見から児娩出までの時間が長くなると（20分以上）、胎児死亡、新生児死亡、神経学的後遺症を残すような予後不良例が多くなるという報告がある[1]。そのため、臍帯脱出と診断した場合には、可及的速やかに帝王切開術を行うべきである。

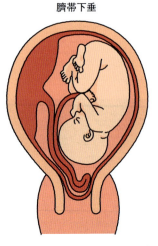
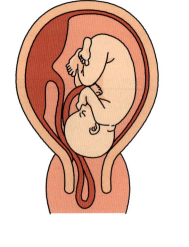

図2　臍帯下垂・臍帯脱出

　臍帯脱出は、脳性麻痺の原因として常位胎盤早期剝離に次いで多く、全脳性麻痺の3〜4%を占めている[2]。児の予後の検討では、周産期死亡や脳性麻痺などの後遺症のない intact survival の頻度は、下垂の状態で見つかった場合は88.2%であったが、脱出では78.9%となった[1]。これらの中には早産・低出生体重児が多く含まれているため、妊娠36週以降の事例で検討しても、下垂では97.5%、脱出では87.5%と予後が悪い[1]。

　臍帯下垂・脱出は、胎児先進部と産道との隙間が広い横位、骨盤位、双胎などに多い。胎児先進部が羊水腔内で浮動している羊水過多でも起こりやすい。また、過数の早い切迫早産や子宮頸管無力症の胎胞脱出例も、羊水過多と同様に胎児に対して相対的に羊水腔が広いため起こりやすい[3]。

　臍帯脱出の発生のタイミングは、自然破水後、人工破膜後などの破水直後に認められることが多いが、破水と無関係に起こることも少なくない。分娩中の処置によっても臍帯下垂・脱出となる場合がある。子宮内圧計の挿入、羊水注入、児頭誘導心拍数モニターの装着、人工破膜、子宮頸管拡張のためのメトロイリンテル（メトロ）の使用など、胎児先進部が上方へ持ち上げられた結果、産道に隙間ができて臍帯下垂や脱出となる場合がある。

　分娩中の臍帯脱出は、子宮口全開大のときに、次いで子宮口4cm開大のときに多く、メトロ脱出時に起こりやすいと考えられる。そのため、処置前後に経腟超音波検査で臍帯の位置を確認する習慣を付けておくべきである。

　メトロ使用例の臍帯脱出は、自然滑脱や抜去時などの脱出したときが39%、脱出してしばらく経過してから突然発症する場合が53%もあった。メトロ使用例では、分娩までそのリスクが続くことを認識しなければならない。

　臍帯脱出が起こると、児の先進部と産道との間に挟まった臍帯が急激に圧迫され、胎児機能不全となるので、緊急帝王切開術を行う。

　帝王切開術の準備や移動の間は臍帯に触れないように、内診指で胎児先進部を押し上げて隙間を作る児頭挙上を行ったり（図3）、妊婦に胸膝位をとらせる（図4）。

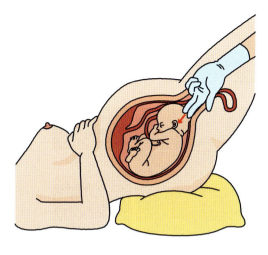

図3 骨盤高位における胎児先進部挙上

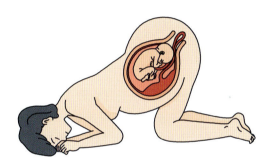

図4 妊産婦の胸膝位

臨床ピットフォール

- 臍帯脱出発生時の児頭挙上と用手還納とを混同してはならない。臍帯に触れることで臍帯圧迫が起こるだけでなく、臍帯の血管攣縮を引き起こし、より臍帯循環が悪くなるため、臍帯の用手還納は行ってはならない。
- 臍帯脱出時の胎児心拍数異常は、臍帯の圧迫によるだけでなく、脱出臍帯の温度が下がることによって起こった血管攣縮にも起因するので、待機しても改善の見込みは少ないと考えて、緊急帝王切開術を第一選択とする。

臨床で役立つ！Point

- 臍帯下垂・脱出のリスクを考えながら診察に当たる。特に、分娩中に胎児先進部が上方に持ち上がるような医療行為、診察などでは、児の先進部と産道との間に隙間ができて臍帯下垂や脱出となる場合があることを意識する。
- 小まめに、経腟超音波で臍帯下垂がないことを確認することも重要である。

引用・参考文献

1) Hasegawa, J. et al. Clinical risk factors for poor neonatal outcomes in umbilical cord prolapse. J. Matern. Fetal Neonatal Med. 29 (10), 2016, 1652-6.
2) 日本医療機能評価機構. "脳性麻痺発症の主たる原因について". 第6回産科医療補償制度再発防止に関する報告書：産科医療の向上に向けて. 東京, 日本医療機能評価機構, 2016, 42-7.
3) Kahana, B. et al. Umbilical cord prolapse and perinatal outcomes. Int. J. Gynaecol. Obstet. 84 (2), 2004, 127-32.
4) Barrett, JM. Funic reduction for the management of umbilical cord prolapse. Am. J. Obstet. Gynecol. 165 (3), 1991, 654-7.
5) Huang, JP. et al. Term pregnancy with umbilical cord prolapse. Taiwanese J. Obstet. Gynecol. 51 (3), 2012, 375-80.

09 羊水量の異常

各論

藤田 恭之　ふじた やすゆき ● 宮崎県立宮崎病院産婦人科 部長

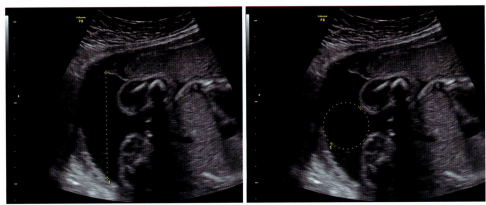

図1 羊水量の計測（左：最大羊水深度、右：羊水ポケット）
同じ羊水腔においても、羊水量の計測方法によってその値は異なることがある。
左は最大羊水深度で 6.5cm、右は羊水ポケットで 2.9cm。

Summary

妊娠初期は、羊水の組成は細胞外液と同様であり、母体血漿成分が漏出し産生される。妊娠中期では、羊水は主に胎児尿によって産生され、胎児の嚥下が主な吸収源となっている。羊水量は超音波検査において最大羊水深度、羊水インデックス、羊水ポケットといった指標を用いて半定量化し評価する。
羊水過多や羊水過少は、羊水の産生・吸収の不均衡によって生じ、それぞれの要因によって鑑別すべき疾患は異なる。羊水量の異常は、胎児の予後とも関連することがあり、妊娠中から分娩まで注意深く管理する必要がある。

羊水の産生機序

羊水は、羊膜腔に貯留する液体であり、絶えず産生と吸収が繰り返されることによって適切な羊水量が維持されている（図2）。その産生と吸収の機序は、妊娠週数によっても異なる。妊娠初期の段階では、羊水の組成は細胞外液と同様であり、主に羊膜や絨毛膜を介して母体血漿成分が漏出、吸収され、羊水量が維持されていると考えられている。胎児の尿産生は妊娠 8～11 週ころに始まるが、全体の羊水量に与える影響はわずかであり、妊娠 16 週ころまではこうした羊膜や絨毛膜を介した機序によって羊水量は保たれる。

妊娠中期では、羊水は主に胎児尿によって産生され、胎児の嚥下が主な吸収源となっている。羊水量は妊娠 32～33 週ころにピークとなり（約 800mL）、その後は横ばい、あるいは妊娠週数の進行とともに減少傾向となる[1]。羊水量異常を来す疾患例を表に示す。羊水量の変化を来す要因を知ることは、羊水量の異常を見た際に鑑別疾患を挙げる上で非常に重要である。

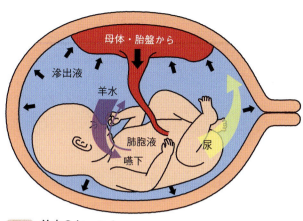

図2 羊水のin・out

表 羊水量異常を来す疾患例

羊水過多	羊水の吸収低下	胎児消化管閉鎖・狭窄	食道閉鎖、十二指腸閉鎖、小腸閉鎖
		胎児嚥下障害	中枢神経障害、胎児神経・筋疾患、胎児水腫、染色体異常（18トリソミー）
	羊水の産生亢進	胎児高心拍出状態	双胎間輸血症候群の受血児、胎児仙尾部奇形腫、胎盤血管腫、無心体双胎、胎児貧血
		胎児尿産生亢進	母体糖尿病、胎児Bartter症候群
	その他	特発性	
羊水過少	羊水の喪失	破水	
	羊水の産生低下	胎児腎・尿路系異常	腎無形成・低形成、両側の多嚢胞性異形成腎（MCDK）、後部尿道弁
		胎盤機能不全	妊娠高血圧症候群、膠原病、高リン脂質抗体症候群など血栓性疾患
		薬剤性	ACE阻害薬、アンジオテンシン受容体阻害薬、プロスタグランジン合成阻害薬
		胎児尿産生低下	双胎間輸血症候群の供血児、胎児発育不全

羊水量の評価法

妊娠中の羊水量は、超音波検査を用いて評価する。子宮内腔の体積から胎児の体積を引いた数が羊水量となるが、実際には、胎児の体積を算出することは困難であることから、指数を用いて羊水量を半定量化し評価している（図3）。

1) 最大羊水深度
(maximum vertical pocket；MVP)

妊婦の腹部に超音波プローブを床面に対して垂直に当て、垂直方向の最大径を計測する。計測する場合には、臍帯や胎児成分がない箇所を選択する[2]（図4・6）。

2) 羊水インデックス
(amniotic fluid index；AFI)

妊娠子宮を縦横に4分割し、それぞれの部分における羊水最大深度の和をAFIとしている。計測する際には、超音波プローブを母体の長軸方向と平行に、かつ、母体腹壁でなく床面に対して垂直に保つ必要がある[3]（図5・6）。

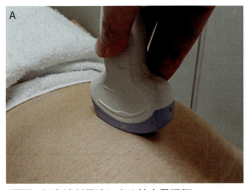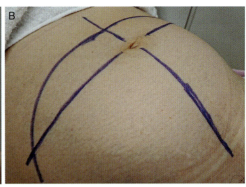

図3 超音波断層法による羊水量評価
A：最大羊水深度、羊水インデックスを計測する際には、超音波プローブを床面に垂直に保つ必要がある。
B：羊水インデックスを計測する際には、Phelanの原著では臍部で子宮を上下に分けることになっているが、実際には、妊娠中期の子宮底の高さは臍上2、3横指にしかならない。写真は妊娠28週の妊婦。

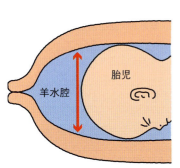

図4 最大羊水深度

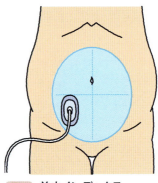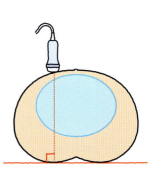

図5 羊水インデックス

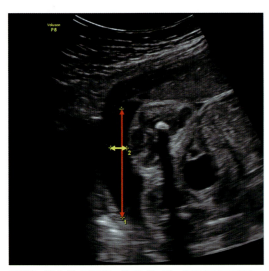

図6 最大羊水深度、羊水インデックスを計測する際の注意点

最大羊水深度、羊水インデックスは、少なくとも1cm以上の幅があるところで計測する。黄色矢印が幅を示すが、1cm以下である。

臨床ピットフォール

- MVP、AFIを計測する際には、ある程度の幅（少なくとも1cm以上）がなくてはならない。羊水量を過大評価する可能性があるため、注意が必要である。

3）羊水ポケット
（amniotic fluid pocket；AFP）

臍帯や胎児成分がない箇所で、かつ、最大円を描くことのできる羊水腔を選択し、その円の直径の値を計測する[4]（図1）。

羊水量の異常

1）羊水過多

MVP 8cm以上あるいはAFIで24cm以上の際に羊水過多と診断する[5]。羊水の吸収低下が要因となる疾患としては、胎児消化管閉鎖や胎児の中枢神経障害、筋疾患に由来する嚥下障害などがあり、これらの疾患の有無を検索する必要がある。また、妊娠中期以降の羊水は胎児尿に由来することから、胎児尿産生亢進が要因となる疾患、例えば母体糖尿病や胎児Bartter症候群、胎児高心拍出状態である双胎間輸血症候群の受血児、胎児仙尾部奇形腫、動静脈奇形、胎盤腫瘍などを合併していないか評価する必要がある。

その他に、羊水過多となる要因が特定できない特発性羊水過多にしばしば遭遇するが、胎児心拍数モニタリングの異常や低Apgarスコアなどのリスクが上昇する、あるいは児の予後不良や染色体異常の頻度が上昇するといった報告も散見されるため、分娩管理に注意するとともに、十分に出生後の児の診察を行うことが肝要である[6]。

> **臨床ピットフォール**
> ・胎児食道閉鎖の場合は、食道—気管瘻を形成していることが多い。この場合は、羊水過多を来すが、胃像も描出されるので注意が必要である。

羊水過多の合併症としては、切迫早産や呼吸困難、分娩時の臍帯脱出、胎位異常、弛緩出血など、妊娠中から分娩時にかけてさまざまな疾患がある。羊水過多に対する治療は、羊水除去や妊娠36週以降であれば妊娠を終結させる。近年、吸引器を用いた急速羊水除去が安全に施行できるといった報告もなされている[7]。海外では、妊娠中期の羊水過多に対してプロスタグランジン合成阻害薬の内服治療の報告もあるが、日本では妊婦に対しては禁忌薬品となっていることに留意する。

子宮内での一過性の脳虚血が脳性麻痺の原因と判断された症例の中には、羊水過多を来した症例が少なくないことも報告されており、日常診療において羊水量を評価し、記録しておくことは重要である[8]。

2）羊水過少

MVP 2cm以下あるいはAFIで5cm以下の際に羊水過少と診断する[5]。原因の一つには破水があり、これはもちろん羊水を喪失することによる。羊水の産生低下に関連する疾患としては、胎児腎無形成・低形成や両側の多嚢胞性異形成腎（multicystic dysplastic kidney；MCDK）、後部尿道弁といった胎児の腎・尿路系の異常がある。このような胎児腎疾患に伴う羊水過少の場合には、妊娠18〜20週ころまでには無羊水となっていることがあり、前述した前期破水との鑑別を要する。

妊娠の早い段階から羊水量が低下していた場合には、胎児に肺低形成を来し、出生後の予後不良因子となる。このような時期の羊水過少に対して、超音波検査での胎児形態異常の有無の観察や破水の診断を目的とした人工羊水注入は一定の効果が認められるが、肺低形成の予防や児の予後改善を目的とした人工羊水注入の有用

性に関しては、まだ十分なエビデンスが示されてはいない[9]。

妊娠中期以降は、妊娠高血圧症候群や膠原病、糖尿病、抗リン脂質抗体症候群といった母体の合併症に伴い胎盤機能不全を呈し、羊水過少を来すことがある。こうした場合には、胎児発育不全を合併する頻度も高いことから、胎児のwell-being評価も重要となる。羊水は、臍帯が胎児と子宮壁に圧迫されることを防ぐ役割も担っていることから、羊水過少の場合には、子宮収縮の増強に伴い、臍帯圧迫を来すリスクが上昇し、結果として胎児機能不全を来し得る。胎盤機能低下が羊水過少の原因である場合には、より注意が必要であろう。

羊水過少症例において、分娩時の臍帯圧迫を軽減するために経子宮頸管的に人工羊水を注入することで胎児心拍数異常や胎児アシドーシスの改善、あるいは帝王切開分娩の回避に一定の効果があることが示されている[10]。

臨床で役立つ！Point

- 妊娠末期に羊水過多とは診断できないが羊水が多めであるときには、胎児が口唇・口蓋裂を合併していることがあるので、再度確認する。
- 超音波検査での羊水量の評価はあくまでも半定量であり、計測法によって評価が分かれることも経験することから、まずは全体を観察することが重要である。

引用・参考文献

1) Brace, RA. et al. Normal amniotic fluid volume changes throughout pregnancy. Am. J. Obstet. Gynecol. 161 (2), 1989, 382-8.
2) Chamberlain, PF. et al. Ultrasound evaluation of amniotic fluid volume. I. The relationship of marginal and decreased amniotic fluid volumes to perinatal outcome. Am. J. Obstet. Gynecol. 150 (3), 1984, 245-9.
3) Phelan, JP. et al. Amniotic fluid volume assessment with the four-quadrant technique at 36-42 weeks' gestation. J. Reprod. Med. 32 (7), 1987, 540-2.
4) Manning, FA. et al. Fetal biophysical profile score. VI. Correlation with antepartum umbilical venous fetal pH. Am. J. Obstet. Gynecol. 169 (4), 1993, 755-63.
5) Committee on Practice Bulletins-Obstetrics and the American Institute of Ultrasound in Medicine. Practice Bulletin No. 175 : Ultrasound in Pregnancy. Obstet. Gynecol. 128 (6), 2016, e241-56.
6) Luo, QQ. et al. Idiopathic polyhydramnios at term and pregnancy outcomes : a multicenter observational study. J. Matern. Fetal Neonatal. Med. 30 (14), 2017, 1755-9.
7) Leung, WC. et al. Procedure-related complications of rapid amniodrainage in the treatment of polyhydramnios. Ultrasound Obstet. Gynecol. 23 (2), 2004, 154-8.
8) Fukushima, K. et al. Analysis of antenatal-onset cerebral palsy secondary to transient ischemia in utero using a national database in Japan. J. Obstet. Gynaecol. Res. 42 (10), 2016, 1297-303.
9) Van Teeffelen, S. et al. Transabdominal amnioinfusion for improving fetal outcomes after oligohydramnios secondary to preterm prelabour rupture of membranes before 26 weeks. Cochrane Database Syst. Rev. 8, 2013, CD009952.
10) Novikova, N. et al. Prophylactic versus therapeutic amnioinfusion for oligohydramnios in labour. Cochrane Database Syst. Rev. 9, 2012, CD000176.

V

合併症妊娠

総論

01 合併症妊娠の考え方・投薬

早田 英二郎　はやた えいじろう ● 東邦大学医学部産科婦人科学講座 講師
中田 雅彦　なかた まさひこ ● 東邦大学医学部産科婦人科学講座 教授

図　妊娠の時期と薬剤の影響および服薬指導

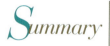

　妊娠前には慢性疾患の管理を優先し、妊娠に耐え得る全身状態を準備する。患者が妊娠を希望した際には、安全性を考慮した薬剤選択を行い、それでも原疾患がコントロールされていることを確認してから妊娠解禁とするのが原則である。薬剤の選択に当たっては、薬剤添付文書のみならず、成書やオンラインデータベースなどを活用することにより常に最新の情報を検索し、ケースバイケースで投薬を判断する。判断に迷う場合は、各都道府県の「妊娠と薬」拠点病院や妊娠と薬情報センターを活用する。

妊娠前から慢性疾患を持つ妊婦に対する考え方

　原疾患をコントロールし、母体環境を整えることが、児にとっても重要である。すなわち、
- 妊娠を考慮する前に原疾患の管理を優先し、妊娠に耐え得る全身状態を維持すること
- 妊娠を考慮する際には、胎児に対して安全性の高い薬剤選択を行うこと
- その上で原疾患がコントロールされていること

という段階を経て妊娠を解禁すべきである。
　種々のリスクがあると分かっている薬剤であっても、疾患のコントロールと妊娠との両立の

ために使用しなければならない場合もある。後述のような最新の情報に当たり、医薬品の投与継続、中止、代替薬への変更を個々に判断する。

妊娠中の薬剤使用の考え方

1）先入観を取り払う

a）「妊娠中の薬剤投与＝奇形」ではない

先天異常（奇形）の自然発生率（ベースラインリスク）は全分娩の約3％であり、そのほとんどは薬剤使用とは関連しない。催奇形性のある医薬品を使用したまま妊娠した場合でも、10％以上の先天異常を生じる薬剤は少ないため[1]、妊娠初期に催奇形性のある医薬品に曝露された場合でも、安易に人工妊娠中絶に導かないように心掛ける。

b）安全性は相対的なものである

医薬品の人体に対する安全性を完全に証明することは不可能である。たとえ先天異常が発生した場合でも、それが投与された薬物によるものかどうかを証明する手段がないからである。従って、薬物の胎児に対する影響を説明するには、「当該医薬品が、先天異常のベースラインリスクと比較してリスクを上昇させるのか、上昇するとしたらどのくらい上昇させるのか」という観点で臨む。

c）医薬品添付文書情報のみでは判断が困難な場合がある

わが国の医薬品添付文書には、「妊婦、産婦、授乳婦等への投与」という項が設けられており、重要な情報源ではあるものの、その内容には問題が指摘されている。特に、胎児への有害作用が証明されていないものについても、「影響が明らかではない」ことや「代替品がある」ことを理由に使用を控えさせる記載になる傾向にある[2]。従って、わが国では米国やオーストラリアと比較して「禁忌」「原則禁忌」と記載される医薬品が多い[3]。現在のわが国の添付文書の妊婦・授乳婦への記載を見ると、それに従っていては妊婦・授乳婦には適切な治療が行えなくなる場合がある。

> **臨床ピットフォール**
> - 添付文書上、禁忌と記載していても、医学的に必要な投薬を行わなかったことにより、法的な過失責任を問われることもある。
> - 常に最新の情報を検索し、ケースバイケースで判断することが重要である。

d）薬物の影響は胎児期に限らない

一部の薬剤（抗てんかん薬など）では、胎児期だけではなく出生後の長期的な影響（発達障害や自閉症スペクトラム［ASD］、注意欠陥多動性障害［ADHD］など）に関連しているという報告[4]もあり、注目されている分野である。

2）常に最新の情報を検索する

a）Drugs in Pregnancy and Lactation

この分野の成書であり、現在では2017年の第11版が最新である[5]。各薬剤について①成分名と薬効分類、②リスク分類、③本文からなり、臨床で使用されるほぼ全ての薬剤に関する文献情報が網羅されているといって差し支えない。

b）オンラインデータベース

REPROTOX[6]（無料）：妊娠、授乳期のみならず生殖全体の情報が盛り込まれている。

TERIS[7]（有料）：4,194種類の薬剤について、催奇形性や胎児毒性について収載している。

LactMed[8]（無料）：授乳期における薬剤の母乳への移行、児への影響についての情報が掲載されている。

c) 産婦人科診療ガイドライン：産科編2017

「CQ104」に、妊娠と薬剤に関する解説が掲載されている[9]。特に、添付文書上のいわゆる禁忌薬品のうち、特定の条件下では妊娠中でも使用されるものや、妊娠に気付く前に使用された薬品でも胎児への影響はないと判断できるものについて、具体的な医薬品名を挙げて解説されているので非常に有用である。

d) 妊娠と薬情報センター

可能な限りの科学的根拠を集積した医薬品情報を妊婦や妊娠希望者に提供することで、妊婦・胎児への影響を未然に防ぐことを目的に設立された[10]。妊婦・授乳婦へのカウンセリング事業のほか、「薬剤情報データベース」の構築を目指している。カウンセリング事業に関しては、各都道府県に「妊娠と薬」拠点病院を整備しており[11]、医療者のみならず患者自身が相談を申し込むことが可能である。

> **臨床で役立つ！Point**
> - 妊娠する可能性のある女性には、「より安全」で、添付文書で「禁忌」になっていない薬剤を投与するのが無難である。
> - 古くから頻用されている医薬品を使用することも、「より安全に」と判断する根拠となる。
> - 診療中の女性が不安を訴え、主治医で判断が困難な場合は、「妊娠と薬情報センター」を活用する。

引用・参考文献

1) Bánhidy, F. et al. Risk and benefit of drug use during pregnancy. Int. J. Med. Sci. 2 (3), 2005, 100-6.
2) 伊藤慎也ほか編. 薬物治療コンサルテーション：妊娠と授乳. 改訂2版. 東京, 南山堂, 2014, 89-98.
3) 濱田洋実. 医薬品添付文書とFDA分類、オーストラリア分類との比較. 産科と婦人科. 74 (3), 2007, 293-300.
4) Meador, KJ. et al. Fetal antiepileptic drug exposure and cognitive outcomes at age 6 years (NEAD study)：a prospective observational study. Lancet Neurol. 12 (3), 2013, 244-52.
5) Briggs, GG. et al. Drugs in Pregnancy and Lactation：A Reference Guide to Fetal and Neonatal Risk. 11th ed. Philadelphia, Wolters Kluwer, 2017, 1648p.
6) REPROTOX. https://reprotox.org/ [2019. 1. 10]
7) Teratogen Information System (TERIS). University of Washington. http://depts.washington.edu/terisdb/ [2019. 1. 10]
8) Drugs and Lactation Database (LactMed). https://toxnet.nlm.nih.gov/newtoxnet/lactmed.htm [2019. 1. 10]
9) 日本産科婦人科学会／日本産婦人科医会. 産婦人科診療ガイドライン：産科編2017. 東京, 日本産科婦人科学会, 2017, 72-89.
10) 妊娠と薬情報センター. https://www.ncchd.go.jp/kusuri/ [2019. 1. 10]
11) 厚生労働省生活衛生局. 妊娠と薬情報センターについて. 医薬品・医療機器等安全性情報. 343, 2017, 3-10.
12) 大阪地平16.2.12判決. 判例タイムズ. 1155, 2004, 246.

各論

02 循環器・呼吸器疾患

桂木 真司　かつらぎ しんじ　●榊原記念病院産婦人科 部長

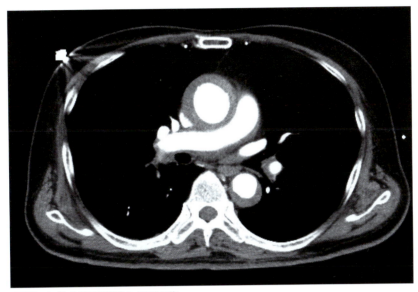

図1　急性大動脈解離のCT画像

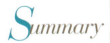

　心疾患を持つ女性の妊娠・出産の症状、症候のポイントは、感染性心内膜炎、チアノーゼ、大動脈解離・拡張、不整脈、血栓症、心不全の6つに大別できる。妊娠の際、厳重な注意を要する。
　心疾患を持つ女性の安全な妊娠・出産のためには、妊娠前のカウンセリングが重要である。循環器医師、産科医師、遺伝専門科などの心疾患妊婦の管理に習熟したチームで行うことが望ましい。

心疾患合併妊娠のリスク評価

　トロントのSilversidesらは、単施設（マウント・シナイ病院）において1994～2014年に管理した先天性心疾患1,235例、後天性心疾患435例、不整脈260例を合併した妊娠・出産例、合計1,938例で16％の例に心血管系の合併症を認め、妊娠・出産におけるリスク因子を解析した[1]。心血管イベントの既往、NYHA分類（New York Heart Association functional classification）クラスⅢ～Ⅳまたはチアノーゼ性心疾患、心室機能低下（左心室収縮力低下＜55％）、肺高血圧症、冠動脈疾患、高度のaortopathy疾患（Marfan症候群など）、妊娠時の受診遅延を妊娠・出産におけるリスク因子とした。
　Drenthenらは先天性心疾患2,491妊娠のレビューを行い、不整脈、心不全、心血管イベントのリスク評価を行った。単純型＜大血管型＜単心室＜肺高血圧症の順に母体合併症が増加する傾向にあることを報告した[2]。

また Drenthen らは、先天性心疾患合併妊娠 1,302 分娩での検討で、不整脈の既往 1.5 点、妊娠前の内服薬 1.5 点、NYHA クラス Ⅱ 以上 0.75 点、左心室病変 2.5 点などのスコアリングを行い、合計点数が高いほど妊娠中の合併症率が高くなることを報告した[3]。

心疾患患者の妊娠・出産におけるガイドラインでは、妊娠の際に厳重な注意を要する、あるいは妊娠を避けるべき疾患として、①肺高血圧症（Eisenmenger 症候群を含む）、②流出路狭窄（大動脈弁高度狭窄、＞40～50mmHg）、③心不全（NYHA クラス Ⅲ 以上、左室駆出率＜35～40％）、④ Marfan 症候群（大動脈径＞40mm）、⑤機械弁、⑥チアノーゼ性心疾患の6つを提唱している[4]。

上記の妊娠・出産に関するリスク因子は、2017 年の WHO クラス分類では Ⅰ～Ⅳ に分類されている（**表**）[5]。具体的な疾患が記載してあり、実臨床での妊娠前カウンセリングに使用しやすい分類である。

心疾患合併妊娠で留意すべき6つの症候

1) 感染性心内膜炎

感染性心内膜炎は妊娠中のまれな合併症であるが、胎児死亡 14％、妊産婦死亡 11％と予後不良である。起因菌としては *Streptococcus*（43％）、*Staphylococcus*（26％）が最も多く、先天性心疾患、血管内薬剤がリスク因子であり、肺動脈塞栓症、脳梗塞などが重大合併症である[6]。心疾患患者で 38℃ 以上の発熱を認めた際には、感染性心内膜炎も鑑別に入れる。典型例では、心臓超音波検査で**図2**に示すような疣贅が認められる。本例は妊娠 12 週で感染性心内膜炎による急性僧帽弁不全による心不全、肺水腫を認め、人工心肺下に僧帽弁置換術を施行した。血液培養からは *Streptococcus Sanguinis* が検出された。術後 6 週間の抗菌薬と 3 カ月の持続ヘパリンによる抗凝固療法を行い、妊娠 38 週で硬膜外麻酔下に健康な女児を出産した。

表 Modified WHO classification of maternal cardiovascular risk

Class	妊娠リスク	該当疾患
Ⅰ	母体死亡率の増加なし 母体合併症率の増加なし、もしくは軽度増加	軽症肺動脈弁狭窄 単純病変根治術後など
Ⅱ	母体死亡率のわずかな増加と母体合併症率の中等度増加	未修復 ASD/VSD Fallot 四徴修復術後など
Ⅱ～Ⅲ	症例ごとに Ⅱ か Ⅲ かを考慮	軽度左室機能障害 弁膜症など
Ⅲ	母体死亡率の有意な増加と母体合併症率の重度増加。専門家の妊娠前カウンセリングが必要。妊娠の際には専門チームの診療が必要	機械弁置換後 右室体心室 Fontan 術後 チアノーゼ性心疾患 複雑心奇形など
Ⅳ	母体死亡率の極端な増加と母体合併症率の重度増加。妊娠は禁忌。妊娠の際は中絶を考慮。妊娠継続の際は、Ⅲ に準ずる	肺高血圧症 重症心機能低下（NYHA Ⅲ～Ⅳ、EF＜30％） 心機能が低下した周産期心筋症 重症左心狭窄（MVA＜1.0cm^2、AVA＜1.0cm^2 or PG＞50mmHg） Marfan 症候群（大動脈径＞40mm）

（文献 5 より引用改変）

感染性心内膜炎の診断はDuke分類で行い、疑い以上の症例は血液培養陰性後4〜6週間の抗菌薬治療が必要である。循環器側では、2剤であればアンピシリン（Ampicillin；ABPC）、ゲンタマイシン（gentamicin；GM）から始めることが多く、産科としても受け入れやすい。

> **臨床ピットフォール**
> - 感染性心内膜炎の合併症を正しく評価するためには、下肢〜頭部までの造影CTが必要である。
> - 胎児異常は感受性のある妊娠初期に100mGy以上の照射で生じるとされており、下肢〜頭部まで全て造影CTを行っても20mGy以下であり、母児の安全には必須検査であることを、メディカルチーム、患者に周知することが重要である。

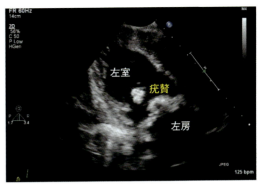

図2　妊娠10週、形成術後の僧帽弁についた疣贅

2) チアノーゼ

チアノーゼ性心疾患は、図3に示すように心室中隔欠損症などの心内シャントや、Fontan循環患者に見られる肺でのVA（静脈―動脈）、VV（静脈―静脈）シャントなどの心外シャントの2種類に分けられる。

チアノーゼ性心疾患を持つ女性は、月経痛、月経不順、過多月経などの月経随伴症状の率が高く、月経中の疲労感、呼吸困難、頻脈、不整脈、めまいなどの循環器症状がチアノーゼのない先天性心疾患の女性より強い（図4）[7]。

また、チアノーゼ性心疾患では、流産率が高いことが特徴的である。イギリスからの報告では、Fontan患者においてSpO₂が85％未満で流産率が100％、85％以上で流産率52％であった（図5）[8]。

3) 大動脈の解離・拡張

妊娠・産褥期は、妊娠中の容量負荷、血圧・

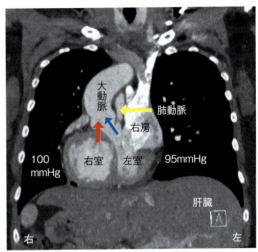

図3　内臓逆位、修正大血管転位症での心内血流の流れ

赤矢印は動脈血、青矢印は静脈血。肺動脈（流速4.5m/秒）が細く、左室と右室（機能的左室）がほぼ等圧で、静脈血は右房→左室→大動脈に流れる（青）。肺高血圧ではないため、Eisenmenger症候群ではない。

心拍数の上昇による圧負荷とエストロゲン曝露により大動脈の解離・拡張に留意すべきであるが、中でもValsalva径が40mmを超えるもの、Marfan症候群などの遺伝性結合組織病では特に注意が必要である。Marfan症候群の症状を幾つか持つ症例では、妊娠前に、診断基準に準拠した正確な診断、遺伝カウンセリングも重要である。

4) 不整脈

不整脈で妊娠中に最も問題となる頻度の多い

≧18歳、n=536	139名 月経随伴症状	40名 月経中の循環器症状
Functional class		
Ⅰ	21%	4%
Ⅱ	33%	10%
Ⅲ－Ⅳ	49%	18%
心疾患の重症度		
軽度	21%	4%
中等度	30%	9%
重症	33%	8%
チアノーゼ		
なし	27%	7%
あり	43%	16%

月経随伴症状
疲労感
呼吸困難
頻脈
不整脈
めまい

月経中の循環器症状
疲労感
呼吸困難
頻脈
不整脈
めまい

図4 18歳以上の成人先天性心疾患の女性の月経に関する問題

（文献7より引用改変）

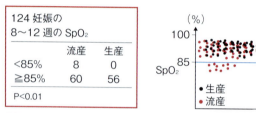

124妊娠の 8～12週のSpO₂	流産	生産
<85%	8	0
≧85%	60	56
P<0.01		

図5 Fontan術後女性の妊娠予後
右図で黒丸は生産、赤丸は流産。SpO₂＜85%で流産率100%、SpO₂≧85%で流産率52%、生産率48%。

（文献8より作成）

のは、心室性不整脈である。中でも心室性不整脈が3回以上連発するものはnon-sustained ventricular tachycardia（NSVT）と呼ばれる。容量負荷、圧負荷の強い心室由来のことが多い。頻拍発作の頻度、症状によってはカルベジロールや、ビソプロロールフマル酸塩などの薬剤導入を検討する必要がある。β遮断薬は妊婦の心機能抑制の副作用や、不当軽量児、新生児の低血糖のリスクがあり、十分なインフォームドコンセント後に使用を開始する。β遮断薬の中でも、これらの副作用に差があることが知られており、使用開始前には十分な検討が必要である[9]。

臨床ピットフォール

- NSVTは繰り返し出現する場合が多い。速度が130bpm以下などで自覚症状、血圧低下もなければ、あえて薬剤を増量しない方がよい。
- 心機能抑制に留意し、極少量より漸増させるように使用する。

5）血栓症

血栓症が妊娠時に特に問題となる心疾患と理由は以下の通りである。

a）肺高血圧症

肺動脈での易血栓形成傾向を素因に持つ。

b）Fontan循環

下肢血流が直接肺に流れるため、血液がよど

みやすい、また導管内の血栓を作りやすい。

c）心房中隔欠損（atrial septal defect；ASD）

下肢での血栓症が分娩時のいきみなどで奇異性塞栓となる。

d）心房細動歴、左房拡大のある肥大型心筋症

左房内血栓を作りやすい。

e）Rastelli 術など導管を持つもの

導管内血栓を作りやすい。

f）機械弁

弁血栓を作りやすい。

上記疾患は、妊娠中のヘパリン投与を症例に応じて検討する必要がある。なお、機械弁合併妊娠では、ヘパリンかワルファリンカリウムのどちらを使用するかの十分な検討が必要である[10]。

6）心不全

心不全に関しては、妊娠前に左心室の収縮力＜30％以下は妊娠禁忌とされている[5]。既存の心疾患を持つ妊婦では、妊娠16週、30週、36週で心臓超音波、X線、心電図、脳性ナトリウム利尿ペプチド（BNP）の4つの検査を行い、循環器内科医師と共に検討することが望ましい。

心不全を見逃さないために、主観も大事であるが、問診票などスコア化することで前回との比較が容易となり、心不全のスクリーニングに使用できる（図6）。

名前：	記載日　201　年　月　日	妊娠　週　日
分娩予定日：201　年　月　日		

■前回受診後の経過

・調子が良かった	・とても調子が良かった	・調子が悪かった	
本日の受診	・一人　・夫と	・その他（　）	・超音波写真が欲しい

■生活活動分類

妊婦健診の待ち時間でできる簡便なもの、スコア化

NYHA分類				
1.Ⅰ　2.Ⅱ　3.Ⅲ　4.Ⅳ				
身体活動能力質問票				
1.夜、楽に眠れますか？	1.はい	2.つらい	3.わからない	1Mets以下
2.横になっていると楽ですか？	1.はい	2.つらい	3.わからない	1Mets以下
3.一人で食事や洗面ができますか？	1.はい	2.つらい	3.わからない	1.6Mets
4.トイレは一人で楽にできますか？	1.はい	2.つらい	3.わからない	2Mets
5.着替えが一人でできますか？	1.はい	2.つらい	3.わからない	2Mets
6.炊事や掃除ができますか？	1.はい	2.つらい	3.わからない	2～3Mets
7.自分で布団を敷けますか？	1.はい	2.つらい	3.わからない	2～3Mets
8.ぞうきん掛けはできますか？	1.はい	2.つらい	3.わからない	3～4Mets
9.シャワーを浴びても平気ですか？	1.はい	2.つらい	3.わからない	3～4Mets

図6　心不全を見逃さないための問診

外来の待ち時間に簡単に記載できる問診票例。「夜、楽に眠れますか」などの質問20個からなり、点数化できるため客観的指標となる。

臨床ピットフォール

- 妊娠中には多くの妊婦が「息切れがする」「階段の昇り降りがつらくなった」と発言する。これらは、非妊婦であれば心不全徴候であるが、妊婦での鑑別は難しい。
- 正常妊婦においても、週数に比べて体重増加が著しいもの、SpO_2 の低下、頻脈、皮膚のしっとりした感じなど幾つかの項目を満たした場合には、胸部 X 線、心臓超音波、BNP などの検査が勧められる。

臨床で役立つ！Point

- 心疾患の妊婦を見る上で、外来助産師も、血圧のみでなく、心拍数も記載するよう習慣を付ける。
- 心拍数＞100bpm、息切れ、体重増加を訴える妊婦には、聴診、SpO_2 の測定を行う。
- 何らかの心疾患リスクを持つ妊婦では、循環血液量が増加する妊娠 30 週くらいで胎児スクリーニングも兼ねて、心電図、心臓超音波検査、胸部 X 線検査、母体採血、妊婦健診を行う検査入院を計画するとよい。外来担当医師、循環器医師のみでなく、病棟スタッフが重症例の特徴、疾患に慣れることが、安全に妊娠・出産管理を行う上で重要である。

引用・参考文献

1) Silversides, CK. et al. Pregnancy Outcomes in Women With Heart Disease : The CARPREG II Study. J. Am. Coll. Cardiol. 71(21), 2018, 2419-30.
2) Drenthen, W. et al. Outcome of pregnancy in women with congenital heart disease : a literature review. J. Am. Coll. Cardiol. 49 (24), 2007, 2303-11.
3) Drenthen, W. et al. Predictors of pregnancy complications in women with congenital heart disease. Eur. Heart J. 31 (17), 2010, 2124-32.
4) 日本循環器学会／日本産科婦人科学会／日本小児循環器学会／日本心臓血管外科学会／日本心臓病学会. 心疾患患者の妊娠・出産の適応, 管理に関するガイドライン（2010 年改訂版）. ダイジェスト版. 3-4.
5) Canobbio, MM. et al. Management of Pregnancy in Patients With Complex Congenital Heart Disease : A Scientific Statement for Healthcare Professionals From the American Heart Association. Circulation. 135(8), 2017, e50-87.
6) Kebed, KY. et al. Pregnancy and postpartum infective endocarditis : a systematic review. Mayo. Clin. Proc. 89 (8), 2014, 1143-52.
7) Vigl, M. et al. Sexuality and reproductive health in women with congenital heart disease. Am. J. Cardiol. 105 (4), 2010, 538-41.
8) Cauldwell, M. et al. Retrospective UK multicentre study of the pregnancy outcomes of women with a Fontan repair. Heart. 104(5), 2018, 401-6.
9) Tanaka, K. et al. Beta-Blockers and Fetal Growth Restriction in Pregnant Women With Cardiovascular Disease. Circ. J. 80(10), 2016, 2221-6.
10) Van Hagen, IM. et al. Pregnancy in Women With a Mechanical Heart Valve : Data of the European Society of Cardiology Registry of Pregnancy and Cardiac Disease (ROPAC). Circulation. 132(2), 2015, 132-42.

03 代謝・内分泌疾患

各論

三浦 清徳 みうら きよのり ● 長崎大学医学部産科婦人科学教室 教授
長谷川 ゆり はせがわ ゆり ● 長崎大学医学部産科婦人科学教室 講師
増﨑 英明 ますざき ひであき ● 長崎大学病院 病院長

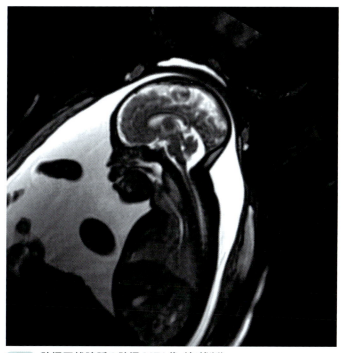

図 胎児甲状腺腫の胎児 MRI 像（矢状断）
妊娠中の母体における甲状腺機能のコントロール不良により、胎児の甲状腺腫大が認められた。腫大した胎児の甲状腺が気管支・食道を圧迫し、羊水過多症による切迫早産の治療も必要であった。

Summary

代謝・内分泌疾患は、妊娠初期・中期に早期診断して治療介入することにより、母体・胎児の周産期予後を改善できる。甲状腺機能異常には甲状腺機能亢進症と甲状腺機能低下症とがあり、いずれも流・早産、胎児発育不全、妊娠高血圧症候群などとの関連が指摘されている。甲状腺機能亢進症には抗甲状腺薬、甲状腺機能低下症には甲状腺ホルモン補充が行われる。また、糖尿病は流産や胎児形態異常のリスク因子であり、妊娠前からの管理が重要である。妊娠中は、流産、胎児形態異常、巨大児などの予防のために、血糖コントロールが行われ、薬物療法にはインスリンが用いられる。

甲状腺疾患合併妊娠

妊娠時のエストロゲン増加によってサイロキシン結合グロブリン（thyroxine binding globulin；TBG）が増加し、血中総サイロキシン（total thyroxine；TT_4）は増加する。血中遊離サイロキシン（free throxine；FT_4）はTBGの影響を受けないので、妊娠中の甲状腺機能異常の診断には血中甲状腺刺激ホルモン（thyroid stimulating hormone；TSH）値とFT_4値が用いられる。TSH高値かつFT_4低値であれば甲状腺機能亢進症、TSH低値かつFT_4高値であれば甲状腺機能低下症と診断される。

甲状腺疾患合併妊娠に対する治療介入は周産期予後を改善するが、全ての妊婦を対象とした甲状腺機能のスクリーニング検査は推奨されていない。「妊娠中と産褥の甲状腺疾患の診断と管理に関する米国甲状腺学会ガイドライン（2017年版）」では、妊娠中に甲状腺機能検査が考慮される妊婦として、11項目を挙げている（表）[1]。

1）妊娠中の甲状腺機能の生理的変化

妊娠初期では、ヒト絨毛性ゴナドトロピン（human chorionic gonadotropin；hCG）によるTSH受容体刺激作用により、FT_4は軽度上昇し、TSHの軽度低下が認められる一過性甲状腺機能亢進症の状態にある。妊娠中期以降に自然軽快するので、治療の必要はない[2]。

2）甲状腺機能亢進症

甲状腺機能亢進症の約80％はバセドウ病であり、抗甲状腺薬が用いられる。主な抗甲状腺薬として、チアマゾール（MMI：メルカゾール®）とプロピルチオウラシル（PTU：プロパジール®、チウラジール®）の2種類があり、い

表　妊娠中に甲状腺機能検査が考慮される妊婦

1) 甲状腺機能亢進あるいは甲状腺機能低下の既往、もしくは甲状腺機能異常の臨床症状を有する
2) 甲状腺自己抗体陽性、もしくは甲状腺腫の合併
3) 頭頸部の放射線治療歴、もしくは甲状腺手術の既往
4) 年齢30歳以上の妊婦
5) 1型糖尿病、もしくはその他の自己免疫疾患
6) 流・早産、不妊症の既往
7) 複数回の妊娠歴
8) 自己免疫性甲状腺疾患あるいは甲状腺機能異常の家族歴
9) BMI 40以上の肥満妊婦
10) アミオダロンもしくはリチウムの摂取、もしくは最近のヨード性放射性物質の摂取
11) 中程度から高度にヨウ素摂取が不足している地域在住の妊婦

（文献1より作成）

ずれも胎盤通過性が認められる。わが国で実施されたpregnancy outcomes of exposure to methimazole（POEM）studyにより、妊娠初期のMMI内服は胎児のチアマゾール奇形症候群（頭皮欠損、食道閉鎖と気管食道瘻、後鼻孔閉鎖、臍腸管遺残、臍帯ヘルニア、顔貌異常、精神発達遅延など）と関連し、妊娠初期（～妊娠6週）のMMI中止によりチアマゾール奇形症候群の発生を防止できることが示された[3,4]。また、PTUや甲状腺疾患自体とチアマゾール奇形症候群との関連性は低いこと、PTUによる催奇形性の可能性は低いことも示された。一方、デンマークの報告では、PTUも催奇形性リスクはあるがMMIほど高くはないことが示されている[5]。

米国甲状腺学会ガイドラインでは、抗甲状腺薬の催奇形性を考慮して、低用量のMMI（5～10mg/日以下）あるいはPTU（100～200mg/日以下）で甲状腺機能が正常に保たれている場合には抗甲状腺薬の内服中止が検討さ

れ、甲状腺機能亢進もしくは内服治療が必要であれば妊娠16週まではPTUの使用が推奨されている[1]。妊娠中に抗甲状腺薬で治療している場合には、2～4週間ごとにTSH値とFT4値を測定して、基準範囲～やや高値のFT4値を目標にして、抗甲状腺薬（MMIあるいはPTU）の用量は必要最小限で治療する。また、米国甲状腺学会ガイドラインでは、MMIは20mg/日以下、PTUは450mg/日以下であれば、授乳中の投与が可能とされている。

従って、妊娠中の抗甲状腺薬について、妊娠初期（特に器官形成期）はMMIの内服を回避し、その後の抗甲状腺薬（MMIあるいはPTU）の用量は必要最小限で治療する。

3）甲状腺機能低下症

甲状腺機能低下症の約50%を占める橋本病（慢性甲状腺炎）は、甲状腺ペルオキシダーゼ抗体（thyroid peroxidase antibody；TPOAb）もしくは抗サイログロブリン抗体（thyroglobulin；TgAb）が陽性である[2]。治療薬として、LT4製剤（レボチロキシン）がある。妊娠成立後は甲状腺ホルモンの必要量が増加するため、慢性甲状腺炎、甲状腺摘出後あるいはアイソトープ治療後などで十分に代償できない状況では、妊娠成立とともに投与量の増量（20～30%程度）が必要であることが多い。

治療中の甲状腺機能低下症については、妊娠前から血清TSH値のコントロール目標は正常下限から2.5μU/mLとされている。米国甲状腺学会ガイドラインでは、顕性甲状腺機能低下症への治療介入が強く推奨されている[1]。潜在性甲状腺機能低下症については、TSH値とTPOAbの有無により対応が異なり[1]、TPOAb陽性かつTSH値が妊娠中の基準値を超えるとき、もしくはTPOAb陰性でもTSH値が10.0μU/mLを超えるときは、治療介入が強く推奨されている。TPOAb陽性の潜在性甲状腺機能低下症（FT4値正常かつTSH値2.5μU/mL以上）の妊婦に対して、妊娠初期からのレボチロキシンによる治療介入が流・早産などの妊娠転帰を改善させたと報告されている[6]。

従って、妊娠中の甲状腺ホルモン補充療法は、TSH値2.5μU/mL未満を目標に行う。

糖尿病合併妊娠

1）妊娠中の糖代謝の生理的変化

妊娠中は、胎盤から産生されるホルモンがインスリン作用に拮抗する方向に働き、母体のインスリン抵抗性が亢進してブドウ糖の利用を抑制し、胎児へのエネルギー（ブドウ糖）供給を行う。健常妊婦ではインスリン抵抗性に対して、インスリン分泌量が増加し血糖値を調節できるが、糖尿病合併妊娠では妊娠経過とともに必要とされるインスリン量が増加するため、妊娠中の厳重な血糖管理が必要とされる。

2）妊娠前の管理

糖尿病が胎児へ及ぼす影響では、妊娠初期（器官形成期）の血糖コントロールが不良であれば胎児の形態異常や流産のリスクが高くなる。従って、妊娠前からの血糖コントロールによりHBA1c 7.4%未満（目標は6.4%未満）を維持して、計画的に妊娠することが望ましい。また、糖尿病網膜症は妊娠に伴い増悪する可能性があるので、妊娠前に眼科の専門医と連携してレーザー光凝固などで治療しておくことが勧められる[7]。

糖尿病腎症については、第1期（腎症前期）もしくは第2期（早期腎症期）であることが妊

娠許可の条件である。糖尿病腎症の治療にはACE阻害薬ならびにアンジオテンシンⅡ受容体拮抗薬（ARB）が用いられる[7]。腎症も妊娠とともに増悪するので、その治療後に妊娠することが望ましい。しかし、糖尿病腎症の治療中に予期しない妊娠が判明した場合には、代謝・内分泌内科専門医と連携して、ACE阻害薬およびARBの内服は中止する[7]。

3）血糖コントロール

a）妊娠中

妊娠中の血糖コントロールの目標は、空腹時血糖（食前）値70〜100mg/dL、食後2時間血糖値120mg/dL未満である[8]。また、HbA1cは6.2％未満、グリコアルブミン（glucoside albumin；GA）は15.8％未満を目標に管理する。各食前後および眠前に血糖自己測定（self monitoring of blood glucose；SMBG）を行い、食事療法を行っても血糖コントロールが不良な場合にはインスリン療法が行われる。

妊娠中の食事療法について、エネルギー量は標準体重（身長$[m]^2 \times 22$）×30（kcal）に、妊娠時に必要な付加量（妊娠初期50kcal、中期250kcal、末期450kcal）が加えられる。肥満妊婦に対しては、標準体重（身長$[m]^2 \times 22$）×30（kcal）としてエネルギー付加は行われない。食後血糖のコントロールが不良であれば、分割食（4〜6回）が考慮される。

妊娠中の体重増加量の目安は、非妊時のBMI 18.5未満で9〜12kg、BMI 18.5〜25未満で7〜12kg、BMI 25以上で個別対応（5kg程度）とされる[9]。

b）分娩時

分娩中は、5％ブドウ糖液を輸液しながら、1〜3時間ごとに血糖測定を行う。分娩中の血糖値70〜120mg/dLを目標に、必要に応じて速効型もしくは超速効型インスリンを使用して血糖コントロールを行う。

c）分娩後

分娩後はインスリン需要量が著明に減少するので、血糖値をモニターしてインスリンを減量もしくは中止する[8]。

> **臨床ピットフォール**
> - 代謝・内分泌疾患合併妊娠の管理には、妊娠前から計画的な妊娠を行うプレコンセプションケアが重要である。
> - 糖尿病合併妊娠の約1％に発症する糖尿病ケトアシドーシスは、妊娠中、特に注意すべき合併症である。

> **臨床で役立つ！Point**
> - 代謝・内分泌疾患合併妊娠は、産科医だけでなく、内科、新生児科などの専門医との連携が重要であり、周産期母子センターなどの総合病院での管理が考慮される。
> - 甲状腺機能異常のハイリスク妊婦には甲状腺機能検査を行い、妊娠早期における診断と治療介入は母児の周産期予後を改善する。
> - 糖尿病合併妊娠では、妊娠前から妊娠・分娩・産褥まで厳重な血糖管理が必要である。

引用・参考文献

1) Alexander, EK. et al. 2017 Guidelines of the American Thyroid Association for the Diagnosis and Management of Thyroid Disease During Pregnancy and the Postpartum. Thyroid. 27 (3), 2017, 315-89.
2) 日本産科婦人科学会／日本産婦人科医会. "CQ006 妊娠中に甲状腺疾患が疑われた場合は？". 産婦人科診療ガイドライン：産科編 2017. 東京, 日本産科婦人科学会, 2017, 34-7.
3) Arata, N. Pregnancy outcomes of exposure to methimazole (POEM) study. Nihon Rinsho. 70 (11), 2012, 1976-82.
4) 荒田尚子. Pregnancy Outcome of Exposure to Methimazole (POEM) Study からわかったこと. 日本甲状腺学会雑誌. 8 (1), 2017, 7-12.
5) Li, H. et al. Congenital anomalies in children exposed to antithyroid drugs in-utero : a meta-analysis of cohort studies. PLoS One. 10 (5), 2015, e0126610.
6) Negro, R. et al. Increased pregnancy loss rate in thyroid antibody negative women with TSH levels between 2.5 and 5.0 in the first trimester of pregnancy. J. Clin. Endocrinol. Metab. 95 (9), 2010, E44-8.
7) 柳沢慶香. 糖尿病. 診断と治療. 105 (10), 2017, 1299-303.
8) 日本産科婦人科学会／日本産婦人科医会. "CQ005-2 妊娠糖尿病 (GDM)，妊娠中の明らかな糖尿病，ならびに糖尿病 (DM) 合併妊婦の管理・分娩は？". 前掲書 2. 29-33.
9) 日本肥満学会編. 肥満症診断基準 2011. 肥満研究臨時増刊. 大阪, 日本肥満学会, 2011.

各論 04

腎・泌尿器疾患

渡邉 詩香 わたなべ しいか ● 聖マリアンナ医科大学腎臓・高血圧内科
市川 大介 いちかわ だいすけ ● 聖マリアンナ医科大学腎臓・高血圧内科 講師

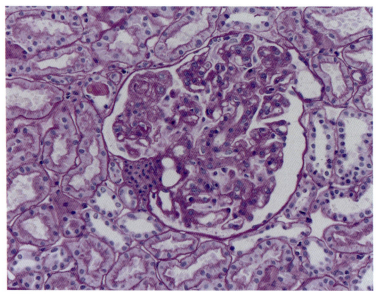

図1 妊娠高血圧の腎生検画像（PAS染色 200倍）
糸球体毛細血管腔内の狭窄を認める。また一部にメサンギウム融解、基底膜の二重化を認める。

Summary　IgA腎症やループス腎炎など腎臓の基礎疾患を合併している場合や慢性腎臓病において、妊娠した際に母体リスクや胎児リスクが問題となる。妊娠前後において腎障害の程度や、蛋白尿の程度でどのように考えるか、また、妊娠中の急性腎障害や蛋白尿の増悪、高血圧の合併は、腎疾患の原病の発症や増悪なのか妊娠高血圧腎症が発症したのか、しばしば判断に迷うことがある。腎生検施行の問題や腎生理を含めて解説する。

慢性腎臓病合併妊娠

　妊娠期は、早期から腎血流増加に伴って濾過量が増加し、糸球体濾過量（glomerular filtration rate；GFR）は50％以上増加、血清クレアチニン、血清尿素窒素は低下する。慢性腎臓病（chronic kidney disease；CKD）合併妊娠においては、必要となる腎血流増加に対して適応できないため腎機能低下が加速し、妊娠の予後不良につながると考えられている。実際、CKD合併妊娠ではGFRの上昇は起こり難いことが知られている[1]。

　CKD合併妊娠に関して、前向き研究が2010年に[2]、システマティックレビューが2015年に報告されている[3]。CKD合併妊娠と正常妊娠とを比較検討しているが、母体の予後については、蛋白尿や腎機能低下、高血圧合併は妊娠初期より分娩前に増悪した。児の予後において

表 慢性腎臓病合併妊娠の胎児予後

	CKD ステージ分類				p値
	1 (n=370)	2 (n=87)	3 (n=37)	4〜5 (n=10)	
基礎データ					
妊婦の年齢（歳）	31.3 ± 5.5	33.8 ± 4.5	33.5 ± 4.1	32.3 ± 5.2	<0.001
全身性疾患（％）	11.6 (43/370)	35.6 (31/87)	43.2 (16/37)	40.0 (4/10)	<0.001
高血圧（％）	21.6 (80/370)	41.4 (36/87)	54.1 (20/37)	20.0 (2/10)	<0.001
蛋白尿（g/日）	0.12 (0〜14.6)	0.15 (0〜6.8)	0.50 (0〜2.8)	0.63 (0.10〜3.44)	<0.001
母体と胎児の予後					
帝王切開分娩（％）	48.4	70.1	78.4	70	<0.001
出産週数（週）	37.6 ± 2.6	35.7 ± 3.2	34.4 ± 2.4	32.6 ± 4.2	<0.001
早産（在胎37週未満）（％）	23.5	50.6	78.4	88.9	<0.001
（在胎34週未満）（％）	7.3	20.7	37.8	44.4	<0.001
体重（g）	2,966.5 ± 659	2,484 ± 707	2,226 ± 582	1,639 ± 870	<0.001
NICU管理となった症例（％）	10.3	27.6	44.4	70	<0.001
高血圧新規発症（％）	7.9 (23/290)	17.6 (9/51)	47.1 (8/17)	50.0 (4/8)	<0.001
蛋白尿新規発症（％）	20.5 (76/370)	37.9 (33/87)	86.5 (32/37)	70.0 (7/10)	<0.001
CKDステージの進行または腎代替療法の導入（％）	7.6 (28/370)	12.6 (1/87)	16.2 (6/37)	20.0 (2/10)	0.12

（文献3より引用改変）

も、帝王切開率、早産率、在胎週数、出生体重、NICU収容率のいずれも有意差を持ってコントロールより悪かった。それらはCKDステージが上がるにつれて増悪した（**表**）[3]。また、CKDステージが上がるにつれて、産後の母体腎機能の増悪にもつながる[1]。

CKD合併の妊娠は、早期のステージであっても妊娠中に厳重な管理が必要であり、CKD進行例の妊娠に関しては、妊婦への十分な説明が必要である。

IgA腎症・ループス腎炎合併妊娠

IgA腎症やループス腎炎などの自己免疫疾患は若年女性に好発し、合併妊娠として散見される。自己免疫疾患の活動性が強い際は妊娠のハイリスクとなるため、寛解の状態で妊娠を迎えることがよいとされている[4]。腎障害を伴う場合には、CKDで述べたようにステージが上がるにつれて妊娠は胎児予後の増悪と産後の腎障害増悪に影響する。

IgA腎症のシステマティックレビューでは、妊娠高血圧腎症や低出生体重児リスクは高まるとされるが[5]、蛋白尿で分けた62例の観察研究では、1g/日以上の蛋白尿で妊娠合併イベント（重症妊娠高血圧、子宮内胎児仮死、胎児異常、妊娠中絶）のリスク比は1.35と、高い結果ではなかった。2g/日程度となると低出生体重のリスクが軽度増加している[6]（図2）。妊娠高血圧のリスクや低出生体重のリスクが軽度上昇するものの、過度に心配させることや妊娠を許可しないなどの判断には注意を要する。

蛋白尿検査は蛋白−〜4＋で評価する尿定性検査が簡便であり、陽性の場合は蛋白尿と尿クレアチニンを測定して1日蛋白尿を推定した蛋白/Cr比（g/gCr）がよく用いられる。2014年に国際妊娠高血圧学会（International

Society of Hypertension in Pregnancy；ISSHP）では、病的蛋白尿を 0.27g/gCr 以上としている[7]。

蛋白尿におけるアルブミン尿の比率を見ることも、糸球体疾患や尿細管疾患の特定に重要である。

腎生検

急性腎障害やネフローゼ症候群の際に原因疾患を突き止め、免疫抑制薬治療を検討するために腎生検が行われる。腎障害や蛋白尿を認めた際、免疫抑制薬を使用しない疾患である妊娠高血圧と判断に迷うことがある。腎生検を検討する際のフローチャートを図3に示す。

腎生検のリスクとして、妊娠中 243 例と産後 2 カ月以内に 1,236 例の腎生検が施行された観察研究では、4 例で処置を要する出血の合併症を認めた。これらは全て妊娠 23～26 週の検査であり、25 週が最もリスクが高かった。しかし、66％の症例において治療的変化がもたらされている[8]。最近では可溶型 Flt-1（soluble fms-like tyrosine kinase-1；sFlt-1）と胎盤増殖因子（placental growth factor；PlGF）が妊娠高血圧腎症を診断する有用なバイオマーカーとして報告されている[9,10]。

診断せずに治療を行うことは臨床的指標からの予測で行うことであり、エビデンスがないことであるため、産科医、腎臓内科医、患者を含めて、よく議論した上で行う必要がある。

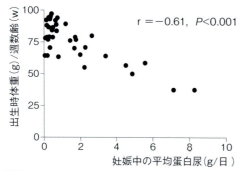

図2　妊娠中の平均蛋白尿と児の出生体重との関係
（文献 6 より引用改変）

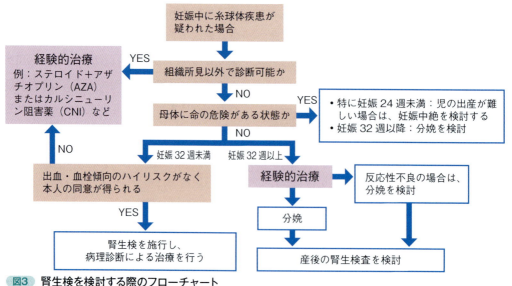

図3　腎生検を検討する際のフローチャート

> **臨床ピットフォール**
> - 腎生検の合併症で最も重要であるのは、生検後の腎からの出血である。生検後、1%程度に出血合併症のためにカテーテルによる動脈塞栓や輸血が必要なケースがある。
> - 週数が進んだ妊婦では仰臥位にし難いため、腎生検を行うための良い条件でなくなることから、さらにリスクが増大する可能性がある。

臨床で役立つ！Point

- 腎障害の程度が高くなるほど、母体リスクや胎児リスクは増大する。末期腎不全での妊娠希望はリスクが大きいため、腎代替療法（透析、移植）後の妊娠も検討に入れる。
- ループス腎炎など全身疾患でない腎疾患合併妊娠患者においては、妊娠前に計画的に治療を行うことが重要である。蛋白尿も、母体、胎児リスクを増大させるが、最も気を付けるのは腎機能低下である。
- 腎障害や蛋白尿を認め、腎臓病原疾患の可能性が考えられた際に、免疫抑制薬の使用や腎生検を行うべきかで判断に迷うことがある。その際は、sFlt-1やPlGFの検査が妊娠高血圧腎症との鑑別に有用である。

引用・参考文献

1) David, W. et al. Chronic kidney disease in pregnancy. BMJ. 336 (7637), 2008, 211-5.
2) Piccoli, GB. et al. Pregnancy and chronic kidney disease: a challenge in all CKD stages. Clin. J. Am. Soc. Nephrol. 5 (5), 2010, 844-55.
3) Piccoli, GB. et al. Risk of Adverse Pregnancy Outcomes in Women with CKD. J. Am. Soc. Nephrol. 26 (8), 2015, 2011-22.
4) Lightstone, L. et al. Lupus Nephritis and Pregnancy: Concerns and Management. Semin. Nephrol. 37 (4), 2017, 347-53.
5) Piccoli, GB. et al. A Systematic Review on Materno-Foetal Outcomes in Pregnant Women with IgA Nephropathy: A Case of "Late-Maternal" Preeclampsia? J. Clin. Med. 7 (8), 2018, pii : E212.
6) Liu, Y. et al. Risk factors for pregnancy outcomes in patients with IgA nephropathy : a matched cohort study. Am. J. Kidney Dis. 64 (5), 2014, 730-6.
7) Tranquilli, AL. et al. The classification, diagnosis and management of the hypertensive disorders of pregnancy : A revised statement from the ISSHP. Pregnancy Hypertens. 4 (2), 2014, 97-104.
8) Piccoli, GB. et al. Kidney biopsy in pregnancy : evidence for counselling? A systematic narrative review. BJOG. 120 (4), 2013, 412-27.
9) Perales, A. et al. sFlt-1/PlGF for prediction of early-onset pre-eclampsia : STEPS (Study of Early Pre-eclampsia in Spain). Ultrasound Obstet. Gynecol. 50 (3), 2017, 373-82.
10) Vatish, M. et al. sFlt-1/PlGF ratio test for pre-eclampsia : an economic assessment for the UK. Ultrasound Obstet. Gynecol. 48 (6), 2016, 765-71.

05 各論
血液疾患・膠原病

古谷 菜摘 ふるや なつみ ● 聖マリアンナ医科大学産婦人科学
長谷川 潤一 はせがわ じゅんいち ● 聖マリアンナ医科大学産婦人科学 准教授
鈴木 直 すずき なお ● 聖マリアンナ医科大学産婦人科学 教授

表 各種貧血の鑑別疾患と治療

	鉄欠乏性貧血	大球性貧血	再生不良性貧血	溶血性貧血
検査項目・特徴	Hb、血清鉄、不飽和鉄結合能（UIBC）	高色素性大球性貧血	正球性正色素性貧血 汎血球減少 肝脾腫	血清間接ビリルビン上昇（黄疸） 血清ハプトグロブリン低下 網状赤血球など
鑑別疾患	・血清鉄↓、UIBC↑ 　出血性貧血 　感染性貧血 ・血清鉄↑、UIBC↓ 　再生不良性貧血 　悪性貧血	葉酸欠乏（妊娠時はほとんど葉酸欠乏による） ビタミンB_{12}欠乏	除外診断による	遺伝性 鎌状赤血球貧血 サラセミア 発作性夜間ヘモグロビン尿症 自己免疫性溶血性貧血 Rh不適合妊娠
治療	鉄剤投与 葉酸補充（葉酸欠乏の合併が多い）	葉酸欠乏→葉酸補充 ビタミンB_{12}または葉酸欠乏 →まずビタミンB_{12}補充、効果がなければ葉酸補充	骨髄移植 免疫抑制療法 造血因子投与　など	原因による

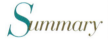

妊娠中には、貧血や血小板減少などの血液検査所見に遭遇することも少なくない。多くは、生理的な変化の範疇であるが、中には重篤な疾患が隠れていることがあるため、血液検査の異常値には慎重に対応しなければならない。また、膠原病は生殖年齢の女性に合併しやすいことから、妊娠中の管理を要することも少なくない。専門科と共に厳重な妊娠・分娩管理を行う。

血液疾患

鉄欠乏性貧血

妊娠中は血液の生理的な希釈が起こるため、妊娠中に診断される貧血はほとんどが病的意義のない鉄欠乏性貧血である。鉄欠乏性貧血に対しては、鉄の補充を行う。

妊娠中の鉄欠乏性貧血の診断基準については種々の報告があるが、妊娠初期および末期にはHb＜11g/dLを、妊娠中期にはHb＜10.5g/dL

を、産褥期にはHb＜10g/dLを目安とする[1]。

妊娠中の貧血は、早産、子宮内胎児発育不全、胎盤機能不全、新生児の貧血や、出生時の母体血液貯血量の減少のリスク、重度の貧血による輸血の必要性、心負荷、貧血による症状、入院期間延長、母乳産生量の減少、出産後の母体鉄貯蔵量の減少につながる可能性がある[1]。

> **臨床ピットフォール**
> - 鉄剤投与でも改善しない貧血や、他の血球成分の低下を伴っている場合には、他の疾患を念頭に置き、必要に応じて精査を行う。
> - 特に、汎血球減少を来している場合には、血液疾患の合併を疑う。

妊娠中の血小板減少

1）妊娠性血小板減少症

血小板減少の原因として最も多いのは妊娠性血小板減少症であり、全妊婦の約10%に認められる。妊娠性血小板減少による血小板数の低下は軽度であり、血小板は7万/mL以上に保たれることが多いため、通常は周産期管理に影響を及ぼすことは少ない。しかし、妊娠性血小板減少の病態は、妊娠に伴う凝固・線溶亢進に起因すると考えられており、注意してフォローする[2]。通常は、出産後1～2カ月で自然寛解し、胎児・新生児血小板減少は起こさない。

2）妊娠高血圧症候群

妊娠高血圧症候群（hypertensive disorders of pregnancy；HDP）やHELLP症候群、妊娠性急性脂肪肝も血小板減少と関連する。いずれも血管内皮細胞の機能不全による血管透過性亢進によって血小板減少につながると考えられている[3]。

3）妊娠非特異的な原因

特発性血小板減少性紫斑病（idiopathic thrombocytopenic purpura；ITP）などの血小板減少のみを引き起こすものや、全身性エリテマトーデスや抗リン脂質症候群など全身症状を伴うものがある[4]。

ITPは、全妊娠の数%と頻度は少ないが、ITP合併妊娠では、母体および胎児の出血リスクがある。妊娠前にITPと診断されている女性では、妊娠中にITPと診断された妊婦と比較すると、子宮内胎児死亡、早産、胎児の心房中隔欠損症、水頭症、頭蓋内出血などのリスクが高い[5,6]。ITPは除外診断であるため、臨床経過や検査結果などから慎重な診断が必要である。

ITPでは血小板数が低下するため、帝王切開術時の麻酔や新生児への影響を考慮した周産期管理を要する。妊娠初期から中期の出血症状がない妊婦においては非妊娠の成人ITPと同様に、血小板数3万/mL以上を維持することが推奨されている。分娩時には、経腟分娩であれば5万/mL以上、区域麻酔下による帝王切開術であれば8万/mL以上となるように治療を行う。治療を要する場合には、副腎皮質ステロイド療法（プレドニゾロン）あるいは免疫グロブリン大量療法を行う。

分娩時期や分娩方法に関しては、基本的には産科適応による。妊娠週数が進むと血小板数の減少が進むことがあり、治療抵抗性の血小板数減少の場合には分娩時期を検討する[7]。

膠原病

1）全身性エリテマトーデス

全身性エリテマトーデス（systemic lupus erythematosus；SLE）は生殖可能年齢の女性に好発し、SLEを合併した女性も妊孕性は正常であるため[8]、SLE合併妊娠の数は少なくない。妊娠によりSLEが増悪する可能性があるので注意が必要である。SLE合併妊婦は、流・早産、子宮内胎児死亡（intrauterine fetal death；IUFD）、胎児発育不全（fetal growth restriction；FGR）、HDPの合併が多く、特にHDPを合併した場合には腎機能悪化の可能性があるため、血液検

査や尿検査を行い、病勢の確認を行う。また、抗SS-A抗体陽性、抗SS-B抗体陽性の場合は、胎児の先天性完全房室ブロックを来すことがあり、心不全や胎児水腫の原因となる場合があるため注意を要する。

2）シェーグレン症候群

シェーグレン症候群は、腺組織が特異的に障害されることにより発症する自己免疫性疾患であり、ドライマウスやドライアイを主症状とする。流・早産歴やSLEを持つシェーグレン症候群の妊婦には注意を払う[9]。

3）抗リン脂質抗体症候群

抗リン脂質抗体症候群（antiphospholipid syndrome；APS）は、動静脈血栓症、習慣性流産、HDPなどの臨床所見を有する症候群である。流・死産、FGR、常位胎盤早期剝離、HDPを引き起こすリスクが高く、母体に対しても静脈血栓症や肺血栓塞栓症のリスクが高い。

自然流産を3回以上繰り返す場合にAPSを疑う。習慣流産の原因は多岐にわたることから、子宮形態異常や甲状腺機能異常など他の習慣流産を来す要因を除外し、抗リン脂質抗体検査を検討する。また、妊娠10週以降の原因不明の子宮内胎児死亡の既往、子癇・重症妊娠高血圧腎症・胎盤機能不全の既往、血栓症の既往、膠原病合併の場合、妊婦健診で梅毒反応の生物学的偽陽性、あるいは血小板減少を認めた場合、胎盤早期剝離の既往がある場合には、抗リン脂質抗体の測定を検討すべきといわれている。

臨床で役立つ！Point

- 妊娠中に診断される血小板数減少のほとんどは妊娠性血小板減少症である。
- 一部には治療が必要な血液疾患や膠原病の合併もあることから、血液検査で血小板数の減少を認めた際には、再検査、あるいは必要に応じて内科へ診察の依頼を行う。
- SLE、APSなどの膠原病は、不育症の原因になるだけでなく、妊娠継続できたとしても流・早産の原因となるため、妊娠前からの診断および疾患のコントロールが重要である。

引用・参考文献

1) Api, O. et al. Diagnosis and treatment of iron deficiency anemia during pregnancy and the postpartum period : Iron deficiency anemia working group consensus report. Turk. J. Obstet. Gynecol. 12 (3), 2015, 173-81.
2) 森川守ほか. 妊娠性血小板減少症（gestational thrombocytopenia）の臨床的意義. 日本産婦人科・新生児血液学会誌. 19 (2), 2010, 19-25.
3) Minakami, H. et al. Differentiation of acute fatty liver of pregnancy from syndrome of hemolysis, elevated liver enzymes and low platelet counts. J. Obstet. Gynaecol. Res. 40 (3), 2014, 641-9.
4) Gernsheimer, T. et al. How I treat thrombocytopenia in pregnancy. Blood. 121 (1), 2013, 38-47.
5) Wyszynski, DF. et al. Pregnancy and Birth Outcomes among Women with Idiopathic Thrombocytopenic Purpura. J. Pregnancy. 2016, 2016, 8297407.
6) Tampakoudis, P. et al. Prenatal diagnosis of intracranial hemorrhage secondary to maternal idiopathic thrombocytopenic purpura : a case report. Am. J. Prinatol. 12 (4), 1995, 268-70.
7) 宮川義隆ほか. 厚生労働科学研究費補助金 難治性疾患克服研究事業 血液凝固異常症に関する調査研究班 妊娠合併ITP診療の参照ガイド作成委員会. 妊娠合併特発性血小板減少性紫斑病診療の参照ガイド. 臨床血液. 55 (8), 2014, 934-47.
8) Lawrenz, B. et al. Impact of systemic lupus erythematosus on ovarian reserve in premenopausal women : evaluation by using anti-muellerian hormone. Lupus. 20 (11), 2011, 1193-7.
9) Tanaka, M. et al. Sjogren's Syndrome and Pregnancy. Tokai J. Exp. Clin. Med. 16 (2), 1991, 83-8.

各論 06 脳神経疾患

原田 賢 はらだ さとし ● 聖マリアンナ医科大学産婦人科学 助教
倉﨑 昭子 くらさき あきこ ● 聖マリアンナ医科大学産婦人科学 助教
長谷川 潤一 はせがわ じゅんいち ● 聖マリアンナ医科大学産婦人科学 准教授

表1 脳神経疾患を含め鑑別が必要なもの

① てんかん
② 失神
③ 心因性非てんかん発作
④ 過呼吸やパニック障害
⑤ 脳卒中（脳梗塞、脳出血）、一過性脳虚血発作
⑥ 睡眠時随伴症状（レム睡眠行動異常、ノンレムパラソムニア）
⑦ 急性中毒（薬物、アルコール）、薬物離脱、アルコール離脱
⑧ 急性代謝障害（低血糖、テタニーなど）
⑨ 急性腎不全
⑩ 頭部外傷（1週間以内）
⑪ 不随意運動（チック、新鮮、ミオクローヌス、発作性ジスキネジアなど）
⑫ 発作性失調症

（文献1より引用改変）

Summary

妊婦の合併症として脳神経疾患は決して珍しくない。産婦人科医が主治医となって神経内科医や脳外科医などと併診することが多いが、突然に症状が出現し、母児の安全確保のために対応を急ぐこともあり、日ごろから各種合併症について理解を深め、その管理について心得ておくことが肝要である。産婦人科医として、比較的頻度の多い合併症であるてんかんや、もやもや病・脳動脈瘤などの脳血管疾患を持つ妊婦の妊娠・分娩中の管理については知っておくべきである。

てんかん

てんかんとは、てんかん発作を引き起こす持続性素因を特徴とする脳の障害であり、慢性の脳の病気である。すなわち、既往にてんかんがある妊婦においては、常にその再燃・増悪を考慮する必要がある。妊娠中のてんかん発作は、外傷のリスクや重積発作による子宮胎盤循環不全、母体低酸素に伴う胎児機能不全やそれに伴う胎児脳障害のリスクを上昇させるため、適切な薬物管理が必要である[2]。しかし、妊婦は催奇形性を気にして薬物治療を中断してしまう場合があるため、抗てんかん薬（antiepileptic drug；AED）の管理には注意すべきである。AEDの使用は、単剤投与を原則とし、できるだけ催奇形性の少ないものを使用し、血中濃度に注意する。

1）発作予防の重要性

できる限り妊娠前に内服薬を調整しておくことが重要であり、発作が落ち着いている場合であっても、妊娠中の増悪に備えて専門医の受診を勧める。妊娠中はAEDのクリアランスが変化することが知られている。特に最近、催奇形性の観点から頻繁に用いられるラモトリギンやレベチラセタムは、妊娠中に血中濃度を低下させ、発作を増加させる懸念がある[3]。AEDの使用に精通した医師の下では、妊娠中のてんかん発作の頻度は約70％で不変、10％で低下、20％で上昇すると報告されている[4]。

良好な服薬状況にあるてんかん患者に起こる予期せぬ突然死をSUDEP（sudden unexpected death in epilepsy）といい、最近注目されている病態である。てんかん患者全体におけるSUDEPの発生率は、年間1,000人当たり1.1～9.3件（一般人口における突然死の約20倍以上）にも上り[5]、てんかん患者の死因の10％を上回る[6]。妊婦においては、てんかんを合併していない場合と比較して10倍の死亡率との報告がある[7]。このことからも、妊娠中のAED血中濃度のモニタリングは必須と考えられる。

2）AEDの胎児への影響

妊娠中にAEDを服用している女性から出生した児の形態異常の発生頻度は4～10％程度であり、一般人口の場合の頻度2～5％と比べておおよそ2～3倍高いといわれている（表2）[8]。

胎児形態異常の発生リスクはAEDの種類によるため、なるべく安全なものを使用する。妊娠を考えている女性では、妊娠前からできるだけ単剤でのコントロールを目指す。レベチラセタム、ラモトリギンは、単剤使用の場合は形態異常発生率が低いため、妊娠中の第一選択となることが多いが、上述したように妊娠中の血中濃度低下に注意が必要である。カルバマゼピンも比較的、形態異常発生率は低い。フェニトイン、フェノバルビタール、トピラマートは形態異常発生率がやや高く、バルプロ酸は他剤より形態異常発生率が高い。

しかし、単剤ではてんかん発作をコントロールしきれない場合があり、多剤併用が必要なことがある。この場合には、妊娠週数を考慮し、正確な情報提供が必要である。特に、強直間代発作を持つ原発全般てんかんで、バルプロ酸が有効であることが分かっている場合には、第一選択としての使用も考慮される[9]。

一部のAED（特にバルプロ酸やカルバマゼピン）は、血中葉酸濃度を低下させてしまうので、服用者には神経管閉鎖障害の発生リスク軽

表2 各種AED服用による大きな形態異常の合併率

	バルプロ酸	カルバマゼピン	ラモトリギン	フェノバルビタール	フェニトイン	レベチラセタム
ヨーロッパ	9.7% (98/1,010)	5.6% (79/1,402)	2.9% (37/1,280)	7.4% (16/217)	5.8% (6/103)	1.6% (2/126)
北米	9.3% (30/323)	3.0% (31/1,033)	1.9% (31/1,562)	5.5% (11/199)	2.9% (12/416)	2.4% (11/450)
英国	6.7% (82/1,220)	2.6% (43/1,657)	2.3% (49/2,098)		3.7% (3/82)	0.7% (2/304)
オーストラリア	13.8% (35/253)	5.5% (19/346)	4.6% (14/307)		2.4% (1/41)	2.4% (2/82)

（文献1、10より作成）

減のために葉酸摂取（0.4～0.6mg/日）を勧める[11, 12]。血中葉酸濃度は 4ng/mL 以上を保つことが望ましい。

3）分娩様式・新生児への影響

一般的には、てんかん合併があるだけでは帝王切開術の適応はない。経腟分娩中には、発作に備えて静脈ルートを確保し、発作時にはベンゾジアゼピン系薬剤（ジアゼパム 5～10mg を 5mg/分）投与で対応する。ビタミン B_1 欠乏、低血糖による痙攣の可能性も考慮し、経静脈的に補充を行う。重積発作のコントロールが不良な場合には、全身麻酔下の気道管理が必要となり、この場合には帝王切開術は免れない。てんかん合併妊娠による分娩時の産科合併症の発生率には、変化がないとされている。

また、新生児に関しては離脱症状に注意が必要である。出生後に睡眠状態や抑制状態になり、その後、離脱症状として、中枢神経系（無呼吸発作や痙攣など）、消化器系（哺乳不良や嘔吐など）および自律神経系（多汗や発熱など）の症状を来すことがあるため、新生児の慎重な観察が必要である[13]。

授乳に関しては、母体血中から母乳中に移行することを留意した上で原則的に可能である。新生児の傾眠や低緊張、補乳力低下などの症状には注意が必要である。

> **臨床ピットフォール**
> - 非妊時の AED 服用やパートナーの服用は、胎児への影響はほとんどないことを患者に十分に説明し、怠薬による発作の増悪を防ぐ。
> - 経口避妊薬を用いて妊娠時期の調整を行う際には、フェノバルビタールやフェニトイン、カルバマゼピンなどが避妊の効果を減じることがあることを説明する。

脳血管障害

妊娠・分娩に伴う脳卒中の原因には、妊娠高血圧症候群や HELLP 症候群に伴う脳出血など母体変化に直接由来するものと、脳動静脈奇形や脳動脈瘤など潜在する脳血管障害に由来するものとに大別される。妊娠中の出血性および虚血性の脳疾患の頻度は、10 万妊娠当たり 15～35 例といわれている。2010～16 年の妊産婦死亡 388 例における死亡原因のうち 14%（48 例）を占め、産科危機的出血に次いで多い死亡原因となっている[14]。

1）脳出血

脳出血は、橋や基底核、小脳深部に起こる脳実質内出血と、脳動脈瘤の破裂を原因として起こるくも膜下出血とに大別される。実質内出血の方が死亡率が高い。妊婦に特異的な症状はなく、頭痛や局所神経脱落所見で発症し、意識レベルの低下が現れる。診断までに 3 時間以上要した場合や、妊娠高血圧症候群・HELLP 症候群を合併する場合には特に予後が悪い[15]。そのため、疑った場合には頭部 CT や MRI などによる積極的な画像検査を行い、原因を特定し、必要があれば脳血管外科を擁する高次医療施設への搬送を考慮すべきである。

2）脳梗塞

脳梗塞は、欧米に比べ母体死亡の原因としては頻度が低いが、妊娠中の発症は 2006 年の全国調査で年間 25 例あった。同調査では、妊娠初期、妊娠末期、産褥期の 3 つの時期に発症ピークを認めている。妊娠による凝固系の亢進、エストロゲンの上昇、悪阻による脱水などが発症に関与していることが考えられる[16]。臨床症状は病変部位によって、頭痛、めまい、意識障

害などさまざまであるが、必ず局所の神経所見を伴う。疑わしい場合には、積極的にMRIを用いた診断を行うべきである。

3) 分娩様式

頭蓋内に器質的疾患が指摘されている妊婦においては、その分娩方法が問題となる。もやもや病の分娩様式については一定の見解がないが、日本における全国調査では、妊娠前にもやもや病と診断されている患者の分娩様式は帝王切開術が多い。理由として、陣痛の痛みによる過換気に伴う脳虚血発作や努責・痛みによる血圧上昇に伴う頭蓋内出血を避けるということがいわれている。しかし、血圧管理の観点からは、必ずしも経腟分娩は禁忌ではなく、無痛分娩を併用し、分娩第2期を短縮させる管理により経腟分娩が可能とする報告もある[17]。

未破裂脳動脈瘤に関しては、精査の結果、破裂のリスクが低いとされる7mm動脈瘤は、硬膜外麻酔下に分娩第2期の努責をかけさせぬよう、補助経腟分娩を併用し、経腟分娩可能であった症例も多く報告されている。しかし、2016年に発表されたシステマティックレビューでは、世界的にも帝王切開術が選択される傾向にあり[18]、分娩様式については個々の事例に応じた検討が必要である。

臨床で役立つ！Point

- 脳神経疾患の既往を持つ妊婦の中には、妊娠を諦めたり、怠薬してしまう場合も多い。妊娠前および妊娠中から精査し、適切な情報提供を行う。
- 脳神経疾患合併妊娠はハイリスク妊娠であり、高次医療施設での妊娠管理および分娩が望まれる。必要に応じ複数科での併診の必要があり、病状に応じて協議を重ねることで方針の共有を行うことが推奨される。

引用・参考文献

1) 日本神経学会. てんかんガイドライン2018. https://www.neurology-jp.org/guidelinem/tenkan_2018.html [2019.2.4]
2) 村田雄二編. 合併症妊娠. 改訂第3版. 大阪, メディカ出版, 2011, 556p.
3) Reisinger, TL. et al. Antiepileptic drug clearance and seizure frequency during pregnancy in women with epilepsy. Epilepsy Behav. 29 (1), 2013, 13-8.
4) 和田一丸ほか. 妊娠可能女性てんかん患者の治療. Modern Physician. 32 (3), 2012, 333-6.
5) 妊産婦死亡症例検討評価委員会／日本産婦人科医会. 母体安全への提言2014. http://www.jaog.or.jp/wp/wp-content/uploads/2017/01/botai_2014.pdf [2019.3.4]
6) 神一敬. Sudden unexpected death in epilepsy (SUDEP). Epilepsy：てんかんの総合学術誌. 9 (2), 2015, 103-7.
7) Edey, S. et al. SUDEP and epilepsy-related mortality in pregnancy. Epilepsia. 55 (7), 2014, e72-4.
8) 兼子直ほか. てんかんをもつ妊娠可能年齢の女性に対する治療ガイドライン. てんかん研究. 25 (1), 2007, 27-31.
9) 北澤悠ほか. てんかん：妊娠可能年齢の女性に対する治療. 薬事. 57 (13), 2015, 2121-5.
10) Tomson, T. et al. Major congenital malformations in children of women with epilepsy. Sezure. 28, 2015, 46-50.
11) Harden, CL. et al. Management issues for women with epilepsy--focus on pregnancy (an evidence-based review)：Ⅲ. Vitamin K, folic acid, blood levels, and breast-feeding：Report of the Quality Standards Subcommittee and Therapeutics and Technology Assessment Subcommittee of the American Academy of Neurology and the American Epilepsy Society. Epilepsia. 50 (5), 2009, 1247-55.
12) 厚生省保健医療局地域保健・健康増進栄養課生活習慣病対策室. 神経管閉鎖障害の発症リスク軽減のための妊娠可能な年齢の女性等に対する葉酸の摂取に係る適切な情報提供の推進について. 2000. https://www.mhlw.go.jp/www1/houdou/1212/h1228-1_18.html [2019.2.4]
13) 伊藤進."周産期障害：新生児薬物離脱症候群". 神経症候群. 第2版. 日本臨牀 2014別冊 (神経症候群 V). 大阪, 日本臨牀社, 2014, 86-9.
14) 妊産婦死亡症例検討評価委員会／日本産婦人科医会. 母体安全への提言2017.
15) 吉松淳ほか. わが国における妊娠関連脳血管障害. 産婦人科治療. 99 (3), 2009, 265-9.
16) 関沢明彦, 長谷川潤一ほか編. 日本の妊産婦を救うために 2015. 東京, 東京医学社, 2015, 322p.
17) 富樫嘉津恵ほか. もやもや病合併妊娠は帝王切開の適応か. 日本周産期・新生児医学会雑誌. 53 (1), 2017, 50-6.
18) Barbarite, E. et al. The Management of Intracranial Aneurysms During Pregnancy：A Systematic Review. Turk. Neurosurg. 26 (4), 2016, 465-74.

07 精神疾患

安田 貴昭 やすだ たかあき ● 埼玉医科大学総合医療センターメンタルクリニック 講師

表1 主な向精神薬

	代表的な薬剤	概要・主な適応疾患
抗精神病薬	第一世代：ハロペリドール、クロルプロマジン塩酸塩など 第二世代：リスペリドン、アリピプラゾール、クエチアピンフマル酸塩、オランザピンなど	主に幻覚や妄想などの精神病症状に対して用いられる。代表的な適応疾患は統合失調症であるが、第二世代抗精神病薬では双極性障害やうつ病の適応を持つものもある。副作用として第一世代抗精神病薬では錐体外路症状、第二世代抗精神病薬では体重増加や高血糖などメタボリックシンドロームのリスクに注意を要する。
抗うつ薬	SSRI：エスシタロプラムシュウ酸塩、セルトラリン、パロキセチン塩酸塩水和物など SNRI：デュロキセチン塩酸塩、ベンラファキシン塩酸塩など 三環系：アミトリプチリン塩酸塩、クロミプラミン塩酸塩など	近年は SSRI（選択的セロトニン再取り込み阻害薬）や SNRI（セロトニン・ノルアドレナリン再取り込み阻害薬）が主流で、うつ病・うつ状態だけでなく不安障害、強迫性障害、PTSD などの適応を持つ薬剤もある。三環系抗うつ薬は心毒性があり、過量服用による自殺企図は致死的になる恐れがある。
抗不安薬	ベンゾジアゼピン系：アルプラゾラム、エチゾラム、ロラゼパム、ロフラゼプ酸エチルなど 非ベンゾジアゼピン系：タンドスピロンクエン酸塩	不安、緊張を緩和させる。ベンゾジアゼピン系薬剤では依存形成や過鎮静のリスクがあり、常用している患者では急な服薬中止による不安、焦燥、自律神経症状、反跳性不眠などの離脱症状に注意する必要がある。
睡眠薬	ベンゾジアゼピン系：トリアゾラム、フルニトラゼパムなど 非ベンゾジアゼピン系：ラメルテオン、スボレキサントなど	ベンゾジアゼピン系睡眠薬は短時間型、長時間型などのように作用時間で使い分けられることが多い。依存形成や過鎮静のリスクはベンゾジアゼピン系抗不安薬と同様であり、併用によりリスクも高まる。異なる機序の薬剤にはオレキシン受容体拮抗薬、メラトニン受容体作動薬などがある。
気分安定薬	炭酸リチウム	双極性障害の治療薬。炭酸リチウムは血中濃度の有効域と中毒域とが近接しており、血中濃度を測定しながら用いる。抗精神病薬、抗てんかん薬に分類される薬剤にも双極性障害の適応を持つものがある。

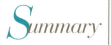

精神障害を持つ妊産婦では、胎児への影響を恐れて必要な薬物療法を中断するなど、特有の注意点や問題点がある。治療介入に当たっては、リスクとベネフィットを十分に比較検討し、本人の自己決定を支援する。

統合失調症や双極性障害は再発しやすい疾患であり、その予防が重要となる。抗精神病薬による催奇形性や神経発達への影響については明確な結論はないが、原則的に服薬を継続することが推奨されている。双極性障害では妊娠中の炭酸リチウムの服用は心奇形やリチウム中毒のリスクが高く、非定型抗精神病薬が推奨される。

産後のうつ病の再発や増悪を防止するためには、妊娠中から抑うつ症状の評価を行う。SSRI の服用では催奇形性や新生児遷延性肺高血圧症のリスクがあるが、治療を行わないことによるリスクにも注意した管理が必要である。

妊娠中・産後の精神障害

妊娠中や産後であっても、人生の他の時期と同様に精神障害を抱え、メンタルヘルスの問題に悩むことはある。妊産婦だからといって、必ずしも脆弱性が高く、精神障害の性質が異なるというわけではないが、この時期特有の困難や問題もある（**表2**）[1]。

精神障害を持つ妊産婦では、精神医学的介入を行うことによるリスクとベネフィット、行わないことによるリスクとベネフィットを、個々の状況に合わせて十分に比較検討する。妊産婦の置かれる状況は多様である一方で、利用できるエビデンスは限られており、治療や予防の介入に明確な正解は存在し得ない。医療者は、現時点で利用できる情報を妊産婦やその家族に提示し、共有する。その上で十分な話し合いを行い、当事者の自己決定を支援する（informed decision、shared decision making）。

1）統合失調症

統合失調症は若年で発症し、寛解した後も再発を繰り返しやすい精神障害である。急性期には幻覚や妄想、錯乱した言動、精神運動興奮などが生じ、現実的な判断能力が著しく損なわれ、自傷他害の危険も高まる。このような急性期の症状の再発を防ぐため、寛解維持期にも抗精神病薬の服用を継続することが推奨される[2]。

妊娠中の抗精神病薬服用による先天異常について、英国のガイドライン[1]では、コホート研究のメタ解析で統計的に有意な増加を認めたとする一方、2016年に発表された大規模研究[3]の結果では有意な差は認められなかった。出生後の児の神経発達に与える影響についても両論あり[4,5]、結論には至っていない。

表2 妊娠中や産後のメンタルヘルスの問題

- メンタルヘルスの悩みがあっても、誰にも言わずに抱え込んでしまう
- 向精神薬の服用を自己判断で中止し、精神症状の再発や悪化を招いてしまう
- 産後早期に精神障害の再発のリスクが高まるなど疫学上の相違が考えられる
- 母児や家族への影響のため、通常よりも緊急的な介入が必要となりやすい
- 出産直後の精神病症状は急性で重症の経過となりやすく、緊急の対応を要する
- 妊産婦自身だけでなく、児や家族のニーズも考慮しなければならない
- 薬物療法について再検討され、その結果、心理的介入の優先度が高まることもある

（文献1より要約して引用）

統合失調症を持つ妊産婦が抗精神病薬を服用するベネフィットは再発防止であり、リスクは薬剤の副作用や胎内への曝露に伴う母児への悪影響である。妊産婦に関してのエビデンスは十分ではないが、服薬のベネフィットはリスクよりも相対的に高いと考えられ、原則的に服薬継続が推奨されている[1,6]。

過去の急性期の症状の重篤度、服薬中断による再発の既往、本人の病識の程度、家族の理解と協力体制、妊婦の受け入れが可能な精神科入院施設の有無などから、再発によって母児がどれくらいの危機にさらされるかを予測することも必要である。

2）双極性障害

双極性障害の中でも、双極1型障害では精神科入院を要するレベルの躁症状を呈する。統合失調症と同様に再発防止が重要であり、その基本は薬物療法である[7]。

薬物継続の是非を検討する上で参考となる前向き研究の結果として、妊娠中の双極性障害の再発率が服薬継続群で37.0％、服薬中断群で

85.5％[8]、あるいは服薬継続群で19.4％、服薬中断群で40.0％[9]といった報告がある。ただし、これらは再発時の症状として躁、軽躁、抑うつを全て含んだデータであり、使用されている薬剤の多くが炭酸リチウムであることに留意すべきである。

炭酸リチウムは、躁病エピソードや再発防止に効果が認められる第一選択薬であるが、催奇形性が明らかにされており、血行動態が変化する妊娠・出産期はリチウム中毒が生じる危険も高まるため、妊産婦での使用は推奨されない[1, 6, 7]。躁病エピソード、うつ病エピソードおよび再発防止のいずれに対しても、非定型抗精神病薬をまず考慮すべきである[1, 6]。

双極性障害の現病歴と家族歴は、産褥精神病の危険因子である[10]。産褥精神病は、産後早期に生じる緊急性の高い精神疾患として古くから知られており、近年は気分障害との近縁性が指摘され、操作的診断基準では双極性障害の亜型に位置付けられている[11]。その他の危険因子には、統合失調症の現病歴、初産婦、産褥精神病の既往と家族歴などがあり、危険因子が複数ある場合には、予防のために出産直後から炭酸リチウムを服用することも考慮される[9]。

3）うつ病

産後うつ病の半数では、出産以前から抑うつ症状があり、最近では周産期うつ病とも呼ばれる。産後の再発や症状悪化を防止するためには、妊娠中から抑うつ症状の評価を行い、危険因子の有無について確認しておく（**表3**）。病因には、生物学的要因と心理社会的要因とが考えられ、後者の関与がより大きいと考えられる場合は、薬物療法よりも心理支援や環境調整に重点が置かれる。

表3 産後うつ病の危険因子

1) 低い社会階級
2) 妊娠中のライフストレス
3) 合併症妊娠・出産
4) パートナーや家族との不和
5) 家族や友人からのサポートの不足
6) 抑うつ、不安の既往
7) 産後の慢性的ストレス（難しい気質の子ども、育児の問題を含む）
8) 失業や不安定な雇用
9) 計画外の妊娠
10) 妊娠することに対するアンビバレントな感情
11) 疎遠な実母との関係
12) 性的虐待の既往
13) 相談できる女性の友だちがいないこと
14) 人工栄養での育児
15) 妊娠中の抑うつ

（文献12より作成）

メタ解析によると、妊娠中の選択的セロトニン再取り込み阻害薬（selective serotonin reuptake inhibitors：SSRI）の服用は先天異常のリスクを増加させるが、その絶対リスクの差は出生1,000に対し9である[1]。出生後長期にわたる神経発達への影響については、指摘はされているもののエビデンスは十分ではない[1]。また、妊娠末期のSSRIの服用は新生児遷延性肺高血圧症を増加させるが、発生頻度の低い疾患であり、曝露後の絶対リスクも低い水準にとどまる。有害必要数（number needed to harm）は286～351人と見積もられている[13]。

妊娠中のうつ病を治療しないことも、リスクを高める可能性がある。産後の自殺や育児困難だけでなく、早産、出生後の児の発育遅延や認知的発達の遅れ、情緒や行動の問題のリスクが高まることなどが指摘されており[14]、これらも踏まえて治療の是非を検討しなければならない。

> **臨床ピットフォール**
>
> - 実効性のある自殺予防法の一つは、自殺手段へのアクセス制限である。
> - 入院中であれば、ベランダや屋上に通じる施錠できない扉や窓、ひも状の物とそれをつるすことができる突起物、持ち込まれた刃物や薬剤、人の目が届かない院内の死角などを可能な限り取り除く。
> - 警備や防犯カメラのない出入り口から院外に出てしまうことを防ぐ対策も必要である。

> **臨床ピットフォール**
>
> - 産褥精神病では、不眠や落ち着かなさ、涙もろさなどマタニティ・ブルーズに似た軽い症状から、せん妄様の幻覚妄想、奇妙で混乱した言動、気分の高揚や多弁などの気分変調といった比較的重い症状まで多彩であり、突発的な自殺や嬰児殺に至ることもある。
> - 精神症状は短時間で変動するため、経過を予測することが難しく、注意深い継続的な観察と安全な環境の確保が重要となる。

臨床で役立つ！Point

- 妊産婦は薬物療法による催奇形性のリスクを過大評価しやすい。説明の際は、服薬していなくてもさまざまな原因で先天異常が3％程度の頻度で生じることも伝えておくべきである。
- 児に何らかの問題が生じたとき、自身に何ら非がない場合であっても、妊産婦は自責的になり、悔いる気持ちを引きずりやすい。パートナーや家族が意思決定プロセスに加わることは、責任の分散という点でも意義がある。
- 現在利用できるエビデンスからは、「絶対に安全（危険）」といった単純な結論を導き出せることは少ない。その分、リスクやベネフィットの説明は丁寧に時間をかけて行う必要がある。
- 精神障害を持つ妊婦は、妊娠を否定され、拒絶されるのではないかという恐れを抱き、必要な情報を隠すことになりやすい。日頃からメンタルケアに取り組む積極的な姿勢を示し、それらの話題を出しやすい雰囲気を作り出すよう心掛ける。

引用・参考文献

1) National Institute for Health and Care Excellence. Antenatal and postnatal mental health : clinical management and service guidance : Updated edition. The British Psychological Society and The Royal College of Psychiatrists. 2014.
2) 日本神経精神薬理学会編. 統合失調症薬物治療ガイドライン. 東京, 医学書院, 2016, 176p.
3) Huybrechts, KF. et al. Antipsychotic Use in Pregnancy and the Risk for Congenital Malformations. JAMA Psychiatry. 73 (9), 2016, 938-46.
4) Peng, M. et al. Effects of prenatal exposure to atypical antipsychotics on postnatal development and growth of infants : a case-controlled, prospective study. Psychopharmacology. 228 (4), 2013, 577-84.
5) Johnson, KC. et al. Prenatal antipsychotic exposure and neuromotor performance during infancy. Arch. Gen. Psychiatry. 69 (8), 2012, 787-94.
6) 日本周産期メンタルヘルス学会編. 周産期メンタルヘルスコンセンサスガイド 2017. http://pmhguideline.com/index.html
7) 日本うつ病学会 気分障害の治療ガイドライン作成委員会編. 日本うつ病学会治療ガイドライン：I. 双極性障害 2017. http://www.secretariat.ne.jp/jsmd/index.html
8) Viguera, AC. et al. Risk of recurrence in women with bipolar disorder during pregnancy : prospective study of mood stabilizer discontinuation. Am. J. Psychiatry. 164 (12), 2007, 1817-24.
9) Bergink, V. et al. Prevention of postpartum psychosis and mania in women at high risk. Am. J. Psychiatry. 169 (6), 2012, 609-15.
10) Sit, D. et al. A review of postpartum psychosis. J. Womens Health. 15 (4), 2006, 352-68.
11) American Psychiatric Association. Diagnostic and Statistical Manual of Mental Disorders. 5th ed (DSM-5). Washington DC, American Psychiatric Publishing, 2013, 1000p. (日本精神神経学会監修. DSM-5 精神疾患の診断・統計マニュアル. 東京, 医学書院, 2014, 932p.)
12) Werner, E. et al. Preventing postpartum depression : review and recommendations. Arch. Womens Ment. Health. 18 (1), 2015, 41-60.
13) Grigoriadis, S. et al. Prenatal exposure to antidepressants and persistent pulmonary hypertension of the newborn : systematic review and meta-analysis. BMJ. 348, 2014, f6932.
14) Bonari, L. et al. Perinatal risks of untreated depression during pregnancy. Can. J. Psychiatry. 49 (11), 2004, 726-35.
15) Mann, JJ. et al. Suicide prevention strategies : a systematic review. JAMA. 294 (16), 2005, 2064-74.
16) Koren, G. et al. Antidepressant use during pregnancy : the benefit-risk ratio. Am. J. Obstet. Gynecol. 207 (3), 2012, 157-63.
17) 村島温子. "妊婦への薬物治療の考え方". 向精神薬と妊娠・授乳. 伊藤真也ほか編. 東京, 南山堂, 2014, 2-4.

08 悪性疾患

岩端 秀之 いわはた ひでゆき ● 聖マリアンナ医科大学産婦人科学 助教
鈴木 直 すずき なお ● 聖マリアンナ医科大学産婦人科学 教授

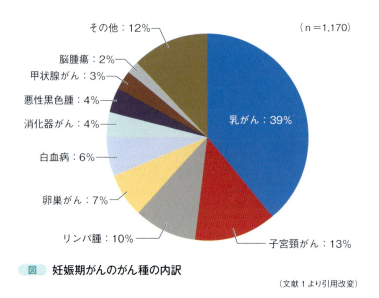

図　妊娠期がんのがん種の内訳

（文献1より引用改変）

Summary　妊娠期のがんは胎児への影響から検査や治療が制限されることがあり、診断や治療介入が遅延する可能性がある。がん治療と妊娠の管理の両立において母体の生命を第一と考え、母体の治療を最優先する上で、がん治療の胎児への影響が最小限になるように治療の方法や時期を検討していく。そのために、妊娠期のがんに対しては、がん治療医、産科医、小児科医、看護師、助産師やカウンセラーなどが出産後のサポートを含めてチームを構成し、対応することが重要である。

病 態

　妊娠中のがんはまれな疾患ではあるが、診断技術の向上や母体の出産年齢の高年齢化などに伴い増加傾向にある。その頻度は欧米のデータから1,000～1,500妊婦に1人の割合であると報告されている[2,3]。また、妊娠中に診断されるがん種は、乳がん、造血器悪性腫瘍、子宮頸がんなどが多く、妊娠していない若年女性と同様である[4]。

　これまでは、妊娠中にがん治療を行うことの母体・胎児への安全性が不明であったことにより、がん治療の開始が遅れてしまう症例や人工妊娠中絶を余儀なくされてきた症例もあったが、近年では症例に応じて周産期管理とがん治療を両立できることが分かってきた。がん治療による母体の利益と胎児に対する影響とのバランスを考え、治療原則（**表1**）[3]に基づいてが

表1 妊娠中に診断された悪性腫瘍の治療原則

- 母体の生命を最優先する
- がん治療の有害事象から胎児を守る
- 不必要ながん治療の遅延をなくす
- 希望があれば母体の妊孕能温存を考慮する

(文献3より引用)

ん診断時の妊娠週数、がん種、腫瘍の状態(進行期、組織型、予後)などによって個別に治療方法を検討する必要がある。

診　断

妊娠に関連するさまざまな体の変化によってもたらされる嘔気・嘔吐や腹部膨満感、疲労、頭痛などの多くの症状は、がんがもたらす症状に似ていることがある。また、がんを疑うような症状を妊婦が自覚しても、胎児への影響などを考え、放射線を含む検査を行うことを躊躇してしまい、診断が遅れてしまうことがある。これらの検査が胎児に影響を与えるかどうかは、在胎週数、X線の種類や放射線量、妊婦の体格、胎児への遮蔽が十分にされているかなどに依存する。一般的な画像検査において推測される胎児線量を表2にまとめた[5]。被曝の確定的影響には先天異常や発育不全、流産などがあるが、これまでに50mGy以下の曝露での報告はされていない[6]。よって、診断に用いる放射線

表2 画像検査において推測される胎児線量

検査		胎児線量(mGy)*
超低線量検査 (<0.1mGy)	頸椎・四肢X線	<0.001
	マンモグラフィ(2回施行)	0.001〜0.01
	胸部X線(2回施行)	0.0005〜0.01
低〜中線量検査 (0.1〜10mGy)	X線撮影	
	腹部X線	0.1〜3.0
	腰椎X線	1.0〜10
	静脈性腎盂造影	5〜10
	二重バリウム注腸造影	1.0〜20
	CT	
	頭部/頸部CT	1.0〜10
	胸部/肺血管造影CT	0.01〜0.66
高線量検査 (10〜50mGy)	腹部CT	1.3〜35
	骨盤CT	10〜50
	^{18}F PET/CT全身シンチグラフィ	10〜50

*胎児線量は妊娠週数や母体の体重・体格などによって変わる。

(文献5より引用改変)

表3 在胎週数別の胎児への放射線の予測される影響と閾値

妊娠期間	影響	予測される閾値
着床前(受精後0〜2週)	胎芽・胎児死亡	50〜100mGy
器官形成期(受精後2〜8週)	先天異常	200mGy
	発育不全	200〜250mGy
妊娠8〜15週	重症精神発達遅滞	60〜310mGy
	小頭症	200mGy
妊娠16〜25週	重症精神発達遅滞	250〜280mGy

(文献6より引用改変)

量での胎児に対する影響は少ないと推測することができる（**表3**）。しかし、発がんなどの被曝の確率的影響は少ない被曝によってもリスクが上昇する可能性があることに留意する必要がある。胎児の10～20mGyの被曝は白血病発症のリスクをおよそ1.5～2.0倍に増加させることが示唆されている[5]。

超音波検査やmagnetic resonance imaging（MRI）は、基本的に被曝の危険性はなく、比較的安全に用いられる。また、妊娠初期におけるMRI検査の胎児への影響に関して、2016年、RayらがMRIを受けた場合でも死産や新生児死亡、先天異常、悪性腫瘍の発生率、視覚や聴覚の異常のリスクは上昇しないことを示した[7]。また、同論文において、妊娠中のガドリニウム造影剤の使用が死産率や新生児死亡、4歳までのリウマチ様症状や皮膚炎症状などのリスクを上昇させることを示唆しており、ガドリニウム造影剤の使用は慎重に行うべきである[7]。

> **臨床ピットフォール**
> - 診断に用いた放射線曝露による流産や先天異常、精神発達遅滞などの確定的影響のリスクはほぼない。
> - 超音波検査やMRI検査は胎児への影響は少なく、安全に施行できる。MRIに用いるガドリニウム造影剤は原則使用しない。

治療

本人が妊娠継続を希望しない場合や母体の状態が不良で妊娠継続が困難である場合、また妊娠早期にがんと診断され、児への影響を考慮し治療が著しく遅延してしまう場合には、人工妊娠中絶を検討する。しかし、その後のがん治療が卵巣機能不全や不妊症を引き起こすこともあり、次回の妊娠が望めない可能性も十分に考慮し、本人と相談すべきである。

手術療法において、緊急性のある場合はどの時期でも施行は可能である。しかし、妊娠初期は器官形成期であることや、流産のリスクが増加すること、妊娠末期では子宮が大きくなることによって手術が困難になり、仰臥位低血圧症候群を起こすリスクが増加する可能性があるため、妊娠中期に行われるのが望ましい。また、妊娠初期における化学療法は、流産や死産、先天異常のリスクを増加させる可能性があるため避ける。妊娠中期以降では主要な先天異常には関連しないが、早産や胎児発育不全などが示唆されている[1]。この報告では、The International Network on Cancer, Infertility and Pregnancy（INCIP）に登録された16カ国の37施設において、1996～2016年の間に登録された初発浸潤癌患者を対象とし、がん合併妊娠に関するコホート研究が行われた。登録された1,170名の患者の67%（779名）が妊娠中にがん治療を受けており、患者の中では乳がん患者が最も多かった（39%：462名）（**図**）。なお妊娠中の治療として、化学療法が増加傾向にあった。単胎妊娠では88%（955/1,089）で生児が獲得され、全妊娠の48%（430/887）が早産だった。白金製剤ベースの化学療法とsmall for gestational age（SGA）との間に相関関係があり（OR 3.12、95%CI 1.45～6.70）、また、タキサン系薬剤ベースの化学療法とNICU入院との間に相関関係があった（OR 2.37、95%CI 1.31～4.28）。

ホルモン療法は禁忌である。また、分子標的薬の胎児への影響は不明な点が多く、原則施行

しない。

　妊娠中にがん治療（特に化学療法）を受けた場合は、SGAのリスクやNICU入院などがより多くなる事実が明らかとなり、がん合併妊娠においては周産期センターなどの高次医療施設における管理が強く勧められている[1]。

　妊娠中に診断された悪性腫瘍の予後は、治療の遅滞がなく、ほぼ標準治療に従った治療が行われれば、非妊時とほぼ同等であるとされており[8]、がん治療の必要性とリスクを十分に説明した上で、不要な遅延をしないよう治療介入を行うことが重要である。

> **臨床ピットフォール**
> ・放射線療法は、胎児線量100mGyまでは可能とされているが、妊娠初期には胎児の被曝への感受性が強く、末期には放射線への距離が近くなる可能性があり、注意が必要である。原則施行しない。

臨床で役立つ！Point

- 妊婦のがんを疑うときは、リスクを理解し、本人に説明した上で診断に必要な検査を行う。
- がん合併妊娠では、妊娠週数、がん種、進行期、組織型、予後などの腫瘍の状態によって個別に治療方法を検討する。
- がん治療による胎児への影響を考慮し、周産期センターなどの高次医療施設における管理が望ましい。

引用・参考文献

1) De Haan, J. et al. Oncological management and obstetric and neonatal outcomes for women diagnosed with cancer during pregnancy : a 20-year international cohort study of 1170 patients. Lancet Oncol. 19 (3), 2018, 337-46.
2) Vandenbroucke, T. et al. Effects of cancer treatment during pregnancy on fetal and child development. Lancet Child Adolesc. Health. 1 (4), 2017, 302-10.
3) 青木陽一. 妊婦に対する化学療法. 日本産科婦人科学会雑誌. 63 (4), 2011, 1209-16.
4) Esposito, S. et al. Chemotherapy against cancer during pregnancy : A systematic review on neonatal outcomes. Medicine. 95 (38), 2016, e4899.
5) Committee Opinion No.723 : Guidelines for Diagnostic Imaging During Pregnancy and Lactation. Obstet. Gynecol. 130 (4), 2017, e210-6.
6) Patel, SJ. et al. Imaging the pregnant patient for nonobstetric conditions : algorithms and radiation dose considerations. Radiographics. 27 (6), 2007, 1705-22.
7) Ray, JG. et al. Association Between MRI Exposure During Pregnancy and Fetal and Childhood Outcomes. JAMA. 316 (9), 2016, 952-61.
8) Stensheim, H. et al. Cause-specific survival for women diagnosed with cancer during pregnancy or lactation : a registry-based cohort study. J. Clin. Oncol. 27 (1), 2009, 45-51.

VI 分娩

01 正常分娩の経過

総論

成瀬 勝彦　なるせ かつひこ　● 公益財団法人聖バルナバ病院 院長／聖バルナバ助産師学院 学院長

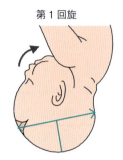
第1回旋

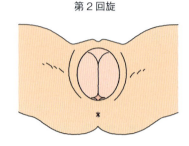
第2回旋

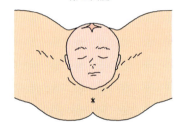
第3回旋

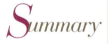
第4回旋

図1　正常分娩での児の回旋経過

1. 骨盤入口部で児は横向き。まず顎を引き、小斜径周囲面から入る（第1回旋）
2. 後頭部が母体前方に来るような縦径に回る。小泉門が先進するのが理想（第2回旋）
3. 後頭結節が恥骨を抜けるところで児が顔を上げる（第3回旋）
4. 再度児は横を向き、肩甲が恥骨をくぐって出てくる（第4回旋）

Summary　分娩が正常分娩の経過をたどっているかどうかを判断するのは難しいが、児の正常の回旋を十分理解した上で、パルトグラムやチェックリストを用いて予測することが必要である。判断の基本は内診であるが、その他の観察や超音波も重要である。分娩進行に関する基準は今後変わっていく可能性も高く、特にFriedman曲線は見直され始めている。細かい時間にこだわるよりは、まず安全に進んでいるかどうかを十分確認することが大切である。児の状態に問題がなければ、拙速な急速遂娩を行うのではなく、根気よく待つことも必要である。医学的介入に当たっては、必ず判断した理由について記録を残す。

正常分娩とは何か

あらゆる定義がなされており、また時代によって異なる。順調に進行し、母児ともに安全に終わるお産であれば、それは正常分娩「だった」といえる。しかし、経過を結果論で語ることには何の価値もなく、分娩進行中に予測しなくてはならない。

表1 微弱陣痛の定義

子宮口開大	子宮内圧	陣痛周期		陣痛持続時間	
4～6cm	10mmHg 以下	6.5 分以上		内測法：10mmHg が 30 秒以内の場合	外測法：1/5 点が 40 秒以内
7～8cm		6 分以上			
9～10cm	40mmHg 以下	4 分以上			30 秒以内
全開大後（第 2 期）		初産婦 4 分以上	経産婦 3.5 分以上		

- 分娩停止の定義：分娩第 1 期＝子宮口 3～4cm 以降 1cm/1 時間以下の開大、分娩第 2 期＝全開大後初産婦 2 時間、経産婦 1 時間（無痛分娩ではそれぞれ＋1 時間）で分娩に至らないもの。
- 過強陣痛についてはここでは記載しない。本文参照。

微弱陣痛・分娩停止の定義を表1に示す。この範囲を超えるものは正常といえるが、内測法が一般的でない日本では、微弱・過強陣痛を数値化して認識するのは困難である。過強陣痛については特に分かりにくいが、近年では明確な基準として陣痛の頻度を用い、子宮収縮が 10 分間に 6 回以上のものを頻収縮（tachysystole）と呼ぶ。これまでの正常値より分かりやすく、かつ臨床的に有用な基準であるといえる。

正常分娩となるかどうかを予測し、かつ目の前の分娩が正常であるかどうかを判断するチェックリストの例を表2に示す。多くの施設では、分娩を正常とするか異常とするかの判断基準を定めており、分娩録・助産録に正常／異常の記載を行っているが、その基準についても随時改定していく必要がある。

どのように診断するのか

不変の診断方法として Bishop スコア（**表3**）がある。1964 年に発表されたこのスコアは、Apgar スコア（1952 年発表）と並んで、修正の提案もされながら現在まで変わらず用いられている。このスコアは本来、分娩誘発を行うための要約（7 点以上が望ましいとされる。ただし、どうすればスコアを上昇できるかについては、器械的・用指的子宮頸管拡張以外に有望な方法が現在ない）を定めるものであったが[1]、現在では分娩進行の予測ツールとしても用いられる。

ただ、全てが内診指の主観に基づくスコアリングであるため、これを客観視しようとする方法が考えられている[2]。児頭の下降度（station、先進部が両側坐骨棘まで下降した状態が ±0）については、経会陰超音波を用いる方法も含め、特に有望視されている。しかし、現時点で全ての分娩の進行中に超音波を用いることができるわけではないので、内診手技は今後も産科医・助産師に必須の診断力となるであろう。

第 1・第 2 回旋は、正常な分娩経過に特に重要である。児が十分に顎を引いて小斜径周囲面から進入しなければ分娩は長引く。難産の原因のうち最も多いのは、顔面が前方を向く後方後頭位である（日本では先進部についての記載を行うため、後方後頭位と前方前頭位とは異なるものだが、欧米では単純に児の後頭がどちらを向いているかで記載されるため、これらはいずれも occiput-posterior = OP と呼ばれる。正常は occiput-anterior = OA である）。分娩進行不良で異常に腰痛を訴えている場合（仙骨を後頭結節が強く押すことも一因）などには、回旋異常の可能性を認識しなくてはならない（**図1**）。

そのためにも重要なのは、内診以外も含めた

表2 正常分娩チェックリスト例

(斜体は WHO のみの推奨)

入院時(分娩開始時/破水確認時)
- ☐ 健診を定期受診しており、感染症検査済み
- ☐ 帝王切開術・子宮筋層におよぶ手術の既往がない
- ☐ GBS(group B *Streptococcus*)の状態(陽性または不明なら抗菌薬開始)
- ☐ 頭位である
- ☐ 妊娠 36 週 0 日〜41 週 6 日
- ☐ 推定児体重 2,300g〜3,999g
- ☐ 正常体温(絨毛膜羊膜炎・子宮内感染を疑う基準は各施設で定める)
- ☐ 正常血圧(陣痛間歇時の収縮期/拡張期:140/90mmHg 未満)
- ☐ 蛋白尿(+の場合は蓄尿もしくは P/C 比提出)
- ☐ 羊水混濁なし(ある場合は直ちに分娩監視装置装着)
- ☐ 血性羊水なし(ある場合は直ちに分娩監視装置装着、胎盤後血腫の有無を精査)
- ☐ 破水時刻が明らかで、18 時間未満である(超過した場合には抗菌薬開始)
- ☐ CTG で胎児機能不全の判定がない

分娩進行中
- ☐ 正常血圧(*4 時間ごとに測定、陣痛間歇期 140/90mmHg 未満、発作時 160/110mmHg 未満など施設によって基準を定める*) ※妊娠高血圧腎症の所見があれば硫酸マグネシウム開始 ※重症高血圧があれば降圧薬開始
- ☐ 正常体温(*2 時間ごとに測定、38℃以上*や悪臭帯下のある場合は抗菌薬開始)
- ☐ 産婦の訴え(痛み・気分不快など)、意識レベルが想定範囲内
- ☐ CTG で波形レベル 4 以上、もしくは持続するレベル 3 以上の胎児機能不全の判定がない(レベル 3 の対応は各施設の基準を定める)
- ☐ 回旋異常を疑う所見がない、もしくはあっても分娩進行に問題がない
- ☐ 血性羊水なし
- ☐ 羊水混濁なし(ある場合は CTG の確認と子宮内感染の可能性を考慮)
- ☐ 陣痛発来後 36 時間以内(*子宮口開大 4cm* を超えれば 30 分ごとに診察 ** レパルトグラムの記載を開始する*)
- ☐ 分娩第 1 期の出血量が 100g 未満
- ☐ 子宮口全開大後 4 時間以内

分娩直後
- ☐ 出生時に異常を認めない
- ☐ 異常出血(持続する、もしくはサラサラとして凝固しない)がない
- ☐ 分娩時出血量が正常範囲内(基準は各施設で定めるが、おおむね 800〜1,000g)
- ☐ 第 4 度会陰裂傷がない(2 度・3 度を異常とするかは施設で定める)
- ☐ 外陰・腟・後腹膜血腫がない
- ☐ 分娩後、創部痛とは異なる制御困難な痛みがない(血腫の有無)
- ☐ バイタルサインが正常でショックを疑う所見がない
- ☐ 意識レベルが想定範囲内

* この分娩開始基準には、近年、異論もある。
** 母体脈拍、陣痛間隔、胎児心拍数連続モニタリングを行っていない場合の胎児心音聴取。頻回の内診ではない。
各施設のリソースや、わが国では最新のガイドラインに応じて運用する。

(文献 3 を元に、文献 4 を加えて作成)

表3 Bishop スコア

項目と点数	0	1	2	3
①子宮頸管開大度(cm)	0	1〜2	3〜4	5〜
②子宮頸管展退度(%)	0〜30	40〜50	60〜70	80
③児頭下降度(%)	−3	−2	−1〜±0	+1〜
④子宮頸管硬度	硬	中	軟	
⑤子宮口の位置	後方	中央	前方	

詳細な産婦の観察である。「どうも腰痛が強過ぎる」「痛がり方が強いのに進んでこない」「元来、痛みには強いキャラクターの方なのに尋常でなく痛みを訴え始めた」「腹部緊満のないところで力が入っている」などから分娩経過を予測することは、産科医や分娩に付き添う助産師の腕の見せどころともいえる。

> **臨床ピットフォール**
>
> - 異常な胎向（特に後方後頭位／OP）になっていないかを内診指で診断することは、その後の分娩経過を予測する上で最も重要な手技である。
> - 一方、熟練した医療者でも小泉門・大泉門を取り違え、「実は逆を向いていた」などという診察の間違いもたまに起こる。最近は、経腹超音波検査で児背と児の眼窩の向きを見ることで、より正確に胎向を診断できる。

パルトグラムと新しい分娩進行曲線

パルトグラムの記載は助産師の基本スキルだが、医師もその経過に常に気を配っていなくてはならない。分娩経過の予測のために必要な知識としては、ある程度の子宮口開大まではゆっくり進む（潜伏期：latent phase）が、一定の子宮口開大以降は急速に進み始め（加速期：acceleration／active phase）、直線的に早い開大経過を示し、全開する直前では再度進行が鈍る（減速期：deceleration phase）といったものである。

この分娩進行曲線をFriedman曲線[5]と呼び、1950年代から用いられている正常分娩の予測法・判断材料である。その曲線はよく知られている通り、子宮口開大3cm付近から加速するものである。ところが近年、複数の検討[6,7]から、この曲線が実態に合っていないのではないかとする問題提起がなされ、子宮口開大5〜6cmまでは加速期に入らないとする意見が多くなってきた[8]（図2）。この認識により、曲線に乗らない分娩進行を異常と考え難産として取り扱い、帝王切開術の実施や妊産婦への不要な

VI 分娩

総論

01 正常分娩の経過

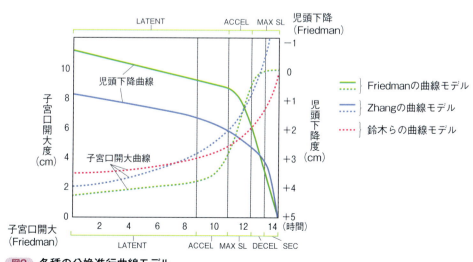

図2 各種の分娩進行曲線モデル

（文献5〜7より作成）

プレッシャーを減らせるかもしれない。また、早過ぎる入院を減らすことで、より有効な陣痛を得てから入院することが可能になるかもしれない。「早く入院させ過ぎない」のは、難産を防ぐ重要な方策である。

> **臨床ピットフォール**
> - 分娩進行の不良と分娩第2期の分娩遷延は比較的よく見られるが、どのタイミングでオキシトシンによる陣痛促進を行ったり、吸引・鉗子分娩を行ったりすべきかは悩ましい。
> - 産婦・家族への十分な説明と同意の上で、ガイドラインに準拠したオキシトシンによる陣痛促進を躊躇する理由はないが、全開大後の時間が長いからというだけの理由で、慌てて急速遂娩を行うことは望ましくなく、危険ですらある。
> - 正常分娩に必要なのは「根気」である。

無痛分娩や吸引分娩は正常ではないのか？

多くの国で硬膜外麻酔併用分娩（無痛／和痛）は一般的になっており、わが国でも例数は少ないものの施行されている。無痛分娩は分娩第2期の延長や吸引・鉗子分娩率を増やすとされるが、帝王切開率は麻酔が加速期に適切に使われている限り増加しない[9]とされており、麻酔併用そのものが異常な分娩であるわけもない。ただ、回旋異常が増えると考えられており、その場合は当然、正常分娩ではなくなる。

一方、麻酔のあるなしにかかわらず、胎児機能不全などのない状況（母体疲労を理由とした）で吸引・鉗子分娩が行われることもある。これらを異常分娩と見るか、正常と見るかは施設によって異なり、それぞれが基準を定めておくべきものである。ただし、これらは安易に行われるべき手技ではない。胎児機能不全で一刻を争う場合には医師の裁量で行うべきだが、そうでない場合でも、吸引娩出に失敗することで児の状態が悪くなるという危険を認識しておかなくてはならない。

そう考えると、吸引分娩が異常かどうかということよりも、正常での吸引分娩はできるだけ減らすに越したことはない、ということなのだろう。

> **臨床ピットフォール**
> - 吸引・鉗子分娩とも、本来は行ってよい条件（要約）が厳しく定められている。
> - 吸引・鉗子分娩の決定時・開始時の内診所見のカルテへの記載（最低でも全開大の確認と児先進部のstation）は必須であるが、特に胎児機能不全例では、開始時の準備や出生後の児の蘇生などで経過が厳しい症例ほど記載が漏れることが多い。
> - 後からでもしっかり振り返り、記録を残すようにする。クリステレル胎児圧出法についても同様である。

臨床で役立つ！Point

- いくら時間がかかろうとも、安全に分娩が終了すればそれは「正常」である。古くからの基準にとらわれ過ぎて慌てた対応をする必要はない。基準は今後も改定される可能性があるものである。
- 分娩進行の評価方法は、今後のテクノロジーの発展で変化する可能性がある。しかし、現時点では内診の診断力に勝るものはなく、先輩医師・助産師からしっかり学び、経験を積むしかない。
- 正常分娩の重要な要素として、「雰囲気作り」がある。分娩に誰が立ち会うのか、産婦が何を希望しているのかについては、妊娠中から確認し調整しておく。スタッフに笑顔のない環境は、改善が必須である。

引用・参考文献

1) Bishop, EH. Pelvic scoring for elective induction. Obstet. Gynecol. 24 (2), 1964, 266-8.
2) Wiafe, YA. et al. The effectiveness of intrapartum ultrasonography in assessing cervical dilatation, head station and position : A systematic review and meta-analysis. Ultrasound. 24 (4), 2016, 222-32.
3) 日本産科婦人科学会／日本産婦人科医会. "CQ414「助産ケア中心の妊娠・出産支援システム」の対象にできる妊娠および分娩は？". 産婦人科診療ガイドライン：産科編2017. 東京, 日本産科婦人科学会, 2017, 299-303.
4) WHO Safe Childbirth Checklist. https://www.who.int/patientsafety/implementation/checklists/childbirth/en/ [2019.2.7]
5) Friedman, EA. The graphic analysis of labor. Am. J. Obstet. Gynecol. 68 (6), 1954, 1568-75.
6) Zhang, J. et al. Reassessing the labor curve in nulliparous women. Am. J. Obstet. Gynecol. 187 (4), 2002, 824-8.
7) Suzuki, R. et al. Evaluation of the labor curve in nulliparous Japanese women. Am. J. Obstet. Gynecol. 203 (3), 2010, 226.e1-6.
8) 竹原健二. 国内外の分娩進行に関する研究. ペリネイタルケア. 36 (9), 2017, 897-900.
9) Klein, MC. Does epidural analgesia increase rate of cesarean section? Can. Fam. Physician. 52 (4), 2006, 419-21.

総論 02

正常胎盤娩出と生理的結紮

堀越 義正 ほりこし よしまさ ● 浜松医科大学産婦人科
金山 尚裕 かなやま なおひろ ● 浜松医科大学付属病院 病院長／浜松医科大学 副学長

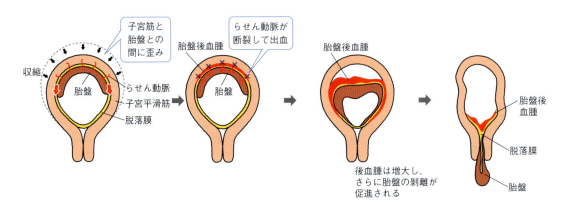

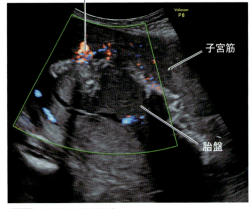

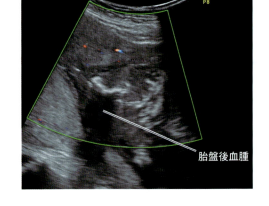

図1 胎盤の娩出機序

Summary

　胎盤の娩出機序は、まず児娩出後に後産期陣痛（後陣痛）により生じた子宮筋層と胎盤との間の歪みによってらせん動脈が断裂し、胎盤後血腫が形成されることから始まる。次いで増大した胎盤後血腫により剥離が促進され、後陣痛や腹圧・胎盤と後血腫の自重・骨盤底筋群の収縮などの助力により、最終的に体外へと娩出される。胎盤娩出後はさらに子宮が収縮して、断裂したらせん動脈が子宮筋層により圧迫・絞扼され、止血される。この機構を生理的結紮という。分娩第3期は、胎盤剥離徴候をしっかりと確認してから臍帯を牽引することが子宮内反の予防に大切である。胎盤剥離徴候が見られない際は、癒着胎盤の可能性を念頭に置いて対応する。

正常な胎盤娩出

分娩第3期（後産期）は、児娩出後から胎盤が娩出されるまでを指す。胎児娩出後より4〜5分ごとに反復する子宮収縮が現れる。これを後産期陣痛（後陣痛）という。この後陣痛により、胎盤は子宮壁より剥離して子宮下部まで圧出されて娩出に至る。

図1に胎盤娩出までの流れを示す。まず、後陣痛により収縮する子宮筋層と、収縮しない胎盤との間に歪みが生じる。この歪みによって、組織学的に脆弱な脱落膜海綿層が断裂し、破断したらせん動脈からの出血により、胎盤と子宮壁との間に血腫が形成される。これを胎盤後血腫という。この胎盤後血腫が増大することで胎盤の剥離がさらに促進され、後陣痛によって子宮下部へと圧出された胎盤が、腹圧、胎盤と後血腫の自重、骨盤底筋群の収縮によって、子宮頸管と腟を経て体外へと娩出される。

胎盤は経産歴を問わず10分以内に娩出されることが多く、30分までに97％が娩出される[1]。分娩第3期の遷延は母体出血量を増加させるため、積極的に分娩第3期の短縮を図ることで産後の過多出血予防に寄与すると考えられる[2]。

胎盤剥離徴候

胎盤が子宮内で剥離しているかどうかは、以下の胎盤剥離徴候を確認する（図2）。

1) Ahlfeld 徴候

胎盤の剥離下降により、陰裂から下垂する臍帯がさらに10cm以上露呈する。臍帯を挟鉗しているコッヘル鉗子が外陰部より徐々に下降していくことで確認できる。

2) Küstner 徴候

恥骨結合上部を強く押し下げると、臍帯が外陰部より押し出される。剥離していない場合は、逆に臍帯が腟内へと引き込まれる。

3) Schröder 徴候

子宮が右に傾き細長くなり、子宮底が臍上3横指くらいにまで上昇する。

4) Strassmann 徴候

片方の手で臍帯を把持し、他方の手で子宮底をたたくと、剥離前は臍帯を把持した手に振動が伝わるが、剥離後は伝わらない。

> **臨床ピットフォール**
> ・胎盤剥離徴候を示す前に臍帯を過度に牽引すると子宮内反を来す恐れがある。また、癒着胎盤であった場合は大出血につながる懸念があり、胎盤剥離徴候を必ず確認してから臍帯牽引を行う。

胎盤の娩出様式

胎盤の娩出様式には以下の3つのタイプがある（図3）。娩出様式が臨床経過に影響を与えることはない。

1) Schultze 型

胎盤の中央から剥離して胎盤後血腫が形成され、胎盤は胎児面から娩出され、次いで胎盤後血腫が娩出される。

2) Duncan 型

胎盤下方の辺縁から剥離して胎盤上部にまで及び、まずは胎盤後血腫から娩出され、次いで胎盤が母体面から娩出される。

3) 混合型

両者の混合した娩出様式であり、胎盤辺縁から娩出される。

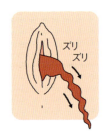 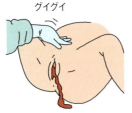 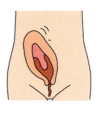 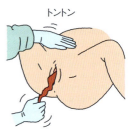

Ahlfeld徴候
胎盤の剥離に伴い臍帯が下降してくる。

Küstner徴候
恥骨結合上部を強く押し下げると、臍帯が外陰部より押し出される。

Schröder徴候
子宮底が臍部よりも高い位置に上昇し、右方へ傾く。

Strassmann徴候
臍帯を把持して子宮底をたたくと、剥離前は臍帯を把持した手に振動が伝わるが、剥離後は伝わらない。

図2 胎盤剥離の徴候

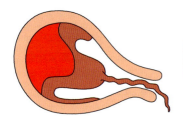 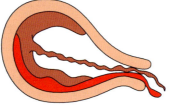 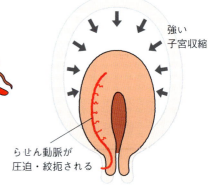

Schultze型
胎盤の中央から剥離
胎盤が胎児面から娩出
→胎盤後血腫が娩出

Duncan型
胎盤の辺縁から剥離
胎盤後血腫が娩出
→胎盤が母体面から娩出

図3 胎盤の娩出様式

らせん動脈が圧迫・絞扼される
強い子宮収縮

図4 生理的結紮

生理的結紮

　胎盤娩出後、通常では子宮がさらに強く収縮することで胎盤剥離面の断裂したらせん動脈が圧迫・絞扼されて、その部位に血栓が形成されて止血される。この機構を生理的結紮という（**図4**）。しかし、何らかの原因によって子宮の収縮や血栓形成が妨げられると、生理的結紮が起こらず、胎盤剥離面からの出血が続き大量出血を来す。この状態を弛緩出血という。

> **臨床で役立つ！Point**
>
> - 胎盤剥離徴候が見られない場合は、過度の臍帯牽引により子宮内反を来す恐れがある。また、癒着胎盤の可能性を念頭に置き、無理な娩出は試みない。出血がない場合は慌てることなく、経過観察も視野に入れて対応を考慮する。
> - 胎盤が娩出しないまま出血が持続する場合は、母体救命の初期対応として、酸素投与、細胞外液の補充、バイタルサインの確認、モニタリングを開始する。人手を集めるか高次医療施設への搬送かを検討し、癒着胎盤の管理に準じて対応する。

引用・参考文献

1) Combs, CA. et al. Prolonged third stage of labor : morbidity and risk factors. Obstet. Gynecol. 77 (6), 1991, 863-7.
2) Beegley, CM. et al. Active versus expectant management for women in the third stage of labour. Cochrane Database Syst. Rev. 3, 2015, CD007412.

各論

03 分娩経過の異常

竹田 純　たけだ じゅん ● 順天堂大学医学部産婦人科学講座 准教授

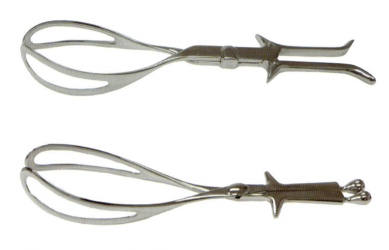

図　東大式キーラン鉗子（上）と東大式ネーゲリ鉗子
（写真提供：アトムメディカル株式会社）

Summary

分娩経過の異常として、遷延分娩と回旋異常がある。分娩潜伏期においては、基本的には待機的管理を行うが、活動期以降に分娩が遷延した際は、適切な量の輸液と子宮口全開大後早期からの産婦の努責により経腟分娩成功率が高くなる。しかし、無痛分娩の際の子宮収縮薬の効果にはいまだ議論の余地があり、今後のエビデンス構築が望まれる。回旋異常の際は正確な内診による評価が重要であるが、産瘤の形成により困難であることも多く、超音波での補助診断により正確な診断をつける必要がある。用手回旋が無効の場合は、器械分娩や帝王切開術へ移行する可能性があるため、急変時に備え器械分娩や帝王切開術の説明および同意書に署名をもらうことも考慮する。

遷延分娩

　分娩経過の異常のうち、日常よく遭遇するものとして遷延分娩や回旋異常が挙げられる。遷延分娩の定義は、分娩所要時間が初産婦で30時間以上、経産婦で15時間以上とされており、これを超えると器械分娩、帝王切開術、新生児仮死の頻度が有意に増加するといわれている。

　分娩経過の評価として、一般的にわが国の産科施設ではFriedman曲線が使用されてきた。しかし、この曲線が作られたのは1978年であり、妊婦の体形の変化や出産年齢の上昇から、必ずしも近年の分娩進行の状況を反映していない可能性も示唆されている[1]。

　Zhang[1]らは2002年に1,329人の初産婦を対象として分娩経過曲線（Zhang曲線）を作成

した。その形状はFriedman曲線と異なっている点があり、Friedman曲線では子宮口4cm開大から全開大まで約2.5時間を要するが、Zhang曲線では緩徐に活動期が進行し、約5.5時間かかる。Friedman曲線では子宮口9cm開大から10cmまでは減速期があるが、Zhang曲線では減速期は見られない。

Friedman曲線とZhang曲線では、それぞれ無痛分娩を行った割合が異なっており、その割合はそれぞれ8%、48%であった。

近年では無痛分娩のニーズも高まり、麻酔科医による疼痛コントロールが行われるようになってきている。無痛分娩は疼痛を取り除くという患者満足度向上というメリットがある半面、麻酔薬の投与により母体生理にも影響があり、分娩の進行に与える影響として、一般的には、分娩第1期の時間は変わらず、分娩第2期は延長するとされている[2]。今後、無痛分娩のニーズが高まり、さらに遷延分娩が増えていく可能性がある。

1) 潜伏期

分娩が遷延している際の対応として、潜伏期では母児の健康状態に異常を認めなければ病的意義は少なく、定期的な母体のバイタルサイン測定や胎児心拍数モニタリングを行いつつ、基本的には待機的な管理を行うとよい。積極的に介入する方法としては、人工破膜やオキシトシン、プロスタグランジン製剤による陣痛促進がある。

人工破膜は分娩時間を短縮させる可能性があり、長年行われてきた手技ではあるが、2013年の報告では「人工破膜は分娩第1期時間を有意に短縮させることはなく、逆に、有意ではないものの、帝王切開分娩率上昇と関連があったことより、ルーチンに人工破膜を行うことは勧められない」と結論付けられた[3]。そのため、WHO勧告でも分娩の遅延を予防するための分娩第1期でのルーチンの人工破膜は推奨されていない。人工破膜は、臍帯脱出の発生や子宮内感染を上昇させる危険性がある。実際に臍帯脱出が起こった場合には、急速遂娩を行っても児は重篤な状態となりやすい。そのため人工破膜は、児頭がstation－2よりも下降し、固定されている状態になっていることを内診により確認した後に行う必要がある。

陣痛促進に使用する子宮収縮薬にはオキシトシンとプロスタグランジン製剤があるが、そのうちオキシトシンが最も使用される薬物であると思われる。オキシトシンは、待機的管理と比べて経腟分娩不成功率を減少させることがコクランレビューにおいても報告されているが、わずかではあるが帝王切開率が上昇し、特に子宮頸管熟化が悪い例においては経腟分娩不成功の可能性が高まる[4]。そのため米国産婦人科学会／米国周産期学会（ACOG/SMFM）コンセンサスでは、子宮頸管開大6cm未満、WHOでは5cm未満までを潜伏期としており、頸管熟化が起こる前に焦って陣痛促進を行う必要性は低いと思われる。

2) 活動期・分娩第2期以降

活動期もしくは分娩第2期に入った後に分娩が遷延した場合は、その原因を娩出力、娩出物、産道の分娩の3要素全ての面から検索し、対応を行う。低リスク未経産婦に対して、分娩中の輸液は125mL/時よりも250mL/時の速度で実施する方が分娩時間の短縮を認め、帝王切開率が低下するという報告もあり[5]、脱水の補正も分娩が遷延した際に有効な治療である。

子宮収縮の強度や頻度が十分ではないと判断した場合には、子宮収縮薬による陣痛促進を行う。ただし、2013年のコクランレビューによると、硬膜外麻酔を行った分娩が遷延した際に、陣痛促進のためにオキシトシンとプラセボを使用した場合の比較では、帝王切開率も器械分娩率にも変化がなかった[6]。このため、無痛分娩においてはオキシトシンよりもプロスタグランジンによる陣痛促進が有効である可能性がある。

分娩第2期の管理として、ACOGは初産での分娩第2期遷延に対する器械分娩実施の目安を3時間とすることを推奨している。これは、分娩第2期が長くなると尿閉や胎児機能不全など、母児の合併症が増加する可能性があるからである。しかし、分娩第2期遷延を3時間と定義することに関してはエビデンスが乏しく、エキスパートオピニオンによる決定のため、今後のエビデンス構築が望まれる。

産婦の努責に関しても、待機的管理と早期の努責の検討がなされており、コクランレビューでは、無痛分娩における分娩第2期の待機的管理は分娩第2期を延長させたが、経腟分娩完遂率を上昇させた[7]としている。これらの結果から、分娩が遷延した際は、適切な量の輸液と子宮口全開大後早期からの産婦の努責が重要であると思われるが、無痛分娩の際の子宮収縮薬の効果には、いまだ議論の余地がある。

回旋異常

1) 原因

回旋異常としては、胎勢の異常（第1回旋の異常）と回旋の異常（第2回旋の異常）によく遭遇する。また、回旋異常ではないが、骨盤進入の異常も、特に無痛分娩においてはよく遭遇する。その原因として、児の形態異常、胎盤位置異常、狭骨盤・広骨盤や骨盤内腫瘤などの産道異常、羊水過多、微弱陣痛などの娩出力の異常などが挙げられる。回旋異常が起こった場合には、児の最大周囲径が小斜径ではない大きい周囲径で産道を通過するため、遷延分娩、分娩停止、産道裂傷などの頻度が増すとともに、器械分娩や帝王切開術が多くなる。まずは、正確な診断が必要であり、矢状縫合の向きや先進部の位置を内診で診断し、所見の変化を経時的にパルトグラムに記載することが大切である。

2) 診断

一般的に、児頭の下降度の評価にはDeLeeのstationを用いているが、これは左右坐骨棘を結んだ線をsation±0とし、それと垂直方向に下降を評価する、いわば仮想の面による分娩進行の評価である。しかし、実際は児の下降は骨盤誘導軸に従って母体腹側方向に進行するため、正しい評価がなされていない可能性がある。そこで筆者らは、恥骨結合下縁と左右坐骨棘とを結んだ台形面を基準としたtrapezoidal stationで、より客観的に児頭下降度を評価している[8]。児頭下降の正確な評価は、分娩進行の評価のみならず、急速遂娩時に安全に施行できるか否かの判断においても重要である。

産瘤が著明な場合は、内診だけでは児の回旋が診断できないことがあるため、超音波断層検査でも確認を行う。超音波による回旋異常の診断は、内診と比べ正確であるという報告もある[9]。また、超音波検査によって恥骨結合と児頭との関係性を見てangle of progression、midline angle、head perineum（symphysis）distanceなどの指標による分娩進行度の評価も、臨床上

使用され始めている。

3）用手回旋

上記の診断方法により、いざ回旋異常と遭遇した場合には、まず児頭の用手回旋を試みるが、分娩の見込みや児頭下降度によっては、器械分娩や帝王切開術を選択する。用手回旋は、示指および中指をラムダ縫合にかけて回旋させる方法と、手掌を側頭部にかけ回旋させる方法がよい。用手回旋が成功した場合には、帝王切開術、重篤な会陰裂傷、大量出血が避けられ、その成功率は35歳未満または経産婦で上がるとされている[10]。

4）器械分娩

器械分娩が必要である場合は、吸引分娩が顔位などの特殊な場合を除いて回旋異常にも対応できる方法である。しかし、回旋異常の際は容易に分娩に至らず、頻回の牽引やクリステレル胎児圧出法を併用する結果となり、かえって児の予後を悪化させる可能性もある。そのため、より娩出力の強い鉗子分娩の習熟も重要であり[11]、斜位や横位での急速遂娩は回旋鉗子として知られているKielland鉗子（キーラン）（図）を用いる。

> **臨床ピットフォール**
> - 鉗子分娩より吸引分娩を行っている産科施設の方が圧倒的に多い。
> - これは、母体の軟産道裂傷の可能性と手技獲得の困難さから起こっているが、鉗子分娩の牽引力の強さは無痛分娩や分娩停止などの場合に特に威力を発揮する。
> - 実際、英国では無痛分娩が広まってきた近年、その有用性が見直され、教育システムを構築した。
> - 回旋異常の際のKielland鉗子も含め、わが国でも学会レベルでの教育システムの構築が必要である。

特に無痛分娩では、後方後頭位などの回旋異常が増えるため、その管理には注意が必要である。前方前頭位では、児頭の先進部がstation＋3や4であるにもかかわらず恥骨後面が広く触知でき、児頭と骨盤とのスペースも広く、前方後頭位の所見とは異なる。この場合、stationが下降しているように思えても、児頭の最大周囲径は高く、高在から高中在（日本産科婦人科学会での表記では高在から濶部上腔）付近に位置し、吸引や鉗子分娩を選択しても牽引できないことがある。もちろん大泉門が母体前方（腹側）方向に触れたり、小泉門が母体後方（背側）に触れたりすることで診断できるが、分娩が遷延し、産瘤が大きく先進部が分からない場合には、超音波検査で顔面を確認する。前方前頭位（反屈位）と後方後頭位（屈位）では先進部が異なっており、器械分娩の牽引方向に影響する。

産瘤形成前から継時的な内診をすることにより回旋異常が診断できることもあるため、やはり分娩進行の評価としての内診は重要である。回旋異常を診断できず、あやふやな内診で分娩停止となり器械分娩を行うと、牽引困難で母児損傷や緊急帝王切開術へ移行することになる。station＋2や＋3で停止した前方前頭位では、鉗子適位であっても最大周囲径がさらに高く、牽引できないことがあるので、最初から帝王切開術を選択することもある。完全無痛分娩などでは、骨盤内筋群の弛緩により、不正軸進入が起こりやすく、また、横径のまま嵌入してくることがあり、低在横定位となることもあるため内診に注意する。

前方前頭位の診断に至り鉗子分娩を選択する場合には、1位に強く牽引し、いわゆるW字を描くような鉗子の牽引が必要になることが多

い。通常どおりに1位、2位、3位に牽引すると、軟産道裂傷がひどくなる。正確な内診とともに、最大周囲径を意識した児頭下降度の評価により、安全・確実な鉗子分娩が可能になる。また、シミュレーショントレーニングなどで日ごろからの教育や技術の指導、練習を行うこともよいと思われる。回旋異常にかかわらず、分娩時は急な対応が求められることがあるため、妊娠初期や母親学級などであらかじめ文書でその可能性を説明し、その対応についても同意を得ておく。いざ回旋異常の症例に遭遇した場合には、急変時に備え、器械分娩や帝王切開術の説明および同意書への署名をもらうことも考慮する。

臨床で役立つ！Point

- 近年の無痛分娩のニーズの増加に伴い、今後さらに遷延分娩や回旋異常の頻度は増す可能性がある。
- 分娩が遷延した際は、適切な量の輸液と適切な陣痛促進が必要であるが、改善しない場合には器械分娩や帝王切開術を行う必要があり、事前にその情報提供も行っておく。
- 経時的な分娩進行の評価により、産瘤が大きい場合には回旋異常が疑われるが、内診での評価が困難である場合は超音波を用いた診断も有用である。
- 分娩が遷延した場合や回旋異常の際には器械分娩が必要になることがあるが、これらの適応で器械分娩を行う場合には、娩出力が弱く娩出が難しい。吸引分娩より牽引力の強い鉗子分娩も含めて、日頃からトレーニングを行う必要がある。

引用・参考文献

1) Zhang, J. et al. Reassessing the labor curve in nulliparous women. Am. J. Obstet. Gynecol. 187 (4), 2002, 824-8.
2) Halpern, SH. et al. Effect of labor analgesia on labor outcome. Curr. Opin. Anaesthesiol. 23 (3), 2010, 317-22.
3) Smyth, RM. et al. Amniotomy for shortening spontaneous labour. Cochrane Database Syst. Rev. 2013, CD006167.
4) Kelly, AJ. et al. Intravenous oxytocin alone for cervical ripening and induction of labour. Cochrane Database Syst. Rev. 2001, CD003246.
5) Ehsanipoor, RM. et al. Intravenous fluid rate for reduction of cesarean delivery rate in nulliparous women : a systematic review and meta-analysis. Acta Obstet. Gynecol. Scand. 96, 2017, 804-11.
6) Costley, PL. et al. Oxytocin augmentation of labour in women with epidural analgesia for reducing operative deliveries. Cochrane Database Syst. Rev. 2013, CD009241.
7) Lemos, A. et al. Pushing/bearing down methods for the second stage of labour. Cochrane Database Syst. Rev. 2015, CD009124.
8) Takeda, S. et al. Fetal station based on the trapezoidal plane and assessment of head descent during instrumental delivery. Hyper. Res. Pregnancy. 2 (2), 2014, 65-71.
9) Hassan, WA. et al. The sonopartogram : a novel method for recording progress of labor by ultrasound. Ultrasound Obstet. Gynecol. 43 (2), 2014, 189-94.
10) Shaffer, BL. et al. Manual rotation of the fetal occiput : predictors of success and delivery. Am. J. Obstet. Gynecol. 194 (5), 2006, e7-9.
11) 竹田省ほか. 児頭下降度の評価と鉗子遂娩術：安全・確実な吸引・鉗子分娩のために. 東京, メジカルビュー社, 2015, 128p.

各論 04

胎児機能不全

大路 斐子　おおじ あやこ　● 東邦大学医療センター大森病院産婦人科 助教

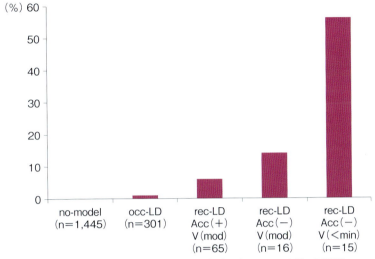

図1 胎児心拍数パターンと臍帯動脈血液ガス（pH＜7.10）の予測

no-model：異常所見なし
occ-LD：子宮収縮当たりの遅発一過性徐脈の頻度＜50％
rec-LD：子宮収縮当たりの遅発一過性徐脈の頻度≧50％
Acc：一過性頻脈
V（mod）：基線細変動あり
V（＜min）：基線細変動消失

（文献1より引用）

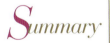

　胎児機能不全とは、妊娠中または分娩中に胎児の状態を評価する臨床検査において「正常ではない所見」が存在し、胎児の健康に確信が持てず、胎児の健康に問題がある、もしくは将来的に問題が生じるかもしれない状態を指し、必ずしも胎児状態が悪化しているということを意味しているわけではない。
　分娩中の管理は主に胎児心拍数モニタリングで行い、胎児機能不全はレベル分類3～5を示す。多くの分娩はローリスクである中で、低い確率ではあるが分娩時の低酸素血症により新生児に不可逆的な後遺症を残してしまうことがある。日頃から各施設でしっかりとした分娩管理を行うことが必要である。

病 態

　胎児機能不全（non-reassuring fetal status）とは、妊娠中または分娩中に胎児の状態を評価する臨床検査において「正常ではない所見」が存在し、胎児の健康に確信が持てず、胎児の健康に問題がある、もしくは将来的に問題が生じるかもしれないと判断される状態を指す。つまり、必ずしも胎児状態が悪化しているということを意味しているわけではない。以下、分娩中の胎児機能不全について概説する。

要因

1）分娩中の臍帯血流障害

臍帯付着部位の異常、前期破水などによる羊水過少や、臍帯脱出による臍帯圧迫によって生じる。これらの要因がなくても、臍帯圧迫により臍帯血流障害を生じることがある。事前に臍帯付着部位の確認や羊水量の評価を行い、リスクを把握しておくことが有用であり、胎児心拍数モニタリングによる連続監視が必要な場合もある。さらに、陣痛開始時や前期破水時には、内診による臍帯脱出の有無、児頭の固定の有無の確認を行う。

2）急激な胎盤機能不全・循環不全の進行

主な原因として、子宮破裂、常位胎盤早期剥離、前置血管の破綻、低置胎盤からの出血などが挙げられる。常位胎盤早期剥離以外は、事前にリスクを把握しておくことが有用である。

3）潜在性胎盤機能不全

妊娠高血圧症候群や胎児発育不全、その他、胎盤機能不全を来す合併症がある状況では、潜在性胎盤機能不全の存在を念頭に置く。慢性的な低酸素状態にある胎児に、子宮収縮に伴う絨毛間腔への血流減少が相乗的に作用した結果、低酸素症や酸血症に陥る可能性がある。

分娩前には胎児の健常性が保たれている場合でも、分娩中に胎児機能不全が顕在化する可能性があり、連続監視が望ましい。

- **分娩中における管理**

胎児心拍数モニタリングと間欠的児心拍聴取との比較では、心拍数モニタリングは胎児低酸素血症による周産期死亡を減らすが、帝王切開分娩および経腟器械分娩を増加させ、周産期死亡率全体には影響を与えなかったとの報告もある[2,3]。わが国では、産科医療施設の現状、社会性を考慮した管理方法を推奨している。リスクのない、または低い産婦は、分娩第1期では入院時を含め分娩監視装置を一定時間（20分以上）装着してモニタリングを記録し、経過が正常な場合には、次回の分娩監視は一定時間（6時間以内）の間欠的児心拍聴取（15〜90分ごと）でよいとしている。

胎児心拍数陣痛図の評価

日本産科婦人科学会周産期委員会が推奨する指針に従い判定を行う[4,5]。

1）胎児心拍数波形

胎児心拍数波形を、心拍数図の諸要素（基線、一過性徐脈、基線細変動）の組み合わせから、胎児の低酸素、酸血症などへのリスクの程度を推量するために、5つのレベルに分類する[2]。

基線細変動は、心拍調節中枢の活動を示している。胎児期は脳発達の途中であり、交感神経系より副交感神経系が優位な状態となっているため、低酸素などの刺激に胎児が遭遇すれば、副交感神経による反射の方が著しく、心拍数は低下する。基線細変動はこのような心拍数の中枢コントロールバランスの状態を示しているものであり、胎児の状態評価の一指標として広く使われる。

Sameshimaらによりローリスク妊娠1,842例の分娩前2時間の胎児心拍数パターンの特徴と出生時の臍帯動脈血液ガス分析値との関係が報告されている（**図1**）[1]。この報告によると、1,842例中、胎児心拍数陣痛図に全く異常所見がない場合には、臍帯動脈血pH 7.10未満となる例は0％であった。また、遅発一過性徐脈の発生頻度が子宮収縮の50％未満で一過性頻脈

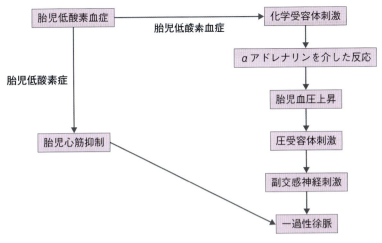

図2　遅発一過性徐脈の発生機序

（文献6より引用）

が認められ基線細変動が保たれている場合には、臍帯動脈血 pH 7.10 未満の例は1％であった。遅発一過性徐脈の発生頻度が50％以上で一過性頻脈を認め基線細変動が正常に保たれている場合には、臍帯動脈血 pH 7.10 未満は6％に上昇するが、一過性頻脈が見られず基線細変動が消失すると、臍帯動脈血 pH 7.10 未満は56％と一気に増加することが明らかにされている。

変動一過性徐脈の主な原因は、臍帯圧迫による副交感神経の反射である。圧迫が強い場合や繰り返しの圧迫により低酸素血症となる。さらに重症化するとアシドーシスの所見が加わる。

遅発一過性徐脈は、胎盤循環不全に基づく胎児低酸素血症を表している。陣痛などの子宮収縮により絨毛間腔への血流が減少することによって、胎盤での換気不全が引き起こされ、胎児血酸素分圧が低下することにより生じる。胎盤機能が正常な場合では、一時的に胎盤での酸素供給を低下させるが、このことが直ちに胎児低酸素血症につながることはない。一方、胎盤機能が低下している場合は、容易に胎児低酸素血症が引き起こされるため、慎重な管理が必要である。心拍数低下の機序には、圧受容体および、化学受容体を介する反射性のもの（reflex late deceleration）と低酸素症によるアシドーシスの進行に伴う心筋の抑制（non-reflex late deceleration）の2つがある（図2）[6]。

胎児低酸素血症が発生した初期段階は、reflex late deceleration の機序によるものである。陣痛の子宮収縮に伴い胎盤血流量が減少し、胎児への酸素供給が一時的に低下し、胎児低酸素血症となる。これにより化学受容体が反応し、迷走神経刺激により胎児心拍数が低下する。これは迷走神経を介した反射であり、基線細変動は正常となりアシドーシスとはならない。

しかし、胎児低酸素血症の状況から胎児低酸素症に進行すると、組織内の酸素量が減少する。さらに状態が増悪すると嫌気性代謝が亢進するため乳酸が蓄積し、徐々に代謝性アシドーシスに移行する。これは、reflex late deceleration に加え、non-reflex late deceleration の機序が合わさることによる。迷走神経を介さない、心

筋への直接の機能抑制作用による心拍数低下が加わることで、胎児の低酸素状態はより重症化し、基線細変動は減少または消失する。基線細変動の状態が、遅発一過性徐脈の重症度を左右すると考えられる。

2）心拍数波形の分類

心拍数波形のレベル分類は、10区画ごとに胎児心拍数陣痛図を判読し、判定する。

分娩時の胎児心拍数陣痛図の評価には、一過性頻脈の存在は含まれていないことに注意する。本分類では、複数レベルが出現している場合は最も重いレベルとする。胎児機能不全は、胎児心拍数波形のレベル分類3～5を示す。波形レベル3～4では、10分ごとに波形分類を見直し対応する。「軽症」と判断されるレベル3より「胎児機能不全」の診断可能な範囲としている。これは、重症化予測が困難な分娩中の胎児の状態に即応でき、また妊婦の背景や各施設の諸事情を考慮した対応を検討するためでもあると思われる[2]。

しかし、その半面、胎児心拍数陣痛図の判読は主観的な要素が強く、判読者による解釈の相違や、同一判読者で反復して判読した場合の再現性が低いのも現実である。

臨床ピットフォール

- 分娩中の胎児機能不全の持続時間と胎児血pHとの間に負の相関が示唆されている。
- 「レベル3～4の持続」かつ「経腟分娩困難の判断」では、早期に緊急帝王切開術を考慮する。

胎児蘇生法

胎児機能不全が出現したときには、以下の保存的な胎児蘇生法を試みる。改善が認められない場合には、妊婦の背景や施設の諸事情を考慮し、急速遂娩などの対応を行う。

1）母体体位変換

遅発一過性徐脈は、胎児低酸素血症により発生するが、母体の仰臥位低血圧症候群や脱水による低血圧の可能性もある。増大した子宮による大動脈・下大静脈圧迫に伴う母体心拍出量低下、それに伴う胎盤循環不全を改善・防止するため、分娩中の体位は左側臥位が最も適しているとされる。また、変動一過性徐脈を来す場合は、その要因として臍帯圧迫が考えられ、母体の体位変換で臍帯圧迫が解除される可能性がある。簡便であり、まず試みるべき方法である。

2）酸素投与

胎児低酸素状態である場合は、母体への酸素投与により胎児の血中酸素飽和度を上げることができる。吸入酸素が50％未満では有効性が一定せず、約80～100％で投与した場合には胎児血酸素飽和度上昇が確認されている[7]。胎児血酸素飽和度の上昇を図る際には、母体に80～100％の酸素濃度を確保しなくてはならないため、非再呼吸式マスクで10L/分またはそれ以上の酸素流量にする[8]。

3）リンゲル液の急速輸液

脱水による低血圧が要因であれば、乳酸リンゲル液を母体に急速に輸液することにより母体血圧上昇の効果がある。

4）子宮収縮の抑制

子宮収縮抑制薬は、過強陣痛による臍帯圧迫や絨毛間腔の圧迫による胎児低酸素状態への進展が強く疑われる場合、また早期産の帝王切開術時に、子宮収縮のために娩出が困難な場合に一時的に投与する。子宮収縮抑制薬投与により

子宮収縮が抑制され、胎内環境が改善される可能性がある。側臥位でのニトログリセリン（1回60～90μg、最大100g）や塩酸リトドリン（1アンプル50mgを5％ブドウ糖液500mLに溶解し300mL/時間）の投与により緊急子宮弛緩を行う[2]。2014年2月より、緊急子宮弛緩のためのニトログリセリンの適応外使用が認められた[9]。

5）用手経腟的胎児先進部の挙上

臍帯脱出や急速な児頭下降時の臍帯因子への対応として、用手経腟的に胎児先進部の挙上を行う[10]。

的確な分娩管理

多くの分娩はローリスクであり、医療介入を必要としないことが多い。しかし、低い確率ではあるが、分娩時の低酸素血症により新生児に不可逆的な後遺症を残してしまうことがある。日頃から各施設での胎児心拍数陣痛図の判読や緊急時のシミュレーションなどの訓練が必要である。

臨床で役立つ！Point

- 胎児心拍数陣痛図は、さまざまな非典型例を示し判断に迷うことも多い。偽陽性率が高く、不要な帝王切開術が増えていることが知られている。しかし、リアルタイムで胎児の状態を観察できる簡便かつ非侵襲的な方法としては、胎児心拍数陣痛図しかないのが現状である。

- 胎児心拍数陣痛図では異常がなかったが、出生児のApgarスコアが低値などの異常を呈する場合があり、分娩後に病理学的精査を含め、原因検索を行う。

引用・参考文献

1) Sameshima, H. et al. Predictive value of late deceleration for fetal acidemia in unselective low risk pregnancies. Am. J. Perinatol. 22 (1), 2005, 19-23.
2) 日本産科婦人科学会／日本産婦人科医会. "CQ411 胎児心拍数陣痛図の評価法とその対応は？". 産婦人科診療ガイドライン：産科編2017. 東京, 日本産科婦人科学会, 2017, 283-9.
3) Devane, D. et al. Cardiotocography versus intermittent auscultation of fetal heart on admission to labour ward for assessment of fetal wellbeing. Cochrane Database Syst. Rev. 2012, CD005122.
4) 岡井崇ほか. 日本産科婦人科学会周産期委員会. 委員会提案：胎児心拍数波形の分類に基づく分娩時胎児管理の指針（2010年版）. 日本産科婦人科学会雑誌. 62 (10), 2010, 2068-73.
5) Okai, T. et al. Intrapartum management guidelines based on fetal heart rate pattern classification. J. Obstet. Gynecol. Res. 36 (5), 2010, 925-8.
6) 高橋恒男. 日本産婦人科医会共同プログラム. 臍帯因子あるいは胎盤機能不全による低酸素状態の危険の早期発見法. 日本産科婦人科学会雑誌. 65 (10), 2013, 231-5.
7) Simpson, KR. et al. Efficacy of intrauterine resuscitation techniques in improving fetal oxygen status during labor. Obstet. Gynecol. 105 (6), 2005, 1362-8.
8) Simpson, KR. Intrauterine resuscitation during labor : should maternal oxygen administration be a first-line measure? Semin. Fetal Neonatal Med. 13 (6), 2008, 362-7.
9) 厚生労働省保険局. 保医発0224第2号. 医薬品の適応外使用に係る保険診療上の取扱いについて. 2014. https://www.hospital.or.jp/pdf/14_20140224_01.pdf
10) Garite, TJ. et al. Intrauterine resuscitation during labor. Clin. Obstet. Gynecol. 54 (1), 2011, 28-39.

05 各論 産道裂傷

中尾 真大　なかお まさひろ　● 榊原記念病院産婦人科

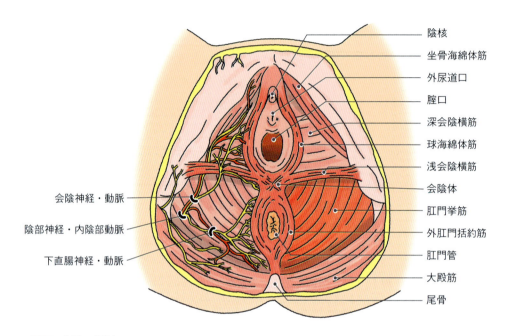

図1　会陰の解剖

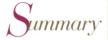

　産道裂傷は、臨床で日常的に遭遇する分娩時合併症である。会陰裂傷のほとんどが第1度または2度裂傷であり、機能的予後に影響することなく治癒する。しかし、裂傷が肛門括約筋に及ぶ高度の裂傷では、骨盤底の損傷や排尿・排便機能の障害、性交痛など長期のQOL低下も来し得る。また、子宮頸管裂傷は分娩時多量出血の要因となり得るため、正確な診断と迅速な処置が要求される。活動性出血や解剖学的歪みのない裂傷では、通常、縫合処置は不要である。また、ルーチンの会陰切開は推奨されない。広範な腟壁裂傷や子宮頸管裂傷では、後腹膜血腫や腹腔内出血、また子宮内進展の評価も重要である。

会陰裂傷

　会陰裂傷は、約80％の女性が経験するといわれる、最も頻度の高い分娩時合併症である[1, 2]。多くは正中線上に生じ、しばしば腟壁裂傷を合併する。

　会陰裂傷は、深度によって図2のように分類される。

　会陰裂傷のほとんどは第1度または2度で、機能的予後に影響することなく治癒するが、0.5～5％に肛門括約筋の損傷を伴い、産科的肛門括約筋損傷（obstetric anal sphincter injuries；

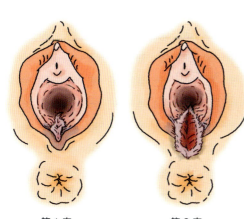
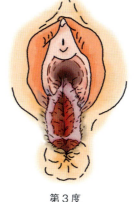
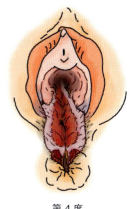

第1度　　　　　第2度　　　　　第3度　　　　　第4度

図2　会陰裂傷の分類
第1度：腟粘膜もしくは会陰皮膚のみにとどまるもの
第2度：肛門括約筋には達しないが、会陰筋層（球海綿体筋、浅会陰横筋）に及ぶもの
第3度：肛門括約筋に及ぶもの
第4度：会陰体から肛門括約筋全層、肛門・直腸粘膜に及ぶもの

OASIS）と呼ばれる[3]。OASISは、分娩時出血量の増加や産後の疼痛増強、創離開、創感染、また長期の排便障害（失禁）や性交痛のリスクとなる[1〜3]。過体重児、器械分娩、会陰切開（特に正中切開）はOASISのリスク因子である[4]。

ルーチンの会陰切開はOASISの頻度をむしろ増大させるため、選択的な実施が推奨される[1, 5]。また、実施する際は正中側切開が望ましい[1, 3]。

会陰温罨法や会陰保護、会陰マッサージは、OASISのリスクを下げる可能性があり、これらを実施することは妥当である[1]。

通常、第1度裂傷や出血、解剖学的歪みのない外陰裂傷では縫合不要である[1, 3]。

第2度裂傷では、2-0の合成吸収糸（Vicryl®またはVicryl Rapide®）を用いて縫合する。連続縫合は、結節縫合に比して短時間にでき、修復後の疼痛も少ない[1, 3]。

第3度裂傷では、2-0または3-0の合成吸収糸（Vicryl®またはPDS®）を用いて肛門括約筋を縫合する（図3A）。端端吻合、または両端を重ね合わせてマットレス縫合するoverlap法がある。

第4度裂傷では、3-0または4-0の合成吸収糸を用いて、肛門直腸粘膜をLembert縫合する[6, 7]（図3B）。さらに、粘膜下層を3-0の合成吸収糸で連続縫合し補強する。

OASISの縫合時、創感染予防目的に抗菌薬を1回投与することが望ましい（第2世代セフェム系薬、またはペニシリンアレルギーの場合にはクリンダマイシン）[1, 3]。

肛門括約筋の断端が皮下に埋没していることが多く、ペアン鉗子やアリス鉗子で把持・牽引し、括約筋の断端を同定する（図3A）。直腸診を併用することで同定しやすくなる。

肛門括約筋の縫合は、後面から順に、または全ての運針を終えてから結紮することで、創面を確認しやすくなる。

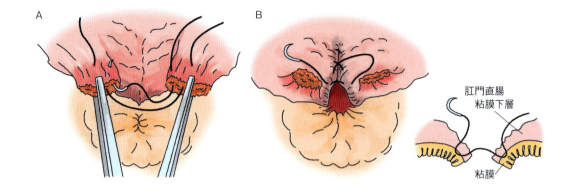

図3 会陰裂傷（OASIS）の縫合
A：肛門括約筋の縫合（端端吻合）：全周性に2〜6針結節縫合する。周囲筋膜ごと運針することで縫合に支持力が得られる。
B：肛門直腸粘膜の縫合（Lembert縫合）：創上縁の1cm上から0.5cm間隔で連続縫合または結節縫合する。粘膜下層を一部含んで、粘膜に達するが貫通しないように運針し、創面を内反させるようにする。

腟壁裂傷・子宮頸管裂傷

腟壁裂傷は、通常、会陰裂傷に随伴して腟壁下1/3にかけて縦走して生じる。

子宮頸管裂傷は、経腟分娩の半数以上に生じ、ほとんどは0.5cm未満の表層のみで縫合を必要としない[2]。

広範な裂傷は分娩後異常出血（postpartum hemorrhage；PPH）の要因となり得るため、迅速かつ慎重に観察する。腹腔内への穿孔や子宮破裂を強く疑う場合には、開腹術を考慮する。後腹膜腔血腫に対しては、血管造影による塞栓術が有用な可能性がある[2]。

ジモン腟鏡などを用いて十分に視野を確保し、全周性に観察する。子宮頸管裂傷を観察する際には、頸リス鉗子を用いて子宮頸管を把持し優しく牽引する。

活動性出血や解剖学的歪みのない腟壁および子宮頸管裂傷では、縫合処置は不要である[1, 2]。

止血を要する裂傷では、創の上方から出血することが多く、創上縁より上方で第1縫合を行う。2-0の合成吸収糸を用いて、死腔を作らな

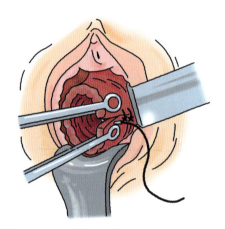

図4 子宮頸管裂傷の縫合

いよう創底を拾いながら結節縫合またはインターロッキング縫合を行う（図4）。

臨床ピットフォール

- 特に器械分娩後など、裂傷が子宮頸管や子宮内に及んでいる可能性に注意して十分に観察する。
- 子宮頸管裂傷の観察または縫合時、必要に応じて助手により子宮底を下方に圧迫すると視野を得やすい。

> **臨床で役立つ！Point**
>
> - 腟壁裂傷・子宮頸管裂傷は、分娩時に十分に診断・処置されず、後に異常疼痛や排便障害で気付かれる例は少なくない。これらを見落とさないために、十分な鎮痛下に視野を確保し、創の上縁を確実に認識して縫合する。
> - OASIS の縫合後は、緩下剤などで積極的な排便コントロールを行う。ただし浣腸は避ける。また、第 2 度以上の裂傷の縫合後、産褥 6 週間までは性交渉を避けるよう指導する。

引用・参考文献

1) Committee on Practice Bulletins-Obstetrics. ACOG Practice Bulletin No.198 : Prevention and Management of Obstetric Lacerations at Vaginal Delivery. Obstet. Gynecol. 132 (3), 2018, e87-102.
2) Cunningham, FG. et al. "Obstetrical hemorrhage". Williams Obstetrics. 25th ed. New York, McGraw-Hill, 2018, 763-4.
3) Cunningham, FG. et al. "Vaginal delivery". 前掲書 2. 527-33.
4) Pergialiotis, V. et al. Risk factors for severe perineal lacerations during childbirth. Int. J. Gynecol. Obstet. 125 (1), 2014, 6-14.
5) Jiang, H. et al. Selective versus routine use of episiotomy for vaginal birth. Cochrane Database Syst. Rev. 2, 2017, CD000081.
6) 木口一成. 性器の損傷・瘻. 日本産科婦人科学会雑誌. 61 (7), 2009, N226-31.
7) Ponsky, L. et al. "Suture techniques". Hinman's Atlas of Urologic Surgery. 4th ed. Smith, JA Jr. et al. eds. Philadelphia, Elsevier, 2016, 11-8.

06 弛緩出血

前田 通秀 まえだ みちひで ● りんくう総合医療センター周産期センター産科医療センター
荻田 和秀 おぎた かずひで ● りんくう総合医療センター周産期センター産科医療センター長・部長

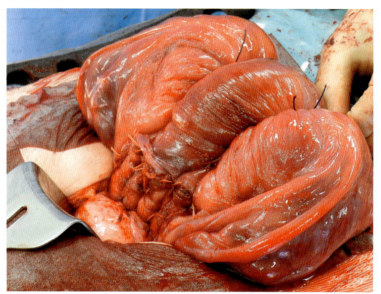

図1 帝王切開術時に弛緩出血を認め Hayman 縫合を行った例

Summary

分娩後 24 時間以内に 500mL 以上の出血を認めた場合、異常出血とされる。弛緩出血は、分娩後異常出血において 3/4 を占める主な要因である。弛緩出血への対応は、予防として分娩第 3 期の積極的管理を行うこと、その後の対応として、子宮双手圧迫、子宮収縮薬の投与、子宮腔内バルーンタンポナーデ、uterine compression suture、子宮動脈塞栓術を行う。上記の治療とともに FFP などを用いて十分に凝固因子を補充する。これらの治療に反応しない場合、もしくはショックを離脱できない場合には、子宮全摘出術を考慮する。

弛緩出血のリスクと初期対応

弛緩出血のリスク因子としては、長時間のオキシトシン投与、多産、絨毛膜羊膜炎、全身麻酔下、多胎妊娠、巨大児、羊水過多、子宮筋腫、肥満などがある[1,2]。

分娩後異常出血のリスクを他の医療スタッフと分娩前より共有し、分娩に備えることが重要である。また、産後出血量は過小評価されることが多いため、実際の出血量のみではなく、バイタルサインや身体所見も参考にする。分娩後異常出血の際には、人員の確保、モニタリング、酸素投与、ダブルルート、採血（血算・生化学・凝固能の評価）を行う。

弛緩出血は予防として、分娩第3期の積極的管理（児の前在肩甲娩出直後のオキシトシン投与、臍帯の適切な牽引による胎盤娩出、胎盤娩出後の子宮底輪状マッサージ）を行う[3]。

分娩第3期の積極的管理を行った後も出血が持続している場合には、子宮双手圧迫に加え、薬物療法を行う。第1選択はオキシトシンの継続であるが、オキシトシンへの反応が乏しい場合にはメチルエルゴメトリンなどの他の薬剤を併用する。各薬剤の投与方法、禁忌などを表[4, 5]にまとめる。

子宮双手圧迫は、腹部から右手で子宮底部を、腟内に挿入した左手で子宮体下部を圧迫する。この際、子宮を挟み込むように圧迫する（図2）。また、1人で実施すると疲労により効果が落ちやすく、マンパワーがある際には、腹部から圧迫する人と腟内から圧迫する人とに分け、2人で行うことで疲労を感じにくく、適切に処置が行える[6]。

臨床ピットフォール

- 産褥出血による死亡の減少を目指した大規模試験では、トラネキサム酸の投与が妊産婦死亡の減少に寄与することが示されている。
- 1gのトラネキサム酸を投与し、30分後も出血が持続、もしくは24時間以内に再出血した場合には、1gを追加投与する。

バルーンタンポナーデと止血縫合

薬物治療と同時に子宮腔内バルーンタンポナーデを考慮する。当施設ではBakriバルーン®を超音波ガイド下に挿入し、子宮体下部に留置する。産科危機的出血に対するバルーンタンポナーデの奏効率としては、73.3～95%と報告されている[7~9]。

帝王切開術後の弛緩出血の場合は、compression sutureも有用である。B-Lynch縫合が有名である。簡便かつ子宮切開創縫合後にも実施可能なHayman縫合を図3に示す[10]。

補充療法

これらの保存的加療に加え、輸血を行うことが重要である。shock index（心拍数／収縮期

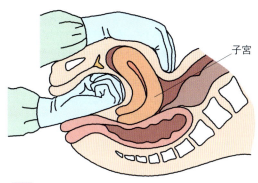

図2　子宮双手圧迫

表　弛緩出血時の各薬剤の投与方法、禁忌

使用薬剤	投与量・投与方法	禁忌（慎重投与）
オキシトシン（アトニン®-O）	10～20単位（2A～4A）＋細胞外液500mL　持続静注	特になし
メチルエルゴメトリンマレイン酸塩（パルタンM）	0.2mg（1A）筋注　2～4時間ごと	高血圧、妊娠高血圧腎症　心血管疾患
プロスタグランジン$F_2\alpha$（ジノプロスト）	250μg（1/4A）筋注　15～90分ごと、8回まで投与可能	喘息（高血圧、心疾患、肝障害）
ミソプロストール（サイトテック®）	400μg（2錠）内服＋400μg（2錠）挿肛　2～4時間ごと	特になし

（文献4、5、11より作成）

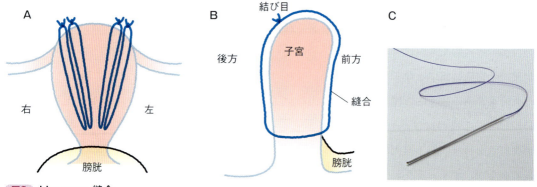

図3 Hayman縫合
直針、超鈍針（C）を用いてHayman縫合を行う。

（文献10より作成）（写真提供：アルフレッサファーマ株式会社）

血圧）が1以上で輸血の準備を行い、1.5以上で輸血を行う。

RCC：FFPが1：1〜1.5になるように輸血することで、FFPを除く輸血量の減少、死亡率の減少、追加治療の必要性が減少する[12, 13]。

> **臨床ピットフォール**
> - 初期輸液としては、細胞外液を使用することでよいが、多量投与することで血液希釈による凝固障害や高血圧によって出血量が増加することが知られている。
> - 適切なタイミングでFFP製剤やクリオプレシピテート、乾燥フィブリノゲン製剤を使用することで、医原性の凝固障害を回避することができる。

血中フィブリノゲン値は、分娩後異常出血の際の評価として重要である。血中フィブリノゲン値が200mg/dL以下の場合は、150〜200mg/dLを目標にFFPを中心とした輸血を行う。

また、フィブリノゲン値がリアルタイムに測定できない場合は、スピッツの凝血塊を観察するか血沈値を参考にする。

これらの治療に反応しない場合には、子宮動脈塞栓術や産褥子宮全摘出術が考慮される。

子宮動脈塞栓術に関しては子宮温存可能であり、次回妊娠も可能である。合併症として、子宮感染、子宮壊死、過少月経、無月経、Asherman症候群などによる不妊症が挙げられる[14, 15]。術前の産科DICスコアが10点以上、高年妊娠の場合には、奏効率が悪いことが分かってきている[16]。産科危機的出血に対する子宮動脈塞栓術の奏効率は73.3〜86.5％であり[14, 15]、止血困難と判断した場合には直ちに子宮全摘出術に移行する。

> **臨床で役立つ！Point**
>
> - 弛緩出血は、予防、早期介入により重症化を防ぐことが重要である。予防として、分娩第3期の積極的管理を行うこと、出血量の過小評価を行わないようにすべきである。
> - 実際の出血量の計測では過小評価しがちである。バイタルサインや血中フィブリノゲン値、産科DICスコアなども参考に出血量を予測する。
> - 子宮動脈塞栓術は、血行動態の安定している状態で行うべきで、止血困難と判断した場合には迅速に子宮全摘出術に移行できる態勢を整える。

引用・参考文献

1) Marshall, AL. et al. The impact of postpartum hemorrhage on hospital length of stay and inpatient mortality : a National Inpatient Sample based analysis. Am. J. Obstet. Gynecol. 217 (3), 2017, 344.e1-6.
2) 妊産婦死亡症例検討評価委員会／日本産婦人科医会. 母体安全への提言 2016.
3) WHO. WHO recommendations for the prevention and treatment of postpartum haemorrhage. 2012, 41p.
4) Committee on Practice Bulletins-Obstetrics. Practice Bulletin No.183 : Postpartum Hemorrhage. Obstet. Gynecol. 130 (4), 2017, e168-86.
5) Blomberg, M. et al. Maternal obesity and risk of postpartum hemorrhage. Obstet. Gynecol. 118 (3), 2011, 561-8.
6) Andreatta, P. et al. Two-provider technique for bimanual uterine compression to control postpartum hemorrhage. J. Midwifery Womens Health. 57 (4), 2012, 371-5.
7) Condous, GS. et al. The "tamponade test" in the management of massive postpartum hemorrhage. Obstet. Gynecol. 101 (4), 2003, 767-72.
8) Nakashima, A. et al. Serum fibrinogen levels could be an index of successful use of balloon tamponade in postpartum hemorrhage. J. Perinat. Med. 46 (1), 2018, 53-7.
9) Brown, H. et al. The Bakri tamponade balloon as an adjunct treatment for refractory postpartum hemorrhage. Int. J. Gynaecol. Obstet. 135 (3), 2016, 276-80.
10) Hayman, RG. et al. Uterine compression sutures : surgical management of postpartum hemorrhage. Obstet. Gynecol. 99 (3), 2002, 502-6.
11) Lier, H. et al. Peripartum Haemorrhage : Haemostatic Aspects of the New German PPH Guideline. Transfus. Med. Hemother. 45 (2), 2018, 127-35.
12) Ho, AM. et al. A mathematical model for fresh frozen plasma transfusion strategies during major trauma resuscitation with ongoing hemorrhage. Can. J. Surg. 48 (6), 2005, 470-8.
13) Collins, P. et al. Management of coagulopathy associated with postpartum hemorrhage : guidance from the SSC of the ISTH. J. Thromb. Haemost. 14 (1), 2016, 205-10.
14) Kirby, JM. et al. Arterial Embolization for Primary Postpartum Hemorrhage. J. Vasc. Interv. Radiol. 20 (8), 2009, 1036-45.
15) Lee, HY. et al. Primary postpartum hemorrhage : outcome of pelvic arterial embolization in 251 patients at a single institution radiology. 264 (3), 2012, 903-9.
16) Urushiyama, D. et al. Predictive factors related to the efficacy of pelvic arterial embolization for postpartum hemorrhage : a retrospective analysis of 21 cases. Taiwan J. Obstet. Gynecol. 53 (3), 2014, 366-71.
17) Tran, A. et al. Permissive hypotension versus conventional resuscitation strategies in adult trauma patients with hemorrhagic shock : A systematic review and meta-analysis of randomized controlled trials. J. Trauma Acute Care Surg. 84 (5), 2018, 802-8.
18) WOMAN Trial Collaborators. Effect of early tranexamic acid administration on mortality, hysterectomy, and other morbidities in women with post-partum haemorrhage (WOMAN) : an international, randomised, double-blind, placebo-controlled trial. Lancet. 389 (10084), 2017, 2105-16.
19) Charbit, B. et al. The decrease of fibrinogen is an early predictor of the severity of postpartum hemorrhage. J. Thromb. Haemost. 5 (2), 2007, 266-73.

07 子宮破裂

各論

二井 理文　にい まさふみ　●　三重大学医学部産科婦人科学教室 助教

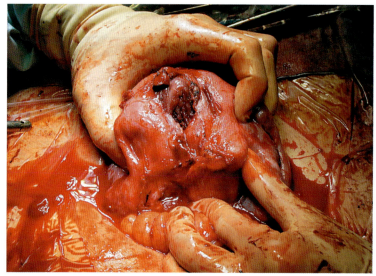

図 子宮破裂の開腹所見

Summary

子宮破裂は、妊娠子宮の裂傷であり、突然の下腹部痛および腹腔内出血から出血性ショックを来し、母児ともに致命的となる重篤な疾患である。早期診断、早期治療（抗ショック療法、抗DIC治療、手術による止血）が母児の予後を左右する。症状が乏しい場合もあり、また病態が一様ではないため診断に苦慮することも少なくない。発症した場合の特徴的な症状、所見、適切な対応を習熟しておくことは重要であるが、何より子宮破裂のリスク因子を十分に把握し、予防に努めることが重要である。特に、帝王切開既往、子宮手術既往のある妊婦の分娩では、子宮破裂のリスクが高いことを認識した診療を心掛ける。

頻度・分類

子宮破裂（uterine rupture）は、妊娠または分娩中に起こる妊娠子宮の裂傷をいう。

頻度は、施設により異なるが、2,500〜5,000分娩に1例（0.02〜0.04％）といわれている[1, 2]。

まれな疾患ではあるが、突発性に起こり、急速に母体は出血性ショックとなる。破裂によって胎児の状態も悪化することが多く、母児ともに致命的となるため、迅速な診断と適切な処置が求められる。

裂傷による分類としては、子宮壁全層と子宮漿膜が完全に裂傷し、子宮腔と腹腔とが交通した完全子宮破裂（complete rupture of uterus）と、子宮壁の全層または一部が断裂するも、子宮漿膜、子宮広間膜に裂傷が及ばず子宮腔と腹腔

とが交通していない不全子宮破裂（incomplete rupture of the uterus）とに分けられる。

完全子宮破裂、不全子宮破裂ともに帝王切開術の既往が最大のリスク因子だが[3,4]、帝王切開既往の有無に関係なく、オキシトシン、プロスタグランジンによる分娩誘発もリスク因子である[5,6]。

原因による分類としては、帝王切開術の既往、子宮筋腫核出術、子宮奇形手術などの術後に、子宮壁に生じた瘢痕部に破裂が起こる子宮瘢痕破裂（rupture of a uterine scar）、人工操作と関係なく自然に起こる自然子宮破裂（spontaneous rupture of the uterus）、子宮収縮薬による過強陣痛、急速な分娩進行、器械分娩、クリステレル胎児圧出法、外傷により起こる外傷性子宮破裂（traumatic rupture of the uterus）がある（表）。

帝王切開術の既往のある妊婦の経腟分娩をVBAC（vaginal birth after cesarean delivery）、その試行をTOLAC（trial of labor after cesarean delivery）というが、TOLACでは子宮破裂は0.2～0.7％と、選択的帝王切開術と比較し約10倍リスクが高くなる[6,7]。

子宮筋腫核出術既往があっても、筋腫の個数、場所によっては経腟分娩が可能であるが、筋腫核出が筋層全層に及ぶ場合や多数の筋腫核出を行った場合、または筋層内筋腫核出と帝王切開既往が共にある場合は危険である[8]。

表	子宮破裂の原因
分類	原因
子宮瘢痕破裂	以下の既往がある場合 ・帝王切開術 ・子宮筋腫核出術 ・子宮形成術
自然子宮破裂	人工操作と関係なく自然に起こる
外傷性子宮破裂	・子宮収縮薬による過強陣痛 ・急速な分娩進行 ・器械分娩 ・クリステレル胎児圧出法 ・外傷

診　断

切迫子宮破裂徴候として、分娩進行中に過強陣痛による腹痛、不安、不穏、苦悶様顔貌を認めることがある。子宮下部、瘢痕部の圧痛、Bandl収縮輪の異常上昇を認める。収縮輪とは、通常、分娩進行に伴い、子宮体部は収縮して壁が厚くなり子宮の下方は伸展し壁が薄くなることで、両者の間に輪状の溝ができたものをいう。子宮破裂の診断には、分娩中であれば、胎児心拍数モニタリングが最も有用であり、約80％に異常を認める[9]。心拍数モニタリングで最もよく見られるのは、変動一過性徐脈が出現した後、遅発性一過性徐脈となり徐脈となっていく所見であるが、一様ではない。

子宮破裂の症状としては、破裂の程度により差があるが、突発性の激しい腹痛を来し、時に破裂感を自覚する。また、破裂により陣痛の停止や微弱になった感覚が生じることがある。

完全子宮破裂では、腹腔内への大量出血を認めることから診断は容易であるが、不全子宮破裂の場合は後腹膜腔内へ出血するため診断が困難となることも多い。

断続的な子宮出血から、出血性ショックによって血圧低下、頻脈、嘔吐、尿量減少、見当識障害が見られ、5P（顔面蒼白、虚脱、冷汗、呼吸不全、脈拍触知不能）に注意する。

母体出血の継続、胎盤剥離などから、胎動が徐々に消失し、胎児心拍も消失する。

外診所見として、収縮した硬い子宮と、完全子宮破裂の場合には脱出した胎児を腹壁直下に

触れることがある。

内診所見として、裂孔を通して腸管を触れる。胎児が脱出した場合には胎児を触れない。

> **臨床ピットフォール**
> - 子宮破裂は、臨床症状と内診、外診所見から診断するが、経腟分娩後、時間がたってから症状が出現することがある。
> - 鑑別診断として、激しい腹痛を来す常位胎盤早期剝離、羊水塞栓症が挙げられる。
> - 切迫子宮破裂の場合は、鑑別が困難で帝王切開術時に確定診断されることも多い。

治 療

切迫子宮破裂徴候を認めた場合には、原則として帝王切開術を行う。帝王切開術が施行できるまで、ニトログリセリンによって子宮収縮を抑制することもオプションとして考慮する。診断からできるだけ早期に児を娩出することが、児の死亡率を下げるには重要であり、1分ごとに10％死亡数が増し、5％健康児が減少する[10]。血圧、脈拍、SI（shock index）、尿量などのバイタルサインの経時的モニタリング、フィブリノゲン値を測定し、早期からの抗ショック療法、抗DIC療法と並行して、手術を含めた止血に努める。

母体出血性ショック予防、改善のため、18Gより太いルートで2本の血管を確保し、急速かつ大量の輸液、輸血を行う。

産科DICにおける凝固障害の主因は、出血に付随した消費性凝固障害であるため、凝固障害を立て直すためには、輸血では新鮮凍結血漿（FFP）を濃厚赤血球製剤（RBC）より早めに十分量投与する。FFPにはフィブリノゲン以外にも多くの凝固因子やアンチトロンビン（AT）などの凝固制御因子も含まれているため、産科DICには有用である。フィブリノゲンの目標値は、200mg/dL以上とする[11]。大量の赤血球液と輸液のみを施行すると、希釈性凝固障害により凝固障害を増悪させるため注意が必要である。FFP15単位が、ほぼフィブリノゲン3g、クリオプレシピテート180mLに相当し、フィブリノゲンを約100mg/dL上昇させる。

大量出血の場合は、開腹して止血しなければ出血性ショックは根本的に改善しないため、緊急で開腹手術を行う。裂傷が軽微な場合には、修復による止血を行う。修復による止血が困難な場合には、子宮摘出を考慮する。不全子宮破裂の場合には、後腹膜腔内は出血により解剖学的な同定が困難な場合もあるため、習熟した術者と実施することが望ましい。

臨床で役立つ！ Point

- 子宮破裂では、腹腔内、後腹膜腔内に出血を来しているため、超音波検査やCTによって、同部位の出血を同定することによって診断できる。
- 帝王切開既往や子宮手術（子宮筋腫核出術、子宮奇形手術）などの手術歴を医療者側がしっかりと把握する。リスクがある場合には、妊娠末期からの妊婦の自発痛に注意する。
- TOLACを実施する場合は、子宮破裂のリスクを十分に説明し、インフォームドコンセントを得ておき、緊急帝王切開術ができる準備をしておく。
- 早期診断から循環血液量・凝固因子補正、手術を含めた止血までの時間が母児の予後を左右するため、診断・治療と並行して、母児救命のために麻酔科医、救急医、新生児科医などに応援を要請し、連携を図る。

引用・参考文献

1) Gardeil, F. et al. Uterine rupture in pregnancy reviewed. Eur. J. Obstet. Gynecol. Reprod. Biol. 56 (2), 1994, 107-10.
2) Ofir, K. et al. Uterine rupture : risk factors and pregnancy outcome. Am. J. Obstet. Gynecol. 189 (4), 2003, 1042-6.
3) Lydon-Rochelle, M. et al. Risk of uterine rupture during labor among women with a prior cesarean delivery. N. Engl. J. Med. 345 (1), 2001, 3-8.
4) Yao, R. et al. Association of Maternal Obesity With Maternal and Neonatal Outcomes in Cases of Uterine Rupture. Obstet. Gynecol. 129 (4), 2017, 683-8.
5) Al-Zirqi, I. et al. Risk factors for complete uterine rupture. Am. J. Obstet. Gynecol. 216 (2), 2017, 165.e1-8.
6) Landon, MB. et al. National Institute of Child Health and Human Development Maternal-Fetal Medicine Units Network. Maternal and perinatal outcomes associated with a trial of labor after prior cesarean delivery. N. Engl. J. Med. 351 (25), 2004, 2581-9.
7) Crowther, CA. et al. Birth After Caesarean Study Group. Planned vaginal birth or elective repeat caesarean : patient preference restricted cohort with nested randomised trial. PLoS Med. 9 (3), 2012, e1001192.
8) 日本産科婦人科学会／日本産婦人科医会．"CQ216　妊孕性温存の希望・必要がある場合の子宮筋腫の取り扱いは？：子宮鏡下や腟式の筋腫摘出だけで対応できる症例を除く"．産婦人科診療ガイドライン：婦人科外来編2017．東京，日本産科婦人科学会，2017，92-3.
9) Rodriguez, MH. et al. Uterine rupture : are intrauterine pressure catheters useful in the diagnosis? Am. J. Obstet. Gynecol. 161 (3), 1989, 666-9.
10) Al-Zirqi, I. et al. Infant outcome after complete uterine rupture. Am. J. Obstet. Gynecol. 219 (1), 2018, 109.e1-8.
11) Charbit, B. et al. PPH Study Group. The decrease of fibrinogen is an early predictor of the severity of postpartum hemorrhage. J. Thromb. Haemost. 5 (2), 2007, 266-73.
12) 日本産科婦人科学会／日本産婦人科医会．"CQ403 帝王切開既往妊婦が経腟分娩（TOLAC, trial of labor after cesarean delivery）を希望した場合は？"．産婦人科診療ガイドライン：産科編2017．東京，日本産科婦人科学会，2017，250-3.

08 羊水塞栓症

島田 京子　しまだ きょうこ ● 三重大学医学部産科婦人科学教室
田中 博明　たなか ひろあき ● 三重大学医学部産科婦人科学教室 講師

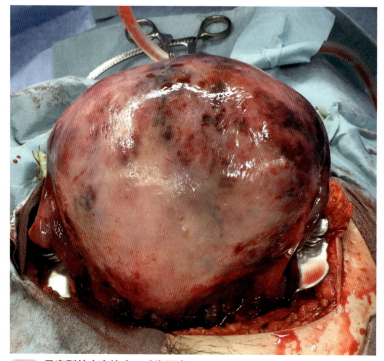

図1　子宮型羊水塞栓症の手術写真

Summary

羊水塞栓症は、その臨床経過によって、突然の心肺虚脱を主症状とする心肺虚脱型と、DICや弛緩出血を主症状とする子宮型の2つのタイプに分けられる。

妊産婦死亡の原因として報告が多いのは、産科危機的出血に続いて脳出血・脳梗塞、心肺虚脱型羊水塞栓症となっている。産科危機的出血のうち約半数は子宮型羊水塞栓症であり、心肺虚脱型と子宮型とを合わせると妊産婦死亡の1/4にも及び、羊水塞栓症はわが国の妊産婦死亡の原因として最も多い疾患である。発症から急激に病態が進行するため、臨床所見から本疾患を疑い、迅速に集学的治療を行うことが救命のために重要となる。

病態

羊水塞栓症は、卵膜の破綻部位や子宮内腔の破綻血管から母体循環に流入した胎児成分が、物理的塞栓となることで発症すると考えられていた。しかし近年では、流入した胎児成分によ

るアナフィラクトイド反応が発症の主な原因と考えられている[1]。アナフィラクトイド反応の病態として、補体系、カリクレイン・キニン系の活性化により子宮や肺を中心に急激に血管透過性が亢進し、間質浮腫が発生し、子宮弛緩や肺水腫となる。アナフィラクトイド反応が発生すると同時に補体系、凝固線溶系も過剰に活性化されるため、急激な経過でDICが発生する[2]。

リスク因子として、35歳以上、誘発分娩、帝王切開術、吸引分娩、鉗子分娩、羊水過多症、子宮頸管裂傷、子宮破裂、前置胎盤、胎盤早期剥離が知られている[3]。発症頻度は10万分娩当たり1.9～6.1例と報告されており[4]、70％は分娩進行中、11％は経腟分娩後、19％は帝王切開術中の発症である[5]。

病態としては、突然の心肺虚脱を主症状とする心肺虚脱型（古典的）と、DICや弛緩出血を主症状とする子宮型（DIC先行型）の2つのタイプに分けられる。以下にそれぞれの特徴を示す。

1）心肺虚脱型（古典的）羊水塞栓症

初発症状は、呼吸苦、不穏状態、意識消失、原因不明の胎児機能不全（胎児徐脈）などで、発症からの経過が急激で、30分以内で心停止に至る例が多い。

2）子宮型（DIC先行型）羊水塞栓症

初発症状は、非凝固性性器出血、子宮弛緩であることが多く、短時間でDICが進行し大量の子宮出血を来す。弛緩出血と鑑別が難しいことがあるが、子宮収縮薬が無効なことが多い。

診 断

羊水塞栓症の診断は、臨床的羊水塞栓症と確定羊水塞栓症とに分類される。確定羊水塞栓症は、子宮摘出例または剖検例において、肺または子宮の血管に羊水成分や胎児成分を検出することにより診断される。救命された例または剖検されなかった例では、表1に示した診断基準により臨床的羊水塞栓症と診断する。しかし、この診断基準はあくまでも早期に治療を行うための臨床診断であり、非特異的であるため、羊水塞栓症以外の疾患が含まれる可能性もある。同様の症状を呈する疾患で鑑別すべき疾患を表2に示す。

診断基準は各国によって異なっており、非特異的である。そのためClarkらは、非典型的な症例を除外し、より正確に羊水塞栓症を診断し評価するための診断基準を提唱している（表3・4）[6]。

表1 臨床的羊水塞栓症の診断基準

①妊娠中または分娩後12時間以内に発症した場合

②下記に示した症状・疾患に対して集中的な医学治療が行われた場合（1つまたはそれ以上でも可）
　A）心停止
　B）分娩後2時間以内の原因不明の大量出血（1,500mL以上）
　C）DIC
　D）呼吸不全

③所見や症状が他の疾患で説明できない場合

以上の3つを満たすとき、臨床的羊水塞栓症とする。

表2 鑑別すべき疾患

- 産褥出血による出血性ショック
- 敗血症
- 麻酔合併症
  （高位麻酔、局所麻酔薬の静脈内注入など）
- 肺塞栓症
- アナフィラキシーショック

表3 羊水塞栓症診断基準（米国産婦人科学会）

① 心肺停止、または、低血圧（収縮期血圧＜90mmHg）、かつ、呼吸障害（呼吸困難感、チアノーゼ、SpO_2＜90％）
② 初発症状の出現に続いてDICが発症する。先行して出現するのは凝固異常であり、失血やショックによる消費性凝固異常ではない
③ 発症が分娩中または胎盤娩出後30分以内である
④ 分娩中に38.0℃以上の発熱がない

表4 妊娠中のDIC診断基準（世界血栓止血学会）

	0点	1点	2点
血小板数（/mL）	＞10万	＜10万	＜5万
PT INR	＜25％増加	25～50％増加	＞50％増加
フィブリノゲン（mg/dL）	＞200	＜200	

合計3点以上を overt DIC in pregnancy とする。

臨床ピットフォール

- まずは症状から臨床診断し、早急に治療を開始する必要があり、検査結果から診断するものではない。
- 心停止に至った症例では、一時救命処置（BLS）や二次救命措置（ACLS）に従い、質の高い心肺蘇生を行う。
- 救命困難な症例も多いが、多領域にわたる多くの人員を集め、迅速に集学的治療を行うことで救命率は上がる。

1）一般血液検査

まずは血算と凝固検査、中でもフィブリノゲンの早期測定が重要である。羊水塞栓症では、アナフィラクトイド反応によりフィブリノゲン自身が分解されるため、早期よりフィブリノゲンが減少する[7]。ヘモグロビン値の減少に比してフィブリノゲン値の減少が顕著であることが特徴である。

2）C3、C4

アナフィラクトイド反応を反映し、抗原抗体反応の補体であるC3、C4は活性化され低下するため、診断に有用である。

3）ZnCP1、STN

そのほかの血清マーカーとして、羊水流入マーカーである亜鉛コプロポルフィリン-1（ZnCP1）やシアリルTn抗原（STN）がある。ZnCP1は光により分解されるため、アルミ箔で遮光し凍結保存する必要がある。

4）C1インヒビター

C1インヒビターの欠損は、遺伝性血管浮腫の原因として知られている。C1インヒビターは補体系の抑制、および線溶系やカリクレイン・キニン系にも直接作用しており、低下することで子宮弛緩（子宮浮腫）、DIC、アナフィラクトイド反応といった羊水塞栓症の病態に関連していると考えられている。

羊水塞栓症ではC1インヒビターが著しく低下し、25％以下となる症例が多く存在することが報告されている[8]。また、羊水塞栓症発症患者において発症前のC1インヒビター基礎値は健常妊婦より低値であったことから、C1イン

ヒビターは羊水塞栓症の発症予測因子になる可能性が示唆されている。

5）病理検査

羊水塞栓症はまれな疾患であり、また救命困難な例が多いのが現状である。剖検を行うことで確定羊水塞栓症と診断し、また、病態解明に寄与することが期待される。現在、羊水塞栓症班（浜松医科大学）において、前述した血清学的検査と共に、子宮や肺の病理検体の解析も行っており、連絡の上で送付することが推奨されている。妊産婦死亡に対する剖検マニュアル委員会により作成された「妊産婦死亡剖検マニュアル」に診断のポイントが記載されている[9]。

子宮および肺で特徴的な変化を示す心肺虚脱型羊水塞栓症では、肺の血管に羊水成分あるいは胎児成分を認める例がほとんどであり、また子宮型羊水塞栓症では、子宮の変化が顕著である。

a）肺の病理所見

両側各葉から最低1個ずつの肺組織標本を採取する。肺血管内に羊水成分を検出することが診断に重要である。アルシャンブルー染色、サイトケラチン染色、ZnCP1染色を併用するのがよい。そのほか、ズダンⅢ染色を行い、胎脂由来の脂肪成分を検出することも有用である。

また、HE染色やアルシャンブルー染色で肺胞や間質の浮腫状変化が観察される（図2）。

さらには、アナフィラクトイド反応を反映して、間質でのC5a受容体染色陽性の炎症性細胞が検出される。

b）子宮の病理所見

肉眼的所見として浮腫状に腫大していること、つまり子宮弛緩症を認めることが特徴である。ホルマリン固定前の子宮重量が600gを超えれば子宮弛緩症と判断できる。

上述した肺の病理所見と同様に、子宮の血管内に羊水または胎児成分を検出すること、間質の浮腫状変化、アナフィラクトイド反応の検出が重要な所見である。子宮の間質浮腫所見は、子宮型羊水塞栓症の組織診断には必要であるが、臨床的羊水塞栓症の診断には不要である。子宮型羊水塞栓症の子宮の組織診断基準を表5に示す。

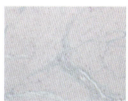 

陰性（間質浮腫所見なし）　　陽性（間質浮腫所見あり）

図2 アルシャンブルー染色

表5 子宮型羊水塞栓症の子宮の組織診断基準

①子宮間質浮腫

②子宮血管に羊水成分検出

③HE染色で炎症性細胞浸潤あるいはC5aR免疫染色で陽性細胞（アナフィラクトイド反応）

- ①を満たし、さらに②③のうちどちらか1つ以上の所見を認めたとき、子宮型羊水塞栓症の組織所見と診断する
- ②③の所見が明らかでないときには、臨床経過から早期臨床診断を適応して診断する

臨床ピットフォール

- 妊産婦死亡に遭遇した場合には、日本産婦人科医会および都道府県産婦人科医会に報告するとともに、必ず病理解剖を行う。
- 特に羊水塞栓症では、剖検を行い確定羊水塞栓症と確定診断することが重要である。
- 遺族は解剖を行うことに否定的となるかもしれないが、原因究明のために重要であることを伝え、同意を得られるように努めるべきである。

治療

まず初期治療として、ショックへの初期対応（呼吸管理、循環管理、輸液、抗ショック剤の投与）とDIC治療（可能であればアンチトロンビン輸血と新鮮凍結血漿［FFP］輸血）が必要である。そして、一次医療施設である場合は高次医療施設へ搬送し、集学的治療を行う。治療の流れは、「産科危機的出血への対応指針」に従う。

1）内科的治療

早期から急激にDICが進行するため、アンチトロンビン3,000単位およびFFP 10〜15単位を早急に投与する。赤血球濃厚液（RCC）は出血量を見ながら投与する。なお輸血量はFFP：RCCの比が1.5以上を目標とする。重症DIC例および多量出血例では、異型輸血をためらってはいけない。

また、前述したように、羊水塞栓症ではC1インヒビターが低値であることから、遺伝性血管浮腫と同じように、C1インヒビター補充療法が羊水塞栓症の治療として期待されている。

2）外科的治療

内科的治療で止血が得られない場合には、外科的治療が必要となる。子宮腔内にバルーンタンポナーデを挿入し、止血を試みる。それでも止血が得られない場合は、子宮動脈塞栓術や子宮全摘出術を考慮する。羊水塞栓症はアナフィラトキシンが子宮に大量発生していることが多いため、子宮全摘出によりアナフィラトキシンが除去され、病態が改善することも期待される。ただし、DICの状態での子宮摘出術はさらなる出血増加のリスクを伴うため、十分な輸血を準備することが必要である。

臨床で役立つ！Point

- 分娩周辺期での突然の意識消失、ショック、多量出血、原因不明の胎児機能不全では羊水塞栓症を念頭に置く。
- 可能な限り多くの人員を集め、迅速に集学的治療に当たる。
- DIC治療として迅速にアンチトロンビン投与とFFP輸血を行い、AB型FFPによる異型輸血をためらってはいけない。

引用・参考文献

1) Benson, MD. et al. Immunologic studies in presumed amniotic fluid embolism. Obstet. Gynecol. 97（4）, 2001, 510-4.
2) 金山尚裕. 羊水塞栓症の新しい考え方とその治療. Thrombosis Medicine. 7（1）, 2017, 31-6.
3) Kramer, MS. et al. Amniotic fluid embolism : incidence, risk factors, and impact on perinatal outcome. BJOG. 119（7）, 2012, 874-9.
4) Knight, M. et al. Amniotic fluid embolism incidence, risk factors and outcomes : a review and recommendations. BMC Pregnancy and Childbirth. 12, 2012, 7.
5) Pacheco, LD. et al. Amniotic fluid embolism : diagnosis and management. Am. J. Obstet. Gynecol. 215（2）, 2016, B16-24.
6) Clark, SL. et al. Proposed diagnostic criteria for the case definition of amniotic fluid embolism in research studies. Am. J. Obstet. Gynecol. 215（4）, 2016, 408-12.
7) 日本産婦人科・新生児血液学会. "羊水塞栓症". 産婦人科・新生児領域の血液疾患診療の手引き. 東京, メジカルビュー社, 2017, 53-61.
8) Kanayama, N. et al. Amniotic fluid embolism : pathophysiology and new strategies for management. J. Obstet. Gynaecol. Res. 40（6）, 2014, 1507-17.
9) 妊産婦死亡時の剖検と病理検査の指針作成委員会. 妊産婦死亡剖検マニュアル. 改訂版. 2016. http://www.jaog.or.jp/all/document/bouken_2016.pdf ［2018.12.20］
10) 妊産婦死亡症例検討評価委員会／日本産婦人科医会. "2010〜2017年の妊産婦死亡で事例検討の終了した279例の解析結果". 母体安全への提言2016. 2017, 8-19.

各論

09 出血性ショック・DIC

松永 茂剛　まつなが しげたか ● 埼玉医科大学総合医療センター総合周産期母子医療センター 准教授

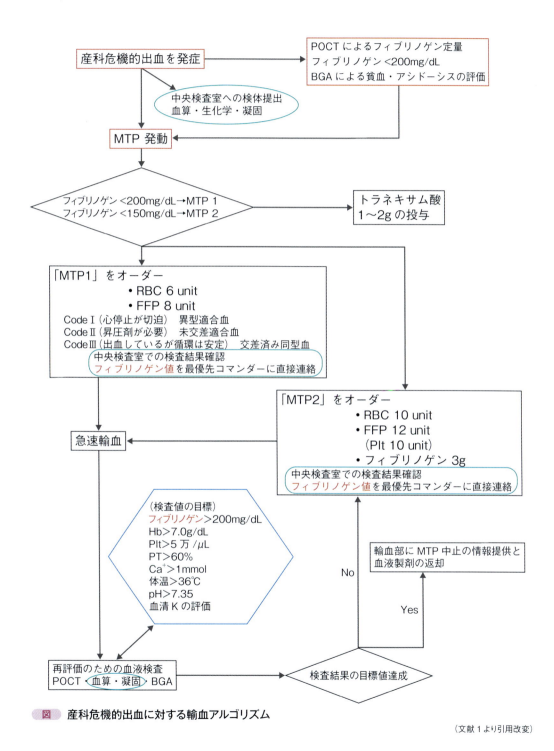

図　産科危機的出血に対する輸血アルゴリズム

（文献1より引用改変）

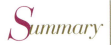

産科危機的出血は、依然として母体死亡の主要な原因を占めている。その主病態は希釈性凝固障害と消費性凝固障害とに分類されるが、いずれも重篤な低フィブリノゲン血症が凝固障害の治療すべき本質であり、大量輸血による治療を行う上で把握すべきものである。ショック患者においては、迅速な循環を維持するための輸液療法、酸素投与、出血の原因検索に加え、ごく初期から発症する凝固障害に対する積極的な凝固因子の補充のための輸血療法が望まれる。

産科危機的出血

産科危機的出血は、妊産褥婦の生命に関わる産科出血を総称し、迅速な輸血（赤血球濃厚液［RBC］だけではなく、新鮮凍結血漿［FFP］あるいは血小板濃厚液［PC］）と集約的なチーム管理を必要とする危機的な状態と定義される。

生命を脅かすような分娩時あるいは分娩後の大量出血は、妊産婦300人に約1人の頻度で発生する。日本では周産期管理の進歩によって、かつて妊産婦死亡の約40%を占めていた産科危機的出血は減少してきたが、現在でも血栓塞栓症や脳血管疾患などを抑えて、依然としてわが国の母体死亡原因の主因であり、妊産婦死亡の23%が産科危機的出血による死亡と報告されている[2]。

産科危機的出血では妊産婦の妊娠後半期にかけての血液凝固、線溶機能の生理的変化を背景として[3]、容易に凝固障害を発症する特徴を持っている。また、妊娠末期には循環血液量は30〜40%増加するため、分娩時の1,000mL程度の出血では頻脈は起こらず血圧も低下しない[4]。すなわち、出血量に対応できる能力が高いため、出血性ショックの臨床症状が出にくい半面、1,500〜2,000mL以上出血すると一気に循環血液量減少性ショック（hypovolemic shock）のみならず凝固因子の枯渇を起こし[5]、厳重な管理が必要になるという特性を有している。

また産科危機的出血では、出血量による重症度の評価が困難であることが知られている。計測される出血量が実際の出血量よりも35%少ないという報告もあり[6]、そもそも出血量を過小評価してしまうピットフォールが存在する。

後腹膜血腫や子宮破裂は、外出血が少量であっても腹腔内に大量出血している可能性が高く、分娩後計測された出血量が少ないからといって安易に問題視しないことは避けるべきである。計測された出血量のみにとらわれずに、バイタルサインの異常（頻脈、低血圧、乏尿）、特にショックインデックス（shock index；SI）に留意する。

弛緩出血や産道裂傷などの希釈性凝固障害を主体とした病態では、SIは出血による循環血液量の低下を忠実に反映し、治療に必要な輸血量の重症度とも強い相関を示す[7, 8]。SIは心拍数と収縮期血圧さえ測定できれば瞬時に得られるパラメーターであり、従来評価されている収縮期血圧や心拍数などの単独のバイタルサインと比較しても、大量出血の重症度を忠実に反映する[9]。

また、妊産婦死亡症例検討評価委員会の解析から、産科危機的出血に関連した母体死亡の原因疾患中、実にその49%が羊水塞栓症（子宮

型）であると報告されており、その臨床的特徴として心肺虚脱を伴わず出血量に見合わない極端な低フィブリノゲン血症から大量出血を発症する[10]。一見、重症な弛緩出血にも見える本疾患には、病態背景に消費性凝固障害の存在があり、同じ消費性凝固障害に分類される常位胎盤早期剥離についてもいえることであるが、発症初期には出血量に見合わない、重度の低フィブリノゲン血症を呈する。上記の2疾患（羊水塞栓症、常位胎盤早期剥離）では、SIは輸血の必要性を効率的に予測できるとは限らず、血中フィブリノゲン値や産科DICスコアの方が正確に病態を反映できる。また、希釈性凝固障害や消費性凝固障害などの病態にかかわらず、大量輸血の予測因子として最も優れたパラメーターは血中フィブリノゲン値であり（表）[8]、患者に投与される総輸血量はフィブリノゲン値と負の相関を示す[11]。従って、血中フィブリノゲン値の測定可能な施設では優先的に測定し、経時的に評価することが重要である。

出血性ショックとその対処法

1）初期対応

大量出血により出血性ショックが疑われる場合には、患者のバイタルサインの測定、診察を行う。ショックと診断できる場合は、初期対応としてまずは酸素化、循環血液量の補充、原因疾患の鑑別を行う。行われるべき検査事項としては、バイタルサインに対するモニタリングの継続と、血算、生化学検査、凝固機能検査、動脈血液ガス分析などを行う。

ショックでは、循環不全によって末梢組織への酸素運搬能が低下しているため、100%酸素投与を開始する。出血に伴い、発症当初は血液分布の変化から血液検査におけるHb値は低下しないこともあるが、出血によって酸素運搬能

表 大量輸血の予測因子

RCC大量輸血：10単位以上

	ROC curve			多変量解析		
	敏感度（%）	特異度（%）	AUC	OR	95% CI	P
推定出血量 ≥ 1,835 mL	72	70.5	0.7161	4.42	1.07〜20.97	0.039
フィブリノゲン ≤ 130 mg/dL	62.7	79.4	0.7452	7.42	1.62〜42.57	0.009
Hb ≤ 6.6 g/dL	47.5	81.2	0.6222	4.36	0.85〜26.50	0.076
産科DICスコア ≥ 9	79	79.4	0.7989	3.72	0.83〜17.06	0.084
SI ≥ 1.12	51.2	93.5	0.7073	5.82	0.91〜56.09	0.062

FFP大量輸血：10単位以上

	ROC curve			多変量解析		
	敏感度（%）	特異度（%）	AUC	OR	95% CI	P
推定出血量 ≥ 1,775 mL	66	65	0.629	1.91	0.44〜8.37	0.379
フィブリノゲン ≤ 200 mg/dL	82.1	65	0.7468	4.86	1.15〜22.44	0.03
Hb ≤ 4.7 g/dL	17.6	100	0.5377	1625153	0.10〜∞	0.397
産科DICスコア ≥ 9	67.8	85	0.7928	4.63	0.79〜37.61	0.088
SI ≥ 1.12	41.5	94.4	0.653	3.25	0.33〜74.66	0.321

（文献8より作成）

は低下しており酸素投与はそれを補う効果もある。気管挿管にこだわらず即座に開始するのが望ましいと考えられる。アメリカ心臓協会（American Heart Association；AHA）の勧告では、低酸素血症を治療または予防するために、気管挿管にこだわらず、フェイスマスクによる100％酸素の投与が推奨されている[12]。

原因疾患の精査のために、経腹超音波検査を含めた診察を行う。経過から特定しにくい出血性ショックを来す原因疾患として、子宮破裂や子宮頸管裂傷の延長による腹腔内・後腹膜血腫が認められる場合があり、精査を行う。腹腔内・後腹膜に出血が認められなければ、経腟的な外出血が出血量の全容であるため、経時的に出血量の評価を行う。出血点の評価のために造影CT検査もしくは血管造影検査を行い、出血原因に合わせた止血術を行う。

循環血液量の補充として、輸液、輸血療法が行われる。血管確保を18G以上で複数行い、輸血が準備されるまでの間、晶質液、代用血漿などの急速補液を行う。また、血管確保を行う際には、貧血検査を行うだけでなく、産科DICの可能性を考えてクロスマッチ検査、フィブリノゲンなどの凝固機能検査も行っておく。

低体温は凝固障害に対して悪影響を及ぼす可能性があり、39℃前後に加温された細胞外液を15～20分間かけて1,000mL投与する[13]。反応が得られ、輸液速度を落としてもショック症状が現れないものをレスポンダーといい、循環血液量20％以下の出血であることが多く、輸血療法の必要性も低い。

2）輸血療法

ショックによって生じる臓器への低還流は組織障害を引き起こすため、血管内皮障害による凝固障害の発症が、ショックのごく初期から発生することが指摘されている[14]。加えて、循環血液量の補充のために行う大量急速輸液は希釈性凝固障害を増悪させる可能性が指摘されているため[1]、輸血が準備されるまでにとどめ、早期に輸血療法を開始する。ここでいう輸血療法とは、積極的な凝固因子の補充療法を行うためのものであり、貧血の重症度に合わせてRBCの投与が行われることに加え、FFPの早期投与を行う。「産科危機的出血への対応指針2017」でも、SIが1.0を超えた場合にはFFPを含めた輸血または急速輸液を行い血圧の維持に努めることを推奨している[15]。

輸血療法開始後は、RBC：FFPが1：1に近い比率で投与するように心掛ける。凝固障害を伴う産科危機的出血に対して止血を最終目標として輸血療法を行うと、最終的にRBC輸血量を上回る大量のFFPが必要となる[11]。従って、FFP輸血については躊躇せず、RBCと同量以上の投与が望まれる。

近年、この凝固障害に対する輸血療法のアルゴリズムが策定され、massive transfusion protocolと称されている。施設ごとに使用可能な輸血量は異なるものの、重篤な凝固障害に対しては大量の輸血が必要となるため、輸血の準備、投与、評価の戦略は複雑を極める。自施設での輸血の治療戦略をアルゴリズム化することによって関係各部署に共通の理解を得ることができ、適切な輸血療法を実現することが可能となる。輸血アルゴリズムを提示する（図）[1]。自施設の輸血準備状況に合わせて適宜改変して利用するとよい。

この中でフィブリノゲン製剤に関する記載がある。現在認められている産科危機的出血に対

する有効な濃縮凝固因子製剤として濃縮フィブリノゲン製剤とクリオプレシピテートがあるが、いずれも極端な低フィブリノゲン血症を治療することを主目的とした血液製剤である。現在保険適用となっている FFP では、フィブリノゲンの血中上昇効果は乏しく、血中フィブリノゲン濃度を低下させない効果はあるものの、止血可能なフィブリノゲン値（200mg/dL を目標として）[11]まで急速に上昇させるためには、上記の血液製剤が必要となってくる[16]。産科危機的出血における輸血治療の重症度を最もクリティカルに反映するマーカーはフィブリノゲンであり[8]、その血中濃度をコントロールすることが止血への最短経路でもある。フィブリノゲンの定量を随時行い、評価して輸血計画を立てることはもちろん、フィブリノゲン製剤を使用し急速に血中濃度を上昇させることによって、総輸血量の削減や循環負荷による肺水腫の発症頻度も減らす可能性がある[16]。

臨床ピットフォール

- 産科危機的出血では、計測される出血量が実際の出血量よりも 35％少なく、出血量を過小評価してしまう。
- 子宮型羊水塞栓症は、臨床症状が弛緩出血と酷似しているが、出血量が少量であっても極端な低フィブリノゲン血症から大量出血を発症する。
- 希釈性凝固障害ではショックインデックスを含めたバイタルサインは忠実にその重症度を反映するが、消費性凝固障害では相関順位は低い。

臨床で役立つ！Point

- ショック患者には酸素投与を行うが、気管挿管にこだわらず速やかな酸素投与を行う。
- 低体温は凝固障害を悪化させる可能性があるため、投与される輸液、輸血は加温されたものを用いる。
- 出血患者における凝固障害は、非凝固性の血液が臨床症状として現れるよりもより早期に発症しているため、早期から新鮮凍結血漿を投与する。
- 産科危機的出血において必要輸血量を最もよく反映する指標は血中フィブリノゲン値である。止血可能な血中フィブリノゲン値は 200mg/dL 程度と考える。

引用・参考文献

1) Matsunaga, S. et al. Fibrinogen for the management of critical obstetric hemorrhage. J. Obstet. Gynaecol. Res. 45 (1), 2019, 13-21.
2) Japan Association of Obstetricians and Gynecologists. Japanese Maternal Death Registration investigated by Japan Association of Obstetricians and Gynecologists, 2010-2012. 2013.
3) Cerneca, F. et al. Coagulation and fibrinolysis changes in normal pregnancy. Increased levels of procoagulants and reduced levels of inhibitors during pregnancy induce a hypercoagulable state, combined with a reactive fibrinolysis. Euro. J. Obstet. Gynecol. Reprod. Biol. 73 (1), 1997, 31-6.
4) Aitkenhead, AR. et al. Textbook of Anaesthesia. 4th ed. Edinburgh, Churchill Livingstone, 2001, 806p.
5) Bose, P. et al. Improving the accuracy of estimated blood loss at obstetric haemorrhage using clinical reconstructions. BJOG. 113 (8), 2006, 919-24.
6) Rath, WH. Postpartum hemorrhage--update on problems of definitions and diagnosis. Acta Obstet. Gynecol. Scand. 90 (5), 2011, 421-8.
7) El Ayadi, AM. et al. Vital Sign Prediction of Adverse Maternal Outcomes in Women with Hypovolemic Shock : The Role of Shock Index. PLoS One. 11 (2), 2016, e0148729.
8) Era, S. et al. Usefulness of shock indicators for determining the need for blood transfusion after massive obstetric hemorrhage. J. Obstet. Gynaecol. Res. 41 (1), 2015, 39-43.
9) Nathan, HL. et al. Shock index : an effective predictor of outcome in postpartum haemorrhage? BJOG. 122 (2), 2015, 268-75.
10) Kanayama, N. et al. Maternal death analysis from the Japanese autopsy registry for recent 16 years : significance of amniotic fluid embolism. J. Obstet. Gynaecol. Res. 37 (1), 2011, 58-63.
11) Matsunaga, S. et al. A retrospective analysis of transfusion management for obstetric hemorrhage in a Japanese obstetric center. ISRN Obstet. Gynecol. 2012, 854064.
12) Jeejeebhoy, FM. et al. Cardiac Arrest in Pregnancy : A Scientific Statement From the American Heart Association. Circulation. 132 (18), 2015, 1747-73.
13) 日本外傷学会外傷初期診療ガイドライン改訂第5版編集委員会. 改訂第5版 外傷初期診療ガイドラインJATEC. 日本外傷学会監修. 東京, へるす出版, 2016, 53.
14) Ickx, BE. Fluid and blood transfusion management in obstetrics. Euro. J. Anaesthesiol. 27 (12), 2010, 1031-5.
15) Takeda, S. et al. Japanese Clinical Practice Guide for Critical Obstetrical Hemorrhage (2017 revision). J. Obstet. Gynaecol. Res. 43 (10), 2017, 1517-21.
16) Matsunaga, S. et al. The Clinical Efficacy of Fibrinogen Concentrate in Massive Obstetric Haemorrhage with Hypofibrinogenaemia. Sci. Rep. 7, 2017, 46749.

各論

10 深部静脈血栓症・肺血栓塞栓症

真木 晋太郎　まき しんたろう ● 三重大学医学部産科婦人科学教室
田中 博明　たなか ひろあき ● 三重大学医学部産科婦人科学教室 講師
池田 智明　いけだ ともあき ● 三重大学医学部産科婦人科学教室 教授

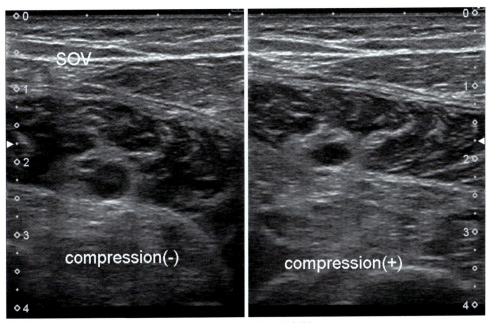

図　深部静脈血栓症の超音波画像（左：圧迫前、右：圧迫後）

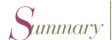

　深部静脈血栓症、肺血栓塞栓症は、妊娠によって凝固能の亢進、解剖学的変異を起こすことから、非妊時より発症リスクが増加する。そのため、妊娠中はリスクに見合った予防策、および発症後の治療と状況に応じた抗凝固療法を行わなければならない。血栓症の既往、血栓性素因、母体のリスク因子の評価を行い、予防策を講じる必要がある。胎児移行性のないヘパリンが抗凝固療法の中心となるが、その使用法および副作用に関しても理解しておく必要がある。

病態

　静脈血栓塞栓症（venous thromboembolism；VTE）とは、肺血栓塞栓症（pulmonary thromboembolism；PTE）と深部静脈血栓症（deep vein thrombosis；DVT）とを併せた疾患概念である。

　静脈血栓形成には、内皮障害、血液の凝固亢進、静脈の血流停滞の3つの成因がある。内皮障害では、好中球から誘導されるサイトカインや組織因子により内皮機能不全を生じ、さらに凝固能を亢進して血栓を形成する。凝固亢進で

は、凝固系や線溶系における制御機構の破綻に伴い凝固系が持続的に促進され、血栓が形成される。血流停滞では、好中球の内皮接着や内皮の低酸素状態が促進されるが、それ単独では血栓形成につながることは少なく、内皮障害、凝固障害が加わると血栓形成が促進される。

妊娠中は凝固能亢進状態となり、増大した子宮による下大静脈圧迫により下肢の静脈にうっ血が起こり、分娩により血管内皮障害を引き起こす。よって妊娠中、分娩、産褥は、全ての時期が静脈血栓症のハイリスク時期である。わが国では、妊娠中の発症率は 0.02％、さらに分娩後の発症率は経腟分娩で 0.003％、帝王切開分娩では 0.06％と上昇することが報告されている[1]。

VTE 関連の妊産婦死亡には、十分に注意しなければならない。妊産婦死亡症例検討評価委員会によると、2010〜13 年において、日本で VTE に関連して死亡した妊産婦は 13 例（7.0％）であった。産褥期の発症は 6 例（46.1％）で、その 6 例中 5 例が帝王切開術後、1 例が経腟分娩後であった[2]。妊娠中の発症の多くは、悪阻による脱水・切迫流産のための安静が関連した妊娠初期、子宮が増大した妊娠末期での発症・死亡であった。

臨床ピットフォール

- 上記の帝王切開術後の VTE 関連妊産婦死亡症例では離床が遅い傾向にあったため、妊産婦死亡症例検討評価委員会では、術後 1 日目までには離床を促すことを推奨している。

症　状

症状は、下肢の DVT では下肢の疼痛、腫脹、発赤、熱感、Homan's sign（足の背屈で腓腹部に疼痛を認める）などが挙げられる。また、PTE では胸痛、呼吸困難、血痰、喀血、SpO_2 の低下、ショック、意識消失を来す。酸素投与を行っても改善しない SpO_2 の低下や頻呼吸の症状などは、強く PTE が疑われる所見である。

スクリーニング

VTE のスクリーニングには、D-dimer の計測が頻用されている。D-dimer はフィブリンがプラスミンによって分解される際の生成産物であり、線溶系の亢進時に上昇する。通常、非妊時ならば D-dimer は陰性的中率が高く、陰性であれば VTE を否定できる[3]。妊娠初期では非妊時とほぼ同等であるとされるが、妊娠末期には約 3 倍に上昇し、ばらつきが大きくなる[4]。妊娠中の DVT における陽性的中率は低く[5]、スクリーニング目的の有用性は低いと考えられている。D-dimer が妊娠中の相当の値であっても、否定はできない。症状およびバイタルサインなどを確認し、疑われれば他のスクリーニング検査（下肢静脈超音波検査や造影 CT 検査など）を行う（図）。

診断および予防

診断および予防には、リスク評価を行うことが非常に重要である。VTE のハイリスク群として、VTE の既往、血栓性素因を有する、帝王切開分娩などが挙げられる。英国産婦人科学会（RCOG）[6]および American College of Chest Physician Evidence Based Clinical Practice Guideline（ACCP 2012）[3]を参考に作成されたVTE のリスク分類を表 1 に示す。第 1 群のVTE 高リスク群に対しては妊娠中の抗凝固療法を行い、第 2、3 群に対しては抗凝固療法を

表1 妊娠中VTEのリスク分類

第1群 高リスク妊娠	● 以下の条件に当てはまる女性は妊娠中の抗凝固療法を行う 1）2回以上のVTE既往 2）1回のVTE既往、かつ以下のいずれかが当てはまる 　a．血栓性素因がある 　b．既往VTEは①妊娠中、②エストロゲン服用中のいずれかで発症 　c．既往VTEは安静・脱水・手術などの一時的なリスク因子がなく発症した 　d．第1度近親者にVTE既往がある 3）妊娠成立前よりVTE治療（予防）のために抗凝固療法が行われている
第2群 中リスク妊娠	● 以下の条件に当てはまる女性は妊娠中の抗凝固療法を検討する ● 以下の条件に当てはまる女性は妊娠中手術後には抗凝固療法を行う 1）1回のVTE既往があり、それが安静・脱水・手術など一時的なリスク因子による 2）VTE既往がないが以下の条件に当てはまる 　a．血栓性素因がある 　b．妊娠期間中に以下の疾患が存在 　　心疾患、肺疾患、SLE（免疫抑制薬の使用中）、炎症性腸疾患、炎症性多発性関節症、四肢麻痺、片麻痺など、ネフローゼ症候群、鎌状赤血球症
第3群 低リスク妊娠 （リスク因子がない妊娠よりも危険性が高い）	● 以下の因子を3つ以上有する女性は妊娠中の抗凝固療法を検討する ● 以下の因子を1から2つ有する女性は妊娠中のVTEの発症に留意する VTE既往がないが以下の因子を有する 　35歳以上、妊娠前BMI 25以上、喫煙、第1度近親者にVTE既往、安静臥床、長時間の旅行、脱水、表在性静脈瘤が顕著、全身感染症、妊娠中の手術、卵巣過剰刺激症候群、妊娠悪阻、多胎妊娠、妊娠高血圧腎症

（文献7より引用改変）

検討もしくは、VTE発症に留意していく[7]。また、抗凝固以外にも予防策を取ることが非常に重要であり、下肢挙上、膝の屈伸、足の背屈運動、弾性ストッキング着用などは有効であるとされる。妊娠中のVTEの発症は、妊娠初期が一番多いとされており、妊娠中の抗凝固療法はなるべく早期から開始する必要があり、そのためには妊娠初期からリスク因子の評価を正確に行うことが重要である。

分娩後もDVT、PTEの好発時期である。そのため、リスクに応じた予防策が極めて重要である。一方で、予防策を分娩後いつまで実施するかは明確にされていない。分娩直後だけでなく、産褥数日後でも発症することがあるため、母体の状態を観察しながら、退院まで継続してもよいと考える。RCOGの基準を参考に、三重大学で作成した対応表を表2に示す。

血栓性素因の先天的なものとしてアンチトロンビン・プロテインS・プロテインC欠損症（欠乏症）、後天的なものとして抗リン脂質抗体症候群が挙げられる。特にプロテインS欠乏症は日本人において発症頻度が高いことが知られており、2％以上と報告されている[8]。

治　療

VTEの治療として、DVTのみである場合は保存療法と薬物療法を行う。下肢の安静、挙上、圧迫療法（弾性包帯、弾性ストッキング）を行い、長時間の立位、座位を避ける。薬物療法には抗凝固療法と血栓溶解療法があり、ヘパリンによる抗凝固療法が中心である。

PTEは、増大子宮による圧迫が解除された分娩後に多いとされる。PTEと診断された場合には直ちに点滴静注未分画ヘパリンによる治療が必要になる。PTEおよびDVTにおける抗凝固療法の実際を表3に記す。

ヘパリン投与中は、ヘパリン起因性血小板減少症（heparin-induced thrombopenia；HIT）に

表2 分娩後のDVT・PTE予防策

VTEリスクにかかわらず、全例で早期離床（産褥1日目までに歩行）を行う。
[分娩後抗凝固療法が必要な症例]
第1群
最高リスク症例（少なくとも産褥6週の抗凝固療法）
● VTE既往
● 妊娠中にVTE予防のために抗凝固療法が実施された
第2群
高リスク症例（少なくとも産褥3日間の抗凝固療法）
● 血栓性素因：アンチトロンビン異常症(欠損症・欠乏症)、プロテインC異常症、プロテインS異常症、APS
● 分娩前BMI＞35 kg/m²
● 分娩前の2週以上の安静（切迫早産も含む）
● 巨大子宮筋腫・子宮体下部／子宮頸部筋腫
● 心疾患、肺疾患、SLE（免疫抑制薬服用中）、悪性腫瘍、炎症性腸疾患、ネフローゼ症候群、炎症性多発関節症、四肢麻痺・片麻痺など
● 帝王切開分娩で第3群に示すリスクが2つ以上
● 陣痛発来後の緊急帝王切開術（注；選択的帝王切開術予定患者の陣痛発来による緊急帝王切開術は除く）
第3群
中リスク症例（帝王切開分娩で以下のリスクを1個以上有する場合、もしくは経腟分娩で以下のリスクを2個以上有する場合、高リスクと同様の抗凝固療法）
● 分娩前 35＞BMI＞25kg/m²　　● 年齢35歳以上
● 3回以上の経産婦　　● 多胎
● 広範な静脈瘤　　● 喫煙者
● 分娩時出血＞1Lまたは輸血　　● 遷延分娩
● 第1度近親者にVTE既往　　● 産褥期の外科手術
ヘパリン使用法
分娩・手術後6時間後から未分画ヘパリン（ヘパリンCa）投与を開始（止血確認後は直後からでも可）する。1回5,000単位を12時間ごとに皮下注射し、その後、原則手術後24時間後から低分子ヘパリン（クレキサン®）投与を開始する。1回2,000単位を12時間ごとに皮下注射する（経腟分娩後の場合、クレキサン®は適応なし。必要時は未分画ヘパリンで行う）。硬膜外カテーテル抜去は前回投与後10～12時間経過後、次回投与はカテーテル抜去後2時間以上経過後とする。

表3 PTEおよびDVTに対する抗凝固療法

● 直ちに未分画ヘパリン5,000単位単回静注を行う。
● DVTの場合、未分画ヘパリン10,000～15,000単位／日を24時間で持続点滴する。
● PTEの場合は、未分画ヘパリンを1,300単位／時（31,200単位／日）の持続静注を開始し、APTTが1.5～2.5倍となるように調節していく。

注意する。血小板減少、血栓の新たな発症などで疑う。HIT抗体の存在により診断し、診断されたらヘパリンを中止し、他の抗凝固療法を開始する。

DVTを発症した妊婦に対する分娩時の一時的下大静脈フィルター留置の有用性が報告されている[9]。しかし、フィルター留置はフィルター内血栓、脱落、破損、感染などの合併症が高率に起こるとされ、十分な抗凝固療法中の静脈血栓塞栓症再発例、浮遊静脈血栓症、前置胎盤など出血のリスクが高い場合に考慮する[10]。

臨床ピットフォール

低分子量ヘパリン（クレキサン®）、選択的 Xa 因子阻害薬（アリクストラ®）

- DVT および PTE 予防に対して有用である。抗 Xa/トロンビン活性比が未分画ヘパリンよりも高く、血小板に対する影響が少なく、出血の副作用も少ないとされている。
- 保険適用は手術後 24 時間以降に限定されており、帝王切開術後でなければ未分画ヘパリンを使用する。

臨床で役立つ！Point

- VTE の発症は致命的になる可能性がある。呼吸苦、動悸、SpO_2 の低下など PTE における特徴的な症状がある場合には、疑いを持って対処する。
- 疑いの段階であっても、循環動態が不良であるような重症例では、救命のため初期治療を開始する。
- 高次医療施設や循環器内科、救急科への相談など、VTE が疑われる場合には、常に周囲との連携を意識して診断および治療に取り組む。
- 抗凝固療法、特にヘパリンの使い方に関して熟知しておかなければならない。未分画ヘパリン、低分子量ヘパリンの使い分けを理解しておく。

引用・参考文献

1) 小林隆夫ほか. 産婦人科領域における深部静脈血栓症／肺血栓塞栓症：1991 年から 2000 年までの調査成績. 日本産婦人科・新生児血液学会誌. 14 (2), 2005, 1-24.
2) 妊産婦死亡症例検討評価委員会／日本産婦人科医会. "2014 年度の提言：帝王切開術後の静脈血栓塞栓症予防のため術後 1 日目には離床を促す". 母体安全への提言 2014. 2015, 20-2.
3) Bate, SM. et al. VTE, thrombophilia. Antithrombotic therapy, and pregnancy : Antithrombotic Therapy and Prevention of Thrombosis. 9th ed : American College of Chest Physician Evidence-Based Clinical Practice Guidelines. Chest. 141 (2 Suppl), 2012, 691-736.
4) 菊池信三ほか. 妊娠中の D-dimer 測定値と深部静脈血栓症 DVT. 日本周産期・新生児医学会雑誌. 46 (1), 2010, 17-21.
5) 品川征大ほか. 深部静脈血栓症スクリーニングにおける妊娠後期 D-dimer 測定の有用性. 現代産婦人科. 65 (1), 2016, 115-9.
6) Royal College of Obstetrics & Gynecologists. Reducing the Risk of Venous Thromboembolism during Pregnancy and the Puerperium. Green-top Guideline. No.37a. 2015.
7) 日本産科婦人科学会／日本産婦人科医会. "CQ004-1 妊娠中の静脈血栓塞栓症（VTE）の予防は？". 産婦人科診療ガイドライン：産科編 2017. 東京, 日本産科婦人科学会. 2017, 10-4.
8) 宮田敏行ほか. 日本人の血栓性素因, 特にプロテイン S 欠損症を中心に. 日本産婦人科・新生児血液学会誌. 20 (2), 2011, 75-82.
9) Greer, IA. Prevention and management of venous thromboembolism in pregnancy. Clin. Chest Med. 24, 2003, 123-37.
10) 三好剛一ほか. 深部静脈血栓症における分娩時の一時的下大静脈フィルターの再評価. 日本産婦人科・新生児血液学会誌. 26 (2), 2017, 1-7.

母体急変への対応

橋井 康二　はしい こうじ ● ハシイ産婦人科 院長

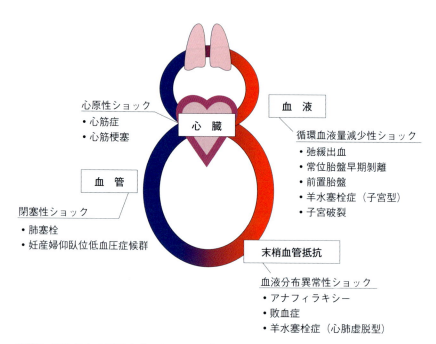

図　母体急変の原因疾患のショック分類

（文献1より引用改変）

Summary

産科急変では、胎児・胎盤機能不全と、母体に危機的状況が生じる2つの急変が、個別にまたは同時に発症する。われわれは胎児側に急変が生じた際は胎児・胎盤機能のモニタリングを徹底し、胎児救命に集中する。同時に母体の急変が並行して進行している可能性を考慮する必要がある。母体のバイタルサインをモニターし、異変があれば直ちにABCのサポートの基本を行うことで、救命だけでなく脳の高次機能に障害を残さないことが肝要である。原因疾患が確定できなくてもショックの診断は可能であり、ショックの病態に応じた蘇生法に習熟する必要がある。搬送受け入れ施設では、最悪の事態を想定して母体救命のための死戦期帝王切開術の導入も今後の課題である。

母体急変対応の心構え

産科急変では、原疾患への個別の治療の質の高さと、初期の段階での救命処置の取り組みの速さが予後を大きく左右する。ただし、対象が母体と胎児の両者であることに特徴がある。われわれは胎児心拍数モニタリングで異常を認めた際に、胎児・胎盤機能の異常の原因検索に集中することで母体の異変に気付くのに遅れることがある。母体側にも重篤な病態が進行してい

ることが多い。胎児の救命のために、結果として母体を危険にさらす可能性を常に念頭に置いておくべきである。母体急変への的確な対応が、児の予後を改善するのは言うまでもない。また、産後の脱力した普通の褥婦の姿から病変に気付くことは、案外難しい。

Ⅵ章では産科急変の原因となる疾病の病態、治療について詳細に述べられているので、ここでは双手圧迫などの産科的な基本手技については省き、母体急変時に必要な初動を中心に述べる。

母体急変の感知

1）急変の感知

母体急変の原因となる疾病を病態別にショック分類すると図のようになる。発症時には一部の組織への血液灌流が不良となり、次第に全身性の組織灌流不全となり、生命維持に必要な臓器への酸素供給が不足する。これがショックである。

急変がショックから心停止へと進行するのを防ぐには、急変の感知と同時に的確な処置を行うことが求められる。組織への血液灌流が不良になるとアドレナリンが分泌され、心拍数が増え、1回心拍出量も増加する。また、脳や肝腎への血液灌流を維持するため末梢血管抵抗が増して四肢の循環が乏しくなり、その結果として、ショックの5徴といわれる顔面蒼白（pallor）、虚脱（prostration）、冷汗（perspiration）、呼吸不全（pulmonary insufficiency）、脈拍触知不能（pulseless）が発現する。急変の感知には、これらの所見の有無を見ることが重要である。

一方で、分娩前後は長時間の陣痛で疲労し、苦痛にあえぎ、しかも呼吸も乱れ尋常ではない。さらに、妊娠末期では循環血液量が増加しており、代償作用が働くため、収縮期血圧も出血量に見合うほど低下しない。分娩前後はショックの徴候を見極めるのは簡単ではない。陣痛発来という尋常ではない状況では、胎児心拍数と同時に母体のバイタルサインをモニターすることが重要である。

ここで循環の指標として重要なのが、心拍数と血圧の測定である。これでショックインデックス（shock index；SI、心拍数／収縮期血圧）を算出できる。妊産婦特有の代償作用のため、収縮期血圧が保たれてもまず心拍数が増加するので、徐々にSIは上昇する。1を超えた時点で、出血であれば約1,500mLが、1.5を超えれば約2,500mLが失われており、輸血を開始しないと重篤な予後に至るレベルである。他にSpO_2の計測も重要であり、95％以下になればかなりの低酸素血症が推測される。さらに急変を感知する方法として、表の妊婦の早期警告サイン（「母体安全への提言」）がある。これらも急変感知の重要な項目である。

表　妊婦の早期警告サイン

早期警告サイン	警告閾値
心拍数	100回／分
SpO_2	95％未満
時間尿量	0.5mL/kg/時
収縮期血圧	140mmHg以上 80mmHg以下
拡張期血圧	90mmHg以上
呼吸数	25回／分以上 10回／分以下
意識レベル	JCS 1以上（ほぼ意識鮮明だが、いまひとつはっきりしない）
体温	38℃以上

* Japan coma scale；JCS

> **臨床ピットフォール**
> - 「分娩前後で冷や汗をかいて顔面蒼白」を、分娩の痛みが原因と決めつけない。
> - 「分娩後に静かで動かない」を、分娩後の疲労と決めつけない。
> - 胎児・胎盤機能不全では、母体のバイタルサインにも注意。

2）第一発見者によるショックの簡易診断

　急変時には、原疾患の確定診断に時間を費やさず、診断と並行して病変の進行を食い止めるための処置を行う必要がある。ショックの前徴や母体のバイタルサインで異変を感知すれば、まずは母体の末梢を触れて「皮膚が紅潮し温かく」感じれば「末梢血管抵抗の異常からくる血液分布異常性ショック」（図）であり、アナフィラキシー、羊水塞栓症（心肺虚脱型）、敗血症などが考えられる。「母体安全への提言」[2]では、2016年の母体の直接死因の1位は敗血症になっているので要注意である。

　「末消が冷たく、蒼白」に感じれば、他の3つのタイプのショックのどれかを鑑別しなければならない。ここで重要なのは、心原性ショック（図）の診断である。心原性の場合は他のタイプとは異なり、初期対応の急速輸液は禁忌である。心負荷を増して肺水腫をも誘引する。成人の循環器の診断に慣れていないわれわれ産婦人科医にとって、急変患者の脈の強弱を判断し、心音を聴取し、普段読み慣れていない心電図を見て心原性ショックを初期のレベルで診断するのは困難である。

　ただし、われわれが診断に使える方法として心臓超音波がある。胎児心臓超音波用のプローブで十分である。成人の心臓超音波に慣れていなければ、EF（ejection fraction）を計測しなくても、見た目で心臓の動きに違和感を感じれば「心機能に異常あり」と考えてよい。成人は胎児と比較すると心拍数が少ないので、健常であっても心筋の動きは緩徐に見える。慣れるまでは健常妊婦の心臓の動きを観察することを勧める。心原性ショックの患者では、心筋の収縮能が低下して躍動感がないので、それだけで異変を感じる。胎児心臓形態異常の診断に比べると容易であり、短時間で診断がつく。

　母体急変の第一発見者が応急処置をしつつ短時間で輸液を行うことを決めるには、「四肢が冷たくて超音波で心筋の収縮に躍動感があるか否か」を見ればよい。これだけであれば、急変の第一発見者にとって難易度は高くない。

　では、循環血液量減少性ショックと閉塞性ショック（図）の診断はどうか。外頸静脈の怒張の有無を触診すると、ある程度の診断がつく。循環血液量が減少していれば触れにくく、閉塞性であれば静脈系のうっ滞のために怒張する。簡易的であるがおよその検討はつく。

母体急変時の対応

1）OMI＋子宮左方圧排＋保温

　急変を感知した際には、まずは他のスタッフを呼び、呼吸と脈の有無を確認する。正常な呼吸の有無がはっきりしない場合には、即座に胸骨圧迫の適応である。ここであえぎ呼吸は死戦期呼吸であり、胸骨圧迫の適応である。

　呼吸と脈の有無をはっきりと感知でき、意識も問題がなければ、まずは高濃度酸素（oxygen；O）の投与をリザーバー付きマスクで始める。次いで血圧、心拍数（心電図モニター）、SpO₂をモニター（monitor；M）して治療効果の指標とする。分娩前後は前述したよう

にショックの感知が困難なため、全症例に装着することを勧める。

さらに静脈ルートの確保（intravenous；I）が必要であるが、急変時に人手が足りない環境では、静脈ルートを確保するのが困難な症例もある。できるだけ分娩第1期には確保しておきたい。急速輸液や輸血の可能性を考慮すると、20G以上の太さのシリンジが必要である。輸液をしなくても生理食塩水でロックしておけばよい。急変時の輸液の基本は細胞外液で、しかも低体温を誘発しないためにも39℃近くに温めたものを使う。低体温ではアシドーシス、DICを増悪させるので保温に努める。

酸素（O）の投与でSpO_2が改善しない場合には、気道の確保の確認のため口腔内の吐物の有無をチェックし、必要なら吸引し、かつ経鼻エアウェイを挿入する。経鼻エアウェイは意識下でも挿入が可能で、しかも嘔吐を誘引しない。SpO_2が95％以下の場合には、バッグバルブマスクで人工換気を始める。

SIが1を超えた時点で、2本目の静脈ルートも確保し同時に採血も行う。この際には、フィブリノゲンと血糖のチェックも忘れてはならない。この時点で急変の原因疾患の確定診断がついていなくても、心原性ショックだけは除外したい。心原性であれば、急速輸液はかえってショックを増悪させてしまう。また、分娩前であれば仰臥位低血圧症候群の合併を防ぐために子宮の左方圧排を行う。左半仰臥位にできなくても、左方への圧排は簡単にできる。

> **臨床ピットフォール**
> - SpO_2 は血中のヘモグロビンと酸素との結合の割合を示しており、低酸素血症の指標として有益であるが、組織に運搬される総酸素量を表しているわけではない。出血のためヘモグロビンが低下してもSpO_2は正常に保たれることがある。
> - ショックと判断すれば、たとえSpO_2が正常でも酸素を投与する。成人健常者のSpO_2が95％を下回れば、かなりの低酸素血症である。リザーバー付きマスクで改善しなければ、速やかにバッグバルブマスクで人工換気を行う。
> - あえぎ呼吸は胸骨圧迫の適応である。正常な呼吸と判断してはならない。

2）痙攣への対応

痙攣は、多くが予期せぬ発症と同時に、初期の対応が遅れると脳虚血に陥り、救命できても神経学的後遺症を残す。痙攣の原因としては、子癇、脳卒中、てんかん、低血糖、電解質異常、呼吸窮迫症候群などがある。第一発見者が確定診断をつけるのは難しい。頻度としては子癇が多いので、まずはバッグバルブマスクでの人工換気を開始すると同時に、硫酸マグネシウムを導入する。投与開始後、直ちに改善しない場合には、20分を待たず、発作5分以内に即効性のあるジアゼパムを使う。ジアゼパムは、10mg（1A）筋注または5mg（0.5A）静注で効果を認めなければ、数分後に5mgの静注を追加する。子癇であれば硫酸マグネシウムの導入開始後数分で痙攣は収束する場合が多いが、仮に20分間痙攣が続いた場合には、たとえマスク換気をしても十分ではなく低酸素脳症となり、25分間継続すれば不可逆的なダメージが避けられない。また、ジアゼパム投与後に痙攣が止まると同時に呼吸も停止する可能性がある。この際も十分な気道確保の上、バッグバル

ブマスクでの人工換気を続ける。脳圧亢進の際のクッシング徴候がないか注意する。意識下での神経学的所見の取り方（AVPU）と同時に無意識下での神経学的所見（ドロップ試験や膝立て試験）の取り方も脳卒中の診断に重要である。

> **臨床ピットフォール**
> - バッグバルブマスクによる人工換気では、5～6秒ごとに胸が上がる程度の人工換気に努める。急変時には、慌てて回数が増えたり、強くもみ過ぎて嘔吐や過換気を誘発してしまう。
> - 自発呼吸が回復すれば、呼吸に合わせてバッグをもむ。呼気時にマスクをもむとかえって息苦しくなるので注意が必要である。
> - 経鼻エアウェイを挿入したからといって安心せずに、換気で胸が挙上して初めて気道が確保できていると判断する。

3）死戦期帝王切開術

的確な救命処置を施行しても妊婦が心停止に陥った際には、心肺蘇生法（cardiopulmonary resuscitation；CPR）と自動体外式除細動器（automatic external defibrillator；AED）、アドレナリンを使用するのは通常の蘇生と変わりはないが、子宮の左方圧排を忘れてはならない。心停止後の通常の蘇生法に反応しない妊婦では、母体の循環の改善と酸素消費量を減らす目的で帝王切開術を行うことがある。胎児救命ではなく、あくまで母体救命のための死戦期帝王切開術（perimortem cesarean delivery）である。心肺蘇生開始後4分で反応がなければ、術前処置は簡単に済ませ、速やかに開腹する。挿管に手間取るようなら、バッグバルブマスクによる換気下で行う。術中もCPRは絶え間なく継続する。蘇生に成功し意識が戻れば、速やかに挿管し全身麻酔下での管理に移行する。心停止後15分以上経過してからの手術で蘇生に成功した例もあるので、死戦期帝王切開術の準備が整うまで、諦めずに有効なCPRと換気に努める。

手術により循環が回復すると出血傾向となるので、輸血の準備も並行して行う。多くの場合は、本人は言うに及ばず家族の承諾を得る時間もないので、前もって院内倫理委員会などの了解を得ておく必要がある。死戦期帝王切開術は、母体心停止後の蘇生法として今後普及する可能性があるので、搬送受け入れ施設では十分な体制作りが必要である。胸骨圧迫を行いつつ開腹術をするには、相当の訓練が必要である。

> **臨床で役立つ！Point**
> - 妊産婦の急変対応では、ABCのサポートと保温、さらに仰臥位低血圧症候群の併発に注意する。
> - ショックの診断で役立つポイント
>   - 患者の末梢が赤くて温かいか、白くて冷たいか
>   - 外頸静脈の怒張の有無
>   - 心臓超音波で心筋の動きを見る

引用・参考文献

1) 山畑佳篤. "ショックの分類と初期対応". J-CIMELS 公認講習会ベーシックコーステキスト：産婦人科必修 母体急変時の初期対応 第2版. 日本母体救急システム普及協議会／京都産婦人科救急診療研究会編. 大阪, メディカ出版, 2017, 214.
2) 妊産婦死亡症例検討評価委員会／日本産婦人科医会. 母体安全への提言2016. 2017, 68p.

12 無痛分娩

角倉 弘行 すみくら ひろゆき ● 順天堂大学医学部麻酔科学・ペインクリニック講座 教授

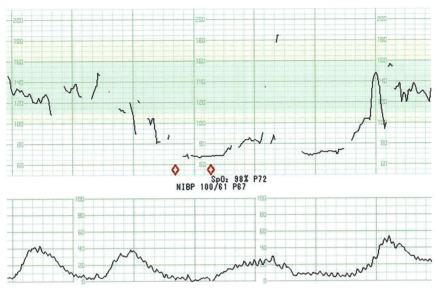

図1 無痛分娩による鎮痛時の遷延一過性徐脈

Summary　わが国でも無痛分娩を希望する妊婦は増加傾向にあり、無痛分娩を提供する施設も増えつつある。無痛分娩を提供する施設では、器械分娩や分娩時異常出血、麻酔合併症などに適切に対応できる体制を整えることが必要である。安全で質の高い無痛分娩を提供するためには、十分な準備が必要である。

安全性を担保した無痛分娩

無痛分娩では、麻酔科医が担当しても、高位脊髄くも膜下麻酔や局所麻酔薬中毒などの深刻な合併症が1/3,000の確率で発生することが報告されている[1]。無痛分娩の麻酔を担当する医師は、硬膜外穿刺の手技を磨くだけでなく、気道確保などの蘇生技術にも十分に習熟していることが求められる。

1) 麻酔前評価

妊娠に伴う母体の生理的変化は、麻酔管理を困難にする。特に、高年妊婦や合併症のある妊婦では細心の注意が必要である。綿密な麻酔科的評価を済ませた上で産科医と麻酔科医とが協力して分娩管理を行うならば、リスクのある妊婦の分娩をより安全なものにすることも可能である。

無痛分娩が普及していないわが国では、無痛分娩に関する妊産婦の知識が十分でないことが多い。妊娠36週ごろまでに麻酔前評価を行い、その際に無痛分娩に関する説明も行っておくとよい。

2）無痛分娩の管理

わが国では、無痛分娩を希望する妊婦に対して計画分娩での無痛分娩を勧めている施設が大半であるが、その場合は子宮収縮薬の使用に伴うリスクも負うこととなる。理想的には、麻酔科医が24時間いつでも自然陣痛発来後の無痛分娩に対応できる環境を整えるべきである。

3）導入時期

麻酔の導入時期は、産婦の希望を尊重する。以前は、加速期に入るまで麻酔の導入は控えるべきであるとの意見が優勢であったが、最近は麻酔の導入時期を遅らせる必要はないとの意見が優勢である[2]。

臨床ピットフォール

- 無痛分娩を始めたばかりの施設では、産科医も助産師も、無痛分娩を導入する時期を少しでも先送りした方が分娩のアウトカムが改善するものと考えて、麻酔の導入時期を先送りする傾向がある。
- 導入時期の先送りにより分娩のアウトカムが改善するとの証拠はなく、無理な姿勢で麻酔導入を余儀なくされたり、胎児心拍数異常の発生率を上昇させたり、産婦に余分な苦痛を強いる結果となる。

硬膜外麻酔による無痛分娩

硬膜外麻酔単独での導入が基本である。L 3/4より硬膜外カテーテルを挿入後、十分な初期鎮痛が達成されるまで局所麻酔薬を分割投与する。分娩第1期の潜伏期に麻酔を導入する場合は、0.1％レボブピバカイン塩酸塩18mLとフェンタニルクエン酸塩2mLとの合剤を準備し、最初に5mLを投与して、以後5分ごとに5mLを追加投与する。日本人では多くの場合に、10〜15mLで初期鎮痛が達成される。分娩第1期の加速期や分娩第2期に麻酔を導入する場合には、より高濃度（0.125〜0.25％）の局所麻酔薬の使用も考慮する。

臨床ピットフォール

- 硬膜外カテーテルの血管内迷入や、くも膜下迷入を検出するために、局所麻酔薬の試験投与が推奨されているが、必ずしも検出力は高くない。
- 偽陰性であった場合には、本投与後に重篤な副作用を招来しかねない。初期投与の結果を過信することなく、少量分割投与を心掛けるべきである。

脊髄くも膜下硬膜外併用麻酔による無痛分娩

脊髄くも膜下硬膜外併用麻酔（combined spinal-epidural anesthesia；CSEA）とは、患者が鎮痛処置を希望した際に、最初に脊髄くも膜下麻酔で初期鎮痛を達成し、その後、児娩出までを硬膜外麻酔で管理する方法である。くも膜下腔には、フェンタニル0.2mL（10μg）と0.5％高比重ブピバカイン0.5mL（2.5mg）、生理食塩水1.3mLを投与した後、硬膜外カテーテルを3〜5cm挿入する。

CSEAでは速やかに鎮痛効果が得られるため、患者の満足度が高い。しかし、急激な鎮痛により遷延一過性徐脈が5〜10％程度の頻度で認められるので注意が必要である（図1）。

1）DPEによる無痛分娩

CSEAの変法として、脊髄くも膜下麻酔針で硬膜を穿刺した後に、あえて薬剤は投与しないで硬膜外腔への投与のみで管理する方法（dural puncture epidural；DPE）が注目されている[3]。

2）無痛分娩の維持

硬膜外麻酔を導入して初期鎮痛が達成された

ら、児を娩出するまで硬膜外カテーテルから局所麻酔薬を追加して鎮痛を提供する。追加の方法としては、医療スタッフが追加する以外に、自己調整鎮痛法（patient controlled analgesia；PCA）が普及している（図2）。

3）PCA 装置の設定

薬剤は、2μgフェンタニル含有の0.1%ロピバカイン塩酸塩水和物を用いる。具体的には、0.2%ロピバカイン100mL、生理食塩水92mL、フェンタニル8mL（400μg）を混合する。PCA装置の設定は、ボーラス投与量5mL、ロックアウト時間15分とし、持続投与は行わない。

PCAのレジメンとしてbackground infusionを追加することにより、鎮痛の質が改善し、breakthrough painが減少することが報告されている。また最近では、コンピュータによりプログラムした間欠的硬膜外ボーラス投与（programmed intermittent epidural bolus；PIEB）の有用性が報告されている[4]。しかし、PCAの安全性を最大限に享受するためには、bolus単独の方が好ましい。麻酔科医が産科病棟に常駐できない施設では、鎮痛の質の向上よりも安全の向上を優先すべきである。

4）無痛分娩導入後の分娩管理

麻酔を導入した後は、胎児心拍数モニタリングを継続する。子宮収縮が弱くなった場合には、必要に応じて子宮収縮薬を用いて促進（augmentation）を行う。

硬膜外麻酔による無痛分娩を選択した産婦では、帝王切開率は増加しないが分娩第2期が延長することが知られている。しかし、産科的介入が遅れ、過度に分娩第2期が延長すると、産褥期の遷延性尿閉や産褥出血が増加する。初産

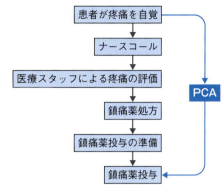

図2　PCAの概念

婦の場合は、分娩第2期を3時間以内とすべきである。

分娩第2期を短縮するために、子宮口全開大後に局所麻酔薬の投与を中止することが一部で推奨されている。しかし、子宮口全開大後に局所麻酔薬の投与を中止しても、分娩様式のアウトカムは改善しないことが報告されている[5]。

> **臨床ピットフォール**
>
> - 無痛分娩を受けている産婦では、常位胎盤早期剥離や子宮破裂などが起こった場合に、麻酔で痛みが軽減されているので発見が遅れるとの意見がある。しかし、胎児心拍数モニタリングには異常を認めるはずであるし、付随する痛みも通常の麻酔薬では十分に軽減されないことが多い。
> - 疼痛コントロール不良となった場合には、胎児心拍数モニタリングも確認して常位胎盤早期剥離や子宮破裂などを鑑別診断に加える。

無痛分娩関係学会・団体連絡協議会

2018年に厚生労働省の研究班が「無痛分娩の安全な提供体制の構築に関する提言」を取りまとめ、この提言を受けて「無痛分娩関係学会・団体連絡協議会」（The Japanese

Association for Labor Analgesia；JALA）が発足し、無痛分娩の診療体制情報公開事業、研修体制整備推進事業、有害事象収集分析事業などの活動を開始した（図3）。無痛分娩を提供する施設においては、これらの活動をよく理解した上で、安全性を十分に担保した環境で無痛分娩を提供すべきである。

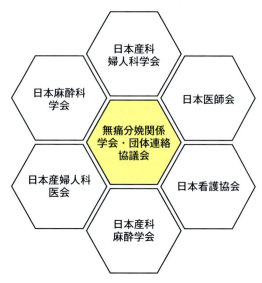

図3　無痛分娩関係学会・団体連絡協議会 構成団体

臨床で役立つ！ Point
- 無痛分娩の方法としては硬膜外麻酔が標準的な方法である。
- 麻酔導入の時期は、産婦の希望を尊重する。
- 最後まで十分な鎮痛を提供する。
- 胎児および母体の継続的な観察を忘らない。
- 無痛分娩を提供する施設では安全性を十分に担保すべきである。

引用・参考文献

1) D'Angelo, R. et al. Serious complications related to obstetric anesthesia : the serious complication repository project of the Society for Obstetric Anesthesia and Perinatology. Anesthesiology. 120 (6), 2014, 1505-12.
2) Sng, BL. et al. Early versus late initiation of epidural analgesia for labour. Cochrane Database Syst. Rev. 10, 2014, CD007238.
3) Chau, A. et al. Dural Puncture Epidural Technique Improves Labor Analgesia Quality With Fewer Side Effects Compared With Epidural and Combined Spinal Epidural Techniques : A Randomized Clinical Trial. Anesth. Analg. 124 (2), 2017, 560-9.
4) Sng, BL. et al. Automated mandatory bolus versus basal infusion for maintenance of epidural analgesia in labour. Cochrane Database Syst. Rev. 5, 2018, CD011344.
5) Shen, X. et al. Epidural Analgesia During the Second Stage of Labor : A Randomized Controlled Trial. Obstet. Gynecol. 130 (5), 2017, 1097-103.
6) 妊産婦死亡症例検討評価委員会／日本産婦人科医会. 母体安全への提言 2016. 2017.
http://www.jaog.or.jp/wp/wp-content/uploads/2017/08/botai_2016_2.pdf [2019. 1. 9]

VII

産褥

01 総論
子宮と全身の復古

林 昌子 はやし まさこ ● 日本医科大学多摩永山病院女性診療科・産科 講師・医局長

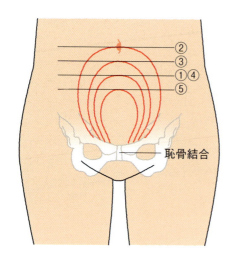

図1 産褥期の子宮底長の変化

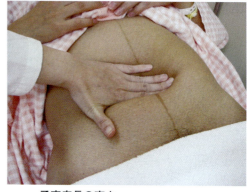

子宮底長の高さ

①分娩直後	臍下2〜3横指
②産後12時間	臍上
③産後1日目	臍下1横指
④産後2日目	臍下2横指
⑤産後3日目	臍下3横指

Summary　産褥とは、分娩が終了し、妊娠・分娩に伴う母体の生理的変化が非妊時の状態に復するまでの状態をいう。産褥期には、子宮復古、悪露の排出、乳汁分泌の開始のほか、体重、皮膚、腹壁、頭髪、循環、血液凝固、糖代謝、ホルモン分泌においてもさまざまな現象が全身に起こる。その期間は6〜8週間とされる。正常産褥経過を把握し理解することが、異常を知る能力の向上に寄与する。

産褥期の体の変化

「産褥」とは、分娩が終了し、妊娠・分娩に伴う母体の生理的変化が非妊時の状態に復するまでの状態をいい、その期間は6〜8週間である。WHOはICD-10の定義で42日間と規定している。現象的には月経が再開するまでの期間である[1]。

産褥期には、妊娠中に胎児を育み分娩に備えるために変化した母体が妊娠前の状態に戻る復古の変化と同時に、授乳のために母乳分泌が開始される。具体的には以下のような変化が起こる。

1) 子宮復古と悪露

「子宮復古」とは、妊娠により増大し、分娩により胎盤剥離や子宮頸管開大に伴う創傷面ができるなど、変化した子宮が妊娠前の状態に回復する現象をいう[1]。分娩終了直後に小児頭大あった子宮は次第に縮小し、産褥7日には手拳

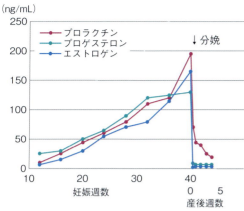

図2 妊娠・産褥期の血中ホルモン濃度の変動
（文献10より引用改変）

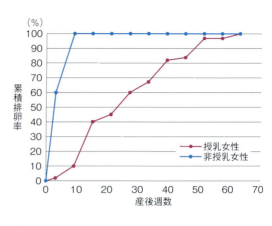

図3 授乳女性と非授乳女性の産後週数と累積排卵率
（文献11より作成）

大、14日には超鵞卵大、21〜30日には非妊時の大きさに復する[1]（図1）。子宮頸部は分娩直後には軟らかく、妊娠前の硬さに戻るのには3〜4カ月かかる[2]。

悪露は、産後数日間は血性〜赤褐色、引き続く2〜3週間はやや水様性で赤の混ざる褐色、その後黄色から白色に変化する。産後6〜8週経過していても、15％の褥婦にはまだ悪露が持続している[3]。悪露排出の期間は、出血傾向のある褥婦で長い傾向がある[2,3]。

2）循環系と血液凝固

妊娠中の血漿量は、妊娠前の130〜150％に増加している[4-7]。分娩時には、大きな血管床をもつ胎盤の娩出と、胎盤剥離などに伴う出血が、分娩直後の数分から数十分の間に発生する。血漿量は、分娩後数日以内に妊娠前の110〜115％の量まで急激に減少し、その後は緩慢に減少して、6〜8週の間には妊娠前の血漿量に戻る[7,8]。

妊娠中は、フィブリノゲン、第Ⅹ因子、第Ⅻ因子などの凝固促進因子が増加し、プロテインSやアンチトロンビンなどの抗凝固因子が減少する。さらにPAI-1、PAI-2などの線溶系阻害物質の活性が増加する。分娩後は徐々に妊娠前の状態に戻るが、戻るまでに約6〜8週間を要する。このため、産後も血栓が生じやすい状態がしばらく続く[9]。

3）ホルモンと卵巣、母乳分泌

妊娠中は、プロラクチンの作用をエストロゲンとプロゲステロンが抑制している。胎盤娩出によりエストロゲンとプロゲステロンの濃度が急速に低下すると、プロラクチンの作用が発揮され、母乳分泌が起こる（図2）[10]。プロラクチンは、排卵と月経周期に対して抑制的に働く。授乳を行わない場合には、プロラクチン濃度は比較的速やかに低下するが、授乳を行うと、哺乳刺激によりプロラクチン濃度の減少が緩やかになり、母乳分泌が維持され、排卵も抑制される[10]。非授乳女性では、10週以内にほぼ100％排卵が再開するのに対し、授乳女性では排卵再開が緩徐である（図3）[11]。

4）糖質代謝系

妊娠中はインスリン抵抗性が増し、外因性インスリン需要量が増す。分娩後はインスリン需

要量が急速に低下するので、糖尿病合併妊娠などでインスリンを使用している症例では、インスリン量を速やかに減量、あるいは中止する必要がある。妊娠による糖代謝への影響を考慮し、妊娠糖尿病と診断された女性には、分娩後6〜12週での75gOGTT（75g経口ブドウ糖負荷試験）が勧められている[12]。

5）体重や体表面の変化

胎児や胎盤、羊水などの娩出による体重減少は約6kgである。子宮収縮や悪露の排出、細胞内・細胞外液の喪失により、さらに2〜7kgの体重減少が約6カ月の内に起こる[13]。腹壁は産後に弛緩しており、その後数週間で完全ではないが元に戻る。頭髪は産後1〜5カ月の間に減少することが多い。産後15カ月以内に再び増加するが、妊娠前の頭髪量まで戻らないことも多い[14]。

6）精神的変化

産褥3〜10日には、約30％の褥婦が一過性に「マタニティ・ブルーズ」と呼称される軽度の抑うつ気分を示す[12]。症状は通常、2週間ほどの短期間で消失し、治療を要さないことが多い。しかし、約5％が産後うつ病に移行したとの報告もあり、2週間以上遷延する場合には、産後うつ病、神経症性障害などの精神疾患に留意する必要がある[12]。

産褥期の管理とその留意点

分娩後は、産後過多出血、子宮復古不全、産褥感染症、排尿障害、マタニティ・ブルーズ症候群、産後うつ病、産褥精神病、乳腺炎などの発症に注意する。産褥期に母体の疾患の有無を評価する際には、妊娠の影響を受けないために、十分な期間を置いてから評価する必要がある[9, 12]。

産後うつ（抑うつ状態をはじめとする産後の精神的障害）の予防や新生児への虐待防止などを図る観点から、産後2週間、産後1カ月など、出産後間もない時期の褥婦に対する健康診査（産後の母体の回復や褥婦の精神状態などの診察）の重要性が指摘されている。

産後の入浴、水泳、運転、仕事の再開、重い物を持つこと、階段の昇降や性交渉の再開などのアドバイスに関して、エビデンスレベルの高い研究報告はないが[15, 16]、産褥期はしばらく血栓リスクの高い状態が続くため[9]、過度の安静は避けるべきである。

臨床ピットフォール

- 妊娠中は、耐糖能や血液凝固機能が非妊時と異なり、産後もしばらく影響が残る。数週間をかけて元の状態に戻るため、血液凝固系の検査や耐糖能の検査などは1カ月健診の時期には行わない。適切な期間を空けて評価する。

> **臨床で役立つ! Point**
> - 母体は分娩後の休養を取ることが大切だが、血栓症のリスクが高い状態も続いているため、過度の安静は避け、水分をしっかり取る。
> - 産後の母体の回復や褥婦の精神状態などのチェックを受けるための健康診査をきちんと受けるほか、異常出血、発熱など体調に異常が見られたときには医療機関に相談するよう指導する。
> - 健康診査などによって、対象褥婦が正常の産褥経過をたどっているか確認し、産褥期に発症しやすい子宮復古不全、産褥感染症、排尿障害、乳腺炎、精神疾患などを早期に発見するよう努める。

引用・参考文献

1) 日本産科婦人科学会. 産科婦人科用語集・用語解説集. 改訂第4版. 東京, 日本産科婦人科学会, 2018, 592p.
2) McLaren, LH. The involution of the cervix. Br. Med. J. 1 (4754), 1952, 347-52.
3) Oppenheimer, LW. et al. The duration of lochia. Br. J. Obstet. Gynaecol. 93 (7), 1986, 754-7.
4) Lund, CJ. et al. Blood volume during pregnancy. Significance of plasma and red cell volumes. Am. J. Obstet. Gynecol. 98 (3), 1967, 394-403.
5) Bernstein, IM. et al. Plasma volume expansion in early pregnancy. Obstet. Gynecol. 97 (5 Pt 1), 2001, 669-72.
6) Whittaker, PG. et al. The intravascular mass of albumin during human pregnancy : a serial study in normal and diabetic women. Br. J. Obstet. Gynaecol. 100 (6), 1993, 587-92.
7) Scott, DE. Anemia in pregnancy. Obstet. Gynecol. Annu. 1, 1972, 219-44.
8) Saha, P. et al. Haemostatic changes in the puerperium '6 weeks postpartum' (HIP Study) - implication for maternal thromboembolism. BJOG. 116 (12), 2009, 1602-12.
9) Bauer, KA. Maternal adaptations to pregnancy : Hematologic changes. Lockwood, CJ. ed. UpToDate. Wltham, MA, UpToDate Inc. https://www.uptodate.com [2018.12.3]
10) 青野敏博. "乳房の変化と乳汁分泌". 新女性医学大系32 産褥. 武谷雄二編. 東京, 中山書店, 2001, 28.
11) Campbell, OM. et al. Characteristics and determinants of postpartum ovarian function in women in the United States. Am. J. Obstet. Gynecol. 169 (1), 1993, 55-60.
12) 日本産科婦人科学会／日本産婦人科医会. 産婦人科診療ガイドライン：産科編 2017. 東京, 日本産科婦人科学会, 2017, 482p.
13) Gunderson, EP. et al. Does the pattern of postpartum weight change differ according to pregravid body size? Int. J. Obes. Relat. Metab. Disord. 25 (6), 2001, 853-62.
14) Winton, GB. et al. Dermatoses of pregnancy. J. Am. Acad. Dermatol. 6 (6), 1982, 977-98.
15) Minig, L. et al. Building the evidence base for postoperative and postpartum advice. Obstet. Gynecol. 114 (4), 2009, 892-900.
16) Berens, P. Overview of the postpartum period : Physiology, complications, and maternal care. Lockwood, CJ. ed. UpToDate. Waltham, MA, UpToDate Inc. https://www.uptodate.com [2018.12.3]

総論 02
母乳分泌の生理

水野 克巳 みずの かつみ ● 昭和大学医学部小児科学講座 主任教授

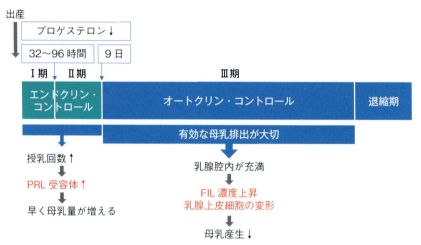

図　母乳産生の生理的なメカニズム

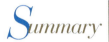

　乳汁生成Ⅰ期は妊娠16週ごろに始まり、乳腺組織内に乳糖、総蛋白、免疫グロブリンが増加し、母乳産生のための基質が集められる。出産に伴って胎盤が娩出されると、プロゲステロンが低下する。糖質コルチコイド、プロラクチン、PTH関連蛋白質（PTHrP）の作用により、乳腺上皮細胞間に密着結合が作られることで乳汁生成Ⅱ期へ移行する（産後32～96時間）。産後9日くらいたつと乳汁生成はオートクリン・コントロールの支配を受けるようになる（乳汁生成Ⅲ期）。この時期は乳腺腔内にできるだけ母乳をためないよう授乳することが母乳産生の維持に重要となる。

母乳産生のメカニズム

　乳腺組織の成熟は思春期から性ホルモンの分泌により始まり、妊娠・出産によって完成する。この過程では多くのサイトカインやホルモン、ビタミンが関係するとともに、妊娠前の健康状態や妊娠中の食生活なども関係していることが分かってきた。しかし、いまだに母乳分泌不全の頻度・原因は明らかにはなっておらず、そのため有効な解決策がない場合も少なくない。母乳育児を希望する女性は多く、母乳分泌の生理がさらに研究対象となると、より科学的な母乳育児支援が可能となるだけでなく、母乳育児中の母親や妊娠中の女性からの質問にも答えやすくなるだろう。以下に、新しい知見を含めて母乳産生の生理的なメカニズムについて示す。

乳汁生成の3段階

1）乳汁生成Ⅰ期（lactogenesis Ⅰ）

この時期に分泌される母乳は初乳と呼ばれ、ナトリウム、カルシウム、免疫グロブリン、ラクトフェリン、オリゴ糖などの感染防御因子、ビタミンAやEなどの抗酸化物質を多く含む。このように、初乳は多くの免疫成分を含むが、カゼイン含有量はわずかで、脂肪や乳糖の濃度も低く、栄養価としては高くない。

「無菌」で酸素分圧が低い子宮内から、病原体と酸素に満ちた子宮外へという環境変化に新生児が適応しやすくすることが、初乳の持つ役割と考えることもできるだろう。つまり、初乳は栄養学的な重要性よりも、感染防御作用と抗酸化作用に重きを置いているともいえる。

2）乳汁生成Ⅱ期（lactogenesis Ⅱ）

乳汁生成Ⅱ期は、母乳分泌が増加し（乳汁来潮）、それが確立するまでの時期であり、産褥2、3日目に相当する。プロラクチン濃度が高い状態で、プロゲステロン濃度が急激に低下することが乳汁生成Ⅱ期の引き金になる。加えて、インスリン、成長ホルモン、甲状腺ホルモンなどの作用も乳汁生成Ⅱ期への移行に重要である。

乳汁生成Ⅱ期は乳腺上皮細胞間の間隙が閉鎖する（密着結合が形成される）ことにより始まる。密着結合に伴って乳糖濃度が上昇することにより腺房内の浸透圧が高まり、間質から水分を腺房内に引き込む結果、母乳の分泌量が増加する。この結果、乳汁生成Ⅱ期に移行するため、密着結合に関係する因子は母乳育児の成功において重要である。

乳腺上皮細胞間の密着結合には糖質コルチコイド、プロラクチン、PTHrPなどが関与している。プロラクチン、糖質コルチコイドは、密着結合を形成する蛋白質であるOccludinとZO-1の産生を高める。PTHrPは乳腺組織の密着結合を維持し、調節する因子と推測されている。ヤギを用いた研究において、1日1回と1日4回の搾乳を比較すると、1日1回ではPTHrP産生・分泌が減少していた。また、1日1回の搾乳では母乳産生も低下し、密着結合の機能も低下した[1]。

3）母乳産生に関わる因子

母乳産生に関わる因子を解明することは、母乳分泌不全に悩む女性に対する個別の治療介入を可能とするためにも重要である。

a）年　齢

35歳を過ぎると乳腺組織は退縮し、脂肪組織に置き換わり始める[2]。母親の年齢が5歳上昇するごとに児の母乳摂取量が25g減るという報告や[3]、高年初産では乳汁生成Ⅱ期への移行が遅くなるという報告もある[4]。このため、出産後より適切な授乳姿勢で頻繁に授乳できるよう支援することが求められる。

b）体重とインスリン抵抗性

過体重はインスリン抵抗性と糖尿病前段階の危険因子である。また、妊娠前の過体重が出産後の母乳分泌不全のリスクであることは、疫学的に広く知られていた。BMIが増加すると、量依存的に母乳育児期間が短縮されるという報告も散見される[5〜8]。

前述したように、インスリンは直接、乳汁生成に関わっていると考えられる[9]。動物実験ならびにヒトでの研究では、乳汁生成過程においてインスリン感受性の遺伝子発現が急激に増加するなど、インスリンは乳汁生成の各期を通して直接関与していると推測される。

c) 耐糖能異常と母乳分泌不全との関連性

妊娠中の女性を前方視的に追跡した研究結果では、肥満は31%、妊娠糖尿病（gestational diabetes mellitus；GDM）は6%の頻度で見られた。乳汁生成のタイミングは、出産前のインスリン分泌やインスリン感受性と強い関係があり[10]、妊娠糖尿病があった女性は、2.6倍母乳分泌不全に陥りやすいことが分かった[11]。これは、帝王切開術での出産、早産、多囊胞卵巣症候群、甲状腺機能低下症、不妊症などの因子を考慮しても有意であった。つまり、耐糖能障害は乳汁生成に持続的な影響を与えることになる。

d) セロトニン（5-HT）と母乳産生調節

乳腺組織において5-HT(5-hydroxytryptamine)は乳腺上皮細胞で産生され、オートクリン・パラクリンにより乳腺組織の発達、母乳分泌、そして乳腺上皮細胞間の密着結合を調節している。5-HTはβカゼインの遺伝子発現を抑制し、母乳産生を抑える作用もある[12]。乳腺腔内の拡張により、5-HT合成ならびに分泌が起こる。5-HTの作用としては、退縮期に移行させる作用（$5-HT_7$受容体を介する）とPTHrP分泌を刺激する作用（$5-HT_2$受容体を介する）がある[13]。

e) 脂肪酸

動物実験ではあるが、多価不飽和脂肪酸を含まない食餌を与えられたラットの乳腺上皮細胞はプロラクチン刺激に応答せず、母乳分泌が障害されることが報告されている[14]。

f) 外因性オキシトシン

分娩の際に合成オキシトシンが使用されることは決して珍しいことではないが、外因性のオキシトシン投与は内因性オキシトシンの分泌を低下させるだけでなく[15]、オキシトシン受容体の感受性にも影響を与える。産後2カ月時点で母乳だけで育てている母親は、分娩時に投与された外因性オキシトシンが少なかったという報告や[16]、外因性オキシトシンを用いて分娩を促進した場合、人工栄養であるオッズ比は1.45で、3カ月以内に母乳育児をやめるオッズ比は2.29であった[17]という報告もある。

4) 乳汁生成Ⅲ期（lactogenesis Ⅲもしくはgalactopoiesis）

分娩後約10日を過ぎて、乳汁生成が維持される時期を示す。この段階では、母乳産生量は1回の授乳や搾乳によって乳房内から除去される量に関連する。乳房の母乳産生は左右それぞれ独立して調整されており、乳汁生成Ⅲ期は局所での調節（オートクリン・コントロール）の時期とも呼ばれる。

> **臨床ピットフォール**
>
> - 泣いたら授乳すると思っている母親も少なくないが、原始反射を利用して哺乳する時期でもあり、啼泣により原始反射が出にくくなるのは好ましくない。児が欲しがるときに欲しがるだけ授乳するよう伝える。

乳腺組織の退縮過程

授乳間隔が空く場合や効果的に母乳が排出されない場合には、乳腺腔内に母乳が長時間たまることになる。その結果、母乳産生を抑制する物質（feedback inhibitor of lactation；FIL）が増加し、母乳産生を低下させることにつながる。また、乳腺腔内に母乳が充満すると、乳腺上皮細胞と基底膜との相互作用が変化し[18]、その結果、乳腺上皮細胞の基底膜に存在するプロラクチン受容体が抑制され、母乳産生が低下する[19]。

臨床ピットフォール

- 児が乳房から飲み取る母乳量が多い方が、より多くの母乳が産生されるようになるため、母乳産生を増やしたい場合には、なるべく「空」に近づくまで児に飲んでもらうか、授乳後の搾乳が効果的である。
- 射乳反射が起こりにくい状況では、母乳が適切に排出されないため母乳産生が抑制されるようになる。母親がストレスを感じていたり疲れていたりするようであれば、家族からの支援についても相談してみる。

退縮期（involution）

授乳をやめると乳腺組織は退縮していき、また次の妊娠で引き続いて機能を獲得するというサイクルを繰り返す。授乳をやめると、乳腺組織は妊娠前の状態に戻っていく。乳腺腔内に母乳が充満することで機械的なストレスが加わり、アポトーシスの促進因子が母乳内に蓄積する[20]。ビタミンD受容体ノックアウトマウスでは、授乳をやめた後も乳腺組織の退縮は遅れ、アポトーシスも起こりにくいという実験結果もあり、ビタミンDの乳腺組織への作用も興味深い[21]。

臨床で役立つ！Point

- 産後、できるだけ早くから授乳できるようバースカンガルーケアを考慮し、安全性に配慮して母親が安心して行えるよう支援する。
- 産後早期に頻繁に授乳できるよう母子同室が望ましいが、構造的に難しい場合は、児が欲しそうにしていたら早めに母親に来てもらうようにする。また、母親がしっかり休めるように処置などのタイミングも考慮する。
- ストレスはオキシトシン分泌を抑制するため、退院後は家族にも身体的・精神的な支援を依頼する。

引用・参考文献

1) Casey, TM. et al. The role of glucocorticoids in secretory activation and milk secretion, a historical perspective. J. Mammary Gland Biol. Neoplasia. 12 (4), 2007, 293-304.
2) Shermak, M. "Congenital and developmental abnormalities of the breast". Management of Breast Disease. Jatoi, I. et al. eds. Berlin, Springer-Verlag, 2010, 37-51.
3) Marquis, GS. et al. Postpartum consequences of an ovelap of breastfeeding and pregnancy : reduced breast milk intake and growth during early infancy. Pediatrics. 109 (4), 2002, e56.
4) Nommsen-Rivers, LA. et al. Delayed onset of lactogenesis among first-time mothers is related to maternal obesity and factors associated with ineffective breastfeeding. Am. J. Clin. Nutr. 92 (3), 2010, 574-84.
5) Li, R. et al. Maternal obesity and breast-feeding practices. Am. J. Clin. Nutr. 77 (4), 2003, 931-6.
6) Baker, JL. et al. High prepregnant body mass index is associated with early termination of full and any breastfeeding in Danish women. Am. J. Clin. Nutr. 86 (2), 2007, 404-11.
7) Donath, SM. et al. Maternal obesity and initiation and duration of breastfeeding : data from the longitudinal study of Australian children. Matern. Child Nutr. 4 (3), 2008, 163-70.
8) Winkvist, A. et al. Maternal prepregnant body mass index and gestational weight gain are associated with initiation and duration of breastfeeding among Norwegian mothers. J. Nutr. 145 (6), 2015, 1263-70.
9) Nommsen-Rivers, LA. Does insulin explain the relation between maternal obesity and poor lactation outcomes? An overview of the literature. Adv. Nutr. 7 (2), 2016, 407-14.
10) Nommsen-Rivers, LA. et al. Timing of stage II lactogenesis is predicted by antenatal metabolic health in a cohort of primiparas. Breastfeed. Med. 7 (1), 2012, 43-9.
11) Riddle, SW. et al. A case control study of diabetes during pregnancy and low milk supply. Breastfeed. Med. 11 (2), 2016, 80-5.
12) Matsuda, M. et al. Serotonin regulates mammary gland development via an autocrine-paracrine loop. Dev. Cell. 6 (2), 2004, 193-203.
13) Collier, RJ. et al. Serotonin as a homeostatic regulator of lactation. Domest. Anim. Endocrinol. 43 (2), 2012, 161-70.

14) Ollivier-Bousquet, M. et al. Deficiency of (n-6) but not (n-3) polyunsaturated fatty acids inhibits the secretagogue effect of prolactin in lactating rat mammary epithelial cells. J. Nutr. 123 (12), 1993, 2090-100.
15) Hyslop, CM. et al. Prolactin as an adjunct for type 1 diabetes immunotherapy. Endocrinology. 157 (1), 2016, 150-65.
16) Jonas, K. et al. Effects of intrapartum oxytocin administration and epidural analgesia on the concentration of plasma oxytocin and prolactin, in response to sucking during the second day postpartum. Breastfeed. Med. 4 (2), 2009, 71-82.
17) Gu, V. et al. Intrapartum synthetic oxytocin and its effects on maternal well-being at 2 months postpartum. Birth. 43 (1), 2016, 28-35.
18) Scott, JA. et al. Predictors of delayed onset of lactation. Matern. Child Nutr. 3 (3), 2007, 186-93.
19) Champman, DJ. et al. Identification of risk factors for delayed onset of lactation. J. Am. Diet. Assoc. 99 (4), 1999, 450-4.
20) Green, KA. et al. Apoptosis regulation in the mammary gland. Cell. Mol. Life Sci. 61 (15), 2004, 1867-83.
21) Zinser, GM. et al. Accelerated mammary gland development during pregnancy and delayed postlactational involution in vitamin D3 receptor null mice. Mol. Endocrinol. 18 (9), 2004, 2208-23.

03 産褥の異常出血

各論

関谷 隆夫　せきや たかお　● 藤田医科大学産婦人科学 臨床教授

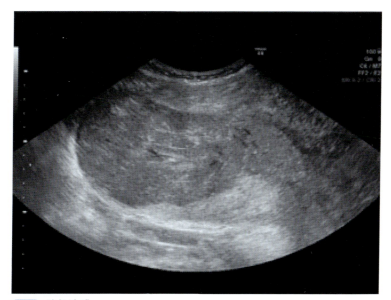

図1 胎盤遺残

Summary

産褥の異常出血とは、分娩後異常出血と定義され、分娩第3期終了から分娩後12週間までの期間に発症し、正常産褥における悪露の範疇を逸脱する出血である。このうち外出血は、子宮から外陰部に至る性器の弛緩・損傷・感染や、胎児およびその付属物の遺残に由来する。

一方、内出血は、分娩時の性器と骨盤内血管の損傷や、帝王切開術後の縫合不全に由来し、外出血より頻度は低い。産褥期は、分娩時の疲労や妊娠の終了による循環動態の変化、生理的出血などにより、大量出血によって全身状態が増悪しやすく、異常出血の存在を迅速かつ正確に診断して、適切な対応を行う必要がある。

病態

産褥出血の発症時期は原因によって異なり、分娩後24時間以内の早期異常出血では、産道裂傷（外陰、腟、子宮頸管、後腹膜腔血管）、子宮弛緩症（母体疲労、遷延分娩、子宮過伸展、腫瘍、羊水塞栓症による）、子宮破裂、子宮内反症、retained products of conception（RPOC）、胎盤位置異常に伴う剥離部出血が、分娩後24時間以降の後期異常出血では、RPOC（胎盤遺残、胎盤ポリープなど）、子宮異常血管の損傷および破裂（仮性動脈瘤、動静脈瘻など）、子宮内感染、腫瘍や先天異常による悪露排出異常に大別され、その他にも時期に

かかわらず凝固異常（特発性血小板減少性紫斑病、Von Willebrand 病など）が挙げられる。

経腟分娩で 500mL、帝王切開分娩で 1,000mL 以上が分娩後大量出血とされ、分娩の 1〜5％に発生する。

> **臨床ピットフォール**
>
> **定義の問題**
> - 分娩時異常出血は分娩開始後から分娩後 2 時間、分娩後異常出血は分娩第 3 期終了から分娩後 12 週間までの期間に発症した異常出血と定義されており、その時期に重複がある。
> - 重複時期については、前者を優先させて分娩後 2 時間までに発症している例では分娩時異常出血とするか、または発症が分娩に連続するか胎盤娩出の前後から出血が増量した例では前者とし、胎盤の娩出後に初めて出血が増量した例では後者に分類するという二つの考え方がある。

1）産道裂傷

産道裂傷のうち外陰・腟血腫は、分娩により伸展した軟産道周囲血管が圧迫されて断裂・損傷し、外陰皮下や腟粘膜、粗な結合織内に血液が貯留した状態で、分娩直後から数時間で発症する。外陰血腫では外陰動脈の分枝である後直腸動脈、会陰動脈、後陰唇動脈が、腟血腫では子宮動脈下行枝が断裂して出血する。ほとんどの場合には経腟的に縫合止血が可能であるが、出血部位が深部で血腫が後腹膜腔を上行して増大する場合には一期的な縫合止血が困難であり、開腹または経カテーテル的動脈塞栓術（transcatheter arterial embolization；TAE）を行うことになる[1]。

2）子宮弛緩症

胎盤娩出後の子宮弛緩は、胎盤剥離面の血管の生理的結紮を妨げ、早期異常出血の主な原因となる。子宮弛緩症には上記に示したリスクファクターが深く関与しており、こうした分娩の際には本症の発症を念頭に、子宮底輪状マッサージや冷罨法はもとより子宮収縮薬の投与を含めた早期からの対応が必要である。それでも止血困難な場合には、子宮腔内圧迫法として子宮内バルーンの留置を行い、最終手段としては開腹による compression suture や子宮腟上部切断術（Porro 手術）を選択する。

> **臨床ピットフォール**
>
> **子宮弛緩症と鑑別すべき疾患**
> - 胎盤娩出後の子宮弛緩症は産褥早期異常出血の主な原因であるが、子宮破裂や侵入胎盤の剥離後出血の可能性もあり、出血が単なる収縮不全に起因するかどうかを確認する必要がある。
> - 出血が増量し、かつ子宮収縮が不良な場合には、DIC 先行型の子宮型羊水塞栓症の発症を念頭に、集中管理を実施する。

3）羊水塞栓症

肺の血管に羊水または胎児成分を検出することで診断するが、剖検のない例や救命例では、分娩後 12 時間以内に発症し、A：心停止、B：分娩後 2 時間以内に原因不明の 1,500mL 以上の出血、C：DIC、D：呼吸不全のうち 1 つを認め、他に原因が求められない例を臨床的羊水塞栓症と診断している[2]。さらにこうした場合には、心肺虚脱型（分娩後 12 時間以内に発症し、他に原因が求められない。さらに、心停止と呼吸不全を主体とする）と DIC 先行型（分娩後 12 時間以内に発症し、他に原因が求められない。さらに、分娩後 2 時間以内に原因不明の 1,500mL 以上の出血と DIC を主体とする）とに再分類する。特に後者では、子宮弛緩を特徴とする子宮型羊水塞栓症と同義であることを

念頭に、早期診断を行って適切に対応することになる[3]。

4）子宮内反症

正常または癒着胎盤に伴う胎盤の剝離や、何らかの理由による子宮壁の菲薄化により、子宮底が子宮腔内方向に嵌入して反転した状態で、その程度によって子宮圧痕、不全内反、全内反に分類される。疼痛を訴え、出血と副交感神経反射からショックを来しやすく、胎盤剝離時の慎重な対応と、発生時の早期診断（筋腫分娩様肉眼所見、外診所見、超音波検査による子宮反転像）および早期整復処置（Jonson法、Harris法）が必要で、整復不能であれば開腹による整復（Huntington法、Haultain法）や子宮全摘出術を行う[4]。いずれにしても、本症については起こさないようにすることが最も重要で、胎盤娩出の際には常にBrandt-Andrews法を実施する慎重さが必要である。

5）RPOC

妊娠終了後に脱落膜や胎児付属物が娩出されずに残留した状態を指し、胎盤遺残をはじめとして産褥晩期の出血の一因となる疾患群の総称である。このうち胎盤ポリープとは、「残留胎盤片から発生した子宮腔内のポリープで、凝血が加わって次第に増大し、産後数週から数カ月に出血を来す」と定義されている。発生頻度は妊娠末期の分娩の2.7％であるが、妊娠中期40％、妊娠初期17％と、流早産では高い[5]。超音波検査で子宮腔内に高輝度領域として描出されるが、癒着胎盤による筋層内への絨毛の侵入や子宮筋層内からの血流が存在するため、ドプラ法やMRIによる精査を行い（図2）、必要に応じて子宮動脈に対するTAEを行った上で子宮内容除去術や子宮鏡下経頸管的切除術を実施する[6]。

6）子宮異常血管

仮性動脈瘤は、主に後天的要因で発生した動脈損傷の部位が、動脈外膜のみ、または周囲の結合組織で被覆された状態である。発生頻度は分娩の0.24％で、経腟分娩後に多い。一方、動静脈瘻は先天的または後天的要因で発生した動静脈の吻合により血管が拡張した状態である。発生頻度は動静脈奇形として分娩の0.6％とする報告もあるが、仮性動脈瘤と重複して診断されている例もあり、さらに頻度は低いと推測さ

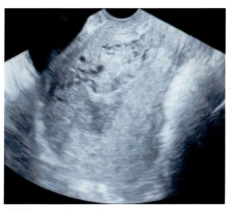
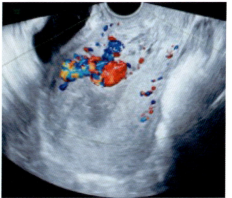

図2　胎盤ポリープの超音波所見
（左）子宮腔内にポリープが高輝度領域として描出される。
（右）ドプラ法で子宮筋層内から連続する血流が認められる。

れる。いずれも超音波検査で診断可能であるが、破綻することにより出血の断続または大量出血を来し、止血困難であれば子宮動脈に対するTAEを行う[7]。

> **臨床で役立つ! Point**
>
> ● 病因の診断と初期対応
> - 産褥出血の原因は多岐にわたり、病態も少量出血の断続や大量出血を来すものまでさまざまである。腟鏡診や初期超音波検査による迅速な診断はもとより、危機的状況を回避するためには、早期からのショック徴候の把握と産科危機的出血への対応を行う。
>
> ● 治療前のリスク評価と集学的治療
> - 胎盤遺残をはじめとしたretained products of conceptionの診断には超音波検査が1st stepであるが、通常の断層法に加えてドプラ法による血流像の評価が有用である。
> - 子宮筋層からの活発な血流の存在が確認された場合には、安易な侵襲的処置は避ける。
> - 産道裂傷で後腹膜出血が疑われる場合には、超音波検査に加えて造影CTやX線血管造影による出血点の同定を行う。さらに一期的な外科処置が困難と判断した場合には、当該の動脈に対するTAEを実施した上で根治を図るべきである。

引用・参考文献

1) 日本インターベンショナルラジオロジー学会. 産科危機的出血に対するIVR施行医のためのガイドライン2017（2018年1月10日更新）. http://www.jsir.or.jp/docs/sanka/2017sanka_GL180710.pdf
2) Kanayama, N. et al. Amniotic fluid embolism : pathophysiology and new strategies for management. J. Obstet. Gynecol. Res. 40 (6), 2014, 1507-17.
3) 妊産婦死亡症例検討委員会／日本産婦人科医会. "提言4：羊水塞栓症に対する, 初期治療に習熟する". 母体安全への提言2011. 2012, 27-31.
4) Dwivedi, S. et al. Uterine inversion : a shocking aftermath of mismanaged third stage of labour. Int. J. Reprod. Contraception Obstet. Gynecol. 2 (3), 2013, 292-5.
5) Sellmyer, MA. et al. Physiologic, histologic, and imaging features of retained products of conception. Radiographics. 33 (3), 2013, 781-96.
6) Noonan, JB. et al. MR Imaging of Retained Products of Conception. AJR Am. J. Roentgenol. 181 (2), 2003, 435-9.
7) Sekiya, T. et al. Clinical features and characteristics of blood flow of uterine vascular abnormalities. J. Med. Ultrasonics. 36 (1), 2009, 19-26.
8) 日本産科婦人科学会. "分娩後異常出血". 産科婦人科用語集・用語解説集. 改訂第4版. 東京, 日本産科婦人科学会, 2018, 326.
9) 日本産科婦人科学会／日本産婦人科医会. "CQ311-1 産後の過多出血の予防ならびに初期対応は？". "CQ311-2「産科危機的出血」への対応は？". 産婦人科診療ガイドライン：産科編2017. 東京, 日本産科婦人科学会, 2017, 214-26.
10) Lindquist, JD. et al. Pelvic Artery Embolization for Treatment of Postpartum Hemorrhage. Semin. Intervent. Radiol. 35 (1), 2018, 41-7.

各論 04

産褥熱

真川 祥一 まがわ しょういち ● 三重大学医学部産科婦人科学教室

表1 産褥熱の原因疾患

疾患	発熱	発赤・腫脹	特徴的な自覚所見	特徴的な他覚所見	必要な検査	主な起因菌	治療方法
子宮内感染症	+	-	腹痛（子宮(圧)痛）	帯下の異臭	帯下培養 超音波検査	黄色ブドウ球菌などのグラム陽性菌 大腸菌などのグラム陰性菌 嫌気菌	ABPC 2g、6時間ごと GM 1g、8時間ごと（＋MNZ 500mg、8時間ごと）
創部感染 （会陰、腹壁、子宮など）	+	＋ （創部）	創部痛	創部発赤 膿汁漏出	膿汁培養 超音波検査 CT	腸球菌 B群溶血性連鎖球菌などのグラム陽性菌 グラム陰性菌 嫌気性菌	排膿・壊死組織の除去 empiric な使用時には広域スペクトラムの抗菌薬を使用 SBT/ABPC 3g、12時間ごと
尿路感染症	+/-	-	排尿時違和感	CVA叩打痛	尿培養 超音波検査	大腸菌 ブドウ球菌	CTRX 1g、12時間ごと
術後無気肺に伴う呼吸器感染	+/-	-	咳嗽 喀痰排出	呼吸音異常	喀痰培養 CT検査	黄色ブドウ球菌 肺炎球菌など	SBT/ABPC 3g、12時間ごと
うっ滞性乳腺炎	+/-	＋ （乳房）	腋下と他部位の体温乖離 乳房の限局的な硬結の触知	乳房(圧)痛	触診 乳汁培養	なし	乳房マッサージ 非ステロイド性消炎鎮痛薬の内服
血栓性静脈炎	+/-	＋ （表在）	該当血管周囲の疼痛	血管走行に伴う発赤 圧痛	視診 触診 超音波検査	なし	非ステロイド性消炎鎮痛薬の内服で対症的に経過観察
手術ストレスに伴う発熱	+	-		術後すぐの発熱	血液検査などで除外診断を行う	なし	経過観察 鑑別診断を注意する
GAS感染症	++	-	咽頭痛 咳嗽 筋肉痛	咽頭の発赤	GAS免疫学的迅速試験（簡易検査）	劇症型A群溶血性連鎖球菌	ABPC 2g、4時間ごと＋CLDM 600〜900mg、8時間ごと 抗ショック療法 厳密な循環管理
患者合併症に関する発熱（休薬、手術など）	-〜+++		疾患によりさまざま				

ABPC：アンピシリン、GM：ゲンタマイシン、MNZ：メトロニダゾール、SBT：スルバクタム、CTRX：セフトリアキソン、CLDM：クリンダマイシン

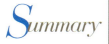

産褥熱は、産褥2〜10日において38℃以上の発熱が2日間以上持続するもので、原因は多岐にわたる。2日間の発熱持続を待たずして治療を開始しなければ母体の生命に関わるものもあり、慎重かつ迅速な対応が求められる。細菌感染が原因のものが大半を占めるが、乳汁うっ滞などに伴う非感染性のものも含まれる。個々の症例によってリスクに応じ感染を未然に防ぐこと、発症後は起因菌の同定と適切な治療を行うことが重要である。

定　義

分娩終了後の24時間以降、産褥10日間以内に、2日間以上、38℃以上の発熱の続く場合を産褥熱という[1]。産褥期の乳腺炎、腎盂腎炎などの偶発疾患による感染、発熱との鑑別が困難なことがあるが、先進国では分娩の管理や抗菌薬の進歩により産褥熱による死亡は激減したと報告されている。現在の産褥熱の発症頻度は全体で6.0%、帝王切開分娩後で7.4%、経腟分娩後で5.5%と報告されている[2]。

病　態

産褥熱の原因は多岐にわたる。発熱の原因は、頻度の高い感染性のものと非感染性のものとに大きく分類される（表2）。

1）子宮内感染症

子宮内感染症は産褥熱の原因として頻度が高く、Filkerらは経腟分娩後24時間以内に発熱した産褥婦の20%で骨盤内感染症を来していたと報告している[3]。分娩方法により頻度およびリスク因子は異なり、経腟分娩では帝王切開分娩と比較し発生頻度は低いものの、分娩中に絨毛膜羊膜炎を発症した症例や用手的胎盤剥離症例では頻度が上昇する[4,5]。一方、帝王切開分娩はそれ自体がリスク因子であり、遷延分娩や破水後の診察、胎児心拍数モニタリングの異常が加わると、発症頻度はさらに高くなる[6]。

他のリスク因子としては、若年出産、未経産、肥満、羊水の胎便混濁などが挙げられる[7〜11]。

臨床症状としては、産褥3〜5日に発症し、発熱、下腹部痛、子宮圧痛、悪臭を伴う血性悪露の遷延を見る。感染は、子宮付属器、子宮筋層へ波及し、子宮傍結合織ひいては骨盤腹膜へと進展する。腹膜炎が生じた場合には、筋性防御やBlumberg徴候などの腹膜刺激症状を認めるようになり、感染が子宮筋から血行性やリンパ行性に進展すると敗血症を生じるが、この段階では軽度の血圧低下、体温上昇、皮膚の紅潮、頻呼吸および頻脈が認められるwarm shockと呼ばれる状態になる。敗血症への進展前に治療を開始することが肝要である。

敗血症への進展が疑われる場合には、Sequential（Sepsis-Related）Organ Failure Assessment（SOFA）スコア、quick SOFAスコアなどを参考に、集学的治療の是非に関して評価することが重要である。

2）創部感染

経腟分娩に合併する腟壁・会陰裂傷、子宮頸管裂傷や直腸損傷、帝王切開術後の子宮筋創縫合部および皮膚縫合部に感染が起こると産褥熱の原因となる。経腟分娩後の産道裂傷における感染のリスクに関する報告は少ないが、分娩時の肛門括約筋損傷を伴う会陰裂傷について、喫

表2 産褥熱の原因

感染性	非感染性
● 子宮内感染症 ● 創部感染（会陰、腹壁、子宮など） ● 尿路感染症 ● 術後無気肺に伴う呼吸器感染 ● 乳房感染	● うっ滞性乳腺炎 ● 血栓性静脈炎 ● 手術ストレスに伴う発熱 ● 患者合併症に関する発熱 　（休薬、手術など） ● 他の偶発的な内科疾患の発症

煙や肥満、鉗子・吸引分娩、第4度裂傷、分娩後の抗菌薬投与例で創部合併症の発症頻度が有意に高く、分娩中の抗菌薬投与例では有意に低かったことが報告されている[12]。また、裂傷は軽度であっても、血腫の形成などは感染巣になり得るため、処置後の経過観察が必要である。

一方、帝王切開分娩では肥満や糖尿病などのリスク因子を有する褥婦に対して、抗菌薬を投与しても、2〜10%の頻度で創部感染が発生する[13]とされている。帝王切開術直後は、感染を伴わなくてもしばしば発熱することがあり、術後4〜5日以降も発熱が遷延し、創部の発赤や膿汁の排出、腹痛などの症状で感染を疑われることが多い。この場合、CTなどの画像検査により子宮切開部に膿瘍形成を認めることもある。

臨床ピットフォール

- 正常の産褥婦でも、血液検査において炎症反応および白血球数は増加するので、診断する際には注意する。
- 術後24時間の発熱は、感染よりも周術期ストレスによる体温中枢の設定上昇の影響を考慮する。

3）尿路感染症

妊娠中は子宮の増大に伴い、妊娠6週ころより尿管が圧迫され生理的水腎症・水尿管症となりやすい。これは産褥8週ごろまで観察される。また、分娩時に導尿処置を行う機会が多いこともあり、産褥期は尿路感染症（膀胱炎、腎盂腎炎）を起こしやすい状態である。腎盂腎炎では、38℃以上の発熱、両腎のある部位に一致する背部痛、膿尿が症状であり、産褥3〜4日目の発症が多い。これらの症状を認めた場合には、尿検査および培養による起因菌の同定を行う。

4）非感染性の病因

非感染性のもので、産褥婦の合併症に起因するものとしては、向精神薬の中断・再開などによって、高熱、意識障害、筋強直、横紋筋融解などを来す悪性症候群[14]や甲状腺クリーゼ[15]、この他自己免疫疾患の悪化に伴う発熱などさまざまであり、症例に応じてこれらを鑑別する必要がある。これらの疾患には、急激に重症化するものも含まれており、2日間以上の持続する発熱を待たずに治療しなくてはならない。

その他に、頻度が高く非感染性発熱を来す疾患として、うっ滞性の乳腺炎がある。乳汁が乳腺や乳管内に貯留することで発症し、乳汁の過剰分泌や乳管の開不全が原因である。産褥婦の13%程度に、乳房うっ滞による発熱を来したと報告されている[16]。乳管閉塞、非感染性乳腺炎、感染性乳腺炎、乳腺膿瘍と変化し、症状発現後に授乳や排乳などによる対処を試みても、24時間以内に状態の改善が見られない場合には細菌感染を疑い、抗菌薬などの治療を要することがある[17]。

血栓性静脈炎は、主に下肢の表在静脈に発生した血栓により炎症が波及する疾患であり、対象となる静脈の怒張、発赤、圧痛を伴う。妊娠後に卵巣静脈に血栓性静脈炎が発生した報告も散見されている[18]。

治療

非感染性の原因と考えられるうっ滞性乳腺炎や血栓性静脈炎では原因の除去に努める。うっ滞性乳腺炎は乳房マッサージなどによりうっ滞を解除し、血栓性静脈炎は血栓に対する治療を行う。しかし、感染を伴うこともあり、その際は抗菌薬による治療のタイミングを逃してはな

らない。

感染が原因と推定される場合には、抗菌薬の投与による治療を行う。この際、血液や腟分泌物、尿、喀痰などの培養検査で起因菌の同定を行うことはもちろんであるが、確定前に経験的治療（empiric therapy）としての抗菌薬投与を躊躇してはならない。分娩後に子宮内感染を疑う場合には、起炎菌は多菌性であることが多く、大腸菌やクレブシエラ属などのグラム陰性桿菌と溶血性連鎖球菌や腸球菌、ブドウ球菌などのグラム陽性球菌が推定される。帝王切開術後であれば、嫌気菌のカバーも必要である。帝王切開術では、抗菌薬の投与により術後の骨盤内感染と創部感染が減少することが証明されており[19]、アンピシリン（ABPC）あるいは第一世代セフェム系抗菌薬の単回投与が勧められている[20]。しかし、破水後や分娩進行中の帝王切開術などでは、アジスロマイシンを追加投与することで発症頻度が減少するとの報告もある[21]。抗菌薬投与は解熱後24時間が経過するまで行い、その後は内服抗菌薬の投与は必要ない[22]。

尿路感染に対しては大腸菌などのグラム陰性桿菌をカバーする抗菌薬を選択することが勧められるが、起因菌の抗菌薬感受性が確認されたら、結果に合わせた抗菌薬を使用すべきである。

A群溶血性連鎖球菌（group A *streptococcus*；GAS）を起炎菌とする重症敗血症を疑った場合には、ペニシリン系抗菌薬の大量単独投与かクリンダマイシン（CLDM）との併用が推奨されており、ABPC 2g 静注4時間ごとに加え、CLDM 600〜900mg 静注8時間ごとの投与を考慮する。

臨床ピットフォール

- 上気道炎の先行や突然の過強陣痛を伴う分娩、感染流早産後に発熱を来す場合には、劇症型A群溶血性連鎖球菌感染症を想起する。
- この場合、経過は極めて急激であり、数時間で死亡に至ることが多い。
- 抗菌薬の大量投与を含めた集学的治療を迅速に行わなければならない。

臨床で役立つ！Point

- 抗菌薬使用を漫然と行わない。予防的に抗菌薬を使用する際は単回投与にとどめ、リスクに応じて多剤投与を行う。
- 分娩前、特に帝王切開分娩前には感染発症のリスクを個々で説明する。その際は腹腔内膿瘍形成に伴う穿刺や再手術、入院期間延長の可能性まで説明した方がよい。分娩前に、分娩後のリスクまで妊婦が理解していることは少ないことを念頭に置く。
- 感染の治療に並行して、敗血症へ以降する可能性も常に考慮する。敗血症性ショックからDIC、多臓器不全へと経過するまでに、感染に対する治療だけでなく、ショックに対する治療介入が遅れてはならない。救急科、集中治療科などと連携を取り、適切な場所および方法で呼吸・循環管理を行う。

引用・参考文献

1) 日本産科婦人科学会編. "産褥熱". 産科婦人科用語集・用語解説集. 改訂第4版. 東京, 日本産科婦人科学会, 2018, 104.
2) Yokoe, DS. et al. Epidemiology of and surveillance for postpartum infections. Emerg. Infect. Dis. 7 (5), 2001, 837-41.
3) Filker, RS. et al. Postpartum septicemia due to group G streptococci. Obstet. Gynecol. 53 (3 Suppl), 2979, 28-30S.
4) Maberry, MC. et al. Anaerobic coverage for intra-amnionic infection : maternal and perinatal impact. Am. J. Perinatol. 8 (5), 1991, 338-41.
5) Baksu, A. et al. The effect of placental removal method and site of uterine repair on postcesarean endometritis and operative blood loss. Acta Obstet. Gynecol. Scand. 84 (3), 2005, 266-9.
6) DePalma, RT. et al. Continuing investigation of women at high risk for infection following cesarean delivery. Three-dose perioperative antimicrobial therapy. Obstet. Gynecol. 60 (1), 1982, 53-9.
7) Acosta, CD. et al. Maternal sepsis : a Scottish population-based case-control study. BJOG. 119 (4), 2012, 474-83.
8) Jazayeri, A. et al. Is meconium passage a risk factor for maternal infection in term pregnancies? Obstet. Gynecol. 99 (4), 2002, 548-52.
9) Kabiru, W. et al. Obstetric outcomes associated with increase in BMI category during pregnancy. Am. J. Obstet. Gynecol. 191 (3), 2004, 928-32.
10) Leth, RA. et al. Obesity, diabetes, and the risk of infections diagnosed in hospital and post-discharge infections after cesarean section : a prospective cohort study. Acta Obstet. Gynecol. Scand. 90 (5), 2011, 501-9.
11) Siriwachirachai, T. et al. Antibiotics for meconium-stained amniotic fluid in labour for preventing maternal and neonatal infections. Cochrane Database Syst. Rev. (12), 2010, CD007772.
12) Stock, L. et al. Factors associated with wound complications in women with obstetric anal sphincter injuries (OASIS). Am. J. Obstet. Gynecol. 208 (4), 2013, 327. e1-6.
13) Andrews, WW. et al. Randomized clinical trial of extended spectrum antibiotic prophylaxis with coverage for Ureaplasma urealyticum to reduce post-cesarean delivery endometritis. Obstet. Gynecol. 101 (6), 2003, 1183-9.
14) Ustündağ, M. et al. A case of neuroleptic malignant syndrome induced by olanzapine in postpartum period. Indian J. Psychiatry. 49 (4), 2007, 287-9.
15) Stagnaro-Green, A. et al. American Thyroid Association Taskforce on Thyroid Disease During Pregnancy and Postpartum. Guidelines of the American Thyroid Association for the diagnosis and management of thyroid disease during pregnancy and postpartum. Thyroid. 21 (10), 2011, 1081-125.
16) Almeida, OD Jr. et al. Lactation suppression and puerperal fever. Am. J. Obstet. Gynecol. 154 (4), 1986, 940-1.
17) Amir, LH. Academy of Breastfeeding Medicine Protocol Committee. ABM clinical protocol #4 : Mastitis, revised March 2014. Breastfeed. Med. 9 (5), 2014, 239-43.
18) Kupelian, AS. et al. Pregnancy, thrombophlebitis and thromboembolism : what every obstetrician should know. Arch. Gynecol. Obstet. 275 (3), 2007, 215-7.
19) Witt, A. et al. Antibiotic prophylaxis before surgery vs after cord clamping in elective cesarean delivery : a double-blind, prospective, randomized, placebo-controlled trial. Arch. Surg. 146 (12), 2011, 1404-9.
20) McDonald, M. et al. Single-versus multiple-dose antimicrobial prophylaxis for major surgery : a systematic review. Aust. NZ. J. Surg. 68 (6), 1998, 388-96.
21) Tita, AT. et al. Decreasing incidence of postcesarean endometritis with extended-spectrum antibiotic prophylaxis. Obstet. Gynecol. 111 (1), 2008, 51-6.
22) French, LM. et al. Antibiotic regimens for endometritis after delivery. Cochrane Database Syst. Rev. (4), 2004 CD001067.
23) Frank, SM. et al. Elevated thermostatic setpoint in postoperative patients. Anesthesiology. 93 (6), 2000, 1426-31.

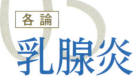

各論

乳腺炎

山口 恭平 やまぐち きょうへい ● 三重大学医学部産科婦人科学教室

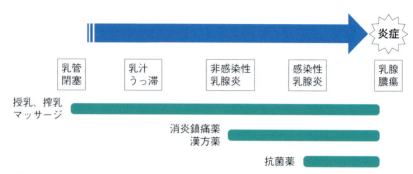

図1 病態の進行と対処法

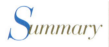

乳腺炎は、圧痛、熱感、腫脹のあるくさび形をした乳房の限局性病変で38.5℃以上の発熱、悪寒、インフルエンザ様の身体の痛みおよび全身症状を伴うものと臨床上定義される。必ずしも細菌感染を伴うわけではない。乳管閉塞、非感染性乳腺炎、感染性乳腺炎、膿瘍へと一連に変化していく。

乳腺炎は、授乳全期間において発症する可能性があり、その多くは産褥12週以内に発症する。そのうち約4～11%は乳腺膿瘍に進展する。

多くは片側性の乳房局所の炎症を特徴とするが、程度が強い場合には、発熱・悪寒などの全身症状に加え、細菌感染による膿瘍を形成することもある。難治症例においては、炎症性乳癌も念頭に置かなければならない。

病態

産褥期の乳房は、母乳産生が増加し乳房内圧が高まるため、血液およびリンパ液がうっ滞し、乳腺上皮細胞の圧迫・平坦化が起こる。乳腺上皮細胞間隙から間質に母乳成分が漏出することで、組織炎症、損傷が引き起こされる[1,2]。さらに、乳頭亀裂や炎症などの影響により母乳分泌物や脱落乳管上皮が乳汁導出路を閉塞し、乳汁うっ滞を来す。

授乳時間や授乳回数の制限、授乳の中止、母乳分泌過多、乳頭上の白斑、乳管閉塞、児の哺乳・吸啜不良、乳房圧迫（ブラジャー、シートベルトなど）、ストレス、疲労、栄養不良などが誘因となり得る[3,4]。乳腺炎は、非感染性のうっ滞性乳腺炎と感染性の化膿性乳腺炎の2つに大きく分けられ、重症化すると乳腺周囲や実質に膿瘍を形成し、乳腺膿瘍に発展する。

1）うっ滞性乳腺炎

産褥3～4日目以降に多く、乳管閉塞、母乳の排出不全によって乳房の腫脹が起こる。通常は乳管の閉塞部位に一致した局所の発赤・疼痛・腫脹を認め、時に軽度の発熱やリンパ節腫脹を来すことがある。

積極的に授乳、搾乳、乳房マッサージを行い、乳汁うっ滞を解除することが必要である。冷罨法や、葛根湯などの漢方薬のほか、消炎鎮痛薬が用いられる。鎮痛効果のみのアセトアミノフェンよりもイブプロフェンなどの消炎鎮痛薬がより効果的であり、イブプロフェン 1.6g/日までの内服は、母乳中に検出されないとされている[5]。予防的な抗菌薬投与はエビデンスが乏しい[6]。また、乳管が閉塞している場合には、涙腺ブジーなどを用いて物理的な乳管口拡張によるドレナージを図ることもある。

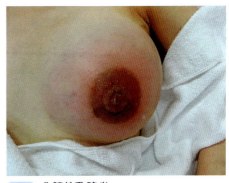

図2 化膿性乳腺炎

臨床ピットフォール

- 乳汁のうっ滞を改善させることが第一となる。予防的抗菌薬投与は必要ではない。
- 妊娠中、産褥早期から扁平・陥没乳頭の評価、乳垢の除去、乳頭・乳輪マッサージ、搾乳方法の指導などを行う。
- 妊娠中の乳頭・乳房マッサージは子宮収縮を増強させることがあるため注意が必要である。

2）化膿性乳腺炎

化膿性乳腺炎の発症時期は産褥2～6週ごろとされており、うっ滞性乳腺炎より強い局所の炎症症状が乳房辺縁に起こり、その後、乳腺領域に一致して乳頭を頂点として楔状に広がる（図2）。進行すると病巣は乳房全体に広がり、39℃以上の発熱、悪寒・戦慄、全身倦怠感、患側の腋窩リンパ節の有痛性腫大を来す。適切な乳腺炎管理後24時間以内に症状の改善が見られない場合には、細菌感染による化膿性乳腺炎を疑う[3]。

感染ルートとしては、乳管経由で乳腺葉に入る経路、血行性に広がる経路、乳頭亀裂から乳管周囲リンパ系に入るなどの経路がある[4]。血液検査では、うっ滞性乳腺炎より高度な白血球、CRPの上昇を認め、母乳中に細菌感染を認める。起因菌はメチシリン耐性黄色ブドウ球菌（Methicillin-resistant *Staphylococcus aureus*；MRSA）を含む黄色ブドウ球菌（*Staphylococcus aureus*）が多く[7]、連鎖球菌（*Streptococcus haemolyticus*）、大腸菌（*Escherichia coli*）、カンジダ感染なども認める[3]。

特に、MRSA感染は乳腺膿瘍に進展し、TSS（toxic shock syndrome）を発症することもあるため注意が必要である[8]。産後の乳腺膿瘍の原因の約6割がメチシリン耐性菌であるとの報告もある[9]。

薬物療法としては、抗菌薬、消炎鎮痛薬の投与を行う。抗菌薬は、広域抗菌スペクトラムを有する合成ペニシリンを第一選択とする。ペニシリンアレルギーの場合には、マクロライド系やセフェム系も有効である。通常、1～2週間程度の治療を要する[10, 11]。乳汁培養の結果により、速やかに感受性のある抗菌薬に変更する。抗菌薬が適合すれば、通常48時間以内に臨床症状の改善を認める。

臨床ピットフォール

- 抗菌薬治療を継続しながら授乳を行うことで症状改善が期待され、授乳は健康な児にとって重大なリスクにはならない。
- 明らかな膿汁排出を認める場合や授乳禁忌の抗菌薬使用中には、患側乳房の搾乳にとどめる。

3）乳腺膿瘍

化膿性乳腺炎から数日の経過で徐々に感染巣が限局し、膿瘍を形成する（図3）。乳腺炎に対する処置を施行後、48〜72時間経過しても解熱しない場合や、腫瘤を触れる場合には、膿瘍の存在が強く疑われる[3,4,12]。さらに症状が遷延する場合には、炎症性乳癌や乳管癌の可能性を考慮する必要がある[13]。

通常はほとんど孤立性であるが、乳管を介して多発膿瘍に進展することもある。典型的な表在性膿瘍では皮膚表面が暗紫色に変化し、波動を触れることがある。深在性膿瘍（深部乳腺実質内膿瘍や乳腺下膿瘍）の場合には、局所症状に乏しく注意を要する。

超音波検査が、診断に非常に有用である。乳腺構造の乱れた低輝度域に点状や線状の高輝度領域の混在を認める。膿瘍病変は辺縁不整、境界不明瞭な貯留像として認められ、内部の壊死物質や乳汁浮遊像などは、さまざまなエコー像を呈する[14]。

超音波ガイド下に膿瘍穿刺を行うことで確定診断に至る。

適切な抗菌薬投与を行い、局所麻酔下に膿瘍部位の切開、排膿もしくは穿刺吸引を行う。膿瘍は多房性であることが多く、鉗子などで隔壁を破壊して十分に排膿させる。切開は圧痛の最強点で施行するが、美容面から皮膚割線（ランゲル線）に沿った切開創が望ましいとされる[15]。

排膿後は、切開創にガーゼやペンローズドレーンなどを留置しドレナージを行う。1〜2週間で切開部は内部から治癒していく[16]。また、超音波ガイド下の吸引ドレナージが、外科的ドレナージよりも効果的であったとの報告[17]もあり、特に深部膿瘍では有用と考えられる。通

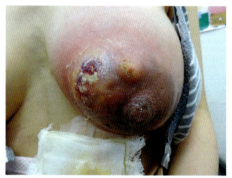

A：自壊した乳腺膿瘍

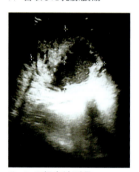

B：Aの超音波所見

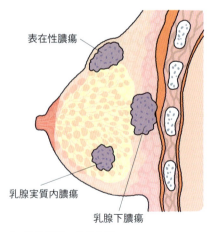

C：乳腺膿瘍の発生部位

図3 乳腺膿瘍

常、膿瘍切開後は膿は外部に排出され、膿瘍部に連絡する乳管口からの排乳・排膿はほとんど見られないことから、母乳は清潔であり、基本的に授乳を中止する必要はない[10]。疼痛がひどいときや乳頭から膿汁分泌がある場合は搾乳のみにとどめ、健常側で授乳を行う。

> **臨床ピットフォール**
> - 臨床経過から膿瘍形成が疑われる際には、吸引もしくは外科的ドレナージを考慮する。超音波を用いた早期診断が必要であり、局所症状の乏しい深在性膿瘍には注意が必要である。

> **臨床で役立つ！Point**
> - 妊娠、産褥早期から助産師を中心とした乳頭の評価、マッサージ、搾乳方法などの乳房管理、指導を行い、乳汁をうっ滞させないように努めることが重要である。
> - 細菌感染が疑われる場合には、抗菌薬投与をはじめとする適切な治療介入が必要である。抗菌薬を使用する場合には、通常、母乳中に移行する量はごくわずかで、授乳には差し支えないことを家族に説明する。
> - 膿瘍の形成があっても極力授乳を継続することは、母児にとってメリットがある。

引用・参考文献

1) 水野克已ほか．"乳房の緊満，乳腺炎，乳汁分泌過多"．母乳育児支援講座．東京，南山堂，2011，173-92．
2) Fetherston, CM. et al. Mammary gland defense. Adv. Nutr. Res. 10, 2001, 167-98.
3) Amir, LH. et al. ABM clinical protocols #4 : Mastitis, revised March 2014. Breastfeed. Med. 9 (5), 2014, 239-43.
4) WHO. DEPARTMENT OF CHILD AND ADOLESCENT HEALTH AND DEVELOPMENT. Mastitis : causes and management. Geneva, World Health Organization, 2000, 44p.
5) Sachs, HC. et al. Committee On Drugs. The transfer of drugs and therapeutics into human breast milk : an update on selected topics. Pediatrics. 132 (3), 2013, e796-809.
6) Crepinsek, MA. et al. Interventions for preventing mastitis after childbirth. Cochrane Database Syst. Rev. 2012, CD007239.
7) Branch-Elliman, W. et al. Risk factors for Staphylococcus aureus postpartum breast abscess. Clin. Infect. Dis. 54 (1), 2012, 71-7.
8) Fujiwara, Y. et al. A case of toxic shock syndrome secondary to mastitis caused by methicillin-resistant Staphylococcus aureus. Kansenshogaku Zasshi. 75 (10), 2001, 898-903.
9) Berens, P. et al. Incidence of methicillin-resistant Staphylococcus aureus in postpartum breast abscesses. Breastfeed. Med. 5 (3), 2010, 113-5.
10) Lawrence, RA. et al. Breastfeeding : A Guide for the Medical Profession. 7th ed. St. Louis, Mosby, 2011.
11) Neifert, MR. et al. Clinical aspects of lactation. Promoting breastfeeding success. Clin. Perinatol. 26 (2), 1999, 281-306, v-vi.
12) Cunningham, FG. et al. Williams Obstetrics. 25th ed. McGraw-Hill Education, 2018, 1328p.
13) 日本乳癌学会編．科学的根拠に基づく乳癌診療ガイドライン1 治療編 2013 年版．東京，金原出版，2013．
14) 竹下茂樹．乳房の観察と必要な検査．ペリネイタルケア．24 (8)，2005，778-83．
15) Stehman, FB. "Infections and inflammations of the breast". Breast Disease for Gynecologists. Hindle, WH. ed. Norwalk, CT, Appleton & Lange, 1990, 151.
16) Riordan, J. et al. Breastfeeding and human lactation. Burlington, Jones & Bartlett, 2010, 299.
17) Naeem, M. et al. Comparison of incision and drainage against needle aspiration for the treatment of breast abscess. Am. Surg. 78 (11), 2012, 1224-7.
18) American Academy of Pediatrics. RED BOOK® : 2009 Report of the Committee on Infection Diseases. 28th ed. Elk Grove Village, American Academy of Pediatrics, 2009, 119-20.
19) 国立成育医療研究センター「妊娠と薬情報センター」．https://www.ncchd.go.jp/kusuri/lactation/index.html [2019.1.23]
20) 日本産科婦人科学会／日本産婦人科医会編．"CQ104-5 授乳中に使用している医薬品の児への影響について尋ねられたら？"．産婦人科診療ガイドライン：産科編 2017．東京，日本産科婦人科学会，2017，87-9．

産褥期精神障害

倉﨑 昭子 くらさき あきこ ● 聖マリアンナ医科大学産婦人科学 助教

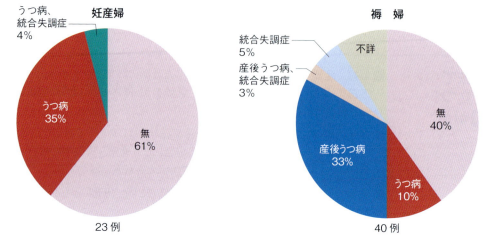

図1 妊産褥婦の自殺例　精神障害合併の割合

（文献1より引用）

Summary

産褥期精神障害は、妊産婦死亡の潜在的な原因として、想定されているより高頻度である可能性が指摘されている。マタニティ・ブルーズ、産後うつ病、産褥精神病の3つに大分される。マタニティ・ブルーズは臨床でよく遭遇する一過性の抑うつ状態であるが、産後うつ病の初発症状であったり、産褥精神病の陰性症状である可能性もあるため、客観的に評価を継続することが重要である。

病態

産褥期精神障害は、自殺による母体死亡の原因として近年問題になっている。2016年、竹田らは東京都監察医務院と共同で、2005〜2014年の10年間に東京23区で発生した妊産婦の異常死を分析し、この間に63例の自殺が起こっていたことを発表した（妊娠中23例、産褥1年未満40例）。この数字は妊産婦死亡率（東京都）の2倍以上であったことが大きな衝撃であった。さらに、自殺した妊産婦の約4割がうつ病または統合失調症であったこと、褥婦の6割が産後うつ病をはじめとする精神障害を有していたことが明らかになった（図1）。

病因は明らかでないが、一般的に、妊娠による性ホルモンの変化、神経伝達物質（セロトニン、ノルアドレナリン、アドレナリン、ヒスタミン、ドーパミンなど）の変化、視床下部 – 下垂体 – 副腎系や甲状腺機能の異常、免疫応答の低下によると考えられている[2]。

胎児異常や母体合併症が存在する場合に、リスクが増大することが知られている。

特に産褥期は、分娩による生理機能の急激な変化、子どもが生まれたことによる生活の変

化、夫婦関係・人間関係の変化、育児による不眠など、大きなストレス要因が重なり、精神障害を発症しやすい時期である。以下に、産褥期に発症する精神障害の特徴を述べる。

表	うつ病の診断基準

- 抑うつ気分の持続、または興味や喜びの喪失
- 著明な体重減少
- 食欲の減退・増加
- 不眠・過眠
- 精神運動焦燥・精神運動抑制
- 疲労感・気力の減退
- 無価値感・不適切な罪業感
- 思考力の減退・判断困難
- 希死念慮

上記のうち少なくとも5項目以上が確認できるもの。

マタニティ・ブルーズ

産後短期間に限られる精神反応の過剰性のことであり、産後4〜5日から10日程度が発症のピークとされ、産後2週間以内に治まる一過性の精神症状とされている。子どもが生まれた喜びに入り混じって、不眠、感傷、落ち込み、不安、集中力のなさ、いらつきなどが認められる。日により症状が揺らぐことが特徴である。周囲の人間が傾聴するなど、支持療法が中心となる。産褥婦の半数が上記のような精神の不安定さを経験するというデータもあり、主にホルモンの大きな変動によるものであり、じきにおさまるものなので大きな心配はいらないことを説明する。しかし、中には産後うつ病に移行する症例もあり、注意が必要である。

臨床ピットフォール

- 必ずしも産婦自身による表出があるわけではなく、予防的視点を持ち、産婦の背景にある要因を評価し、産後うつ病に移行する例を見逃さないことが重要である。

産後うつ病

産後うつ病は、自殺による妊産婦死亡のリスク要因として近年注目されており、実際の頻度は想定されているより高いものと考えられる。周産期医療従事者が関わるのは、通常、産後1カ月までであるが、背景要因の存在する患者については、産後1カ月以降も関わりを持ち続ける必要がある。具体的には、臨床心理士による介入を継続したり、電話訪問や保健師による訪問なども考慮されるべきである。

うつ病の国際的な診断基準としては、アメリカ精神医学会によるDiagnostic and Statistical Manual of Mental Disorders（DSM）[3]が用いられている。ここで「大うつ病（major depression）」と呼ばれているものが、いわゆる「うつ病」である。表に示す症状のうち、2週間以上にわたって5項目以上を認めるものを診断とする。米国の報告では、産後うつ病は10〜20%の褥婦に認めるとされるが、日本における正確な頻度は不明である。

産後うつ病の背景要因としては、若年妊娠、うつ病の既往、未婚、喫煙、新生児に治療が必要な状態であることなど、妊娠期のストレスの存在があることが知られている。また、妊娠中のパートナーからの身体的・言語的暴力が発症に関与することも知られている[4]。以前に産後うつを発症した妊婦は、さらなる妊娠でうつを繰り返す傾向が指摘されている[5]。

産後うつ病が過小評価されたり、診断・加療に至っていない可能性が指摘されている。2018年、国立成育医療研究センターの研究班によると、2015〜16年の1年間で102人の女性が妊娠中から産後にかけて自殺しており、妊産婦死

亡の原因の第1位である可能性を指摘した[6]。また、東京都監察院の報告で、東京都で2005年からの10年間に63人の妊産婦（妊娠中〜産後1年未満）が自殺していることが分かった。これらは10万分娩に対して8.7人で、これまでに厚生労働省の妊産婦死亡症例検討で把握されている頻度をさらに上回る人数である[7]。

これまでにも、日本産婦人科医会などにより、妊産婦メンタルヘルスの向上に対する取り組みがなされてきた。具体的には、産後2週間健診の導入が自治体により補助されたり、医会から『妊産婦メンタルヘルスケアマニュアル』が発行されたりしている[8]。産後うつのスクリーニングとして、「エジンバラ産後うつ病質問票」（Edinburgh postnatal depression scale；EPDS）（図2）や「赤ちゃんへの気持ち質問票」（図3）が紹介され、実際に導入している施設も多い。しかし、これらはどちらかというとボンディング障害（児への愛着障害）から生ずる児童虐待に着目した部分が大きく、妊産婦自身のうつ病への対策は不十分であると考えられる。

治療としては、軽症うつ病に対しては認知行動療法などの心理療法が考慮される。中等度から重症のうつ病に対しては薬物療法が推奨される。選択的セロトニン再取り込み阻害薬（selective serotonin-reuptake inhibitor；SSRI）は、児の心構造異常や肺高血圧、離脱症候群を引き起こすことが知られているが、その頻度は低く、投薬が必要な妊婦が自己判断で内服を中断することによる精神症状再燃のリスクの方が上回ることが指摘されている[9]。

産褥精神病

統合失調症は成人の1%程度で認める精神障害であり、幻覚・妄想、滅裂思考、異常行動のうち1つ以上を認め、この他の陰性症状を伴うこともある。PET（positron emission tomography）検査やfunctional MRI検査により、脳の機能障害であることが明らかになっている。また、遺伝疾患であることも指摘されている。エストロゲンが抑制的に働くことが知られており、妊娠中は寛解する傾向がある。

若年で発症することが多く、これらの症状が産褥に新規に発症した場合に、産褥精神病と診断される。ただし、もともと統合失調症と診断されていた妊婦が妊娠中に自己判断で内服を中断し、産後に症状が再燃・増悪している場合もあり、妊娠中の慎重な問診が重要である。授乳中の抗精神病薬投与は、児に錐体外路症状や離脱症状を来す場合があり、慎重な個別検討が必要である。

臨床ピットフォール

- 産褥精神病は産後に発症する統合失調症と定義されるが、中には統合失調症合併妊娠で、妊娠中に服薬を自己中断して主治医に伝えていない例や、家族にすら基礎疾患を伝えていない例も散見される。こういった例では、産後に症状が増悪した場合に、家族を含めた介入が困難となることがある。
- 妊娠初期からの入念な問診（既往歴や家族歴）が必要であり、統合失調症合併妊娠の場合には、精神科主治医とのコンタクトを密に取る必要がある。

注：本頁の質問票は支援者用に解説をいれたものである。実施に使用する場合は解説のないものを使用する。

母氏名 ＿＿＿＿＿＿＿　実施日　年 月 日（産後　　日目）

産後の気分についておたずねします。あなたも赤ちゃんもお元気ですか。
最近のあなたの気分をチェックしてみましょう。今日だけでなく、**過去7日間**にあなたが感じたことに最も近い答えに○をつけて下さい。必ず10項目全部答えて下さい。

1) 笑うことができたし、物事のおもしろい面もわかった。
   - (0) いつもと同様にできた。
   - (1) あまりできなかった。
   - (2) 明らかにできなかった。
   - (3) 全くできなかった。

   > 総合得点が9点以上の場合は、1点以上がついた質問項目について詳細に聴き取りを行い、母親の抱えている問題点を明らかにする。

2) 物事を楽しみにして待った。
   - (0) いつもと同様にできた。
   - (1) あまりできなかった。
   - (2) 明らかにできなかった。
   - (3) ほとんどできなかった。

   > 質問1と2　臨床的うつ病の中核症状である。周産期うつ病と精神科診断がつく人はほとんどの場合、質問1または2あるいは両方に1点以上の回答がある。

3) 物事が悪くいった時、自分を不必要に責めた。
   - (3) はい、たいていそうだった。
   - (2) はい、時々そうだった。
   - (1) いいえ、あまり度々ではなかった。
   - (0) いいえ、全くなかった。

   > 質問3から6は、周産期うつ病でなくても、育児に慣れておらず、多忙な時などに点数が高くなるときがある。

   > 「不必要」がキーワード。うつ病の母親では、根拠なく自分を責めて、上手くいかないと些細なことに悩む。

4) はっきりした理由もないのに不安になったり、心配したりした。
   - (0) いいえ、そうではなかった。
   - (1) ほとんどそうではなかった。
   - (2) はい、時々あった。
   - (3) はい、しょっちゅうあった。

   > 「理由がないのに」がキーワード。うつ病の場合の不安は、理由もない漠然とした心配で不安を抱いたりする。

5) はっきりした理由もないのに恐怖に襲われた。
   - (3) はい、しょっちゅうあった。
   - (2) はい、時々あった。
   - (1) いいえ、めったになかった。
   - (0) いいえ、全くなかった。

   > 「理由がないのに」がキーワード。うつ病の母親は、とらえどころのない恐怖や死の恐怖などいろいろな恐怖感が理由もなく出現する。

6) することがたくさんあって大変だった。
   - (3) はい、たいてい対処できなかった。
   - (2) はい、いつものようにうまく対処できなかった。
   - (1) いいえ、たいていうまく対処した。
   - (0) いいえ、普段通りに対処した。

   > 集中力がなくなり、判断ができなくなるうつ病の症状についての質問。

7) 不幸せなので、眠りにくかった。
   - (3) はい、ほとんどいつもそうだった。
   - (2) はい、時々そうだった。
   - (1) いいえ、あまり度々ではなかった。
   - (0) いいえ、全くなかった。

   > 「夜中に赤ちゃんのために、何回起きますか？」「横になってから眠りにつくまで時間がかかりますか？」「朝早く寝覚めてしまいますか？」「眠れないことですごく疲れていますか？」「昼間に時間があれば睡眠を取ることができますか？」など不眠の状況に陽性点数がついた場合はさらに尋ね総合的に把握する。

8) 悲しくなったり、惨めになったりした。
   - (3) はい、たいていそうだった。
   - (2) はい、かなりしばしばそうであった。
   - (1) いいえ、あまり度々ではなかった。
   - (0) いいえ、全くそうではなかった。

   > 項目8と9は、うつ病の基本症状の一つである抑うつ気分に関する質問。この項目に該当する母親の場合には、その状態について注意深く聴く。どういう状況で、どんな頻度でなるのか、サポートを求めたいのか尋ねる。

9) 不幸せなので、泣けてきた。
   - (3) はい、たいていそうだった。
   - (2) はい、かなりしばしばそうだった。
   - (1) ほんの時々あった。
   - (0) いいえ、全くそうではなかった。

10) 自分自身を傷つけるという考えが浮かんできた。
    - (3) はい、かなりしばしばそうだった。
    - (2) 時々そうだった。
    - (1) めったになかった。
    - (0) 全くなかった。

    > うつ病による自殺念慮、自殺企図の有無を確認するための質問。この質問に限り1点以上の回答があった場合には、総合点がたとえ9点以下でも具体的に聴く。「最近そのような気持ちになったのはいつ、どんな状況でしたか？」「実際にはどんな考えが浮かびましたか？」「そんな辛い気持ちになったことを夫や家族に話しましたか？」などのように状況を聴く。

（岡野ら（1996）による日本語版）

1) Cox, J. Holden, JM. Sagovsky, R. Detection of postnatal depression. Development of 10-item Edinburgh Postnatal Depression Scale. British Journal of Psychiatry. 150, 1987, 782-6.
2) 岡野禎治, 村田真理子, 増地総子ほか. 日本版エジンバラ産後うつ病評価票（EPDS）の信頼性と妥当性. 精神科診断学. 7(4), 1996, 525-33.
3) 山下洋, 吉田敬子. 産後うつ病の母親のスクリーニングと介入について. 精神神経学雑誌. 105(9), 2003, 1129-35.

（文献8より引用）

図2 エジンバラ産後うつ病質問票（EPDS）

母氏名 ＿＿＿＿＿＿＿＿＿　　実施日　年　月　日（産後　　日目）

> 注 本頁の質問票は支援者用に解説をいれたものである。実施に使用する場合は解説のないものを使用する。

あなたの赤ちゃんについてどのように感じていますか？
下にあげているそれぞれについて、いまのあなたの気持ちにいちばん近いと感じられる表現に○をつけて下さい。

	ほとんどいつも強くそう感じる	たまに強くそう感じる	たまに少しそう感じる	全然そう感じない
1) 赤ちゃんをいとおしいと感じる。	(0)	(1)	(2)	(3)
2) 赤ちゃんのためにしないといけないことがあるのに、おろおろしてどうしていいかわからない時がある。	(3)	(2)	(1)	(0)
3) 赤ちゃんのことが腹立たしくいやになる。	(3)	(2)	(1)	(0)
4) 赤ちゃんに対して何も特別な気持ちがわかない。	(3)	(2)	(1)	(0)
5) 赤ちゃんに対して怒りがこみあげる。	(3)	(2)	(1)	(0)
6) 赤ちゃんの世話を楽しみながらしている。	(0)	(1)	(2)	(3)
7) こんな子でなかったらなあと思う。	(3)	(2)	(1)	(0)
8) 赤ちゃんを守ってあげたいと感じる。	(0)	(1)	(2)	(3)
9) この子がいなかったらなあと思う。	(3)	(2)	(1)	(0)
10) 赤ちゃんをとても身近に感じる。	(0)	(1)	(2)	(3)

解説（吹き出し）：
- 項目2：陽性点数が付いた場合は、状況を詳細に尋ねる。家事、育児の優先順位を自分で決めて実際にできているかどうか判断する。
- 項目3：どんな時にそのような気持ちが起きるか、強く感じた場合のストレスはどう考え、対処しているか尋ねる。点数が高く、強く腹立たしさを感じている場合は、虐待傾向が疑われる。
- 項目5：どんな時にそのような気持ちが起きるか、強く感じた場合のストレスはどう考え、対処しているか尋ねる。点数が高く、強く怒りを抱いている場合は、虐待傾向が疑われる。
- 項目9：理想の子どもとギャップがある場合は、どんな点が違うのか質問する。
- 質問項目2、3、5、6、7、10が1点以上で総合点が高得点となっている場合は、抑うつ症状と関連が深いので注意深く支援が必要である。カットオフ値はないが、合計点が3点以上つけば、詳細な聴き取りを行い、児に対する否定的な気持ちの強度や行動などを把握する。

（吉田ら（2003）による日本語版）

図3 赤ちゃんへの気持ち質問票

（文献8より引用）

> **臨床で役立つ！Point**
> - EPDSなどの客観的指標から産後うつ病のハイリスク患者を抽出することは重要だが、長期的な産後うつ病の判断には、それだけでは不十分である可能性を常に念頭に置いておく。
> - 産科医単独での関わりには限界があるが、助産師、保健師、地域など、継続的な支援の始まりとなる妊娠期に関わる産科医の存在は重要である。きっかけとなる家族背景や分娩時エピソードを見逃さないようにする。

引用・参考文献

1) 竹田省. 妊産婦死亡"ゼロ"への挑戦（特別講演1：公益社団法人日本産科婦人科学会第68回学術講演会）. 日本産科婦人科学会雑誌. 68 (2), 2016, 345-6.
2) Yonkers, KA. et al. Diagnosis, pathophysiology, and management of mood disorders in pregnant and postpartum women. Obstet. Gynecol. 117 (4), 2011, 961-77.
3) American Psychiatric Association. Diagnostic and Statistical Manual of Mental Disorders. 5th ed. 2013.
4) McFarlane, J. et al. Effect of abuse during pregnancy on maternal and child safety and functioning for 24 months after delivery. Obstet. Gynecol. 123 (4), 2014, 839-47.
5) Kanotra, S. Challenges faced by new mothers in the early postpartum period : an analysis of comment data from the 2000 Pregnancy Risk Assessment Monitoring System (PRAMS) survey. Matern. Child Health J. 11 (6), 2007, 549-58.
6) 国立成育医療研究センター. 周産期関連の医療データベースのリンケージの研究. 厚生労働科学研究費補助金・臨床研究等ICT基盤構築研究事業. プレスリリース. 2018.
7) 東京都23区の妊産婦の異常死の実態調査. 厚生労働科学研究費補助金成育疾患克服等次世代育基盤研究事業光田班報告. 2017.
8) 日本産婦人科医会. 妊産婦メンタルヘルスケアマニュアル：産後ケアへの切れ目のない支援に向けて. 東京, 日本産婦人科医会, 2017, 102p.
9) Ornoy, A. et al. Antidepressants, Antipsychotics, and Mood Stabilizers in Pregnancy : What Do We Know and How Should We Treat Pregnant Women with Depression. Birth Defects Res. 109 (12), 2017, 933-56.

VIII 新生児

01 新生児の診察と検査

総論

北東 功 ほくとう いさむ ●聖マリアンナ医科大学小児科 病院教授

新生児入室診察記録		
担当者（　　　）　診察日時　　月　　日　　時　　生後　　時間		
氏名　　　　　BB　性別○M　○F　○不明　　出生　　年　　月　　日　時　　分		
在胎　　週　　日　予定日　　　　　　　Apgar スコア　1分　　　　　5分		

体重　　　g　　**身長**　　　cm **胸囲**　　　cm　　**頭囲**　　　cm	口腔	異常の有無　○なし　○あり 特記事項
分娩経過概略 妊娠分娩歴　G　P　胎数　　胎（第　子） 分娩様式 ○ vaginal（vertex）　○ C／S（CPD、回旋異常） 　　　　　　　　　　○ C／S（胎児仮死） ○ vaginal（breech）　○ C／S（子宮手術後） 　　　　　　　　　　○ C／S（胎児奇形） ○ vaginal（V.E.）　　○ C／S（骨盤内腫瘍） 　　　　　　　　　　○ C／S（多胎妊娠） ○ C／S（前回C／S）　○ C／S（breech） 破水〜分娩　○＜12h　　　○24≦、＜48 　　　　　　○12h≦、＜24h　○48h≦　○不明 羊水所見　混濁　　血性　　胎便混入 　　　　　○あり　○あり　○あり 　　　　　○なし　○なし　○なし 臍帯巻絡　○なし　○あり（　）回	胸部	□対称　□非対称　□漏斗胸　□陥没呼吸　□その他 特記事項
	呼吸器	酸素投与　○なし　○あり その他の異常　○なし　○あり 特記事項
	循環器	異常の有無　○なし　○あり 特記事項
	腹部	肝　□触知せず　□触知（　）cm　辺縁（　） 脾　□触知せず　□触知 その他の異常　○なし　○あり 特記事項
	背部	異常の有無　○なし　○あり 特記事項
診察所見	泌尿生殖器	肛門の異常　○なし　○あり 精巣　□陰嚢内　□移動性　□停留精巣　□陰嚢水腫 女性外性器　□陰核肥大　□処女膜ポリープ　□腫瘤 その他の異常の有無　○なし　○あり 特記事項
全身状態 四肢の動き　○良　○弱 姿勢　○正常　○異常（　　　） 啼泣　○元気　○弱　○cephalic cry 特記事項		
皮膚色 ○ピンク　○蒼白　○チアノーゼ（全身） ○うっ血　　　　　○チアノーゼ（部分）（　　） 特記事項	中枢神経系	筋トーヌス　○正常　○亢進　○低下 モロー反射　○正常　○減弱　○なし　○非対称 Pere反射　○正常　○減弱　○なし　○非対称 把握palmar　○正常　○減弱　○なし　○非対称 反射plantar　○正常　○減弱　○なし　○非対称 Babinski　○あり　○なし　○非対称 吸啜反射　○あり　○なし　他の異常○なし　○あり 特記事項
頭頸部 大泉門　○平坦　○陥没　○膨隆 　　　　□産瘤　□頭血腫　□帽状腱膜下血腫 頸部　　□腫瘤　□斜頸 その他の異常　○なし　○あり 特記事項	外表奇形	外表奇形の有無　○なし　○あり 特記事項

図1　入院診察用記録用紙例

VIII 新生児

総論

01 新生児の診察と検査

Summary

胎内環境から胎外環境への適応を、新生児はいとも簡単に行っているように見える。しかし、心臓、腎臓以外の臓器がしっかり機能し、外界での生活に適応できるのかは、出生しないと分からない。また、母体が行っていたさまざまなことを、出生後は全て自分で行わなければならず、新生児は多大なストレスにさらされることとなる。従って、新生児に関わる医療従事者は、児の出生直後から母親と一緒に退院するまでの期間、定期的に診察と観察を行う必要がある。また、新生児マス・スクリーニングなど、新生児期に行うべき検査についても知っておく必要がある。

早期新生児期の診察と管理

胎児期は、母親の子宮内でさまざまなことから守られ、母体から栄養や酸素などの供給を受け、各種臓器の発生を行うことと体を大きくすることに専念している。胎児期から機能する必要がある臓器として心臓と腎臓があり、それぞれ各種臓器に血液を送る、羊水の原料となる尿を産生するという重要な役割を果たしている。その他の臓器については胎内で機能しなくても大きな問題となることはなく、胎外で機能するのかすら不明な状態である。しかし、出生直後から新生児は、生物として全てのことを自分で行わなければならない。素晴らしいことに、ほとんどの児で臓器の構造はほぼ完成し、機能的にも問題を生じることはなく、さらに出生という大きな変化やストレス環境にも柔軟に適応し、問題なくこの時期が経過する。しかし、臓器に先天的な問題がある場合や外界にうまく適応できない場合には状態が悪くなり、最悪の場合には死に至ることもある。わが国では、新生児死亡率は1,000人に1名程度であるが、小児期の中では最も死亡率が高い時期であるといわれている。そのため、外界への適応の時期である新生児期、特に早期新生児期の新生児の診察と管理は非常に重要である[1,2]。

1）出生時の診察

出生は、新生児にとってダイナミックに状態が変化する時期である。最も大切なことは肺呼吸を確立することであるが、出生する児の約10％で何らかの呼吸補助が必要な状況が生じるといわれている。従って、分娩に立ち会う医療従事者は、適切な新生児蘇生法を習得する必要がある。

生後最初の診察は、児の状態評価のためのスコアリングであるApgarスコアを付けるために行い、呼吸回数、心音の聴取（心拍数の確認）、筋緊張、皮膚色、刺激に対する反応を評価する。また、出生時の身体計測は、児の胎内での成長を評価するために非常に重要である。呼吸状態が悪くない限り、低体温に注意しつつ、体重、身長、頭囲、胸囲の測定を行い、標準体格値と比較する。正期産であっても、small for date、large for dateである場合には低血糖のリスクが高くなるため、経時的に血糖の評価を行う必要がある。また、診察に関することではないが、児の取り違えを予防するため、出生後早い段階で児にタグを装着するか、油性マジックなど消えにくいものを使用して児の足などに母親の名前を記入しておく必要がある。

出生後、呼吸循環状態が安定している場合に

は、可能な限り早期母子接触を行い、その後も特段の理由がない限り、母児は共に過ごさせるように配慮が必要である。しかし、生後6～12時間程度までは呼吸循環の適応過程であり、出生した児の状態が特に変化しやすい時期であるため、生後2時間までは30分ごとにバイタルサインを評価するとともに、呼吸音、心音、皮膚色や筋緊張の状態を診察する必要がある。その後も生後24時間は小まめな観察が必要である[1]。

出生後初回の診察は、全身状態が落ち着いていれば生後24時間以内に行うべきである。初回の診察は、胎外環境に適応できているかを評価することが目的となる。診察の際は観察しやすいよう、裸ないしはオムツの着用のみとする。全ての児で系統的に全身をくまなく診察する必要がある。診察項目の記録法として、観察記録用紙（図1）の例を示す。

2）入院中の診察

状態が安定している日齢1以降の児については、全身を細かく評価する必要はない。バイタルサイン、体重、哺乳、尿・便の回数などについて評価を行い、診察については呼吸音、心音の評価があればよい。黄疸については、次第に顕性化する時期であるため、黄疸計を用いて連日評価を行う。

3）退院時の診察

退院時期は施設により異なると思われるが、わが国では経腟分娩で出生した児で4～5日、帝王切開分娩で出生した児で7～8日が多いのではないかと考える。退院前の診察は、新生児が母親によるケアだけで問題なく過ごすことができる状態かを判断する最後の関門である。従って、出生後の経過を評価するとともに、出生後の診察同様、全身の観察をくまなく行う必要がある。特に、出生後の経過で変化している可能性がある臓器については、慎重に評価を行う。診察は、新生児室ないしは母親のベッドサイドで行う。ベッドサイドで行うメリットとしては、母親の心配事を聴けることである。

退院時に特に評価が必要なこととして、以下のようなことが挙げられる。第一は体重である。新生児は生理的体重減少を経て、日齢4～5には増加に転じることが多い。出生時の体重に戻る必要はないが、最低体重から増加に転じていることは確認すべきである。第二に黄疸である。黄疸は、日本人では特にほとんどの児で顕性化する。日齢3～5にかけてピークに達することが多いため、退院診察時にはまだ高値であることも多い。治療の必要はないが、数値が高く上昇傾向にある場合には、その他に特に気になる所見がなければ退院としてよいが、退院後早い段階で再評価する必要がある。第三は母児関係である。退院後、主に新生児の世話を行うのは母親である。母親の表情が硬い、あまり児に触れようとしないなどがある場合には、母児関係の構築に問題がある可能性が高いと考え、退院を延期する、祖父母に退院後のサポートを依頼するなどの対応が必要である。

退院時診察項目の記録は、1カ月健診時に確認されることも多い。生後早期の診察同様に記録するとともに、検査項目や1カ月健診で注意すべきことがあれば、記録しておく（図2）。

入院中のルーチン検査

診察にて異常の有無の判断が困難なものについては、入院中に幾つか検査が必要である。生後から退院まで連日行うのは、黄疸の評価である。一般的には経皮ビリルビン濃度計を用いた

退院診察記録		BB	
外来ID　　　　　入院ID		診察日　　　　　　　（日齢　）	

	退診時体重　　　g	黄疸	最高TB値　□BiliCheck（　）日齢　日 　　　　　　□血清（　）日齢　日 退院時TB値傾向　○低下　○横ばい 治療　○なし　　○光線療法 特記事項
哺乳	退院時ミルク量　　mL×　　回・自律 母児同室　○あり　○なし		
呼吸器	酸素投与の有無　○なし　○あり その他の異常　　○なし　○あり 特記事項		
循環器	異常の有無　○なし　○あり 特記事項	皮膚	異常の有無　○なし　○あり 特記事項
頭部	頭血腫　○なし　○あり その他の異常　○なし　○あり 頭囲　　　　　　　　cm 特記事項	臍	臍落　○未　○済　臍落日付 特記事項
口腔	異常の有無　○なし　○あり 特記事項	泌尿生殖器	異常の有無　○なし　○あり 精巣　□陰嚢内　□移動性　□停留精巣　□陰嚢水腫 女性外性器　□陰核肥大　□処女膜ポリープ　□腫瘤 特記事項
消化器	胎便排泄　生後○＜24h　○≧24h 肛門の異常　○なし　○あり その他の異常　○なし　○あり 特記事項	四肢	開排制限　○なし　○あり その他の異常　○なし　○あり 特記事項
中枢神経系	姿勢　　　　□正常　□蛙足様　□後弓反張 筋トーヌス　□正常　□亢進　□低下 Moro反射　□正常　□減弱　□なし　□非対称 把握Palmar　□正常　□減弱　□なし　□非対称 反射Plantar　□正常　□減弱　□なし　□非対称 眼球運動異常　□なし　□落陽現象　□共同偏視 その他の異常　○なし　○あり 特記事項	外表奇形	耳瘻孔　□なし　□左　□右 毛巣嚢洞　○なし　○あり その他の奇形の有無　○なし　○あり 特記事項
		その他	ケイツーシロップ投与日 ガスリー検査日 小児科入院　○有　○無 特記事項

退院総括・外来で留意する事柄

退院診察担当医／サマリー記載者　　　　　外来予定

図2 退院時診察記録用紙例

検査を行うが、数値が基準値を超える場合には、光線療法を行うかどうかを判断するために血液検査を行い、適否を確認する。

先天性代謝異常症や先天性内分泌疾患を早期発見するための新生児マス・スクリーニング検査は、生後数日経過してから（おおむね日齢3〜5）行う必要がある。採血は足底から行うとされており、専用のろ紙を用いて採取する。

先天難聴は約500人に1名程度に認めるとされており、早期の加療が予後を左右するといわれている。欧米では新生児期早期にスクリーニング検査として行われつつある。わが国ではまだ自費検査ではあるが、先天難聴の早期発見を行うための検査として、自動聴性脳幹反応（AABR）か耳音響放射（OAE）を行うことが望ましい。

先天性心疾患のスクリーニング

動脈管依存性の先天性心疾患は、診察しても分からないことがある。出生後しばらくは元気でも、動脈管が完全に閉鎖してしまうことで循環不全に陥り、最悪の場合には死亡する症例も見られる。胎児ヘモグロビンが優位である新生児期は、チアノーゼの有無を視診で判断することには限界がある。また、鼠径部で大腿動脈を触知することは、大動脈縮窄症・離断症では役に立つこともあるが、覚醒している新生児では体動のため触知が難しい。

米国小児科学会では先天性心疾患のスクリーニング検査として、右上肢と下肢のSpO_2をモニターする方法が提唱されている。生後、呼吸状態が安定してから（生後24時間時）、右上肢と下肢にSpO_2モニターを装着し、双方が95%以上、かつその上下肢差が3%未満であればスクリーニング通過、それ以外を不通過とし、再検ないし心臓超音波検査を行うべきであるというものである[3]。

臨床ピットフォール

何となく元気がない
- "何となく元気がない"という所見は、極めて主観的で非特異的な症状である。しかし、全身状態が悪く、循環不全を来していることが示唆される非常に重要な所見と考える。
- 難しい所見であるが、スキルのある医療従事者によるこの訴えは信頼すべきであり、感染症や先天性代謝異常症、低血糖などについての精査を行うべきである。

臨床で役立つ！Point

- 新生児の診察は啼泣していると困難である。
- 授乳直後は腹部診察を行うと嘔吐する可能性があるため、授乳後1時間程度たってから診察するとよい。
- 診察時に啼泣している場合には、児の手を口にくわえさせると吸啜反射が出現するため、泣きやむことが多い。
- 別の方法としては、座位を取らせ、手のひらで聴診器と児の胸を覆うようにして聴診すると児は落ち着いて、啼泣を止めることがある。

引用・参考文献

1) 佐藤和夫ほか. 正期産新生児の望ましい診療・ケア. 日本未熟児新生児学会雑誌. 24 (3), 2012, 791-813.
2) Seilski, LA. et al. "Care of the well newborn". Manual of Neonatal Care. 7th ed. Cloherty, JP. et al. eds. Philadelphia, Lippincott Williams and Wilkins, 2012, 103-10.
3) Kemper, AR. et al. Strategies for implementing screening for critical congenital heart disease. Pediatrics. 128 (5), 2011, e1259-67.

02 各論
新生児仮死

伊東 祐順 いとう ゆうじゅん ● 聖マリアンナ医科大学小児科（新生児科）助教

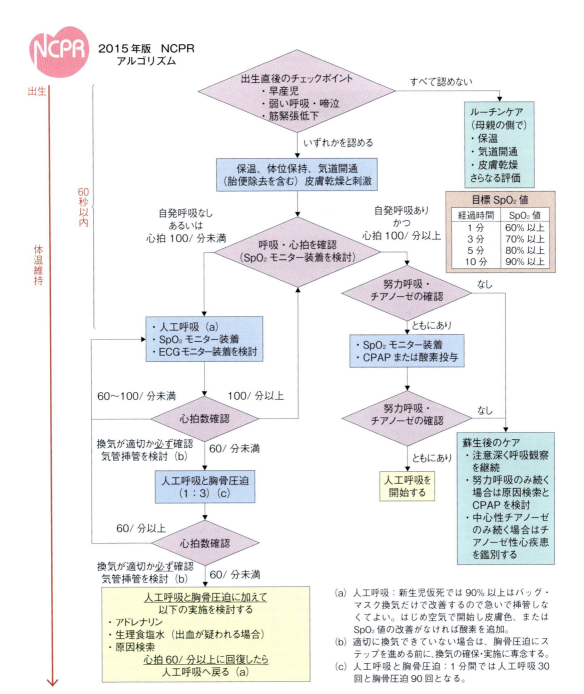

図　2015年度版NCPRアルゴリズム

(a) 人工呼吸：新生児仮死では90%以上はバッグ・マスク換気だけで改善するので急いで挿管しなくてよい。はじめ空気で開始し皮膚色、またはSpO₂値の改善がなければ酸素を追加。
(b) 適切に換気できていない場合は、胸骨圧迫にステップを進める前に、換気の確保・実施に専念する。
(c) 人工呼吸と胸骨圧迫：1分間では人工呼吸30回と胸骨圧迫90回となる。

© 一般社団法人日本蘇生協議会
（一般社団法人日本蘇生協議会監修：JRC蘇生ガイドライン2015, p.247, 医学書院, 2016）

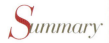

新生児仮死は、子宮内環境から子宮外環境への移行に問題がある場合に起こる呼吸・循環不全を主徴とし、全ての臓器へ障害をもたらす。特に低酸素性虚血性脳症は、神経学的予後や生命予後に影響をもたらす。出生直後の対応が重要であり、新生児蘇生法を標準とした蘇生を行う必要がある。このような状況に対応するため、分娩に関わる医療従事者全てが新生児蘇生法を習得する必要がある。児の状態によっては、低酸素性虚血性脳症の治療として低体温療法の適応となる。

病 態

新生児仮死は、子宮内環境から子宮外環境への移行に問題がある場合に起こる呼吸・循環不全を主徴とする症候群である。未熟性や先天異常がない場合は、多くは胎児機能不全に続発するといわれている。新生児は出生と同時に胎盤循環から肺循環へ移行するが、出生後に呼吸を中心とした適応障害が起こると新生児仮死となる。新生児仮死では、胎盤循環の途絶に引き続いて起こる低酸素血症、循環不全により多臓器不全を呈する[1]。

呼吸・循環不全が主徴であることから、低酸素血症、高二酸化炭素血症、代謝性アシドーシスを認める。低酸素や虚血によって全ての臓器に障害を生じ、重症度や持続時間によってさまざまな合併症を引き起こす[1]。

1) 中枢神経系

生命、神経学的予後に大きく影響するものとして、低酸素性虚血性脳症が挙げられる。脳血流は低酸素および虚血によって低下する。神経細胞への酸素およびグルコースの供給が減少し、ATP産生の低下、乳酸の上昇を認める。ATP産生の低下によってNa/Kポンプなどの細胞膜のイオン能動輸送が障害され、細胞内を電気的に陰性に保つことができなくなる（低酸素性虚血性脱分極）。このため、興奮性細胞伝達物質であるグルタミン酸が大量に放出される。グルタミン酸が神経細胞の受容体に結合すると、Ca^{2+}が細胞内に流入する。このCa^{2+}が細胞内小器官に沈着し、機能が破綻する。また、NO合成酵素を活性化し、フリーラジカルが産生される。これにより、細胞の壊死やアポトーシスが生じる。これらは、組織への酸素・グルコース供給が正常化した再灌流期に著明となり、組織障害を起こす。この再灌流障害を最小限に抑えるために、低体温療法が行われる[2]。

2) 呼 吸

低酸素状態、代謝性アシドーシス、肺拡張障害により肺血管収縮を来し、遷延性肺高血圧症を認める[1]。また、子宮内で胎児が低酸素にさらされると胎便排泄が起こる。低酸素状態により胎児があえぎ様呼吸を呈し、吸気時の陰圧により混濁した胎便が下気道へと入る。その結果、仮死の際には出生後胎便吸引症候群をしばしば認める。

3) 循 環

軽症の場合、心機能は保たれることが多いが、中等症以上の場合には虚血や代謝性アシドーシスによる心機能抑制、低酸素による嫌気性代謝のためATP産生が不足し、心機能が低下する[1]。また、常位胎盤早期剥離や母児間輸血症候群などによる循環血液量の喪失や不足が要因となることもある。

4）腎機能

虚血に伴い腎血流は低下し、尿細管壊死や急性腎不全を呈する。

5）血液系

血管内皮障害や肝での凝固因子産生障害により、播種性血管内凝固を起こす。

6）その他

肝機能障害や壊死性腸炎などを認める。

臨床ピットフォール

- 新生児仮死は、子宮内環境から子宮外環境への移行に問題がある場合に起こる呼吸・循環不全を主徴とし、全ての臓器へ障害をもたらす可能性がある。特に低酸素性虚血性脳症は、神経学的予後や生命予後に大きく影響する。

新生児仮死児の初期対応

新生児仮死児が出生した場合には、適切な蘇生を行い、呼吸を確立させることが重要である。自発呼吸ができない新生児仮死児にとっては、生後60秒間がgolden timeであり、生後60秒以内に遅延なく有効な人工呼吸を行うことが重要である[3,4]。

NCPR（neonatal cardio-pulmonary resuscitation：新生児蘇生法）アルゴリズムは、蘇生に立ち会う医療従事者が誰であっても遅延なく有効な人工呼吸が実践でき、質の高い安全な医療が担保されることを主眼にしている。

以下にNCPRアルゴリズムの概略を述べるが、詳細は『NCPR新生児蘇生法テキスト』[3]を参考にしていただきたい。

1）準備

表1の物品を準備する。また、**表2**に示すような新生児蘇生に使用する薬剤に関しては、安全かつすぐ使用できるように準備する必要がある。

2）アルゴリズム

図[6]にNCPRのアルゴリズムを示す[3]。

- ◆は児の状態の評価を示し、■はその結果に基づいた行動を示す。
- 初期処置を行い、約30秒後に呼吸・心拍の評価を行う。自発呼吸の有無、心拍数が100/分以上か否かを確認する。
- 自発呼吸なし（あえぎ呼吸を含む）、あるいは心拍数が100/分未満であるなら人工呼吸を開始し、パルスオキシメータを装着する。この段階で心電図モニターの使用を考慮する。
- 自発呼吸を認め、心拍数が100/分以上であるなら努力呼吸・中心性チアノーゼの有無を評価し呼吸補助を検討する。

人工呼吸の実施の際には、有効な人工呼吸であるかを確認する。ポイントとしては、

①胸郭が換気に合わせて左右対称に上がっているか。

②徐脈の改善あるいは心拍数の上昇はあるか。

③呼気CO_2検出器が呼吸に合わせて著明に変化するか。

- アルゴリズムに60秒以内の時間軸が示されているのは、人工呼吸を必要とする児に遅延することなく人工呼吸を開始するための指標である。
- 人工呼吸開始後30秒で、再度、呼吸・心拍の評価を行う。

心拍数が60〜100/分であるなら、有効な人工呼吸が行えているかを確認し、気管挿管を検討する。

有効な人工呼吸を30秒行っても心拍数が60/分未満であるなら、人工呼吸と胸骨圧迫を開始する（胸骨圧迫：人工呼吸＝3：1、2秒サイクル）。

- 人工呼吸と胸骨圧迫を30秒行っても心拍数が60/分であるなら薬物投与のステップへ進む。
- 各ステップでの処置に30秒を割り当てて処置の効果を再評価し、次のステップへ進むかを決める。

> **臨床ピットフォール**
> - 予後改善のためにNCPRで最も強調されている点は、遅延なき有効な人工呼吸である。60秒以内に遅延なき有効な人工呼吸を行う。
> - 児の状態が悪くApgarスコアが低い場合には、5分おきにApgarスコアを記録する。

低体温療法

中等症以上の低酸素性虚血性脳症に対しては低体温療法を考慮する。生後6時間以内に開始し、72時間冷却を行い、4時間以上、通常は6〜8時間かけて復温を行う。冷却温度としては、33〜34℃とされている[2]。これ以上長い時間の冷却や低い冷却温度での治療は、現時点では推奨されていない[7]。

適応基準[2]としては、

A) 在胎36週以上で出生し、少なくとも以下のうち1つを満たすもの。
- Apgarスコア10分で5点以下
- 10分以上の持続的な新生児蘇生が必要（気管挿管、陽圧換気など）
- 生後60分以内での血液ガス（臍帯血、動脈、静脈、毛細血管）でpHが7未満
- 生後60分以内での血液ガス（臍帯血、動脈、静脈、毛細血管）でbase deficit

表1 新生児蘇生に必要とされる物品

吸引器具	①口腔内吸引カテーテル（6、8、10、12Fr） ②胃管カテーテル（4、5、6Fr） ③バブルシリンジ ④吸引配管
換気器具	①流量膨張式バッグ（マノメーター付） ②自己膨張式バッグ（閉鎖式酸素リザーバー付き） ③蘇生用フェイスマスク ④酸素回路 ⑤ブレンダー
挿管器具	①新生児用喉頭鏡（直式）、ブレード（0、00） ②挿管チューブ（内径2、2.5、3、3.5mm） ③スタイレット ④固定用テープ ⑤呼気CO_2検知器
その他	①聴診器 ②栄養チューブ ③シリンジ（1、10、30mL） ④留置針 ⑤パルスオキシメータ ⑥心電図モニター ⑦タオル ⑧プラスチックラッピング ⑨ラジアントウォーマ

（文献3,5より作成）

表2 新生児蘇生でよく使用される薬剤

薬剤	投与ルート	希釈方法	投与量
ボスミン® 0.1%アドレナリン	静脈内投与	ボスミン®1mL＋生食9mL（0.1mg/mL）	0.1〜0.3mL/kg/ドース
ボスミン® 0.1%アドレナリン	気管内投与	ボスミン®1mL＋生食9mL（0.1mg/mL）	0.5〜1.0mL/kg/ドース
メイロン8.4%® 8.4%重炭酸ナトリウム	静脈内投与	メイロン8.4%®5mL＋蒸留水5mL	2〜4mL/kg/ドース
生理食塩水（生食）	静脈内投与	原液	10mL/kg/ドース

注1）ボスミン®：気管内投与と静脈内投与での投与量の違いに注意すること
注2）ボスミン®静脈内投与後は生理食塩水でフラッシュすること
注3）ボスミン®気管内投与後は速やかに人工呼吸を開始すること

（文献4より作成）

(BE) が 16mmol/L 以上

基準 A を満たしたものは、B の神経学的診察所見の異常の有無について評価する。

B）中等症から重症の脳症（Sarnat 分類 2 度以上に相当）、すなわち意識障害（傾眠、鈍麻、昏睡）および少なくとも以下のうち 1 つを認めるもの。

- 筋緊張低下
- 「人形の目」反射の消失もしくは瞳孔反射異常を含む異常反射
- 吸啜反射の低下もしくは消失
- 臨床的痙攣

> **臨床ピットフォール**
> - 臍帯動脈血は胎児の状態を反映し、pH は神経学的予後や死亡と相関するため、新生児低体温療法の導入基準の一つとなっている。
> - また、産科医療補償制度の原因分析・再発防止に関わる診療録、助産録およびデータなどの記載事項に挙げられている。

臨床で役立つ！Point

- 家族に、現在、児に認められている症状を示す（例：呼吸がうまくできていない）。
- 不明な部分が多ければ具体的な内容には触れずに、「高次医療施設への搬送が必要であること」を家族に説明する。
- 治療方針や低体温療法の導入の可否については、児の状態や受け入れ施設の判断によって変わることを家族に説明する。
- 周産期情報の収集や家族への搬送理由や病状の説明がどのようになされたかなどを搬送先の病院へ伝える必要があり、施設間の連携が不可欠である。

引用・参考文献

1) 和田雅樹."新生児仮死". 小児疾患診療のための病態生理 1. 改訂第 5 版. 小児内科・小児外科編集委員会編. 小児内科 46 巻増刊. 東京, 東京医学社, 2015, 57-61.
2) 田村正徳ほか. 2015CoSTR に基づいた新生児低体温療法実践マニュアル. 東京, 東京医学社, 2016, 231p.
3) 細野茂春ほか. 日本版救急蘇生法ガイドライン 2015 に基づく NCPR 新生児蘇生法テキスト. 第 3 版. 東京, メジカルビュー社, 2016, 147p.
4) 田村正徳."未熟児・新生児の蘇生法". 周産期医学必修知識. 第 8 版. 板橋家頭夫ほか編. 周産期医学 46 巻増刊. 東京, 東京医学社, 2016, 1004-8.
5) 高橋尚人."新生児蘇生法". 東大病院 新生児診療マニュアル. 東京大学医学部小児科編. 東京, 診断と治療社, 2017, 2-7.
6) 日本周産期・新生児蘇生法普及事業ホームページ. http://www.ncpr.jp/guideline_update/2015algorithm.html [2018.10.31]
7) Shankaran, S. et al. Effect of Depth and duration of Cooling on Deaths in the NICU Among Neonates with Hypoxic Ischemic Encephalopathy : A Randomized Clinical Trial. JAMA. 312 (24), 2014, 2629-39.
8) 細野茂春. 臍帯動脈血液ガス分析から見た低酸素性虚血性脳症. 周産期医学. 46 (8), 2016, 973-6.

各論

03 新生児の異常徴候

置塩 英美　おきしお えみ ● 聖マリアンナ医科大学横浜市西部病院新生児科 主任医長

表1 症状別 緊急で小児科への搬送を考慮すべき状態

努力呼吸	・出生後症状が続き、改善傾向にないとき ・出生後時間がたってから症状が出現した場合 ・いったん症状が改善した後に再増悪を認めたとき ・原因として自施設で対応できない疾患が疑われるとき
無呼吸発作	・十分なモニタリングや検査が行えないとき ・活気不良、多呼吸、チアノーゼなど他の症状があるとき ・無呼吸発作を繰り返すとき
チアノーゼ	・心疾患が疑われるとき ・改善を認めないとき
心雑音	・チアノーゼや心不全症状（多呼吸、哺乳不良など）を伴うとき
黄疸	・早発黄疸 ・病的黄疸の原因となる基礎疾患が疑われるとき ・核黄疸の危険増強因子があるとき ・ビリルビン値が交換輸血の基準に近いとき ・光線療法でも改善が認められないとき ・急性ビリルビン脳症の症状を認めるとき ・ビリルビン値が25mg/dLを超えるとき ・全身状態が不良なとき
低血糖	・早期授乳ができず、輸液が行えないとき ・早期授乳後も血糖値が安定せず、輸液が行えないとき ・輸液開始後も血糖値が安定しないとき ・症候性低血糖

（文献1〜6より作成）

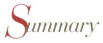

新生児期は、ヒトの一生で最も死亡率が高い時期である。異常な徴候のある新生児には、早期診断と的確な治療が必要であり、その場の対応が、その児の生死や後遺症の有無を左右する可能性がある。ここでは、新生児の異常徴候、特に緊急対応が必要になることの多い以下の項目について解説する。

- 呼吸・循環の異常徴候：直ちに生命維持に関わる徴候であると共に、原因により必要な対応が異なるため、素早い介入と鑑別が必要である。
- 黄疸：ビリルビンによる脳障害を起こす可能性があり、必要に応じて光線療法や交換輸血を行う。緊急に小児科への搬送が必要な場合もある。
- 低血糖：発生頻度が高く、適切な早期治療で神経学的後遺症を防ぐことができる。

呼吸・循環の異常徴候

1）臨床所見

新生児の呼吸・循環の異常徴候を示す臨床所見として、代表的なものを以下に挙げる。

a）努力呼吸

〈多呼吸〉呼吸数60回／分を多呼吸という。1回換気量の低下により生じる。発熱、代謝性アシドーシス、心不全といった、呼吸器疾患以外の原因に伴って起こることもある。

〈陥没呼吸〉吸気時に胸郭内は陰圧となるが、新生児は胸郭が軟らかいため、肺コンプライアンスが低下した際に、陰圧により、肋間、胸骨上窩、肋骨弓下、剣状突起部など脆弱な部分が陥没する。

〈鼻翼呼吸〉吸気時に鼻翼を拡大させて吸気量の増加を図るために生じる。

〈呻吟〉肺胞が虚脱しやすい病態のとき、虚脱を防ぐために、声門を狭めて呼気に抵抗を加えることでうなり声が生じる[7]。

b）喘鳴

気道狭窄によって起こる。吸気性喘鳴は上気道、呼気性喘鳴は下気道の狭窄を意味することが多い[7]。

c）無呼吸

20秒以上の呼吸停止、または20秒以内でも徐脈やチアノーゼを伴うものを無呼吸発作という。早産児では未熟性に伴う無呼吸発作を認めることも多いが、正期産児で無呼吸発作を認める児は、感染症、頭蓋内出血、低血糖、電解質異常といった原因を有することが多い[8]。

d）チアノーゼ

呼吸障害による酸素化不良でも生じるが、他の呼吸障害の徴候が軽度でチアノーゼが目立つ場合は、チアノーゼ性心疾患を疑う必要がある[7]（表2）。

e）心雑音

先天性心疾患の一部に、心雑音を聴取するものがある（表3）。代表的な原因として、弁の狭窄や閉鎖不全による逆流、大動脈や肺動脈な

表2 チアノーゼと努力呼吸の有無による代表的な疾患

	努力呼吸あり	努力呼吸なし
チアノーゼあり	・呼吸器疾患（新生児一過性多呼吸、胎便吸引症候群、気胸など） ・新生児遷延性肺高血圧症（下肢に強いチアノーゼ） ・総肺静脈還流異常 ・完全大血管転位 ・大動脈縮窄、大動脈弓離断（下肢のみのチアノーゼ）	・純型肺動脈閉鎖 ・重症Fallot四徴症
チアノーゼなし	・心室中隔欠損 ・動脈管開存	

（文献10より引用改変）

表3 チアノーゼと心雑音の有無による代表的な心疾患

	心雑音あり	心雑音なし
チアノーゼあり	・Fallot四徴症	・総肺静脈還流異常 ・完全大血管転位（心室中隔欠損を伴わないもの）
チアノーゼなし	・心室中隔欠損 ・動脈管開存	・大きな心室中隔欠損 ・心筋症

（文献10より作成）

ど血管の狭窄、心内構造異常による短絡が挙げられる[9]。「心雑音を聴取しなくても心疾患を否定できない」ということに留意する。

> **臨床ピットフォール**
> - 呼吸器疾患の症状として代表的である多呼吸・チアノーゼといった徴候は、先天性心疾患など他の原因でも見られることがある。
> - 心雑音を聴取せず、努力呼吸とチアノーゼを呈する総肺静脈還流異常と完全大血管転位は、呼吸器疾患との鑑別が困難なことがある。
> - 初めに呼吸器疾患と考えた場合でも、治療への反応が不良な場合は他の原因を検索する必要がある。

2）検査所見

a）胸部X線

心胸郭比、肺野透過性、肺血管陰影増強や減弱の有無により、肺疾患、心疾患の鑑別を行う。気胸、横隔膜ヘルニアの鑑別も行う。

b）超音波検査（心臓・頭部）

先天性心疾患、新生児遷延性肺高血圧症、頭蓋内出血の鑑別を行う。

c）血液検査（血液ガス、血糖、電解質、血算、生化学、CRP、アンモニア、乳酸値）

換気不全、低血糖、電解質異常、感染症、代謝異常などの鑑別を行う。

d）塗抹・培養検査

感染症を否定できないときに行う。

e）マイクロバブルテスト

呼吸窮迫症候群の鑑別に行う[11]。

特にチアノーゼを示す児において重要な鑑別は、チアノーゼ性心疾患と新生児遷延性肺高血圧症である。チアノーゼ性心疾患は、基本的には酸素を使わずに速やかに専門機関に搬送する必要がある。新生児遷延性肺高血圧症は、出生後に肺血管抵抗が低下せず、十分な酸素化が得られないことで、胎児期の肺高血圧状態が遷延するものである[12]。低酸素血症によりさらに病態が増悪するので、逆に100％酸素投与を行う必要がある。

両者の鑑別には迅速な心臓超音波検査が必須である。直ちに心臓超音波検査を行えない場合には、10分以内の短時間の100％酸素投与を行い、SpO_2が95％を超えない場合は、より心疾患の可能性が高い[13]。

> **臨床ピットフォール**
> - 総肺静脈還流異常は、超音波検査でも診断が困難な場合がある。初回の心臓超音波検査で正常と判断して新生児遷延性肺高血圧症の治療を開始した場合でも、改善が乏しければ繰り返し超音波検査を行うなどして、見逃しに注意する。

3）管理・治療

まずは蘇生処置を行う。換気不全に対しては速やかに換気補助を行う。また極度の酸素化障害がある場合には、酸素投与を行いながら原因検索を行う[11]。

心雑音を聴取したときは、直ちにSpO_2を計測し、心不全症状（多呼吸、哺乳不良など）の有無を確認する。心雑音やチアノーゼといった先天性心疾患を疑う徴候がある場合は、緊急性に応じて速やかに心臓超音波検査を行い、原因を特定する[9]。

緊張性気胸では、速やかな脱気が必要である。低血糖や電解質異常がある場合には、速やかに補正する。チアノーゼ性心疾患や横隔膜ヘルニアで自施設での対応ができない場合には、速やかに専門機関へ搬送する。

感染症が否定できない場合には、できるだけ血液培養採取後に抗菌薬の投与を開始する。

表4 光線療法・交換輸血の治療のための基準

在胎週数または修正週数	TB値の基準（mg/dL）						UB値の基準（μg/dL）
	＜24時間	＜48時間	＜72時間	＜96時間	＜120時間	120時間～	
22～25週	5/6/8	5/8/10	5/8/12	6/9/13	7/10/13	8/10/13	0.4/0.6/0.8
26～27週	5/6/8	5/9/10	6/10/12	8/11/14	9/12/15	10/12/15	0.4/0.6/0.8
28～29週	6/7/9	7/10/12	8/12/14	10/13/16	11/14/18	12/14/18	0.5/0.7/0.9
30～31週	7/8/10	8/12/14	10/14/16	12/15/18	13/16/20	14/16/20	0.6/0.8/1.0
32～34週	8/9/10	10/14/16	12/16/18	14/18/20	15/19/22	16/19/22	0.7/0.9/1.2
35週～	10/11/12	12/16/18	14/18/20	16/20/22	17/22/25	18/22/25	0.8/1.0/1.5

値は、「Lowモード光線療法／Highモード光線療法／交換輸血」の適応基準値の順に示している。
TB：総ビリルビン　UB：アンバウンドビリルビン。
修正週数に従って、治療基準値が変わることに注意。

（文献17より引用）

黄疸

1) 病的な黄疸の臨床所見・検査所見

病的な黄疸には以下の型がある。

a) 早発黄疸

生後24時間以内に肉眼的黄疸を認める。血液型不適合などによる溶血性疾患が重要な原因である。

b) ビリルビン値が正常域を超える黄疸

感染症、消化管通過障害、糖尿病母体児、閉鎖性出血（頭血腫など）といった要因が考えられる。

c) 遷延性黄疸

生後2週間以上黄疸が長引くものである。直接ビリルビン値が1.5～2.0mg/dLを超える場合には、胆道閉鎖症など閉塞性黄疸の鑑別が必要である。甲状腺機能低下症や母乳性黄疸も、遷延性黄疸の原因となる[14]。

高ビリルビン血症によって引き起こされる脳障害を核黄疸という。基底核に病変を認めることが多いが、それ以外の脳組織も広く障害を受けることから、「ビリルビン脳症」の用語がより適切ともいわれている。

急性ビリルビン脳症の症状には、モロー反射減弱、活気不良、嘔吐、かん高い泣き声、筋緊張亢進、痙攣が挙げられる[15]。

核黄疸発生危険増強因子としては、早産、低出生体重、低アルブミン血症、周産期仮死、呼吸窮迫、低体温、代謝性アシドーシス、中枢神経症状（哺乳力低下、活気不良、筋緊張低下など）が挙げられる[16]。

2) 管理・治療

a) 光線療法

血清ビリルビン値を下げる第一選択の治療法である。

b) ガンマグロブリン療法

血液型不適合による溶血性黄疸で、交換輸血を回避するための治療法として用いられる。

- 1回投与量：0.5～1.0g/kg[17]

c) 交換輸血

核黄疸のリスクが高い新生児に行う。

光線療法・交換輸血の開始基準にはさまざまなものがある。神戸大学の新基準を表4[17]に示す。

冒頭の表1に挙げたような場合には、産科から小児科へ児を緊急に転送すべきである。遷延性黄疸も、小児科での原因検索が必要となる。

低血糖

新生児は血糖調節機構が未熟であり、低血糖を起こしやすい。血糖値が幾つ以下になったら障害が出るといった閾値は明らかになっていない。一般には、血糖値45mg/dL未満を低血糖症と定義することが多いが、生後3〜4時間以内は一過性に25〜40mg/dL程度の血糖値を呈することは少なくない。

正期産児で、リスク因子がない場合には、症状がない限りこの時間帯にルーチンに血糖値を測定する必要はない。早産児、低出生体重児、仮死出生児、巨大児、糖尿病母体児といった、低血糖のリスク因子がある児の場合は、生後早期から血糖値のチェックを行い、介入する[18]。

1）低血糖症状

易刺激性、振戦、過剰なモロー反射、かん高い泣き声、痙攣、傾眠、筋緊張低下、チアノーゼ、無呼吸、哺乳不良など[18]。

2）低血糖の治療

- 経口摂取が可能であれば、早期に授乳を開始する。
- 20%グルコース2mL/kgをゆっくり静注後、4〜8mg/kg/分の持続点滴を行う。30〜60分後に血糖値を測定し、以後正常値に安定するまで継続的に血糖測定と輸液の調節を行う。
- グルコース濃度を上げても血糖値が正常化しない場合には、高インスリン血症、先天代謝異常症などの原因を考え、検索を進める[19]。

臨床で役立つ！Point

- 呼吸循環に異常徴候を認める原因は多岐にわたり、原因疾患によって必要な対応が異なる。診断がつかない場合や、初期対応で改善がない場合には、速やかに小児科への搬送を考慮する。
- 黄疸で核黄疸のリスクが高いものは、小児科への搬送を要する救急疾患である。
- 低血糖は、後遺症を避けるため速やかに介入する。

引用・参考文献

1) 内山温. 呼吸障害. 周産期医学. 47（10）, 2017, 1271-4.
2) 田村賢太郎ほか. 無呼吸発作. 前掲書1. 1275-8.
3) 松尾光道. チアノーゼ. 前掲書1. 1279-82.
4) 日根幸太郎ほか. 心雑音. 前掲書1. 1283-6.
5) 細野茂春. Light for dates児とHeavy for dates児. 前掲書1. 1263-6.
6) 柳貴英ほか. 産科における新生児管理. 周産期医学. 37（10）, 2007, 1275-80.
7) 佐々木恒ほか. "新生児期の呼吸障害の鑑別". 周産期医学必修知識. 第8版. 46増刊. 東京, 東京医学社, 2016, 574-5.
8) 置塩英美ほか. "無呼吸". 症例から学ぶ周産期診療ワークブック. 改訂第2版. 日本周産期・新生児医学会 教育・研修委員会編. 東京, メジカルビュー社, 2016, 258-62.
9) 新生児医療連絡会編. "心雑音". NICUマニュアル. 第5版. 東京, 金原出版, 2014, 80-5.
10) 与田仁志. "新生児期でみられる心疾患". 前掲書7. 597-601.
11) 新生児医療連絡会編. "呼吸障害（無呼吸を含む）". 前掲書9. 74-7.
12) 増本健一. "新生児遷延性肺高血圧症". 前掲書7. 602-5.
13) 新生児医療連絡会編. "チアノーゼ". 前掲書9. 77-80.
14) 李容桂. 新生児黄疸の診断と測定法. 前掲書6. 1241-6.
15) 仁志田博司. "黄疸の基礎と臨床". 新生児学入門. 第4版. 東京, 医学書院, 2012, 301-15.
16) 新生児医療連絡会編. "黄疸の管理". 前掲書9. 213-9.
17) 森岡一朗ほか. 早産児の黄疸管理〜新しい管理方法と治療基準の考案. 日本周産期・新生児医学会雑誌. 53（1）, 2017, 1-9.
18) 新生児医療連絡会編. "低血糖症／高血糖". 前掲書9. 366-9.
19) 長野伸彦. "血糖値の異常". 前掲書7. 564-6.
20) 新生児医療連絡会編. "新生児の特徴と新生児医療の原則". 前掲書9. 2-4.

04 脳性麻痺

郷 勇人 ごう はやと ● 福島県立医科大学医学部小児科学講座 講師
藤森 敬也 ふじもり けいや ● 福島県立医科大学医学部産科婦人科学講座 教授

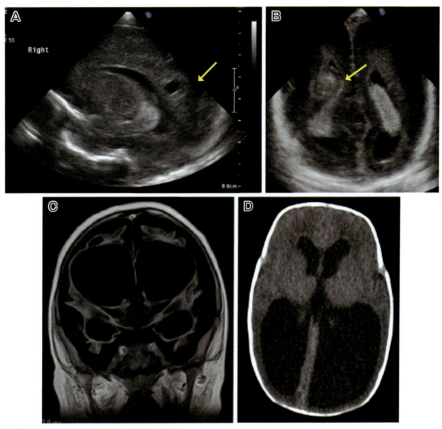

図　脳性麻痺を起こす頭蓋内病変
A：脳室周囲白質軟化症の頭部超音波所見（⬇）
B：頭蓋内出血の超音波所見。右上衣下出血を合併している（⬇）
C：新生児低酸素性虚血性脳症後の多発性脳軟化：頭部 MRI
D：脳室内出血後の脳室拡大：頭部 MRI

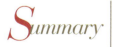

脳性麻痺は、受胎から生後 4 週間以内の新生児期までの間に生じた脳の非進行性病変に基づく、出生後の永続的かつ変化し得る運動または姿勢の異常をいう。脳性麻痺の原因は多彩であり、早産児から満期産児までに起こり得る。

周産期脳障害として、新生児低酸素性虚血性脳症、頭蓋内出血、脳室周囲白質軟化症、脳形成異常、感染症などがある。

疫学および病因

1968年に厚生労働省は、脳性麻痺を以下のように定義している。

「脳性麻痺（cerebral palsy；CP）とは、受胎から新生児期（生後4週間以内）までの間に生じた脳の非進行性病変に基づく、出生後の永続的かつ変化し得る運動または姿勢の異常をいう。その症状は2歳までに出現する。ただし、進行性疾患、一過性の運動障害または将来正常化するであろう運動発達遅滞を除く」。

CPは、小児期に始まる最も頻度の高い慢性運動障害で、しばしば感覚、知覚、認知、コミュニケーション、および行動障害を伴い、同様にてんかんや二次性の筋骨格病変を合併する。Blumenthal[1]によると、CPの症例を初めて報告したのはWilliam James Little[2]であったと報告している。

CPという言葉は、1941年にPhelpsら[3]が初めて用い、Baxらは1964年にCPを"a disorder of movement and posture due to a defect or lesion of the immature brain"と定義した[4]。CPの発症については、多数の危険因子の関与がいわれており、代表的なものとして、出生前では早産、低出生体重、胎盤機能不全に伴う急速遂娩、子宮破裂、常位胎盤早期剥離、子宮内感染、脳の形成異常、周産期では新生児仮死とそれに続く新生児低酸素性虚血性脳症（hypoxic-ischemic encephalopathy；HIE）、脳室内出血（intraventricular hemorrhage；IVH）、脳室周囲白質軟化症（periventricular leukomalacia；PVL）、新生児脳梗塞、出生後は化膿性髄膜炎やウイルス性脳炎などの感染症、高ビリルビン血症などが挙げられる。

2006年に報告されたスウェーデンの研究では、2,300例以上の小児を対象とし、CPの出生前および周産期要因について検討した。その結果、CPの半数以上は正期産児であったが、早産児がCPのハイリスクであることを述べている[5]。一方、わが国での多施設共同研究では、発症率は0.9/1,000で、妊娠28週未満が36％、正期産は33％と、海外の報告と比べ少なかった[6]。また、超低出生体重児の生存率の上昇により、これらのグループのCPの有病率はわずかに上昇してきている。

このようにCPは、正期産児だけでなく早産児、特に超低出生体重児においても重要な後遺症である。早産児のCPの主たる病因は、頭蓋内出血、PVL、脳室拡大である[7]。Ancelらは、22週から32週までに出生した1,954例の児の8.2％がCPで、そのうちの25％がPVLもしくは脳室拡大、脳室周囲のechogenecityの持続などの超音波所見を有し、17％の児がIVH Ⅲ度の所見を有していたと報告している[8]。

一方、胎児・新生児期に発症するHIEの基本病態は、胎盤血流の途絶もしくは遮断である。CPの主たる原因の一つであるHIEの発症率は1～2/1,000であるが、重度の場合は死亡に至る。

2009年に開始された産科医療補償制度は、重度CP児およびその家族の経済的負担を補償するとともに、CP発症の原因分析を行い、同じような事例の再発防止に資する情報を提供することなどにより紛争の防止・早期解決および産科医療の質の向上を図ることを目的としている。2017年までに補償対象件数は2,000件を超えた。産科医療補償制度発足以降、2017年までに補償対象となった2009～2011年に出生し

表1 原因分析報告書において脳性麻痺発症の主たる原因として記載された病態

病 態	件 数	％
原因分析報告書において主たる原因として単一の病態が記されているもの	773	48.1
胎盤の剥離または胎盤からの出血	272	16.9
常位胎盤早期剥離	268	(16.7)
前置胎盤・低置胎盤の剥離	4	(0.2)
臍帯因子	214	13.3
臍帯脱出	36	(2.2)
臍帯脱出以外の臍帯因子	178	(11.1)
感 染	57	3.5
GBS（group B *Streptococcus*）感染	30	(1.9)
ヘルペス脳炎	11	(0.7)
その他の感染	16	(1.0)
子宮破裂	34	2.1
母児間輸血症候群	31	1.9
児の頭蓋内出血	28	1.7
双胎における血流の不均衡（双胎間輸血症候群を含む）	27	1.7
胎盤機能不全または胎盤機能の低下	26	1.6
母体の呼吸・循環不全	20	1.2
羊水塞栓以外の母体の呼吸・循環不全	12	(0.7)
羊水塞栓	8	(0.5)
その他	64	4.0
原因分析報告書において主たる原因として複数の病態が記されているもの（重複あり）	195	12.1
臍帯脱出以外の臍帯因子	116	(7.2)
胎盤機能不全または胎盤機能の低下	57	(3.5)
感 染	37	(2.3)
常位胎盤早期剥離	22	(1.4)
原因分析報告書において主たる原因が明らかではない、または特定困難とされているもの	638	39.7
合 計	1,606	100.0

（文献10より引用）

た在胎週数33週以上、2,000g以上の児175例を対象としたわが国の研究では、CPの要因として胎盤機能不全に伴う急速遂娩、子宮破裂、常位胎盤早期剥離が挙げられた[9]。日本医療機能評価機構産科医療補償制度再発防止委員会の2018年の報告によると、分析対象事例のCPの主たる原因は、常位胎盤早期剥離16.7％、臍帯脱出以外の臍帯因子11.1％、感染3.5％、子宮破裂2.1％、母児間輸血症候群1.9％、児の頭蓋内出血1.7％、主たる原因が明らかでないものが約40％であった[10]（表1）。

臨床ピットフォール

- 産科医療補償制度での原因分析は、補償対象となった児のみを対象に行っており、脳性麻痺の児全体ではないことに注意が必要である。

臨床所見と診断

CPは一般に、神経学的症候、病因により以下のように分類される[11]。

1）痙性片麻痺（spastic hemiplegia）

CPを有する患児全体のうち25％を占める。患側の自発運動が減少し、手の障害が目立つ。上肢の方が下肢よりも障害されることが多い。歩行開始は通常18〜24カ月まで遅れる。一般的な神経病理所見は、局所性脳梗塞または皮質、皮質下障害、大脳皮質奇形、脳卒中である。主な要因として、血栓形成障害、感染症などが挙げられる。

2）痙性両麻痺（spastic diplegia）

CPを有する患児全体のうち35％を占める。両側性の下肢を主体とした痙縮で、下肢の障害が顕著である。痙性両麻痺の患児における最も一般的な神経病理所見は、PVL、脳室拡大、側脳室後角の方形化である。

3）痙性四肢麻痺（spastic quadriplegia）

CPを有する患児全体の20％を占める。CPの中で最も重度の障害を伴う病型で、四肢全ての運動障害を呈する。一般的な神経病理所見は、PVL、多嚢胞性脳軟化、大脳皮質奇形である。

4）錐体外路型CP（extrapyramidal）

CPを有する患児全体のうち15〜20％を占める。基礎病変部位は大脳基底核である。筋緊張の不安定、姿勢保持の不安定、中間位や左右対称の運動・姿勢に障害を来す。主な要因として、新生児仮死、核黄疸などが挙げられる。

進行性疾患、例えば、変性疾患、代謝性疾患、脊髄腫瘍、筋ジストロフィーなどを除外する必要がある。また、HIE、PVL、IVH、脳形成異常の診断は、頭部CT、MRIが有用であるが、IVH、嚢胞性PVLの場合には頭部超音波検査で確認できる。

予防と治療

CP児の治療には、運動障害に対するリハビリテーション、作業療法、言語療法などが重要となる。CPの痙縮を緩和する画期的治療として、ボツリヌス毒素治療が国内でも普及してきた。外科的治療としては、重度の痙性四肢麻痺、痙性両麻痺児に対し、整形外科的手術として、短縮した筋肉の解離延長を行う場合や、機能的脊髄後根切断術により痙性の軽減を行う場合がある。

一方で、CPの胎児期の予防としては、母体マグネシウム（Mg）投与の有用性が報告されてはいるものの[12]、高濃度Mgによる児への副作用の報告がある[13]。また、国際蘇生連絡委員会は2010年に、「中等度もしくは重度のHIEにおいては、低体温療法が行われるべき」としている。表2に示した低体温療法の基準では、生後6時間以内に開始することが条件となっている。2017年、Laptookら[14]は、生後6〜24時間に低体温療法を開始した場合でも、死亡や神経障害の減少につながる可能性があるが、その有効性についてはまだ不確かであると報告している。また、HIEの新たな治療法として、自己臍帯血幹細胞治療の有用性が動物実験において報告され、わが国では臨床試験が2015年に始まっており、その適応の拡大が望まれる。

表2 低体温療法の適応基準

適応基準A	在胎36週以上で出生し、少なくとも以下のうち1つを満たすもの ・生後10分のApgarスコアが5以下 ・10分以上の持続的な新生児蘇生（気管挿管、バッグ換気など）が必要 ・生後60分以内の血液ガスでpHが7未満 ・生後60分以内の血液ガスでbase deficitが16mmol/L以上
適応基準B	適応基準を満たしたものは、神経学的異常所見の有無について評価する ・中等症から重度（Sarnat分類2度以上に相当）、すなわち意識障害（傾眠・鈍麻・昏睡）および少なくとも以下のうち1つを認めるもの ・筋緊張低下 ・"人形の目"反射もしくは瞳孔反射異常を含む異常反射 ・吸啜の低下もしくは消失 ・臨床的痙攣発作
適応基準C	A・Bを共に満たしたものは、可能ならさらにaEEGによる客観的評価を行う ・少なくとも30分間のaEEGの記録で、基礎律動の中等度の異常もしくは発作波を認めるもの ①中等度異常＝upper margin＞10μV かつ lower margin＜5μV もしくは高度異常＝upper margin＜5μV ②痙攣発作波（突発的な電位の増加と振幅の狭小化、それに引き続いて起こる短いサプレッションバーストを含む）
除外基準	・冷却開始の時点で生後6時間以上経過 ・在胎週数36週未満 ・出生体重1,800g未満 ・全身状態や合併症から、低体温療法によるリスクが利益を上回ると判断された場合 ・必要な環境がそろえられない場合

（文献15より作成）

臨床ピットフォール

- HIEの全ての症例が低体温療法の適応になるわけではないが、HIEに対する低体温療法は生後6時間以内にできるだけ早く開始することが大事である。
- HIEに対する低体温療法開始の基準として、適応基準AのApgarスコア10分値、生後60分以内の血液ガスチェック、さらには新生児蘇生の詳細、神経学的所見が重要であることから、新生児科医、小児神経科医による診察が望ましい。

おわりに

産科医療補償制度では、補償対象者の条件が2015年に変更となり、以前の「出生体重2,000g以上かつ在胎週数33週以上」または「在胎週数28週以上で所定の要件を満たす児」から、「出生体重1,400g以上かつ在胎週数32週以上」または「在胎週数28週以上で所定の要件を満たす児」となった。本制度による原因分析報告書では、分娩中の経過とともに、新生児期の経過として臍帯動脈血ガス分析、出生直後の経過、NICU入院中の経過、転院後の経過などが検討されている。発症を防ぐことができないCPが多く存在することも事実であるが、今後、CPの原因分析が進み、さらなる予防策が解明され、CP児が減少することが期待される。

臨床ピットフォール

- 本書を読む多くの産科医が遭遇する可能性が高いのは、満期産ならびにnear termの分娩で、その新生児蘇生に関わることもある。産科医療補償制度の対象者の45％において新生児期の診断名が低酸素性虚血性脳症であった。

> **臨床で役立つ！Point**
>
> - わが国での分娩場所の約半数が病院以外の産科診療所、助産所であることから、新生児蘇生は必ずしも新生児科医のいる場所でなされているわけではない。
> - NCPRがわが国の標準的な新生児蘇生法として定着してきた。小児科医、産科医のみならず、助産師、看護師も適切な新生児蘇生の技術を習得する必要がある。
> - 妊娠経過が良好であったとしても、出生前後に児が急変することもあり得るため、分娩時には十分な蘇生スタッフの配置が望ましい。
> - 低体温療法を行えない施設でHIEが疑われる児が出生した場合は、新生児搬送を念頭に置いて新生児科医に連絡を取る。
> - 常日頃から新生児蘇生の記録の作成を習慣付ける。

引用・参考文献

1) Blumenthal, I. Cerebral palsy-medicolegal aspects. J. R. Soc. Med. 94 (12), 2001, 624-7.
2) Little, WJ. On the influence of abnormal parturition, difficult labours, premature births, and asphyxia neonatorum, on the mental and physical condition of the child, especially in relation to deformities. Tr. Obst. Soc. London. 3, 1862, 293-344.
3) Phelps, WM. The management of cerebral palsies. JAMA. 117 (19), 1941, 1621-5.
4) Bax, MC. Terminology and classification of cerebral palsy. Dev. Med. Child. Neurol. 11, 1964, 295-7.
5) Thorngren-Jerneck, K. et al. Perinatal factors associated with cerebral palsy in children born in Sweden. Obstet. Gynecol. 108 (6), 2006, 1499-505.
6) 高橋尚人ほか. 東京都のNICU入院児における脳性麻痺発症状況の多施設共同調査研究. 日本周産期・新生児医学会雑誌. 51 (2), 2015, 684.
7) Pappas, A. et al. Neurodevelopmental and Behavioral Outcomes in Extremely Premature Neonates With Ventriculomegaly in the Absence of Periventricular-Intraventricular Hemorrhage. JAMA Pediatr. 172 (1), 2018, 32-42.
8) Ancel, PY. et al. Cerebral palsy among very preterm children in relation to gestational age and neonatal ultrasound abnormalities : the EPIPAGE cohort study. Pediatrics. 117 (3), 2006, 828-35.
9) Hasegawa, J. et al. Relevant Obstetric Factors for Cerebral Palsy : From the Nationwide Obstetric Compensation System in Japan. PLoS One. 11 (1), 2016, e0148122.
10) 日本医療機能評価機構産科医療補償制度再発防止委員会. 第8回産科医療補償制度再発防止に関する報告書：産科医療の質の向上に向けて. 東京, 日本医療機能評価機構, 2018, 141p.
11) Johnston, MV. "脳性麻痺". ネルソン小児科学. 原著第19版. 衛藤義勝監修. 東京, エルゼビア・ジャパン, 2015, 2394-8.
12) Crowther, CA. et al. Effect of magnesium sulfate given for neuroprotection before preterm birth : a randomized controlled trial. JAMA. 290 (20), 2003, 2669-76.
13) Mittendorf, R. et al. Association between the use of antenatal magnesium sulfate in preterm labor and adverse health outcomes in infants. Am. J. Obstet. Gynecol. 186 (6), 2002, 1111-8.
14) Laptook, AR. et al. Effect of Therapeutic Hypothermia Initiated After 6 Hours of Age on Death or Disability Among Newborns With Hypoxic-Ischemic Encephalopathy : A Randmized Clinical Trial. JAMA. 318 (16), 2017, 1550-60.
15) Takenouchi, T. et al. Therapeutic hypothermia for neonatal encephalopathy : JSPNM & MHLW Japan Working Group Practice Guidelines. Consensus Statement from the Working Group on Therapeutic Hypothermia for Neonatal Encephalopathy, Ministry of Health, Labor and Welfare (MHLW),Japan, and Japan Society for Perinatal and Neonatal Medicine (JSPNM). Brain Dev. 34 (2), 2012, 165-70.

05 各論
小児外科疾患

北川 博昭　きたがわ ひろあき　● 聖マリアンナ医科大学小児外科 教授

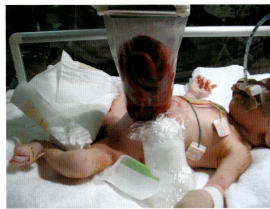
腹壁破裂

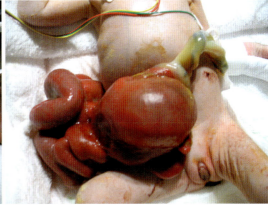
臍帯ヘルニア

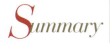
図　腹壁異常

Summary

超音波検査の進歩により、出生前診断が可能な疾患が増えた。まず、羊水量が多いことで気が付く疾患、羊水量が少ないために注意して見なければならない臓器など、胎児診断から得られる情報は多い。胎児の形態的な異常は、超音波の施行者の経験と、小児外科疾患に対する知識の程度で診断率が大きく異なる。外表異常では、腹壁破裂、臍帯ヘルニアは妊娠12週前後で診断できる。妊娠中に診断された外科的疾患について、いつどのように専門施設に転送するか、母体搬送した方がよいかどうか、出産後ではどのタイミングで転送すればよいかなど、迷うことも多い。産科臨床を行う上で特に重要な代表的小児外科疾患について述べる。

主要な新生児外科疾患

主要新生児外科疾患のうち、出生前診断率が最も高いのは卵巣嚢腫、次いで腹壁異常、多嚢胞性異形成腎、胎便性腹膜炎、横隔膜ヘルニアなどの順である。最近の10年間で診断率が上昇してきた疾患に、胆道拡張症がある[1, 2]。直腸肛門奇形（鎖肛）は、疾患の性質上、胎児の特徴的所見に乏しく発見率は低い。胎児診断される症例の中で、産科管理上、特に重要な疾患について以下に詳しく述べる。

1）卵巣嚢腫

女児の下腹部に嚢腫として描出される場合が多い。片側性のことが多く、妊娠中に自然消失する場合もある。捻転を起こすと卵巣の機能を失うが、どの時期に捻転を起こすか予想は難しい。4〜5cm以上の嚢腫が捻転しやすいといわれているが、妊娠中に縮小することもあるため、あえて穿刺を行う施設と経過を見る施設とに二分される。安全に穿刺が行えるのは長径

4cm以上の場合であり、穿刺治療も選択肢の一つとなる。分娩様式は、よほど巨大な囊腫でなければ経腟分娩で問題ない。出生後すぐに治療が必要となることもない。

2）臍帯ヘルニア・腹壁破裂

腹壁異常は、85％ほどが胎児診断される[1, 2]（図）。腸管は、胎生6～10週までは生理的に腹腔外に存在し、生理的臍帯ヘルニアを呈する。この後、急速に腹腔内に還納され、胎生12週までにほぼ全例腹腔内に還納される。腹腔内の臓器が脱出している点は、臍帯ヘルニアも腹壁破裂も同じであるが、臍帯ヘルニアでは肝臓や胃を含む多臓器が脱出しており合併奇形が多い。また、染色体異常、羊水過多を伴うことがある。

腹壁破裂では正常な臍帯を認め、その右側に欠損孔があり、多くは腸管のみが脱出している。腸管の浮腫が著明で、消化管閉鎖を伴うことがあり、低出生体重児に多いのが特徴である。どちらも出生後は体温の低下に注意し、脱出腸管はサランラップ®などで覆い、嘔吐や誤飲の防止目的に胃管を挿入してから携帯用保育器に入れて転送する。もちろん、出生前診断がつけば、小児外科で手術ができる施設に母体搬送するのが望ましい。分娩様式は、産道通過障害を来す可能性があれば帝王切開術を選択する。

3）消化管疾患

食道閉鎖症では、羊水を嚥下することができないため羊水過多を呈する。超音波検査では上部食道の拡張が認められ、胃胞が認められないなどが特徴として挙げられる。低出生体重児では、18トリソミーなどの染色体異常を伴うことがあるので、診断時に羊水検査などが必要となる。出生時のApgarスコアが低い場合にマスク換気を行うと、気管食道瘻を介して腹部膨満が増強する。消化管ガスは胃管挿入ができないので、不用意にマスク換気などは行わない。胎児診断症例は、出生前に手術のできる施設への母体搬送が望ましい。分娩様式は、経腟分娩で問題ない。

十二指腸閉鎖症では拡張した胃と十二指腸が認められ、羊水過多を呈する。21トリソミーの合併が知られているので、心臓をはじめ他の合併異常の存在がないかチェックする。十二指腸閉鎖単独であれば、出生後、上部の拡張した十二指腸と下部の十二指腸とのダイヤモンド吻合を行う。予後は良好である。

先天性腸閉鎖症は胎児診断しやすい疾患の一つである。高位空腸閉鎖症ではtriple bubble signを呈する。また、上部空腸閉鎖症は羊水過多を伴う場合が多い。回腸以下の閉塞の場合は、多くの拡張した腸管を認めるため、確定診断が難しい。腹腔内の石灰化や腹水、囊胞形成が認められれば、胎便性腹膜炎の可能性が高い。消化管閉鎖症では、分娩形式は経腟分娩でよいが、腹部膨満により呼吸不全を呈することもあるため、分娩後に手術が行える施設での分娩が望ましい。

> **臨床ピットフォール**
> - 消化管閉鎖の中でも、腹腔内に石灰化を伴う胎便性腹膜炎は、胎内で発生した腸管穿孔による無菌的・科学的腹膜炎である。
> - 一時的に胎児期に腹水や腸管拡張が認められても、出生後に腹部膨満が消失し、治療を要しない自然治癒例もある。
> - 一方、腹膜炎の所見が強く胎児水腫を併発し、出生後早期の腹腔ドレナージや腸瘻造設が必要となる場合もある。胎便中の消化酵素による強い腸管癒着で消化管の穿孔部位を同定できない症例では治療に難渋する。

4）胸部疾患

　胸腔内に消化管が認められれば、Bochdalekヘルニアを疑う。本症の予後は肺の低形成で決まるため、超音波検査で肺胸郭断面比（lung thorax transverse area ration；LT比）やLHR（lung area to head circumference ratio）を測定する。LT比＜0.08、LHR＜1.0は、高度肺低形成のため生存困難といわれている[3]。また、肝臓の脱出や胃の脱出症例は予後不良因子である[4,5]。ヨーロッパを中心に、LHR＜1.0、肝臓脱出例の生存率が10％以下であることから、胎児鏡下にFETO（fetal endoscopic tracheal occlusion：胎児鏡下バルーン気管閉塞術）が行われるようになった[6]。わが国で開始されたBochdalekヘルニア（先天性横隔膜ヘルニア［congenital diaphragmatic hernia；CDH］）に対するFETOは、重症CDHの11例中全例で完遂された。また、母体にも有害事象は認めなかった。しかし、その生存率は45％であり、出生後の長期予後が重要となる。現状では、診断ができたときに正確にLT比、LHRを測定することが重要である。出生後は呼吸管理や循環管理が必要なため、出生前診断された場合は総合周産期母子医療センターなどへの搬送が望ましい。

　胸腔内に異常陰影を認め、横隔膜ヘルニアとの鑑別を要する疾患に、先天性嚢胞状腺腫様奇形（congenital cystic adenomatoid malformation；CCAM）と肺分画症がある。CCAMのStocker分類は、後に気道の発生障害の起こる部位で分類する先天性肺気道奇形（congenital pulmonary airway malformation；CPAM）分類に変更された。胎児水腫を伴う症例やCCAM volume to head circumference ratio（CVR）≧1.6の予後は不良で、胸水貯留症例や巨大嚢胞による心臓の圧迫症例では胎児胸腔・羊水腔シャントチューブが留置されることもある。

　出生後に急激な呼吸不全を呈し、嚢腫と気管とが交通している症例では、緊急肺葉切除などが必要となるため、肺葉切除術が行える施設での出産が望ましい。

　特に、CPAMでCVR＞1.6では、母体へのステロイド投与が第1選択となる。わが国での胎児肺切除はこれまで1例のみであり、術後死亡している。出生後に緊急肺葉切除が必要な場合もあるため、嚢胞の増大傾向のある症例では注意が必要である。また、出生前に胎児水腫を来した症例は、術後の呼吸管理に難渋し、肺低形成を伴い生存率が低下する。

5）泌尿器疾患

　胎児期に水腎症は多く見られるが、その程度によっては自然に改善する場合がある。明らかな器質的な尿路閉塞がある場合には水腎症が進行し、腎の皮質が菲薄化してくる。尿量の増加に伴い、相対的な狭窄により水腎症を呈する場合と尿管の蠕動のメカニズムに問題が生じる場合に、一過性の腎盂・腎杯の拡張が認められる。胎児の尿産生は9週目ごろから始まり、次第に増加する。尿産生に最も影響を受けるのは、肺の成長である。羊水量が減少すると肺の低形成を来す。巨大な膀胱で後部尿道弁を認める場合は、膀胱・羊水腔シャントを行い、羊水量の確保と腎の温存が重要である。また、片側の腎盂の拡張であれば腎盂尿管移行部狭窄を疑い、経皮的腎盂・羊水腔シャントの適応となる。膀胱内を検索すると、尿管瘤の存在が水腎症の原因である場合もあり、尿管、膀胱、腎盂

など、尿路全体の検索が重要である。

後部尿道弁では、巨大膀胱に挿入されるシャントチューブにより羊水量が増え、肺の低形成は予防できるが、出生後の膀胱機能の改善は認められない症例がある。

胎児水腎症では、胎児期の尿を採取して電解質を測定することで腎機能を予測できる。後部尿道弁など巨大膀胱を認める場合は、膀胱を穿刺し尿を採取後、尿中ナトリウム、カルシウム、β2microglobulinなどを測定する。これらの値が正常値から逸脱している場合は、良好な予後は期待できない。妊娠数週により、これらの正常値は変化する[7]。

> **臨床で役立つ！Point**
>
> - 胎児診断された小児外科疾患の中で、出生後に緊急手術を必要とする疾患や手術の難易度が高い疾患は、術前の情報が重要となる。
> - 胎児治療には、侵襲的な外科治療だけでなく、母体に対するステロイドや循環器に作用する薬剤の投与により、予後が改善できる疾患もある。
> - 胎児治療が行われる疾患には、胎児胸水貯留時の胸腔・羊水腔シャント、尿路閉塞時の膀胱・羊水腔シャントなどがある。横隔膜ヘルニア、CCAMや胎児胸水、胎児水腫など、胎児期に治療を行うことが児に有利になる病態に関しては、その適応をよく吟味してから胎児治療に踏み切ることが重要である。
> - 頸部のリンパ管腫や奇形腫で挿管困難が予測されれば、分娩時胎盤循環維持下治療（ex utero intrapartum treatment；EXIT）の対象になる。
> - 致死的な異常や脊髄髄膜瘤のような非致死的先天異常などに対する胎児治療も、今後は行われるようになる可能性が出てきた。胎児診断が進むことで、胎児治療や再生医療を含めた将来の治療の可能性が増えてくると思われる。

引用・参考文献

1) 日本小児外科学会学術・先進医療検討委員会. わが国の新生児外科の現状. 日本小児外科学会雑誌. 51 (7), 2015, 1234-45.
2) Yagi, M. et al. Twenty-year trends in neonatal surgery based on a nationwide Japanese surveillance program. Pediatr. Surg. Int. 31 (10), 2015, 955-62.
3) 長谷川利路. 胎児超音波検査による肺胸郭断面積比（LT比）の計測, 及び先天性横隔膜ヘルニアにおける出生前診断, 及び重症度の判定. 日本小児外科学会雑誌. 32 (2), 1996, 276-84.
4) Kitano, Y. et al. Re-evaluation of stomach position as a simple prognostic factor in fetal left congenital diaphragmatic hernia : a multicenter survey in Japan. Ultrasound Obstet. Gynecol. 37 (3), 2011, 277-82.
5) Usui, N. et al. Prenatal risk stratification for isolated congenital diaphragmatic hernia : results of a Japanese multicenter study. J. Pediatr. Surg. 46 (10), 2011, 1873-80.
6) Deprest, J. et al. Fetal intervention for congenital diaphragmatic hernia : the European experience. Semin. Perinatol. 29 (2), 2005, 94-103.
7) Abdennadher, W. et al. Fetal urine biochemistry at 13-23 weeks of gestation in lower urinary tract obstruction : criteria for in-utero treatment. Ultrasound Obstet. Gynecol. 46 (3), 2015, 306-11.

索引

あ
赤ちゃんへの気持ち質問票 ・・・・・・・・・・・・・・ 322
アルシャンブルー染色 ・・・・・・・・・・・・・・・・・・ 273

い
異所正所(子宮内外)同時妊娠 ・・・・・・・・・・・・ 34
異所性尿管瘤 ・・・・・・・・・・・・・・・・・・・・・・・・・・ 126
異所性妊娠 ・・・・・・・・・・・・・・・・・・・・・・・・・・・・ 32
　―――存続症 ・・・・・・・・・・・・・・・・・・・・・・・・ 34
一児の発育不全 ・・・・・・・・・・・・・・・・・・・・・・・・ 146
一絨毛膜一羊膜（MM）双胎 ・・・・・・・・・・・・ 128
一絨毛膜双胎の病態分類 ・・・・・・・・・・・・・・・・ 129
一絨毛膜二羊膜（MD）双胎 ・・・・・・・・ 127,128
一絨毛膜二羊膜双胎の管理 ・・・・・・・・・・・・・・ 129
遺伝子治療 ・・・・・・・・・・・・・・・・・・・・・・・・・・・・ 150
インスリン療法 ・・・・・・・・・・・・・・・・・・・・・・・・ 74

う
うっ滞性乳腺炎 ・・・・・・・・・・・・・・・・・・・・・・・・ 314
うつ病 ・・・・・・・・・・・・・・・・・・・・・・・・・・・・・・・・ 229
　―――の診断基準 ・・・・・・・・・・・・・・・・・・・・ 319

え
会陰の解剖 ・・・・・・・・・・・・・・・・・・・・・・・・・・・・ 258
会陰裂傷 ・・・・・・・・・・・・・・・・・・・・・・・・・・・・・・ 258
　―――の縫合 ・・・・・・・・・・・・・・・・・・・・・・・・ 260
エジンバラ産後うつ病質問票 ・・・・・・・・・・・・ 321

お
横隔膜ヘルニア ・・・・・・・・・・・・・・・・・・・・・・・・ 44
黄体期 ・・・・・・・・・・・・・・・・・・・・・・・・・・・・・・・・ 16
黄体ホルモンの種類と特性 ・・・・・・・・・・・・・・ 92

か
回旋異常 ・・・・・・・・・・・・・・・・・・・・・・・・・・・・・・ 250
加重型妊娠高血圧腎症 ・・・・・・・・・・・・・・・・・・ 78
過少捻転 ・・・・・・・・・・・・・・・・・・・・・・・・・・・・・・ 191

画像検査において推測される胎児線量 ・・・・ 233
過捻転 ・・・・・・・・・・・・・・・・・・・・・・・・・・・・・・・・ 190
化膿性乳腺炎 ・・・・・・・・・・・・・・・・・・・・・・・・・・ 315
下部尿路閉塞 ・・・・・・・・・・・・・・・・・・・・・・・・・・ 150
カラードプラ ・・・・・・・・・・・・・・・・・・・・・・・・・・ 182
　―――による臍帯捻転 ・・・・・・・・・・・・・・・・ 189
間質浮腫所見 ・・・・・・・・・・・・・・・・・・・・・・・・・・ 273
感染性心内膜炎 ・・・・・・・・・・・・・・・・・・・・・・・・ 206
感染徴候の診断 ・・・・・・・・・・・・・・・・・・・・・・・・ 96
ガンマグロブリン療法 ・・・・・・・・・・・・・・・・・・ 339

き
既往帝王切開 ・・・・・・・・・・・・・・・・・・・・・・・・・・ 99
　―――における分娩管理 ・・・・・・・・・・・・・・ 100
器械分娩 ・・・・・・・・・・・・・・・・・・・・・・・・・・・・・・ 251
寄生虫および関連病原体 ・・・・・・・・・・・・・・・・ 67
急性大動脈解離 ・・・・・・・・・・・・・・・・・・・・・・・・ 205
胸腔羊水腔シャント ・・・・・・・・・・・・・・・・・・・・ 146
巨大膀胱 ・・・・・・・・・・・・・・・・・・・・・・・・・・・ 44,45
緊急で小児科への搬送を考慮すべき状態 ・・ 336

く
クラミジア ・・・・・・・・・・・・・・・・・・・・・・・・ 67,143

け
経口血糖降下薬 ・・・・・・・・・・・・・・・・・・・・・・・・ 74
痙性片麻痺 ・・・・・・・・・・・・・・・・・・・・・・・・・・・・ 344
痙性四肢麻痺 ・・・・・・・・・・・・・・・・・・・・・・・・・・ 344
痙性両麻痺 ・・・・・・・・・・・・・・・・・・・・・・・・・・・・ 344
経腟超音波による子宮頸管長スクリーニング ・・・・・ 63
経腟超音波法による子宮頸管長測定 ・・・・・・ 93
稽留流産 ・・・・・・・・・・・・・・・・・・・・・・・・・・・・・・ 28
血液型不適合妊娠 ・・・・・・・・・・・・・・・・・・・・・・ 138
血液疾患 ・・・・・・・・・・・・・・・・・・・・・・・・・・・・・・ 220
月経不順への対応 ・・・・・・・・・・・・・・・・・・・・・・ 17
月経歴の情報 ・・・・・・・・・・・・・・・・・・・・・・・・・・ 26
血栓症 ・・・・・・・・・・・・・・・・・・・・・・・・・・・・・・・・ 208
血糖コントロール ・・・・・・・・・・・・・・・・・・・・・・ 214

血糖自己測定	74
減数分裂	14

●こ

口蓋垂	123
口蓋裂	44
交換輸血	339
———の治療のための基準	339
高血圧	77
———合併妊娠	79
膠原病	221
甲状腺機能亢進症	212
甲状腺機能低下症	213
甲状腺疾患合併妊娠	212
口唇・口蓋裂	121
口唇裂	122
向精神薬	227
光線療法	339
硬膜外麻酔による無痛分娩	292
抗ミュラー管ホルモン	15
抗リン脂質抗体症候群	222

●さ

細菌感染	68
臍帯	162
臍帯異常と予後	185
臍帯下垂	193
臍帯頸部巻絡	182
臍帯巻絡	181
臍帯静脈波動	190
臍帯真結節	182
臍帯脱出	193
臍帯の捻転異常	189
臍帯の捻転の発生	188
臍帯ヘルニア	44,45,123,125,347,348
最大羊水深度	197,198
サイトメガロウイルス	70,143
細胞療法	150

榊の式	108
産科危機的出血	276
———に対する輸血アルゴリズム	275
産後うつ病	319
———の危険因子	229
産褥	296
———期精神障害	318
———期の体の変化	296
———期の管理とその留意点	298
———期の子宮底長の変化	296
———精神病	320
———の異常出血	305
三胎妊娠での胎児間輸血症候群	146
産道裂傷	258,306

●し

シェーグレン症候群	222
子癇	82
———と脳出血との鑑別	83
———発作時の抗痙攣薬使用法	84
弛緩出血	262
———時の各薬剤の投与方法、禁忌	263
———の補充療法	263
———のリスクと初期対応	262
子宮異常血管	307
子宮型（DIC 先行型）羊水塞栓症	271
子宮筋腫	37
———核出術後妊娠	101
———合併妊娠	37
子宮頸管	
———長の短縮	92
———無力症	90,93
———裂傷	260
子宮頸部細胞診異常および子宮頸癌	40
子宮弛緩症	306
子宮双手圧迫	263
子宮内胎児死亡	152
———と胎盤病理所見	152

子宮内反症	307
子宮破裂	266
死戦期帝王切開術	290
重症大動脈弁狭窄	150
重症妊娠高血圧	78
十二指腸閉鎖	125
絨毛性疾患	34
絨毛の再着床	34
絨毛膜下血腫	175
受精から器官・臓器への分化時期	106
受精卵での染色体異常と母体年齢との関係	49
出血性ショックとその対処法	277
出生時の診察	327
出生前遺伝学的検査の種類	52
常位胎盤早期剝離	175
────の管理	178
────の重症度分類	178
────のハイリスク因子	176
静脈血栓塞栓症	281
心雑音	337
心疾患合併妊娠	205
心室中隔欠損症	122,123
新生児	
──仮死児の初期対応	333
──外科疾患	347
──蘇生でよく使用される薬剤	334
──蘇生に必要とされる物品	334
──蘇生法	333
──低酸素性虚血性脳症	342
──の呼吸・循環の異常徴候	337
──の退院時の診察	328
──の低血糖	340
──の入院中の診察	328
腎嚢胞性疾患	124,125
心肺虚脱型(古典的)羊水塞栓症	271
深部静脈血栓症	281
心不全	209
心房中隔欠損	209

腎生検	218

●す

水腎症	125
錐体外路型CP	344
水痘ウイルス	70

●せ

性器ヘルペスウイルス	69
性周期	13
────のホルモン調節	12
正常臍帯の安全機構	185
正常な胎盤娩出	245
正常分娩	238
生殖補助医療	19
────後の多胎妊娠	20
────によるリスク	20
生理的結紮	246
脊髄くも膜下硬膜外併用麻酔による無痛分娩	292
脊髄髄膜瘤	121,122,150
切迫早産	90,91
────の予防医学	93
遷延性黄疸	339
遷延分娩	248
前期破水	95
────に対する抗菌薬	96
────の管理	95
染色体異常	48
────の可能性が高くなる要因	49
全身性エリテマトーデス	221
全前脳胞症	43
前置血管	184,185,186
前置胎盤	164
────の超音波評価項目	167
────と間違えやすい所見	165
────の管理	166
────の診断	165
────の分類	166

先天性横隔膜ヘルニア ･････････････････ 149
先天性疾患 ･･････････････････････････ 45,48
先天性心疾患のスクリーニング ･････････ 330
先天性肺気道奇形 ･･････････････････ 123,124
喘鳴 ･･･････････････････････････････････ 337

▶ そ

早期新生児期の診察と管理 ･･････････････ 327
双極性障害 ･･････････････････････････････ 228
早産の原因と病態 ･････････････････････････ 90
早産率の推移と治療の変遷 ･･･････････････ 91
双胎間輸血症候群 ･････････････････ 129,146
　──────に対する胎児鏡下胎盤吻合血管レーザー凝固術（FLP）････････････ 145
双胎妊娠 ････････････････････････････････ 127
双胎の膜性診断 ･････････････････････････ 127
双胎貧血多血症 ･････････････････････････ 146
総肺静脈還流異常症 ･････････････････ 122,124
早発黄疸 ････････････････････････････････ 339

▶ た

胎位・胎向 ････････････････････････････ 115
退院時診察記録用紙例 ････････････････ 329
体外受精後の妊娠週数 ･････････････････ 21
胎児機能検査 ･････････････････････････ 116
胎児機能不全 ･････････････････････････ 253
　──────における胎児心拍数陣痛図の評価 ･･･ 254
胎児鏡下胎盤吻合血管レーザー凝固術 ･････ 146
胎児鏡下バルーン気管閉塞術 ････････････ 149
胎児胸水 ･････････････････････････････ 146
　──────に対する胎児治療 ･･････････････ 149
胎児形態異常 ･････････････････････････ 121
胎児形態評価の超音波検査 ･･････････････ 111
胎児循環 ･････････････････････････････ 160
胎児腎機能 ･･･････････････････････････ 119
胎児心機能検査 ･･･････････････････････ 118
胎児神経機能 ････････････････････････ 119

胎児・新生児溶血性疾患（HDFN）の原因となり得る不規則抗体 ･････････････････････ 141
胎児心拍確認像 ･･･････････････････････ 107
胎児水腫 ･･････････････････････････････ 43
胎児蘇生法 ･･････････････････････････ 256
胎児中大脳動脈の最高血流速度 ･･････････ 139
胎児腸管機能 ････････････････････････ 119
胎児治療 ････････････････････････････ 145
　──────に関わる問題 ･･･････････････ 150
　──────の現況 ･･････････････････ 145
　──────の変遷 ･･････････････････ 147
胎児の臓器・器官の発達と成熟 ････････ 108
胎児の発生と発育 ････････････････････ 104
胎児肺機能検査 ･･････････････････････ 118
胎児発育不全 ･･････････････････ 133,134,152
胎児貧血 ･････････････････････････ 117,148
胎児付属物 ･････････････････････････ 161
代謝・内分泌疾患 ････････････････････ 211
大動脈の解離・拡張 ･････････････････ 207
胎盤 ･･･････････････････････････････ 161
　─遺残 ･････････････････････････････ 305
　─位置異常の管理方針 ･････････････ 167
　─形成異常とFGR ･････････････････ 135
　─の構造 ･･････････････････････････ 162
　─の娩出機序 ･････････････････････ 244
　─の娩出様式 ･･････････････････ 245,246
　─剝離徴候 ･････････････････････ 245,246
胎盤病理検査 ･･････････････････････ 153
単純ヘルペスウイルス ･･･････････････ 143
蛋白尿 ･････････････････････････････ 78

▶ ち

チアノーゼ ･･･････････････････････ 207,337
腟壁裂傷 ･････････････････････････････ 260
遅発一過性徐脈の発生機序 ････････････ 255
超音波スクリーニング ･･･････････････ 112
超音波断層法による羊水量評価 ････････ 198
超音波による胎児形態評価 ･･･････････ 111

腸管閉鎖 ‥‥‥‥‥‥‥‥‥‥‥‥‥ 123

つ
つわり ‥‥‥‥‥‥‥‥‥‥‥‥‥‥ 54

て
帝王切開既往妊婦に確認すべき情報 ‥‥‥‥ 100
帝王切開後経腟分娩試行 ‥‥‥‥‥‥‥ 100
帝王切開術時子宮摘出 ‥‥‥‥‥‥‥‥ 172
低酸素症の病態と検査 ‥‥‥‥‥‥‥‥ 117
低体温療法 ‥‥‥‥‥‥‥‥‥‥‥‥ 334
　　───の適応基準 ‥‥‥‥‥‥‥ 345
低置胎盤の超音波評価項目 ‥‥‥‥‥‥ 167
デキサメタゾン ‥‥‥‥‥‥‥‥‥‥‥ 89
鉄欠乏性貧血 ‥‥‥‥‥‥‥‥‥‥‥ 220
てんかん ‥‥‥‥‥‥‥‥‥‥‥‥‥ 223

と
統合失調症 ‥‥‥‥‥‥‥‥‥‥‥‥ 228
東大式キーラン鉗子 ‥‥‥‥‥‥‥‥‥ 248
東大式ネーゲリ鉗子 ‥‥‥‥‥‥‥‥‥ 248
糖代謝異常合併妊娠の食事療法 ‥‥‥‥‥ 74
頭殿長の計測 ‥‥‥‥‥‥‥‥‥‥‥‥ 25
糖尿病合併妊娠 ‥‥‥‥‥‥‥‥‥‥ 213
トキソプラズマ ‥‥‥‥‥‥‥‥‥‥‥ 68
特発性血小板減少性紫斑病 ‥‥‥‥‥‥ 221
トリソミーの母体年齢別の出生頻度 ‥‥‥‥ 50
努力呼吸 ‥‥‥‥‥‥‥‥‥‥‥‥‥ 337

な
何となく元気がない ‥‥‥‥‥‥‥‥‥ 330

に
二絨毛膜二羊膜（DD）双胎 ‥‥‥‥‥‥ 128
乳汁生成Ⅰ期 ‥‥‥‥‥‥‥‥‥‥‥ 301
乳汁生成Ⅲ期 ‥‥‥‥‥‥‥‥‥‥‥ 302
乳汁生成Ⅱ期 ‥‥‥‥‥‥‥‥‥‥‥ 301
乳汁生成の3段階 ‥‥‥‥‥‥‥‥‥‥ 301

乳腺炎 ‥‥‥‥‥‥‥‥‥‥‥‥‥ 314
乳腺組織の退縮過程 ‥‥‥‥‥‥‥‥ 302
乳腺膿瘍 ‥‥‥‥‥‥‥‥‥‥‥‥ 316
妊産褥婦の自殺例　精神障害合併の割合 ‥‥ 318
妊産婦死亡の原因 ‥‥‥‥‥‥‥‥‥‥ 77
妊娠・産褥期の血中ホルモン濃度の変動 ‥‥ 297
妊娠悪阻 ‥‥‥‥‥‥‥‥‥‥‥‥‥ 54
妊娠期がんのがん種の内訳 ‥‥‥‥‥‥ 232
妊娠月数と身長概算値（Haaseの式） ‥‥ 108
妊娠月数と体重概算値（榊の式） ‥‥‥‥ 108
妊娠高血圧症候群 ‥‥‥‥‥‥‥‥ 76,221
　　───の管理 ‥‥‥‥‥‥‥‥‥ 78
　　───の降圧治療 ‥‥‥‥‥‥‥ 79
　　───の産褥期発症型 ‥‥‥‥‥‥ 80
　　───の定義分類 ‥‥‥‥‥‥‥ 76
　　───の妊娠終結時期 ‥‥‥‥‥‥ 79
　　───の分娩様式 ‥‥‥‥‥‥‥ 80
　　───の母児の評価 ‥‥‥‥‥‥ 79
　　───の母体合併症 ‥‥‥‥‥‥ 79
妊娠高血圧腎症 ‥‥‥‥‥‥‥‥‥‥ 78
妊娠高血圧の腎生検画像 ‥‥‥‥‥‥‥ 216
妊娠初期
　　───に診断できる可能性のある心疾患 ‥ 46
　　───に見つかる胎児異常 ‥‥‥‥ 45
　　───の胎児観察項目 ‥‥‥‥‥‥ 42
　　───の超音波の情報 ‥‥‥‥‥‥ 26
妊娠性血小板減少症 ‥‥‥‥‥‥‥‥ 221
妊娠中・産後の精神障害 ‥‥‥‥‥‥‥ 228
妊娠中VTEのリスク分類 ‥‥‥‥‥‥‥ 283
妊娠中に甲状腺機能検査が考慮される妊婦 ‥ 212
妊娠中に診断された悪性腫瘍の治療原則 ‥‥ 233
妊娠中のDIC診断基準 ‥‥‥‥‥‥‥‥ 272
妊娠中のがんの診断 ‥‥‥‥‥‥‥‥ 233
妊娠中のがんの治療 ‥‥‥‥‥‥ 232,234
妊娠中の血小板減少 ‥‥‥‥‥‥‥‥ 221
妊娠中の甲状腺機能の生理的変化 ‥‥‥‥ 212
妊娠中の正常母体の変化 ‥‥‥‥‥ 58,59
妊娠中の糖代謝異常 ‥‥‥‥‥‥‥‥‥ 73

妊娠中の糖代謝の生理的変化・・・・・・・・・・・・・ 213
妊娠中の薬剤使用の考え方・・・・・・・・・・・・・・・・ 203
妊娠中や産後のメンタルヘルスの問題・・・・・・ 228
妊娠糖尿病・・・・・・・・・・・・・・・・・・・・・・・・・・・・・・ 72
　　──の管理・治療・・・・・・・・・・・・・・・・・・ 73
　　──のスクリーニング法と診断・・・・・・・ 73
　　──の分娩に関する管理・・・・・・・・・・・・ 74
妊娠と薬情報センター・・・・・・・・・・・・・・・・・・・ 204
妊娠の時期と薬剤の影響および服薬指導・・・ 202
妊娠の認識と維持・・・・・・・・・・・・・・・・・・・・・・・ 17
妊婦健診の例・・・・・・・・・・・・・・・・・・・・・・・・・・・ 64
妊婦の感染症検査・・・・・・・・・・・・・・・・・・・・・・・ 67
妊婦の診察と検査・・・・・・・・・・・・・・・・・・・・・・・ 63
妊婦の早期警告サイン・・・・・・・・・・・・・・・・・・・ 287

の

脳血管障害・・・・・・・・・・・・・・・・・・・・・・・・・・・・・ 225
脳梗塞・・・・・・・・・・・・・・・・・・・・・・・・・・・・・・・・・ 225
脳室拡大・・・・・・・・・・・・・・・・・・・・・・・・・・・・・・・ 121
脳室周囲白質軟化症・・・・・・・・・・・・・・・・・・・・・ 342
脳室内出血・・・・・・・・・・・・・・・・・・・・・・・・・・・・・ 342
脳出血・・・・・・・・・・・・・・・・・・・・・・・・・・・・・・・・・ 225
　　──との鑑別・・・・・・・・・・・・・・・・・・・・・・ 83
脳神経疾患を含め鑑別が必要なもの・・・・・・・ 223
脳性麻痺
　　──の疫学および病因・・・・・・・・・・・・・ 342
　　──の予防と治療・・・・・・・・・・・・・・・・ 344
　　──を起こす頭蓋内病変・・・・・・・・・・・ 341

は

肺血栓塞栓症・・・・・・・・・・・・・・・・・・・・・・・・・・・ 281
肺高血圧症・・・・・・・・・・・・・・・・・・・・・・・・・・・・・ 208
梅毒・・・・・・・・・・・・・・・・・・・・・・・・・・・・・・・ 68,142
排卵期・・・・・・・・・・・・・・・・・・・・・・・・・・・・・・・・・ 15
排卵日・・・・・・・・・・・・・・・・・・・・・・・・・・・・・・・・・ 26
バルーンタンポナーデと止血縫合・・・・・・・・・ 263
パルトグラムと新しい分娩進行曲線・・・・・・・ 241
パルボウイルス・・・・・・・・・・・・・・・・・・・・・・・・・ 70

ひ

微弱陣痛の定義・・・・・・・・・・・・・・・・・・・・・・・・・ 239
ヒトT細胞白血病ウイルス・・・・・・・・・・・・・・・ 70
ヒトパルボウイルスB19・・・・・・・・・・・・・・・・ 143
ピリドキシン投与・・・・・・・・・・・・・・・・・・・・・・・ 55
ビリルビン値が正常域を超える黄疸・・・・・・・ 339
貧血の鑑別疾患と治療・・・・・・・・・・・・・・・・・・・ 220
頻脈性不整脈・・・・・・・・・・・・・・・・・・・・・・・・・・・ 149

ふ

フィードバック機構・・・・・・・・・・・・・・・・・・・ 13,15
風疹・・・・・・・・・・・・・・・・・・・・・・・・・・・・・・・ 69,143
不規則抗体・・・・・・・・・・・・・・・・・・・・・・・・・・・・・ 139
腹壁異常・・・・・・・・・・・・・・・・・・・・・・・・・・・・・・・ 347
腹壁破裂・・・・・・・・・・・・・・・・・・・・・ 123,125,347,348
不整脈・・・・・・・・・・・・・・・・・・・・・・・・・・・・・・・・・ 207
不妊治療・・・・・・・・・・・・・・・・・・・・・・・・・・・・・・・ 19
分娩経過の異常・・・・・・・・・・・・・・・・・・・・・・・・・ 248
分娩後のDVT・PTE予防策・・・・・・・・・・・・・ 284
分娩進行曲線モデル・・・・・・・・・・・・・・・・・・・・・ 241
分娩予定日の決定・・・・・・・・・・・・・・・・・・・・・・・ 25

ほ

胞状奇胎・・・・・・・・・・・・・・・・・・・・・・・・・・・・・・・ 35
母子感染・・・・・・・・・・・・・・・・・・・・・・・・・・・・・・・ 142
母子健康手帳のチェック項目・・・・・・・・・・・・・ 63
母体急変時の対応・・・・・・・・・・・・・・・・・・・・・・・ 288
　　──の感知・・・・・・・・・・・・・・・・・・・・・・ 287
　　──の原因疾患のショック分類・・・・・ 286
母体年齢と染色体異常の検出率・・・・・・・・・・・ 50
母体の妊娠による変化・・・・・・・・・・・・・・・・・・・ 58
母乳産生に関わる因子・・・・・・・・・・・・・・・・・・・ 301
　　──の生理的なメカニズム・・・・・・・・・ 300

ま

麻疹・・・・・・・・・・・・・・・・・・・・・・・・・・・・・・・・・・・ 67
マタニティ・ブルーズ・・・・・・・・・・・・・・・・・・・ 319

まれな赤血球の入手困難度 ･････････ 141
慢性腎臓病合併妊娠 ････････････････ 216
　　　　　　　の胎児予後 ･･････････ 217

み

ミシシッピプロトコール ･････････････ 89
ミシシッピ分類 ･･･････････････････ 87

む

無呼吸 ････････････････････････････ 337
無痛分娩関係学会・団体連絡協議会 ･ 293
無痛分娩による鎮痛時の遷延一過性徐脈 ･ 291
無痛分娩の管理 ･･････････････････ 292
無頭蓋症 ････････････････････････ 43

ゆ

癒着胎盤 ････････････････････････ 170
　　　　の治療 ････････････････････ 172
　　　　の分類 ･･････････････････ 170,171

よ

用手回旋 ････････････････････････ 251
羊水 ･･････････････････････････････ 162
　　インデックス ･････････････････ 197,198
　　過少 ･････････････････････････ 199
　　過多 ･････････････････････････ 199
　　の in・out ･････････････････････ 197
　　の産生機序 ･･･････････････････ 196
　　ポケット ･･･････････････････････ 199
羊水量
　　　異常を来す疾患例 ･･･････････ 197
　　　の異常 ･････････････････････ 199
　　　の計測 ･････････････････････ 196
　　　の変化 ･････････････････････ 162
羊水塞栓症 ･･････････････････ 270,306
　　　　と鑑別すべき疾患 ･････････ 271
　　　　の診断 ･･･････････････････ 271
　　　　の治療 ･･･････････････････ 274

羊膜絨毛膜剥離 ･･････････････････ 146

ら

ラジオ波凝固術（RFA）の概略図 ･･････ 148
卵 ･･････････････････････････････ 13
　　の成熟 ･･････････････････････ 14
卵管温存術の適応 ････････････････ 34
卵子提供による妊娠 ･･････････････ 22
卵巣 ････････････････････････････ 13
卵巣腫瘍合併妊娠 ････････････････ 38
　　　　のエコーパターン分類 ･･････ 39
卵巣嚢腫 ････････････････････････ 347
卵胞 ････････････････････････････ 13
　　期 ･･････････････････････････ 13
卵膜付着 ･･････････････････････ 184,185
　　　　の管理 ･･･････････････････ 186

り

流産 ････････････････････････････ 28
　　の原因 ･･････････････････････ 29
　　の診断 ･･････････････････････ 28
　　の分類 ･･････････････････････ 29
臨床的羊水塞栓症の診断基準 ･･････ 271

る

ループス腎炎合併妊娠 ･･････････････ 217

欧文

ABO 型不適合 ･･･････････････････ 139
AFI（amniotic fluid index）･････････ 197
　　を計測する際の注意点 ･････････ 198
AFP（amniotic fluid pocket）･･･････ 199
Ahlfeld 徴候 ････････････････････ 245
APS（antiphospholipid syndrome）･･ 222
ART（assisted reproductive technology）･･ 19,26
　　多胎妊娠率 ･･････････････････ 21
ASD（atrial septal defect）････････ 209
Bishop スコア ･･･････････････････ 240

body stalk anomaly	44	Hayman 縫合	264
B 型肝炎	69	HELLP 症候群	86
——ウイルス	144	HIE（hypoxic ischemic encephalopathy）	342
B 群溶血性連鎖球菌	68,144	HIV（human immunodeficiency virus）	69
cAS（critical aortic stenosis）	150	——ウイルス	143
CDH（congenital diaphragmatic hernia）	149	HTLV-1（human T-cell leukemia virus type 1）	
CMS（chorioamniotic membrane separation）	146	スクリーニング	65
compression suture	179	IgA 腎症合併妊娠	217
CP（cerebral palsy）	342	ITP（idiopathic thrombocytopenic purpura）	221
CSEA（combined spinal-epidural anesthesia）	292	IUFD（intrauterine fetal death）	152
C 型肝炎	69	——と胎盤病理検査	157
Duncan 型	245	IVH（intraventricular hemorrhage）	342
DVT（deep vein thrombosis）	281	Küstner 徴候	245
——に対する抗凝固療法	284	lactogenesis	301,302
EPDS（Edinburgh Postnatal Depression Scale）	321	LUTO（lower urinary tract obstruction）	150
extirpative approach	173	MCA-PSV	139
FETO（fetoscopic endoluminal tracheal occlusion）		——の測定方法	140
	149	MMC（myelomeningocele）	150
FFTS（feto-fetal transfusion syndrome）	146	Modified WHO classification of maternal	
FGR（fetal growth restriction）	133,152	cardiovascular risk	206
——児の娩出のタイミングに関する判断基準	136	MVP（maximum vertical pocket）	197
——に関連した IUFD	152	——を計測する際の注意点	198
——に関連しない IUFD	153	NCPR（neonatal cardio-pulmonary resuscitation）	333
——に対する新規治療薬	136	——アルゴリズム	331
——の管理	135	non-reassuring fetal status	253
——の定義	134	OASIS（obstetric anal sphincter injuries）	260
FLP（fetoscopic laser photocoagulation		PAS（placenta accreta spectrum）	170
of communicating vessels）	146	PCA（patient controlled analgesia）の概念	293
Fontan 循環	208	placenta left in situ approach	172
Friedman 曲線	249	Potter 分類	124
galactopoiesis	302	pPROM（preterm PROM）	95
GBS（group B Streptococcus）	144	——症例における予防的子宮収縮抑制薬投与	98
——感染予防のアルゴリズム	97	PROM（premature rupture of membrane）	95
——スクリーニング	65	PTE（pulmonary thromboembolism）	281
GDM（gestational diabetes mellitus）	72	——に対する抗凝固療法	284
——管理の概要	72	PVL（periventricular leukomalacia）	342
——スクリーニング	64	RhD 型不適合	139
Haase の式	108	RPOC（retained products of conception）	307

Schröder 徴候 ・・・・・・・・・・・・・・・・・・・・・・・・・245	term PROM ・・・・・・・・・・・・・・・・・・・・・・・・・・・・95
Schultze・Duncan 混合型 ・・・・・・・・・・・・・・・245	TOLAC（trial of labor after cesarean）・・・・・・・・100
Schultze 型 ・・・・・・・・・・・・・・・・・・・・・・・・・・・・245	――施行の条件 ・・・・・・・・・・・・・・・・・・・・・・・101
SGA（small for gestational age）・・・・・・・・・・・・134	TRAP シークエンス（twin reversed arterial perfusion
sIUGR（selective intrauterine growth retardation）146	sequence）・・・・・・・・・・・・・・・・・・・・・・・・・・・146
――のタイプ分類 ・・・・・・・・・・・・・・・・・・・・・130	TTTS（twin-twin transfusion syndrome）・・・・129,146
SLE（systemic lupus erythematosus）・・・・・・・・・221	twin reversed arterial perfusion sequence ・・・・・・・146
Strassmann 徴候 ・・・・・・・・・・・・・・・・・・・・・・・245	VTE（venous thromboembolism）・・・・・・・・・・・・281
TAPS（twin anemia polycythemia sequence）・・・146	Zhang 曲線 ・・・・・・・・・・・・・・・・・・・・・・・・・・・249
TAS（thoraco-amniotic shunt）・・・・・・・・・・・・・146	

臨床産科学テキスト

2019年5月1日発行 第1版第1刷

編　著	長谷川　潤一
発行者	長谷川　素美
発行所	株式会社メディカ出版
	〒532-8588
	大阪市淀川区宮原3-4-30
	ニッセイ新大阪ビル16F
	https://www.medica.co.jp/
編集担当	福嶋隆子／有地　太
編集協力	加藤明子／白石あゆみ
装　幀	有限会社ティオ　大石花枝
本文イラスト	中村恵子
組　版	株式会社明昌堂
印刷・製本	株式会社シナノ パブリッシング プレス

© Junichi HASEGAWA, 2019

本書の複製権・翻訳権・翻案権・上映権・譲渡権・公衆送信権（送信可能化権を含む）は、（株）メディカ出版が保有します。

ISBN978-4-8404-6871-8　　　　　　　　　　　　　　　　　Printed and bound in Japan

当社出版物に関する各種お問い合わせ先（受付時間：平日9：00～17：00）
●編集内容については、編集局 06-6398-5048
●ご注文・不良品（乱丁・落丁）については、お客様センター 0120-276-591
●付属のCD-ROM、DVD、ダウンロードの動作不具合などについては、デジタル助っ人サービス 0120-276-592